Karl-Ferdinand Schaedler

Afrikanische Kunst

Von der Frühzeit bis heute

WILHELM HEYNE VERLAG
MÜNCHEN

Umwelthinweis:
Dieses Buch wurde auf chlor- und säurefreiem Papier gedruckt.

REDAKTIONSLEITUNG: ROSWITHA HEYNE

Bearbeitung: Elisabeth Blay
Umschlaggestaltung: Atelier Adolf Bachmann, Reischach

Copyright © 1997 by Wilhelm Heyne Verlag GmbH & Co.KG, München
Printed in Germany 1997
Umschlagfotos: siehe Bildnachweis S. 416
Layout/Herstellung: Andrea Cobré
Satz: DTP
Lithographie: Premedia, Wels
Druck und Bindung: Westermann Druck Zwickau GmbH

ISBN 3-453-13045-6

Inhalt

Abb. 1
Gesichtsmaske,
Bamileke, 30 cm

Vorwort

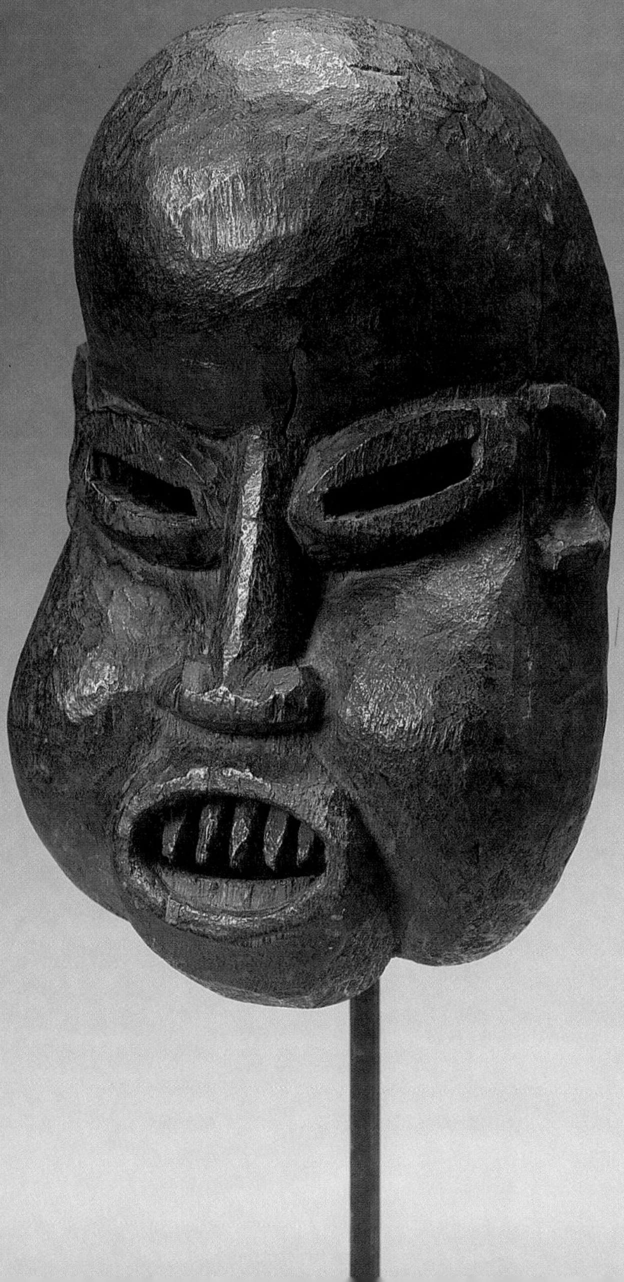

Über zwanzig Jahre ist es her, daß in diesem Verlag ein Taschenbuch über afrikanische Kunst in der Reihe »Antiquitäten« erschienen ist. Seit langem vergriffen, ist es bis heute ein ständiger Begleiter für Sammler und Händler geblieben, wenn es gilt, ein Kunstwerk zu identifizieren, oder wenn sie auf der Suche nach neuen Objekten, nach einer »Trouvaille«, in andere Städte, andere Länder oder nach Afrika verreisen.

Dennoch hat sich in diesen zwei Jahrzehnten auf dem Gebiet der afrikanischen Kunst einiges verändert, und es scheint an der Zeit, nicht nur der steten Nachfrage entgegenzukommen, sondern hier und da kleine Korrekturen vorzunehmen und vor allem bisher Unbekanntes vorzustellen. Nicht nur in der Politik ergeben sich für Afrika stets neue Perspektiven, auch in der Kunst sorgt dieser Kontinent für immer neue Überraschungen. So wurden in Mali in den siebziger Jahren, im Binnendelta des Niger neue Kulturen entdeckt, mit Terrakotta- und Bronzearbeiten, die jeden Vergleich mit Kunstwerken anderer antiker Epochen standhalten. In den achtziger Jahren folgten Ausgrabungen im Norden Ghanas, auf dem Gebiet der Koma, die ganz ungewöhnliche, teilweise manieristisch anmutende Terrakotten zutage brachten, und in den neunziger Jahren schließlich neue Funde wiederum aus dem Niger-Binnendelta und darüber hinaus aus der ältesten, uns bisher bekannten kunstschaffenden Kultur Schwarzafrikas – der Kultur von Nok in Nigeria. Funde in einer Fülle und künstlerischen Qualität, die alles Bisherige in den Schatten stellten. Gleiches gilt für Kunstwerke noch bestehender Kulturen, die ebenso in vorher nicht dagewesener Qualität und Quantität Afrika verließen – mit der für viele Sammler und Händler bedauerlichen Erfahrung, daß viele der früher als »Spitzenobjekte« eingestuften Kunstwerke nun eine gewaltige Abwertung hinnehmen mußten.

Dieser Entwicklung ist selbstverständlich in der vorliegenden Ausgabe Rechnung getragen, auch konnte ein

Großteil der Abbildungen durch neue Objekte ersetzt werden. Sie spiegeln den neuesten Stand der Forschung wider; viele wichtige Werke sind darüber hinaus nun auch in Farbe reproduziert.

Wie im ersten Buch widmen sich – neben der detaillierten Beschreibung der einzelnen Kulturkreise und Volksgruppen – spezielle Kapitel den Kriterien der Echtheit von afrikanischen Kunstwerken, Reparatur- und Restaurierungsproblemen sowie dem Markt für afrikanische Kunst. Neu hinzugefügt wurde ein Abschnitt mit Hinweisen zum Aufbau einer eigenen Sammlung und deren Eignung als Kapitalanlage. Die bereits in der Taschenbuchausgabe sehr detailliert konzipierten Karten wurden erweitert und durch Ethnien ergänzt, deren künstlerische Äußerungen erst in jüngerer Zeit der Forschung bekannt wurden – vor allem im östlichen Afrika.

Abb. 2
Gesichtsmaske, De,
22 cm

EINFÜHRUNG

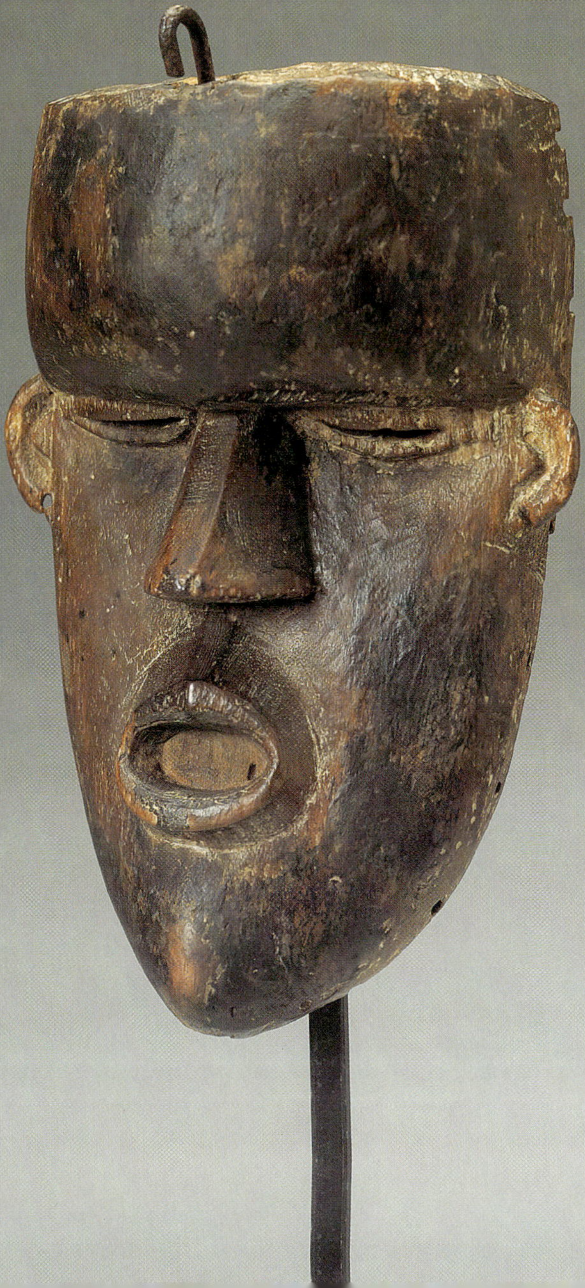

Wenn von afrikanischer Kunst als Sammelgebiet die Rede ist, sind in der Regel nur bestimmte Kategorien afrikanischer Kunst gemeint, andere fallen außerhalb des geographischen, künstlerischen oder »sammlerischen« Rahmens. Schwarzafrika heißt das Stichwort, unter dem afrikanische Kunst aus Sammlersicht subsummiert wird. Nur an die Schöpfungen jener Völker und Volksgruppen, die südlich der Sahara leben, ist hier gedacht. Ausgeklammert sind das alte Ägypten und der gesamte nordafrikanische Raum mit seinen Berbervölkern – Gebiete, die allgemein dem mediterranen Kunstkomplex zugerechnet werden.

Auf zwei Bereiche afrikanischer Kunst soll jedoch nach dieser Einführung noch kurz eingegangen werden, auch wenn sie außerhalb des eigentlichen Sammelgebietes »Afrikanische Kunst« liegen: Die Felsbilder und die moderne afrikanische Kunst. Zwar sind Felsbilder nicht oder nur als Repliken sammelbar, doch stellen sie einen so wichtigen Teil des Gesamtkomplexes »Schwarzafrikanische Kunst« dar, daß sie nicht vernachlässigt werden dürfen. Der andere Bereich, die moderne afrikanische Kunst, ist freilich »sammelbar«, wird jedoch in der Regel nicht oder nur selten von Sammlern traditioneller afrikanischer Kunst begehrt. Trotzdem nimmt sie aber einen zunehmend wichtigen Platz in der Sicht der am modernen Kunstgeschehen Afrikas interessierten westlichen Beobachter ein; deshalb sollen ihre Wesensmerkmale kurz umrissen werden.

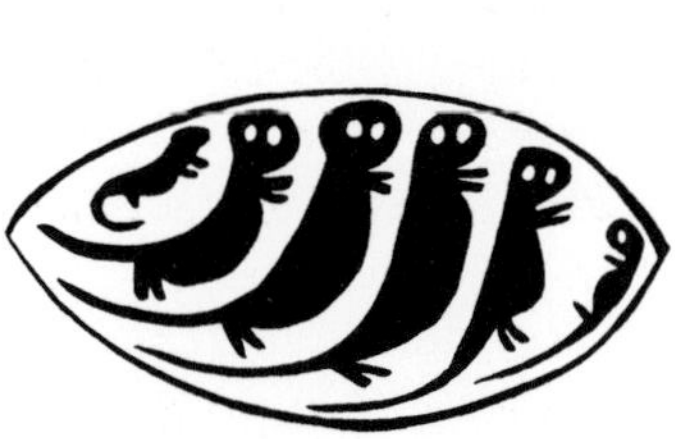

Die Schöpfer afrikanischer Kunst

Wie ursprünglich in allen Teilen der Welt, so ist auch in Schwarzafrika die bildende Kunst von religiös-gesellschaftlichen Aufgaben geprägt. Profane Zweckbestimmungen sind die Ausnahme. Als Hauptträger dieser bildenden Kunst können dabei die Pflanzervölker gelten, die zunächst nur in den Savannenregionen beheimatet waren und erst später – etwa nach der Zeitenwende – begannen, sich in den Regenwald vorzuarbeiten und ihn zu besiedeln.

Der Großteil dieser neuen Siedler trägt heute den Namen »Bantu« (d. h. Menschen), während die in der Savanne verbliebenen Völker als »Altnigriter« bezeichnet werden. Das Hauptcharakteristikum der Kultur dieser Altnigriter ist ein ausgeprägter Ahnenkult. Ihre Stammesverfassung ist demokratisch, oder besser: gerontokratisch, d. h. die Interessen der Volksgruppe werden von einem Ältestenrat vertreten, der oberste richterliche und politische Instanz ist. Die Ältesten sind es auch, die oft das Bindeglied zu den bereits verstorbenen Stammesmitgliedern darstellen. Ihr Alter, ihr Charisma befähigt sie vorrangig, mit den Ahnen in Verbindung zu treten und deren Segen für die Lebenden zu erbitten. Denn es liegt nur in der Macht der Ahnen, ob eine Ernte reich ausfällt oder verdorrt.

Um diese im Jenseits lebenden Ahnen greifbarer um sich zu haben, wird ein Abbild des Verstorbenen, die Ahnenskulptur geschaffen. An sie kann der hier lebende Mensch seine Gebete richten, vor ihr kann er seine Opfer niederlegen oder über sie ausschütten. Denn der Ahne braucht die Nahrung der Lebenden im Jenseits, wo er nicht verköstigt wird. Dabei sind die Ahnenfiguren nur Abbild: In ihnen residiert nicht der Ahne, sie sind aber auch keine Porträtstatuen im westlichen Sinn, denn der durch die Stammestradition festgeschriebene Formenkanon läßt für eine freie Ausgestaltung nur wenig Spielraum. Er ermöglicht es dem Künstler dabei aber trotzdem, besondere Merkmale des Dargestellten zum Ausdruck zu bringen.

Neben den Ahnenfiguren werden noch verschiedene Skulpturen hergestellt, die eine Bewachungs-, Schutz-, Abwehr-, aber auch Angriffsfunktion erfüllen und meist unter dem Begriff Zauberfiguren oder dem heute als obsolet empfundenen »Fetische« zusammengefaßt werden. In ihrer Funktion entsprechen sie häufig den Schutz- oder Heiligenfiguren christlicher und anderer Religionen, erfüllen darüber hinaus aber auch gelegentlich malevolente Ziele.

Eine weitere bedeutende Kategorie der schwarzafrikanischen bildenden Kunst sind die Masken. Auch sie wiederum verkörpern Ahnen, stellen aber auch Buschgeister und andere Wesen dar. In den meisten Fällen haben diese Geister- oder Ahnenmasken ihre bestimmten Funktionen im sozialen Ablauf eines Dorfes: Sie figurieren als Richter, Kultleiter bei Initiationen und Agrarriten, sie fällen wichtige Entscheidungen, wie z. B. über die Neuanlage eines Dorfes, Kriegsangelegenheiten und ähnliches, dienen aber auch der Unterhaltung. In der Ahnenmaske ist der Vorfahr persönlich anwesend, ihr kann man seine Sorgen direkt vortragen. Aber auch die Masken der Buschgeister verkörpern einen Teil der jenseitigen Welt, wie überhaupt der Busch außerhalb des Stammesgebietes schlechthin bereits eine andere, »jenseitige« Welt darstellt. Die Buschgeister sind es, die es zu besänftigen gilt, damit Unheil von der Gemeinschaft abgewendet wird. Entsprechend der afrikanischen Farbensymbolik, die meist Weiß für Tod, Rot für Leben, Krieg etc. signalisiert, sind viele der den Geist eines oder einer Toten verkörpernden Masken weiß bemalt, diesseitig konzipierte Masken rot, die der Buschgeister schwarz.

Die Ambivalenz der frisch Be- oder Ausgeschnittenen kann aber auch durch eine Kombination der Farben Weiß und Rot zum Ausdruck gebracht werden, wie es bei den Chokwe in Angola der Fall ist. Als Abschluß und Höhepunkt der Initiationszeit feiern sie ein großes Fest, auf dem die Beschnittenen in weiß-roter Bemalung erscheinen und eine Tanzpantomime aufführen, in der das Sterben und die Wiedergeburt der teilnehmenden Knaben dargestellt wird. Den beiden Phasen des Initiationsgeschehens entsprechen hier die beiden Farben Weiß und Rot.

Die Legenden bezüglich der Entstehung der Masken sind bei den einzelnen Ethnien meist eng mit der Stammesgeschichte verbunden, die sich häufig im mythologisch-religiösen Dunkel der mündlichen Überlieferung verliert. Dabei spielt sowohl der Jäger als Stammes- und Herrscherhausgründer als auch der Kampf der Geschlechter um die Masken eine wesentliche Rolle.

Unter den weitverbreiteten Mißverständnissen, die sich bei der Betrachtung afrikanischer Kunst durch das westliche Auge ergeben, ist dasjenige, das afrikanische Kunst als eine Form des Expressionismus sieht, wohl für deren Verständnis am abträglichsten. Die Maske stellt in der Regel nicht einen Menschen dar, sondern einen Geist – den Geist eines Ahnen, den Geist eines Tieres –, ein unveränderliches und exemplarisches Modell, das die Zeit unberührt läßt und in das sich auch kein Individuum hineinstehlen kann. Sie ist nicht die Fixierung eines menschlichen Ausdrucks, sondern eine Erscheinung: Der Schnitzer schafft nicht einen Geist, den er nicht kennt, er ruft vielmehr den Geist durch seine Schöpfung. Bei vielen Volksgruppen Afrikas sind deshalb auch die Maskenschnitzer zugleich die Schmiede, denen ja nicht nur in Afrika besondere Kräfte zugeschrieben werden. Tiermasken sind auch keine Tiere – die Antilopenmaske ist nicht die Antilope, sondern der Geist der Antilope, und es ist der besondere Stil der Maske, der den Geist herbeiruft.

Abb. 3
»Diana's Vow«, Felsmalerei bei Rusape, Zimbabwe

Felsbilder

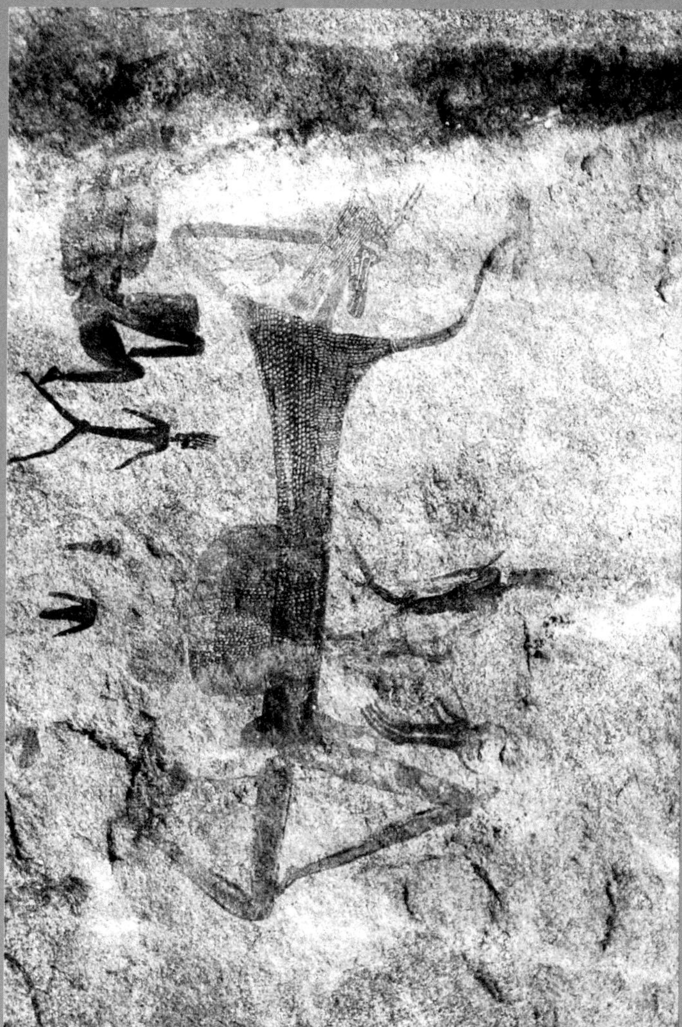

Eine Erörterung afrikanischer Kunst wäre unvollständig, wollte man die Werke der unzähligen anonymen Künstler vernachlässigen, die sich auf Felsen, Höhlen oder unter Überhängen verewigt finden: die Felsmalereien oder Felsritzungen, die vor allem in der Sahara, in Ost- und Südafrika vorkommen. Zwar kann der »Afrika-Sammler« solche Zeugnisse des Kunstschaffens allenfalls in Form von Reproduktionen seinem Bestand einverleiben, doch soll eine kurze Anführung der wichtigsten Daten das Bild über die afrikanische Kunst abrunden. Sie werden an den Anfang gestellt, da einerseits Felsbilder aus Sammlersicht nur im weiteren Sinne noch als afrikanische Kunst zu verstehen sind, sie andererseits aber auch den Anfang aller Kunst in Afrika darstellen.

Über 30 000 Felsbilder enthalten allein die Gebirge der Sahara; etwa die Hälfte davon findet sich im Tassili N'Ajjer, weitere im Hoggar, Adrar des Iforas und Tibesti, Ennedi und Djebel-Uweinat, Fezzan Djebibina, Bligi, Dra-Tal u. a. Dabei handelt es sich sowohl um ein- und mehrfarbige Felsmalereien auf glatten Oberflächen sowie an witterungsgeschützten Stellen als auch um Gravuren und Ritzzeichnungen. Die Gliederung in Stil- und Themengruppen wird im allgemeinen nach den dargestellten Tierarten und Waffen vorgenommen, deren zeitliche Abfolge in großen Zügen geklärt ist. Danach dürften die ältesten Felsbilder der Sahara wohl aus der Zeit um 6000 bis 4500 v. u. Z. datieren (*Bubalus*-Periode); sie stellen häufig den (ausgestorbenen) Büffelstier *Bubalus antiquus*, sowie andere Wildtiere (Nashörner, Giraffen, Gazellen, Elefanten u. a.) dar. Die Jäger sind mit Keulen, Äxten und Bögen bewaffnet, jedoch niemals mit Speeren.

Um 4500 v. u. Z. beginnt die Hirten- oder Rinderperiode, in der der *Bubalus antiquus* nicht mehr erscheint. Dagegen werden neben den anderen wilden Tieren besonders häufig Hirtenszenen mit Hausrindern dargestellt. Der Stil zeigt hier weniger naturalistische Züge, Details werden vernachlässigt; dabei sind die Zeichnungen kleiner als in der vergangenen Periode – etwa zwischen 40 und 120 cm hoch.

Die nächste Periode, die um 1200 v. u. Z. einsetzende Pferdeperiode, wird in mehrere Phasen eingeteilt. In der Phase der Streitwagen erscheinen gelegentlich Elefanten, jedoch keine anderen Dickhäuter mehr und keine großen Antilopen; dagegen werden Hausrinder, Mufflons und als Haustiere gehaltene Hunde weiterhin häufig dargestellt. Der Stil erscheint zunehmend geometrisch abstrahiert: Die ersten Streitwagen werden noch genau gezeichnet, mit einer Achse und einem Pferd auf jeder Seite, später jedoch nur noch Räder und Achse und die Menschen als zwei mit der Spitze aufeinandergestellte Dreiecke skizziert. Die wieder kleiner werdenden Abbildungen zeigen nun neuere Waffen: Speere, Rundschilde und etwas später auch vom Unterarm hängende Messer. Die zweite Phase dieser Pferdeperiode spiegelt den Übergang vom Fahren zum Reiten wider. Stil und Waffen ändern sich dabei nicht, doch tragen die Krieger von nun an einen Kopfputz aus Federn und auf den Gravuren in der Zentral-Sahara erscheinen lybisch-berberische Schriftzeichen.

Vermutlich erst in der Römerzeit taucht das Kamel auf Felsbildern auf. Es ist die vierte Periode (Kamel-Periode), und sie reicht bis in die Gegenwart (Tuareg im Hoggar). Auch die anderen abgebildeten Tiere finden sich heute noch in der Sahara: Antilopen, Gazellen, Gemsen, Mufflons, Strauße, Ziegen und Zebu-Rinder. Ebenso werden gelegentlich Pferde dargestellt, vor allem in Mauretanien, versehen mit arabischem Sattelzeug und Steigbügeln. Der Stil ist sehr schematisch, die Linien weiter vereinfacht, die Dimensionen weiter reduziert (15–20cm). Zu Beginn dieser Periode ist der Speer noch die einzig dargestellte Waffe; später kommen Schwert und Feuerwaffe hinzu.

Während die Felsbilder-Kunst in Westafrika relativ selten ist und dort nur als südlicher Ausläufer der Sahara-Kunst angesehen wird, gibt es sowohl in Ost- als auch in Südafrika zahlreiche Fundstellen von Felsbildern. Die insgesamt häufiger auftretenden Malereien finden sich dabei besonders im randläufigen Bereich des südlichen Afrika (Matopos Hills in Zimbabwe (Diana's Vow), Domboshawa, Gulubahwe, Brandberg in Namibia u. a.), Gravierungen dagegen vor allem im Landesinneren (bei Kimberley u. a.).

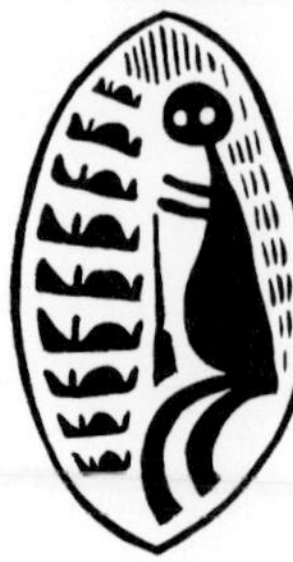

Die südafrikanischen Felsbilder werden nach den Ureinwohnern als Buschmannkunst bezeichnet. Vom späten 18. bis zum Anfang des 20. Jahrhunderts gibt es diesbezügliche Belege (Drakensberge, Nord-Botswana), wobei Buschmannslegenden vielfach zu Interpretationen herangezogen wurden. Die Datierung beruht allerdings weitgehend auf Schätzungen, da keine, seit langem ausgestorbene Tiere dargestellt sind und datierbare Artefakte fehlen.

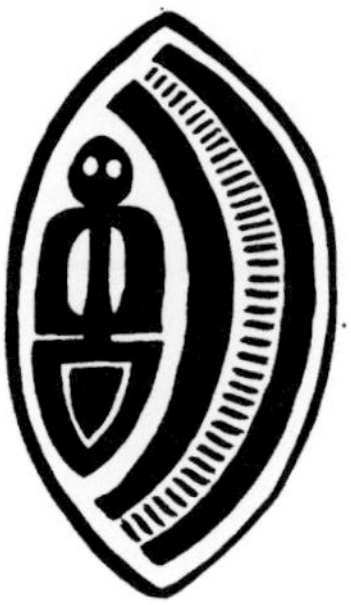

Die früheste Art der Buschmannkunst – neuere Funde gehen bis auf 25 000 Jahre zurück – besteht aus einfachen, zum Teil kaum erkennbaren Gravuren. Die noch existierenden Malereien wurden wahrscheinlich im Laufe der letzten zwei Jahrtausende ausgeführt; die Technik ist jedoch offensichtlich älter. Dabei läßt sich eine ältere Periode (etwa 8000 v. d. Z. bis zum frühen 17. Jahrhundert) und eine jüngere Periode (nach der Bantu-Einwanderung) unterscheiden. Die frühesten Malereien sind bereits stark verwaschen und zeigen nur noch schwache, jedoch abbildgetreue, tierförmige Silhouetten. Es handelt sich um Darstellungen friedlicher Szenen in naturalistischer Manier. Die späteren Werke sind weniger sorgfältig ausgearbeitet, enthalten aber ausführliche Szenen von Zeremonien, Überfällen und Schlachten. Dabei lassen sich im allgemeinen Buschmänner (kleine Statur in gelb, rot oder braun, mit Pfeil und Bogen bewaffnet), Bantu (große Statur, meist in schwarzer Farbe, mit Ornamenten an Armen und Beinen, mit Schild und Speer ausgerüstet) und Europäer (charakteristische Kleidung, oft mit Pferd und Gewehr) unterscheiden. Die Hottentotten (Khoi-San) sind ähnlich dargestellt wie die Buschmänner und sind lediglich bei Kampfszenen zu identifizieren (größer als die Buschmänner, in roter oder brauner Farbe, mit Pfeil und

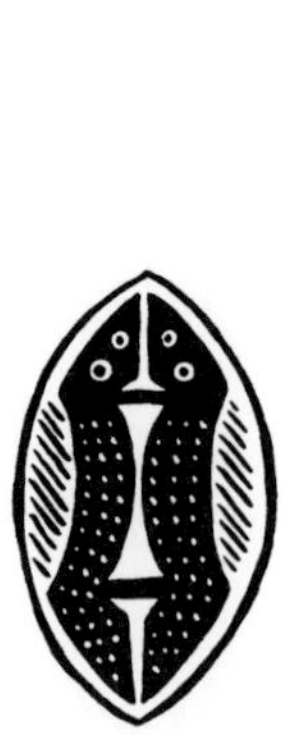

Bogen oder mit Speeren bewaffnet). Der Höhepunkt dieser polychromen Malerei, die mit Eisenoxyden (gelb, braun, rot), Gips und Kaolin (weiß) sowie Holzkohle (schwarz) ausgeführt wurde, sind plastisch wirkende, schattierte Antilopenbilder von hohem künstlerischem Niveau aus den Drakensbergen.

Lit.: Garlake, 1987; Pager, 1975, 1989; Willcox, 1983; Woodhouse, 1969.

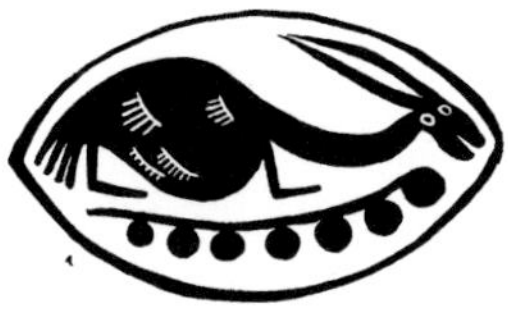

Abb. 4
Reserve-Technik,
adire eleko,
auf Stoff, von der
Yoruba-Künstlerin
Kikelomo Oladepo.

Die moderne afrikanische Kunst

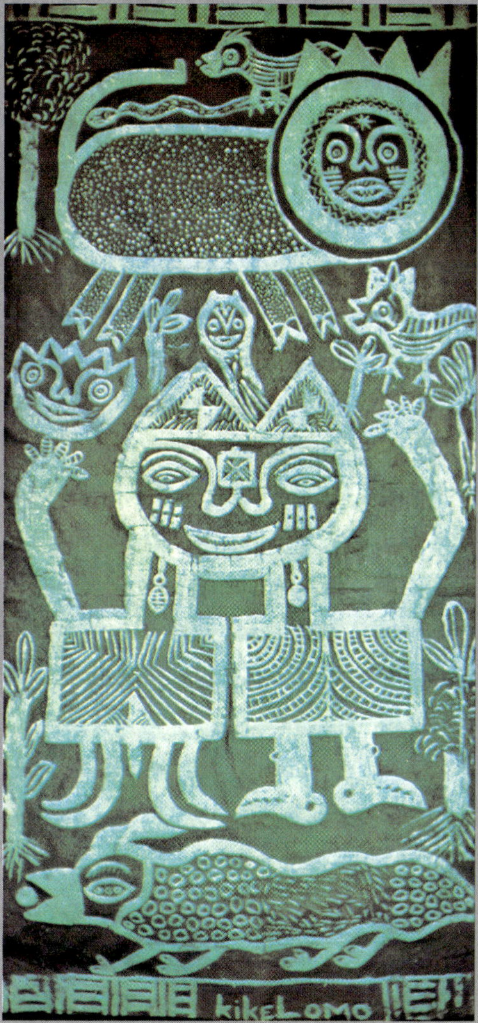

Die moderne afrikanische Kunst stellt eine besondere Kategorie innerhalb des Gesamtkomplexes »afrikanische Kunst« dar. Zum Unterschied von der traditionellen afrikanischen Kunst, die fast ausschließlich religiösen Charakter trägt, fällt die moderne afrikanische Kunst unter den Begriff l'art pour l'art, wird also um ihrer selbst willen geschaffen, d. h. in der Regel für den Kunstmarkt und nicht für den kultischen Gebrauch. Ausnahmen stellen die wenigen synkretistischen Darstellungen aus dem Themenbereich Islam, Hinduismus und Voodoo dar (Mami Wata etc.). Allerdings dürften am Anfang moderner afrikanischer Kunst ebenfalls religiöse Bedürfnisse gestanden haben, nämlich die der christlichen Missionsstationen, die gelegentlich ihren Handwerkerschulen Schnitzerwerkstätten angliederten, um dort Christus- und Heiligenfiguren, Architekturelemente etc. arbeiten zu lassen. Dem Beispiel der Missionen folgten später die, vor allem in den größeren Städten errichteten, öffentlichen Handwerkerschulen. In den sechziger Jahren dieses Jahrhunderts, als die meisten afrikanischen Länder ihre Unabhängigkeit erhielten, gesellten sich im Zuge der »Entwicklungshilfe von unten« zu diesen öffentlichen Schulen, die immer auch akademische Curricula voraussetzten, sogenannte Kunsthandwerkszentren – »artisanats«, »art centres« etc. – , die in gleicher Weise den Analphabeten handwerkliche Ausbildungsmöglichkeiten eröffnen sollten. Auch ausgesprochene Kunstschulen oder -akademien wurden gegründet, zum Teil bereits in den fünfziger Jahren. So in Addis Abeba, Äthiopien, durch Hansen Bahia, in Harare, Zimbabwe durch Frank McEwen (1956) oder in Ibadan und Oshogbo, Nigeria, durch Ulli Beier (1961). Zahlreiche, in diesen Schulen ausgebildete Künstler erhielten im Rahmen der Entwicklungshilfe Stipendien in Europa und den USA, für viele wurden – ebenfalls in Übersee – Ausstellungen arrangiert.

Fast ausschließlich im Westen finden sich auch die Abnehmer moderner afrikanischer Kunst. Die oben erwähnten christlichen oder synkretistischen Nachfrager, die ihren Bedarf in der Regel durch die gleichen Künstler decken lassen, können hier vernachlässigt werden; zudem handelt es sich hierbei ja um religiöse Kunst (wenn auch nicht um die traditionelle afrikanische) und nicht um die hier zu erläuternde moderne afrikanische Kunst. Abgesehen von den in Afrika lebenden Nichtafrikanern, die ihr Heim gelegentlich mit einer Skulptur oder einem Bild eines modernen afrikanischen Künstlers schmücken, wird moderne afrikanische Kunst fast ausschließlich durch Galeristen des Westens verkauft – afrikanische Abnehmer sind die Ausnahme. Dabei gibt es so gut wie keinen echten Markt für die Produkte moderner afrikanischer Kunst, d. h., die Werke können zwar in entsprechenden Galerien, die gelegentlich solche Ausstellungen arrangieren, erworben werden, lassen sich jedoch nur schwer wieder absetzen, da es z. B. bisher noch keine Auktionshäuser gibt, die moderne afrikanische Kunst in ihr Programm aufgenommen haben. Hinzu kommt die Tatsache, daß bereits arrivierte Künstler – meist solche, die durch Museumsankäufe und Publikationen bekannt geworden sind, wie Twin Seven Seven oder Tingatinga – bestens kopiert werden.

Schwerpunkte der modernen afrikanischen Skulptur sind vor allem Tanzania, Zimbabwe und Kenia, Schwerpunkte der Malerei Nigeria, Zaire, Benin und Äthiopien. In Tanzania und im angrenzenden Mozambique sind es die Makonde, die hauptsächlich mit ihren »Sheitani« (arab. = Teufel)-Skulpturen große Käuferschichten gewinnen konnten, sich aber auch mit ihren naturalistischen Erzeugnissen bei westlichen Käufern durchzusetzen vermögen, wobei sie vor allem in Konkurrenz zu den Kamba in Kenia stehen. Zimbabwe ist die Heimat der Shona, die sich – neben Holzskulpturen – durch ihre Skulpturen aus Seifenstein und Serpentin einen Namen gemacht haben. Wie die Makonde suggerieren auch die Shona ihren Käufern die Umsetzung mythologischer Träume, die Resurrektion uralter religiöser Vorstellungen in ihren Werken.

Die moderne afrikanische Malerei ist demgegenüber weit vielschichtiger und beinhaltet neben ähnlichen mythologischen Umsetzungen eine bunte Palette möglicher Ausdrucksformen. Diese reichen von einfacher und witziger Plakatmalerei – eklatantes Beispiel sind hier die Friseur-Reklameschilder – über politische Satire und religiöser Anspielung bis zu abstrakten, meist von moderner westlicher Kunst inspirierten Formen. Anleihen aus der traditionellen afrikanischen Kunst werden dabei nur selten vorgenommen: Der afrikanische Künstler hat sich meist längst geistig und emotional zu weit entfernt, ist meist schon zu westlich »infiziert« und – sollte er diesbezüglich integrierend tätig werden – bewegt sich dann auf einer formalen Ebene, vergleichbar den Avantgardisten der modernen westlichen Kunst.

Abb. 5
Kniende Figur aus ziegelrot geschlämmter Terrakotta, Djenné, 12.–16. Jh., L. 21,5 cm

Stilformen der traditionellen afrikanischen Kunst

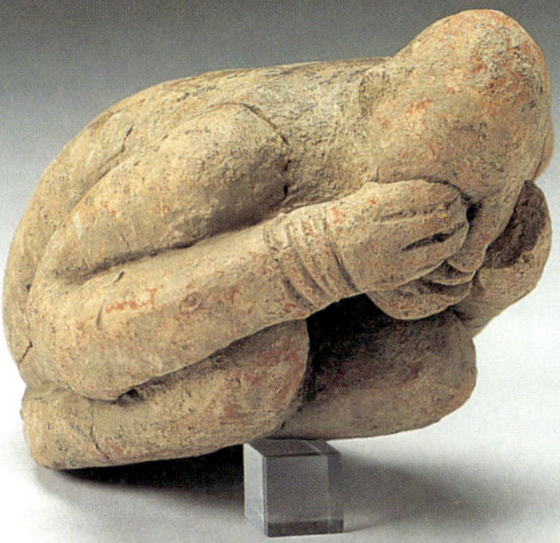

Die Einteilung der Stilformen erfolgt nicht nach rein ethnographischen Gesichtspunkten, die sich – generell gesehen – an Rassen und Sprachen orientieren, sondern meist nach kulturhistorischen Aspekten, die gelegentlich allerdings willkürlich getroffen werden müssen, da sich zwangsläufig viele Überschneidungen ergeben. Die in diesen regional geschlossenen Kunstarealen zusammengefaßten Gruppen und Untergruppen gehören oft zu verschiedenen ethnischen und linguistischen Einheiten. So haben sich – vor allem durch die zahlreichen Wanderbewegungen, die häufigen Kriegszüge vor der Kolonialzeit, später durch die Sklavenjagden – viele Ethnien vermischt, haben andere Kulturelemente wie Religionen, Maskentraditionen, bündische Organisationen oder Bräuche übernommen, so daß eindeutige Zuordnungen nicht immer möglich sind. Geographisch gesehen bildet die künstlerisch relevante Zone Schwarzafrikas ein relativ breites Band, beginnend im Süden Senegals, sich entlang der westafrikanischen Küste hinziehend bis zum ostafrikanischen Graben mit Inseln in Ostafrika und Madagaskar. Dabei lassen sich folgende kulturelle Großräume ausmachen:

– das westatlantische Küstengebiet
– das Oberniger-Gebiet
– das Volta-Gebiet
– das ostatlantische Gebiet
– der Zentralsudan
– das Nordkongo-Gebiet
– das Südkongo-Gebiet
– Ost- und Südafrika

Diese verschiedenen Kunst- und Kulturzonen werden im folgenden vorgestellt, ihre unterschiedlichen Charakteristika erläutert. Im Anschluß daran werden Geschichte (soweit bekannt), Stilformen und Merkmale derjenigen Volksgruppen und Kulturen gezeigt, die sich innerhalb dieser Areale künstlerisch besonders profiliert haben.

Das Westatlantische Küstengebiet

Abb. 6
Fruchtbarkeitsfigur, Bidyogo, 71 cm

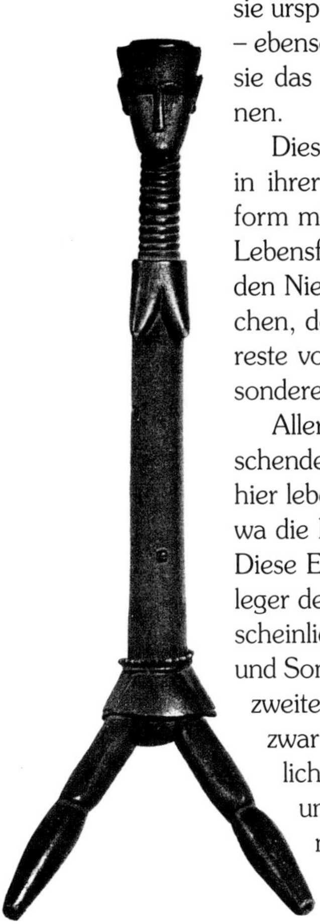

Es erstreckt sich vom Nordufer des Senegal bis zum Bandama in der mittleren Elfenbeinküste und umfaßt einen zunächst mehr oder weniger schmalen, erst im Gebiet von Liberia und der Elfenbeinküste breiter werdenden Küstenstreifen. Dieser wird bewohnt von einer Anzahl rassisch und sprachlich unterschiedlicher Volksgruppen, von denen ein Großteil (etwa südlich des Gambia) im feuchtheißen Regenwald lebt. Charakteristisch für diese ist, daß sie ursprünglich keine höheren Staatenbildungen kennen – ebensowenig wie solche Hochkulturerscheinungen, wie sie das (Nord-) Mande-Gebiet im Hinterland kennzeichnen.

Dies ist eine Zone, in der sich westafrikanische Kultur in ihrer typischen, vom Regenwald geprägten Sonderform mit altnigritischer Kultur zu einer ganz besonderen Lebensform vereinigt. Tatsächlich konnten sich ja auch in den Niederungen des Regenwaldes oder auf den zahlreichen, der Küste vorgelagerten Inseln viele ältere Völkerreste vor den staatenbildenden Savannenvölkern, insbesondere den Peulh, in Sicherheit bringen.

Allerdings ist ein Teil der den Westsudan beherrschenden Mande-Völker zu ihnen gestoßen und hat die hier lebenden Atlantik-Völker teilweise verdrängt (wie etwa die Kru) oder sich im Laufe der Zeit in sie integriert. Diese Einwanderung der als Mande-fu bezeichneten Ableger der westsudanischen Mande (Mande-tan) hat wahrscheinlich bereits vor der Entstehung der großen Malinke- und Soninke-Reiche stattgefunden, also vermutlich in der zweiten Hälfte des ersten Jahrtausends. Sie bewirkte zwar die kulturelle Stagnation der Mande-fu, ermöglichte aber gleichzeitig, zusammen mit den Atlantik- und Kru-Völkern, die Herausbildung einer homogenen Kulturlandschaft, die sich vor allem in der ursprünglichen Verfassung, in der Wirtschaftsform, in den Formen des Geheimbundwesens, in der

Mystik und den Religionsformen offenbart. Zwei Volksgruppen, nämlich die Wolof und die Serer, die beide im äußersten Nordwesten dieses westatlantischen Küstengebietes leben, stehen diesem Gebiet sprachlich und auch ökologisch (bereits nördlich der Regenwaldgrenze) nicht so nahe wie die übrigen Gruppen.

Es folgen weiter im Süden die Dioula als Teil einer in weiten Gebieten verstreuten Volksgruppe, die vor allem einen Ruf als Händler, aber auch als Weber genießen: Es waren vor allem Dioula, die im vorigen Jahrhundert den Ruf Kongs in der östlichen Elfenbeinküste als bedeutende Weberstadt begründeten. Weiter südlich, entlang der Küste, folgt dann eine Reihe kleiner, hauptsächlich portugiesisch beeinflußter Völker wie die Mandjako, Papel, Banyun, Biafada, Balante u. a. sowie die Bidyogo, die vor allem auf den Bissagos-Inseln leben. Wiederum weiter südlich folgt eine Reihe von Ethnien, die größtenteils alle dem Simo-Bund angehören und deshalb ähnli-

Abb. 7
Büffelkopfmaske,
Bidyogo

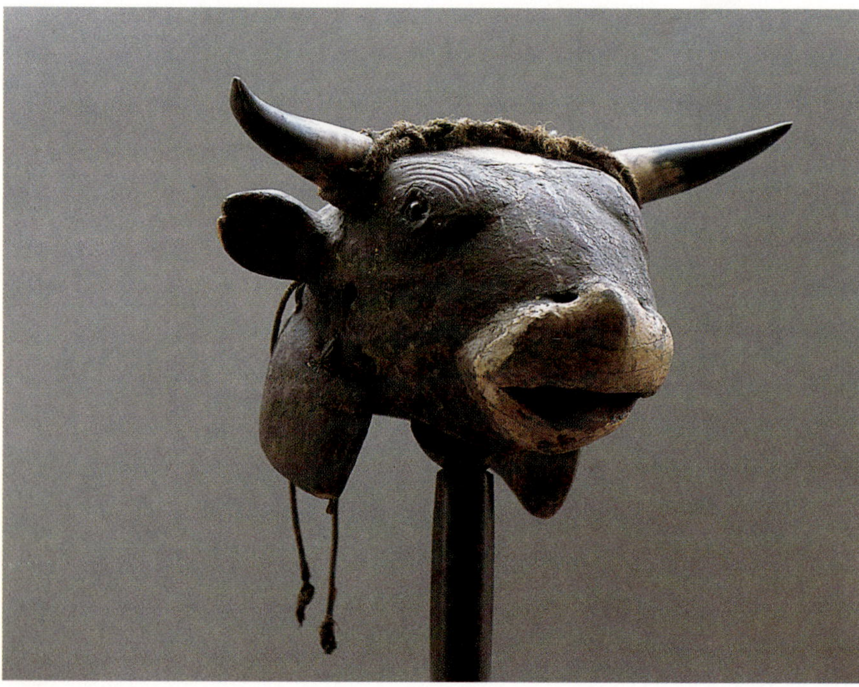

che Kult- und Maskentraditionen pflegen. Unter ihnen die Susu, die zu dem Teil der Mande-Völker zählen, der aus dem Niger-Gebiet an die Küste vorgedrungen ist. Sie leben jetzt zusammen mit den Baga um Conakry, der Hauptstadt von Guinea, und mit den Landuma im Norden. Weitere Gruppen, die im selben Gebiet siedeln, sind die Nalu und die bereits erwähnten Biafada, weiter im Landesinneren.

Sherbro und Kissi stehen eigentlich für die Kunstwerke längst vergangener Epochen, die auf dem heutigen Gebiet dieser Völker ihre Blüte erlebten – die Sherbro auf der Insel Sherbro und dem angrenzenden Hinterland und die Kissi im Nordosten Sierra Leones und Südwesten Guineas. Ins 15./16. Jahrhundert werden die sakralen Königreiche Bullom und Temne datiert

Bündische Organisationen der Männer sind die Regel in Afrika, Frauenbünde die Ausnahme. Als solche Ausnahmen gelten die *Bundu*-Gesellschaft der Mende, bzw. *Sande*-Gesellschaft der Vai, Gola und anderer Gruppen in Sierra Leone.

Am südöstlichen Ausläufer des westatlantischen Küstengebietes lebt eine Reihe von Volksgruppen, die in ihren künstlerischen Äußerungen bereits den Übergang zum ostatlantischen Gebiet, zu den Baule und ihrem Heimatvolk im Osten, den Akan manifestieren.

Dioula (Diula, Diola, Djola)

Die Dioula bewohnen mit über 600 000 Menschen die Casamance im südwestlichen Senegal und angrenzenden Guinea-Bissau sowie den Westen Gambias. Sie sind jedoch auch in weiten Gebieten des übrigen Westafrika verstreut, wo sie als Händler und – besonders in der Elfenbeinküste – auch als Weber ihren Lebensunterhalt verdienen (Kong). Für die Initiationsriten verwenden sie Stülpmasken aus Korbgeflecht, besetzt mit Abrusbohnen, an die Büffel- oder Kuhhörner montiert sind; die Abrusbohnen sollen dabei das Blut symbolisieren.

Lit.: Binger, 1892; Sourrieu, 1993; Tauxier, 1921.

Bidyogo

Mit etwa 20 000 Menschen leben die Bidyogo auf den vorgelagerten Bissagos-Inseln von Guinea-Bissau. An Skulpturen sind zunächst die Fruchtbarkeitspuppen zu nennen, die die jungen Mädchen und Frauen der Bidyogo bei sich trugen, wenn sie ihre Heiratsfähigkeit zeigen wollten bzw. sich Kinder wünschten: relativ große (ca. 70 cm), zum Stab abstrahierte weibliche Figuren mit weit gespreizten Beinen, einer Gebärenden gleich. Auf manchen von den Bidyogo bewohnten Inseln, ist es auch die Frau, die sich den Mann, mit dem sie das Leben teilen will, aussucht. Dabei wählt sie unter den Jünglingen einen, der sich in der vorletzten der insgesamt vier Altersgruppen befindet, in die die Knaben alle fünf, sieben oder zehn Jahre eingeweiht werden, bis sie schließlich erwachsen sind.

Alle diese Übergangsriten haben eine bestimmte Bedeutung, werden besonders gefeiert und verlangen eigene Kultobjekte. So gilt der *nadei*-Stab, den der Mann im Buschlager schnitzt, für die Frau als symbolisches Wiedererkennungszeichen des Mannes, wenn dieser nach den letzten Riten aus dem Buschlager kommt. Dieser wird später manchmal von der Frau als Zeichen des besonderen Gedenkens der Priesterin in Obhut gegeben.

Interessante Skulpturen sind ebenfalls Löffel (für Zeremonial- und Haushaltszwecke), Beile (Repräsentations- und Kultbeile) und Behälter für die Seelen der Vorfahren, die teils weiche, teils stark abstrahierte Züge tragen. Oft ist bei diesen Figuren, die zum Unterschied von den tönernen Seelenbehältern der Volksgruppen Nordost-Nigerias keine tatsächlichen Behältnisse, sondern massive Plastiken sind, nur der Oberkörper andeutungsweise ausgearbeitet, so daß sie das Aussehen von Büsten haben, die auf Sockeln ruhen. Es sind dies Geistwesen, *Iran* genannt, jedoch keine Ahnenfiguren. Das höchste Geistwesen, in dessen Aura sich letztendlich alle Verstorbenen aufhalten, ist der große Geist – *Iran grande*. Die *Iran* können verschiedene Formen annehmen und haben – entsprechend ihrer Bestimmung und ihrem geographischen Umfeld – verschiedene Bezeichnungen. Die *Iran* in menschlicher Gestalt werden häufig auf einem Hocker sitzend dargestellt und heißen dann *Iran otibago*: *Iran* bedeutet auf kreolisch »Objekt, mit heiliger Energie geladen«, *otibago* soviel wie »zivilisiert«. Die *Iran otibago* werden mit Begriffen wie Fruchtbarkeit, Ackerbau, Ernährung, aber auch Überfluß in Zusammenhang gebracht.

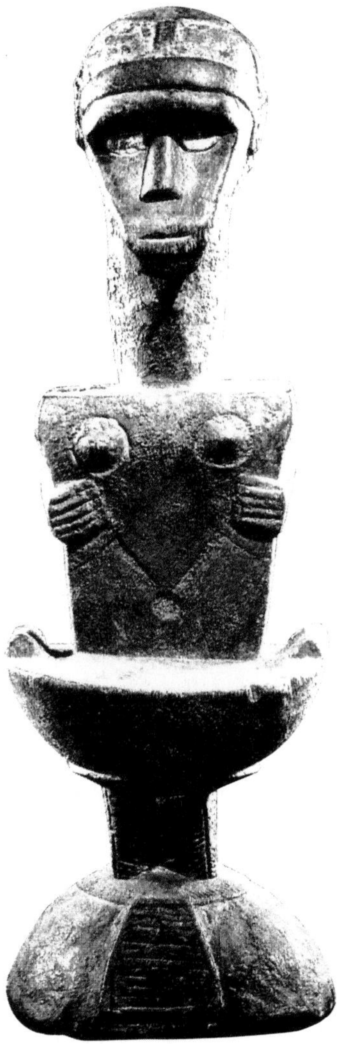

Abb. 8
Seelenbehälter,
Bidyogo, 40 cm

Von den *Iran grande do chao*, dem großen Geist der Erde, besitzt jedes Dorf nur ein Exemplar, doch gibt es um diese Figur herum noch andere, ähnlich konzipierte *Iran* (z. B. den der Großfamilie eines Klans usw.), meist wiederum umgeben von weiteren figürlichen oder abstrakten *Iran*. Für Bubaque stellt sich der *Iran grande* als eine Halbfigur dar, mit offenem, hohlem Körper, in dem gelegentlich eine Kalebasse hängt, sowie mit langem, geringeltem Hals, auf dem ein Kopf mit Hut oder turbanähnlicher Bedeckung sitzt.

Neben diesen Skulpturen sind besonders die Büffelmasken der Bidyogo eindrucksvoll, die – zusammen mit anderen Tiermasken (Vogel, Nilpferd, Haifisch, Sägefisch u. a.) – in den Tänzen beim Übergang von einer Altersklasse in die andere getragen werden. Büffelköpfe schmückten früher auch den Bug der königlichen Kriegsboote, die ihrerseits auch als Modellboote hergestellt wurden.

Lit.: Bamert, 1980; Bernatzik, 1960; Gallois Duquette, 1976, 1983; Helmholz, 1972; Instituto de Investigaçao, 1985; Overseas Museum, 1972.

Baga, Landuma, Nalu

Die Baga, eine kleine Susu-sprechende Volksgruppe in Guinea, leben im Hinterland der Hauptstadt Conakry und an der Nordwestküste, westlich der Landuma, und sind seit den fünfziger Jahren islamisiert. Die Landuma siedeln im Küsten-Hinterland von Nordwest-Guinea, östlich der Stadt Boké, während die Nalu nordwestlich der Landuma, teilweise aber auch in Guinea-Bissau beheimatet sind. Alle drei Gruppen verwenden Masken und Figuren, die zum Simo-Bund gehören, der allerdings heute kaum noch von Bedeutung sein dürfte. Die Bezeichnungen dieser Objekte sind nicht immer korrekt, da sie teilweise auf Baga, teilweise auf Susu (dessen sich heute auch viele Baga bedienen) in der Literatur erscheinen; zudem gibt es bisher keine eingehenderen Studien über die Kunst dieser Volksgruppen, die meisten Forscher hielten sich meist nur einige Monate in diesem Gebiet auf. Die folgende

Abb. 9
Große Trommel, von einer Mutterfigur getragen, Baga, 112 cm

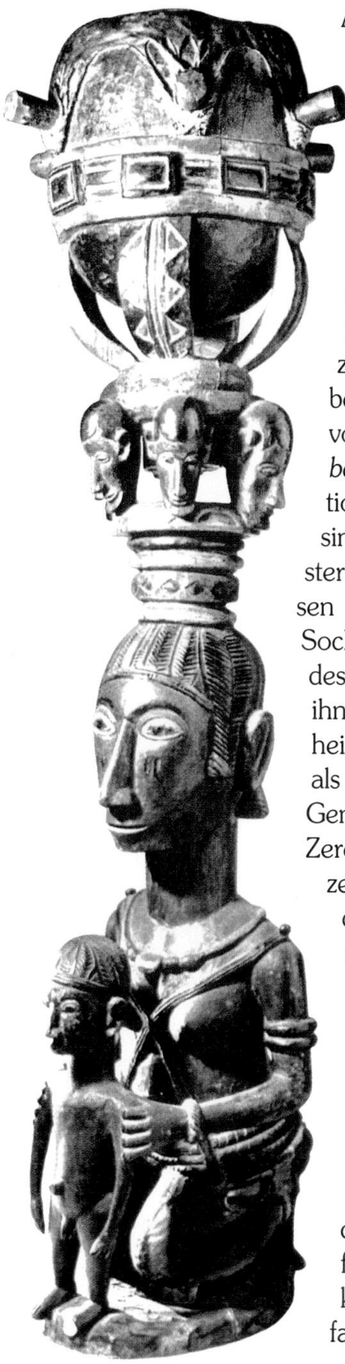

Aufzählung folgt deshalb – nolens volens – den bisher in der Literatur gebräuchlichen Bezeichnungen.

Zu den Objekten des *Simo*-Bundes, so weit heute noch nachvollziehbar, zählt zunächst die große *banda*-Maske und der *koni*-Tanzaufsatz in Gestalt eines Vogels, der während der Reisanpflanzungs- und -erntezeremonien zusammen mit der *lumbe*-Maske auftritt. *numbe* heißt dagegen eine Maske, die zoomorphe Züge trägt, am Dorfeingang in einer besonderen Behausung untergebracht wird und vor bösen Zauberkräften schützt. Ebenso wie die *banda*-Maske wird auch der *anok* bei den Initiationsriten verwendet. Dies ist ein häufig mit Messingnägeln verzierter, von geometrischen Mustern durchbrochener Vogel-Menschenkopf, dessen dünner Hals aus einem trommelförmigen Sockel wächst, auf dem sich manchmal das Muster des Kopfes wiederholt. Vor dem *anok* und durch ihn wird der Initiand während der Abgeschlossenheit im Buschlager auf seine Rechte und Pflichten als dann endlich vollwertiges Mitglied der sozialen Gemeinschaft vorbereitet. Bei den abschließenden Zeremonien werden mit Zaubermitteln gefüllte Gazellenhörnchen in die Öffnungen gesteckt, die der Beschnittene am Ende der Feiern herausnimmt und bei sich behält. Der *anok* spielt darüber hinaus eine wichtige Rolle bei Erntedankfesten und bei Trauerfeierklichkeiten für bedeutende Personen.

Große Ähnlichkeit mit den *anoks* haben die sogenannten *kakilembe,* die als Darstellung des Hochgottes gelten. Ein anderes Kultobjekt stellt die zwei bis drei Meter hohe Wunderschlange *basonyi (insonye)* dar. Sie ist mit farbigen Zickzack-Malereien versehen und verkörpert einen Schutzgeist *(Somtup),* der ebenfalls bei den Initiationsfeierlichkeiten der Knaben auftritt. Die *basonyi* wird im Busch an einem nur Eingeweihten bekannten Ort aufbewahrt und meist auf einem konischen Gebilde aus Palmblattrippen präsentiert.

Obwohl die beschriebenen Maskentypen und Kultgegenstände wohl den meisten Volksgruppen bekannt waren – sie gehören alle dem *Simo*-Bund an – werden bestimmte Objekte nur bestimmten Volksgruppen zugeordnet. So gilt die *banda*-Maske als den Nalu zugehörig, der *anok* den Baga und Nalu, die *basonyi*-Schlange den Nalu, *nimba* und *kakilembe* den Baga, *koni* und *lumbe* den Nalu und die *numbe*-Maske schließlich den Landuma.

Abb. 10
Schultermaske *nimba*, Baga, 118 cm

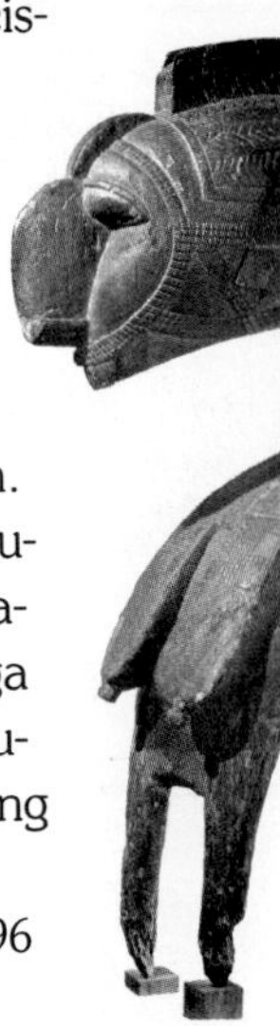

Als bekannteste Kunstwerke der Baga – neben meist von Frauenfiguren getragenen großen Trommeln – gelten die mächtigen Schultermasken *nimba,* oft bis zu 60 kg schwere weibliche Büsten mit flachen Brüsten. Die *nimba* trägt einen riesigen Kopf mit einer weit vorspringenden Hakennase und ruht auf vier Stützen, die beim Tanzen ein Raphiakleid verhüllt. Sie wird bei der Reisernte umtanzt und gilt insbesondere als Schutzheilige für Schwangere. Eine Variation stellt die *nimba péfète* dar, die einen extrem kleinen Kopf und statt der vier Stützen nur die beiden vorderen hat. Es gibt nur wenige authentische, d. h. im Kult verwendete *nimbas;* die meisten von ihnen befinden sich in Museen. Ähnlich den *nimbas* sind die Fruchtbarkeitsfiguren – sie tragen denselben, weit nach vorne ragenden Kopf. Schließlich gibt es von den Baga noch Marionettenfiguren und -köpfe sowie naturalistisch gestaltete Figuren, deren Bestimmung allerdings im Dunkeln liegt.

Lit.: Delange, 1962; Holas, 1947; Lamp, 1986, 1996

Sapi, Sherbro, Kissi

Die Sherbro (Mampwa), eine zu den Sapi gehörende Volksgruppe mit etwa 180 000 Einwohnern, leben an der Küste nördlich der Mündung des Rokel-Flusses in Sierra Leone sowie an der südlichen Küste, westlich der

Abb. 11
banda-Maske,
Nalu/Baga, 137 cm

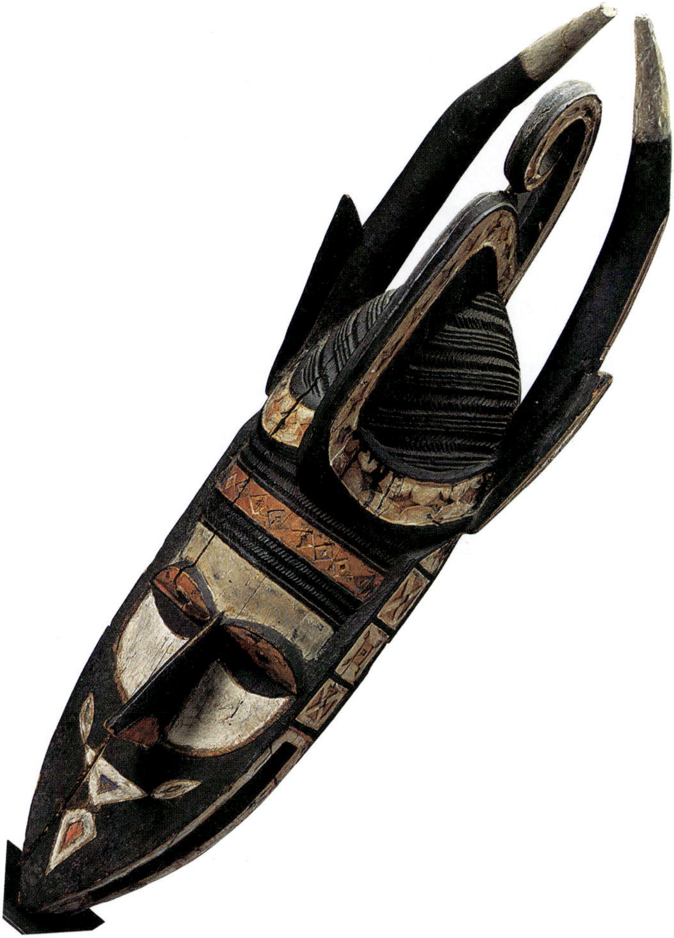

Mende. Die Kissi zählen etwa 200 000 Menschen und siedeln im Südwesten Guineas und im Nordwesten Liberias. Von ihnen gibt es relativ wenig Holzskulpturen, doch hat man auf ihrem Gebiet, ebenso wie auf dem Gebiet der Sherbro, Bulom, Temne, und Mende, eine Reihe Steinskulpturen und Köpfe gefunden, die in die Zeit der alten Königreiche dieses Gebietes, ins 15. und 16. Jahrhundert datiert werden. Zu ihnen zählen die *nomolisia* (Sing. *nomoli*), *pomtan* (Sing. *pomdo*) und *mahey yafeisia* (Sing. *mahan yafe*) genannten Objekte. Während die *no-*

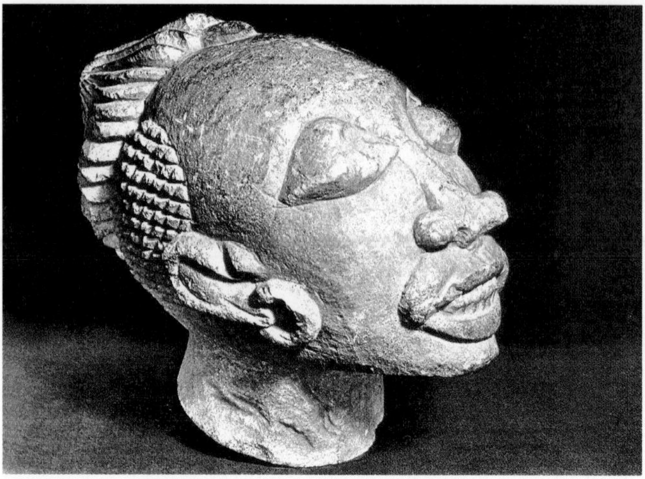

Abb. 12
mahan yafe, Kissi,
26 cm

molisia und *mahey yafeisia* hauptsächlich bei den übrigen Volksgruppen gefunden wurden, waren es bei den Kissi die *pomtan,* die oft mit polierten Steinbeilen vergesellschaftet waren. Von den Kissi wird ihnen auf Gräbern oder einem Hüttenaltar ein Ehrenplatz eingeräumt, wo man ihnen Opfer bringt und durch das Orakel ihren Rat erbittet. Dabei bindet sich der Wahrsager mittels eines Tragegestells eine *pomdo*-Figur auf den Kopf, worauf sie ihm durch seitliches Neigen Antwort gewährt. Gelegentlich werden die *pomtan* in speziell für sie angefertigten figürlichen Schreinen, auch Hüllfiguren genannt, aufbewahrt – Halbfiguren, in die vorne eine rechteckige Öffnung geschnitten ist.

Ganz allgemein wurden und werden *pomtan* und *nomolisia* zum Teil noch heute als Zauberwesen angesehen, vor denen der Gerichtseid geleistet wird und die man in die Reisfelder stellt, um das Wachstum zu fördern. Nach Tagliaferri haben die Kissi – im Gegensatz zu den Sherbro, die sie nur fanden und weiterbenützten – ihre pomtan bis in die jüngste Vergangenheit hergestellt.

Die *mahey yafeisia* kommen aus dem Norden Sierra Leones und werden etwa in das 13. Jahrhundert datiert. Diese Köpfe (»Geist des Häuptlings«) tragen meist Ringe in den Ohrläppchen – ebenso wie die Adligen dieses Gebietes im 15. Jahrhundert, von denen die Portugiesen berichteten.

Aufgrund dieser Steinfiguren war es möglich, einen Teil der sogenannten afroportugiesischen Elfenbeinobjekte den Sapi-Schnitzern, den Vorfahren der Sherbro, Bullom, Temne und Kissi zuzuschreiben. Von diesem sogenannten Sapi-portugiesischen Elfenbein – zum Unterschied vom Bini-portugiesischen Elfenbein, das bereits von Valentim Fernandes zu Beginn des 16. Jahrhunderts erwähnt wurde, gibt es etwa 100 Objekte.

Dabei handelt es sich um Salzgefäße, Löffel, Gabeln, beschnitzte Elfenbeintrompeten (Olifanten) und Griffe für Dolche oder Messer, die dann an die europäischen Höfe geschickt wurden. Die Vermutung, afrikanische Handwerker hätten die Arbeiten selbst in Portugal angefertigt, hat sich nicht bestätigt. Auch die Bezeichnung »portugie-

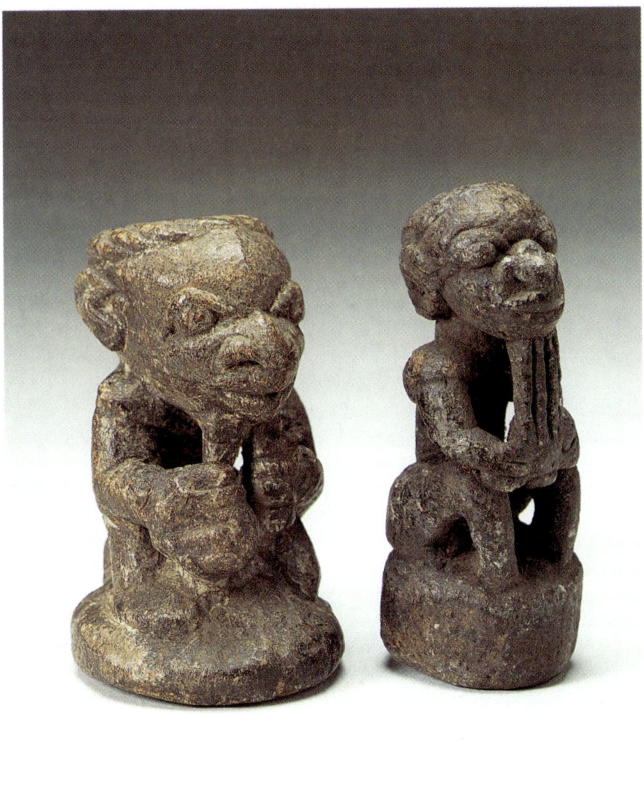

Abb. 13
Zwei nomolisia,
Sierra Leone,
13 u. 14 cm

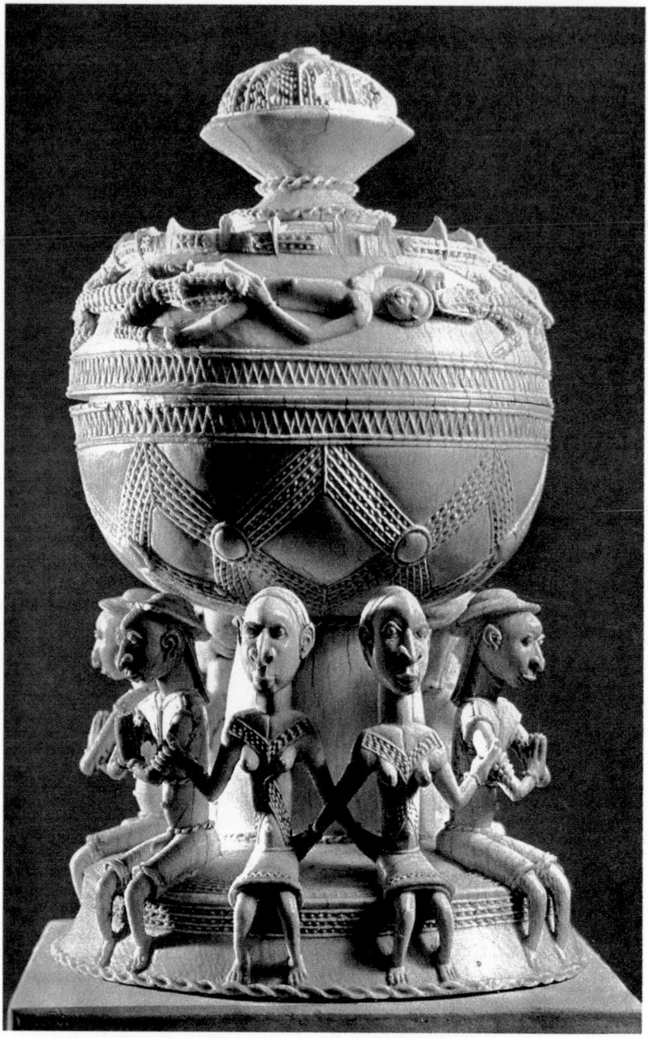

Abb. 14
Sapi-portugiesisches Salzgefäß aus Elfenbein

sisch«, die eine sehr frühe Herstellung impliziert, da zunächst nur die Portugiesen im 16. Jahrhundert die afrikanischen Küsten bereisten und regen Handel trieben, ist deshalb nur arbeitshypothetisch zu verstehen.

Lit.: Allison, 1968; Bassani/Fagg, 1988; Dittmer, 1967; Eisenhofer, 1993; Fagg/Forman, 1959; Fernandes, 1951; Grotanelli, 1975; von Luschan, 1919; Paulme, 1954; Read/Dalton, 1899; Tagliaferri/Hammacher, 1974, 1989

Mende, Temne, Gola, Vai

Die Mende stellen mit 34 Prozent und etwa 1,5 Millionen Menschen die größte Volksgruppe in Sierra Leone; sie leben im Süden des Landes, teilweise bis zur Küste. Ihre Nachbarn im Norden sind die Temne, im Westen die Sherbro und im Südosten die Gola und Vai. Kulturell werden die Mende beeinflußt von den letzteren beiden sowie von den Temne. Mende, Gola, Vai, De und Bassa vereint darüber hinaus die Zugehörigkeit zur selben kulturellen Vereinigung, dem *Bundu*- oder *Sande*-Bund, einer Frauen-Vereinigung, welche u. a. die Ausschneidungszeremonien der Mädchen begleitet. Dies spiegelt sich auch in der Gestaltung ihrer Masken wider, die der sogenannte *Bundu*-Stil auszeichnet; sie werden – wie die anderen Helmmasken dieses Gebietes – bei den erwähnten Zeremonien der *Bundu*- oder *Sande*-Gesellschaft verwendet. Von den Masken der Mende und Gola, die sich sehr ähnlich sind, unterscheiden sich die Helmmasken der De, Vai und Bassa dadurch, daß es bei den ersteren gewöhnlich keine Trennung zwischen Gesicht und Helm gibt, so daß die ganze Maske wie ein menschlicher Kopf aussieht. Bei den letztgenannten dagegen sitzt das Gesicht wie eine abnehmbare Maske vor dem Helm (Gottschalk).

Seltener als die Masken bei den Mende sind Figuren (es gibt nur weibliche), *minsereh* gennant. Im Dienst der *Yassi*-Gesellschaft vermitteln sie mit Hilfe der Priester zwischen Geistern und Menschen und werden im Orakel befragt. Die Köpfe tragen die gleichen Züge wie die Masken der *Bundu*-Gesellschaft, und auch die Hälse zeigen die ring-

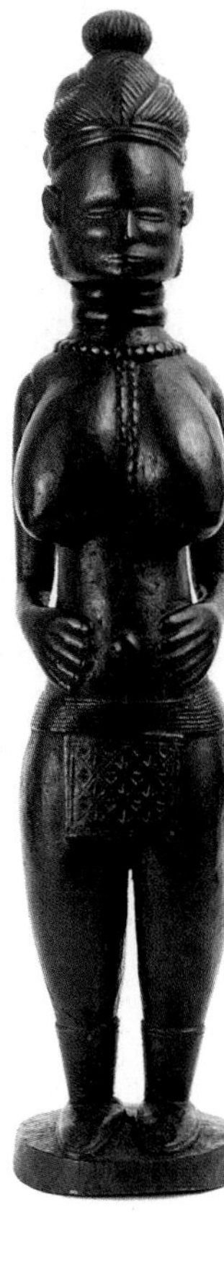

Abb. 15
minsereh-Figur, Mende, 66 cm

förmigen Wülste. Ebenso wie die Masken sind auch alle Figuren schwarz eingefärbt.

Auf dem Gebiet der Mende wurden auch verschiedene Steinfiguren und Köpfe gefunden, die *nomolisia* (Sing. *nomoli*), *pomtan* (Sing. *pomdo*) bzw. *mahey yafeisia* (Sing. *maha yafa* oder mahan *yafe*) heißen (s. o.). Sie wurden zu Hunderten in dem Bereich zwischen Sherbro Island und Guinea sowie zwischen Westliberia und dem Temne-Land in Sierra Leone gefunden, weniger häufig in den umliegenden Ländern wie dem Dogon-Land in Mali und dem Land der Belle in Liberia. Bassani und Fagg, die die Ähnlichkeit der Steinskulpturen mit den afro-portugiesischen Elfenbeinarbeiten der europäischen Renaissance herausgestellt haben, vermuten, daß weniger die Mani als vielmehr die Sapi die Künstler sowohl der Steinskulpturen als auch der Elfenbeinarbeiten gewesen sind.

Lit.: Alldridge, 1901; Allison, 1968; Bassani und Fagg, 1988; Donner, 1939; Büttikofer, 1890; D'Azevedo, 1975; Eberl-Elber, 1936, 1942; Gardi, B, 1983; Gottschalk, 1990; Gower, 1980; Krieger/Kutscher, 1960; Lamp, 1979, 1985; Mato/Miller III, 1990; Richards, 1974; Schwab, 1947; Siegman, 1977; Staub, 1936; Tagliaferri/Hammacher, 1974; Volz, 1911; Westermann, 1921; Winterbottom, 1803

Abb. 16
Weibliche Figur mit Lendenschurz aus Stoff mit Fransen, Loma, 55 cm

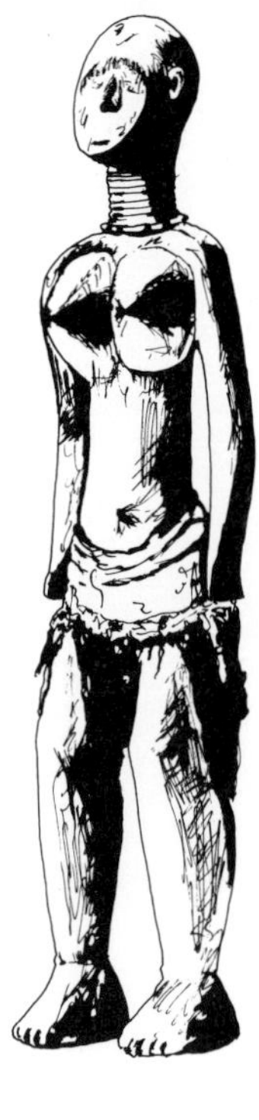

Loma (Toma, Buzi)

Die Loma, eine Volksgruppe mit etwa 170 000 Menschen, leben im Norden von Liberia und angrenzenden Teilen von Guinea, zwischen den Städten Voiunjama im Norden und Zorzor im Süden. Ihre Nachbarn im Westen sind die Kissi und Gbandi, im Süden die Belle und Kpelle (Guerze). Es gibt relativ wenige Figuren der Loma, doch unterschiedliche Maskentypen, die bei den Zeremonien des *Poro*-Bundes verwendet werden und sich in drei Kategorien einteilen lassen: Die männliche *landa*, die weibliche *nyangbai* und schließlich gehörnte Masken.

Wie ihre Nachbarn widmen sich die Loma auch der Schmalbandweberei, wobei die gefertigten Umschlagtücher vor allem für die Bestattung der Toten von Bedeutung sind, denen sie als Kopfkissen und Leichentuch die-

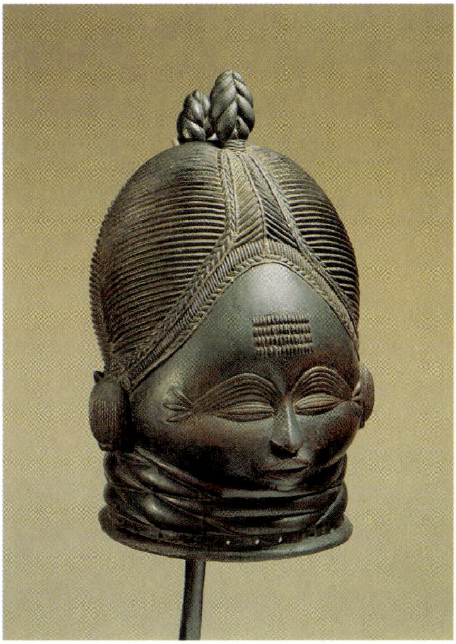
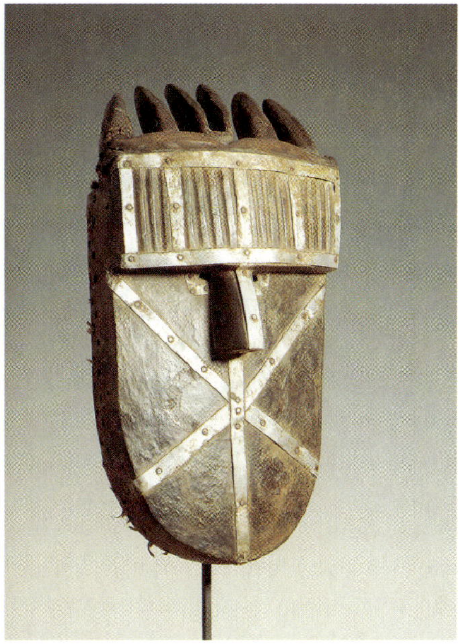

Abb. 17
sowei-Maske der *Bundu*-Gesellschaft, Mende, 40 cm

Abb. 18
nyangbai-Maske, Metallstreifen, Stoff, Loma, 54 cm

nen. Als Webstuhl wird ein kastenartiges Gerüst verwendet, in denen der Weber halb sitzt halb steht.

Lit.: Eberl-Elber, 1936

Gbande (Gbandi, Bandi)

Die Gbande leben als kleine Volksgruppe mit etwa 30 000 Menschen im nordwestlichen Liberia. Ihre Nachbarn im Osten sind die Loma, im Nordwesten die Kissi, im Westen die Mende und im Süden und Südosten die Gola bzw. die Belle. Die Gbande gehören wie die Loma zu den Mande-fu und teilen deshalb auch die Maskentradition mit diesen; so z. B. die *nyangbai*-Maske, die hier auch *landai (landáy)* genannt wird und bei den *Poro*-Beschneidungszeremonien als Buschgeist auftritt.

Lit.: Dennis, 1972; Germann, 1933; Siegmann/Schmidt, 1977

Bassa, De

Die Bassa mit etwa 400 000 Menschen leben im zentralen Küstenstreifen von Liberia, südlich der Hauptstadt Monrovia bis zum Cestos-Fluß. Die zu den Bassa gehörende kleine Gruppe der De bewohnt ein Gebiet nördlich von diesen. Die Kultur der Bassa ist beeinflußt von den Kpelle, Gola, Vai und Mende im Nordwesten sowie von den Kru, Kran, Grebo und Dan im Osten. Mende, Gola, Vai, De und Bassa vereint außerdem die Zugehörigkeit zur selben kulturellen Vereinigung, dem *Bundu-* oder *Sande*-Bund. Dies spiegelt sich auch in der Gestaltung ihrer Masken wider – Figuren sind nur ganz wenige bekannt –, die bei den Helmmasken an den sogenannten *Bundu*-Stil (Mende) und bei den Gesichtsmasken an den der Dan erinnern, obwohl die Unterschiede bei den Gesichtsmasken deutlicher sind als bei den Helmmasken. Diese tragen dieselben Gesichtszüge wie die »Gesichtsmasken«, so daß sie relativ leicht zu identifizieren sind, und werden – wie die anderen Helmmasken dieses Gebietes – bei den erwähnten Zeremonien der *Bundu-* oder *Sande*-Gesellschaft verwendet.

Lit.: Alldridge, 1901; Donner, 1939; Büttikofer, 1890; D'Azevedo, 1975; Eberl-Elber, 1936, 1942; Gardi, B, 1983; Gottschalk, 1990; Gower, 1980; Krieger/Kutscher, 1960; Lamp, 1979, 1985; Mato/Miller III, 1990; Meneghini, 1972; Schwab, 1947; Siegman, 1977; Staub, 1936; Volz, 1911; Westermann, 1921; Winterbottom, 1803

Dan, »Dan-Komplex« (Yakuba, Gio, Kono, Mano, Kpelle, Kran, Shien, Mau)
Mit insgesamt etwa 450 000 Menschen, wovon etwa 60 Prozent im Staat Elfenbeinküste leben, stellen die Dan eine der größten Volksgruppen im Westen der Elfenbeinküste und im Nordosten von Liberia dar.

Verwirrend ist die Zahl der Ethnien und Splittereinheiten, die zur kunstethnologischen Dan-Kran-Gruppe zählen und das große, teilweise sehr dünn besiedelte Gebiet der urwaldreichen westlichen Elfenbeinküste, Ostliberias, Südguineas und sogar Teile Sierra Leones (Kono) bewohnen. Noch verwirrender jedoch sind für den jungen Kunstliebhaber die Bezeichnungen der einzelnen Masken, deren gleiche Typen oft verschiedene Namen tragen, je nachdem an welchem Ort sie getragen werden oder welche Bestimmung sie haben. Einer der Gründe für

Abb. 19
Maske mit separat geschnitztem Unterkiefer, Bassa, 32 cm

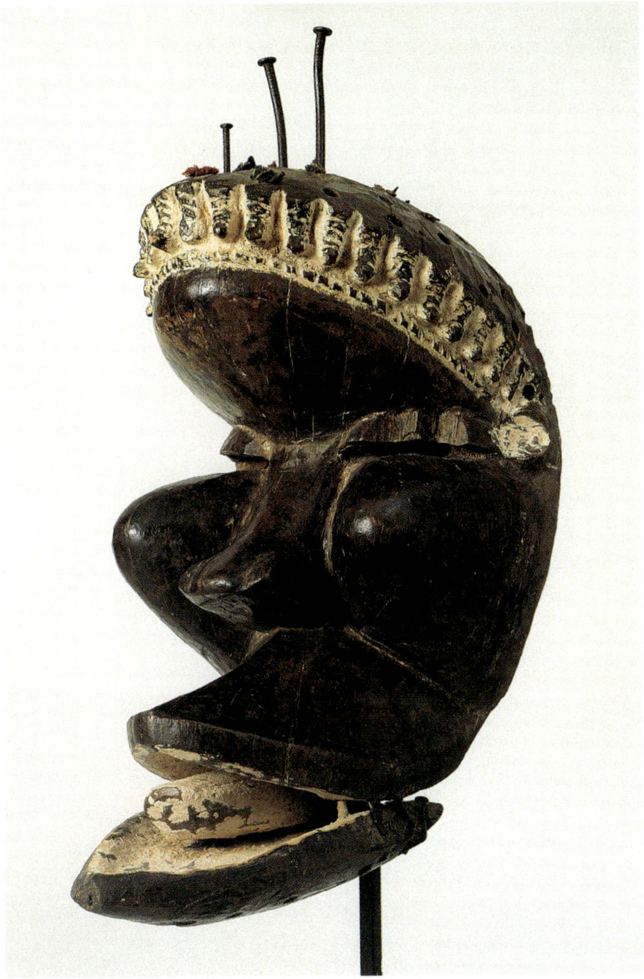

diese Vielfalt ist nicht zuletzt der Umstand, daß viele Maskenschnitzer in verschiedenen, eigentlich stilunterschiedlichen Dörfern gearbeitet haben – ähnlich den früheren europäischen Handwerkern, die durch ihre Wanderschaft ebenfalls ortstypische Stilelemente in andere Gegenden brachten. Andererseits werden bestimmte Masken auch aufgegeben, und wenn die noch existierenden Exemplare von Anfang an keinen Ursprungsnachweis hatten, ist eine nachträgliche Bestimmung oft nicht mehr möglich.

Doch dies sind Ausnahmefälle, und im allgemeinen läßt sich eine Maske mit ziemlicher Sicherheit einer bestimmten Gruppe – und damit einer bestimmten Gegend – und einem bestimmten Verwendungszweck zuordnen.

So gelten als »Dan«- Masken schlechthin alle einem etwas idealisierten menschlichen Gesicht nachgeformten Gesichtsmasken aus dünn geschnitztem Holz mit runden oder schmalen Augen und in einer meist durch Schlammbad erzielten schwarzen Oberfläche. Die nördlichen Dan bevorzugen dabei einen meist ovalen Schnitt, runde Augen und leuchtend schwarze Patina, während die südlichen Dan-Masken überwiegend schmale Augen, ein spitzes Kinn und eine vertikale Stirnlinie (Stirnwulst) haben. Bei beiden Stilarten tragen die männlichen Masken Kinn- und Oberlippenbart und sind weniger lieblich. Am häufigsten von den nördlichen Dan-Masken (wegen des trockenen Savannengebietes treten sie nur dort auf) kommen die sogenannten »Läufermasken« (»running juju«) oder »Feuermelder«-Masken vor, die der schnellste Läufer des Dorfes trägt, um zur Vorsicht zu mahnen und bei Feuerausbruch rechtzeitig Hilfe zu holen. Sie haben große, kreisrunde Augen, bei den Kpelle (Guerze) und Kono aber Hörner, oder sie tragen einen Vogelschnabel. Deshalb sind sie leicht mit jenem anderen Typ der nördlichen Dan-Masken zu verwechseln, der ebenfalls eine lange, vogelschnabelartige Nase trägt, an deren Unterseite Fellstreifen befestigt sind. Diese Masken werden als »Man«-Masken (nach dem gleichnamigen Ort an der westlichen Elfenbeinküste), aber auch als Kpelle- oder Kono-Masken bezeichnet. Letztere dürfen wiederum nicht mit den Masken des *Kono*-Bundes der Bambara (siehe S. 60) verwechselt werden.

Zu den Gruppen und Untergruppen, die zum Dan-Komplex gerechnet werden, die aber zum Teil abweichende Maskentypen fertigen, zählen die Yakuba, die Gio, die oben bereits erwähnten Kpelle und die Shien (Tie). Im weiteren Sinne auch die Mau und Diomande. Die Kran – sie gehören nach Himmelheber wie die Dan-Gruppe den gleichen Bünden an – stellen den anderen großen Stilkomplex dar. Sie heißen allerdings nur im englischsprechenden Liberia so: Im Osten, im Gebiet Elfenbeinküste, nennen sie sich Wè (Wègnon), werden aber allgemein als Ngere (N'Gere, Gere) bezeichnet; dort spielen sie künstlerisch ebenso eine bedeutende Rolle, pflegen aber auch einen anderen Stil.

Im Westen unterscheiden sich die Kran-Masken von denjenigen der Dan durch wuchtige, kubische Formen. Sie haben meist stark vorspringende Stirn- oder Mundpartien, manchmal Tubusaugen oder Klappkiefer. Der Unterschied zeigt sich sowohl bei den üblichen Masken,

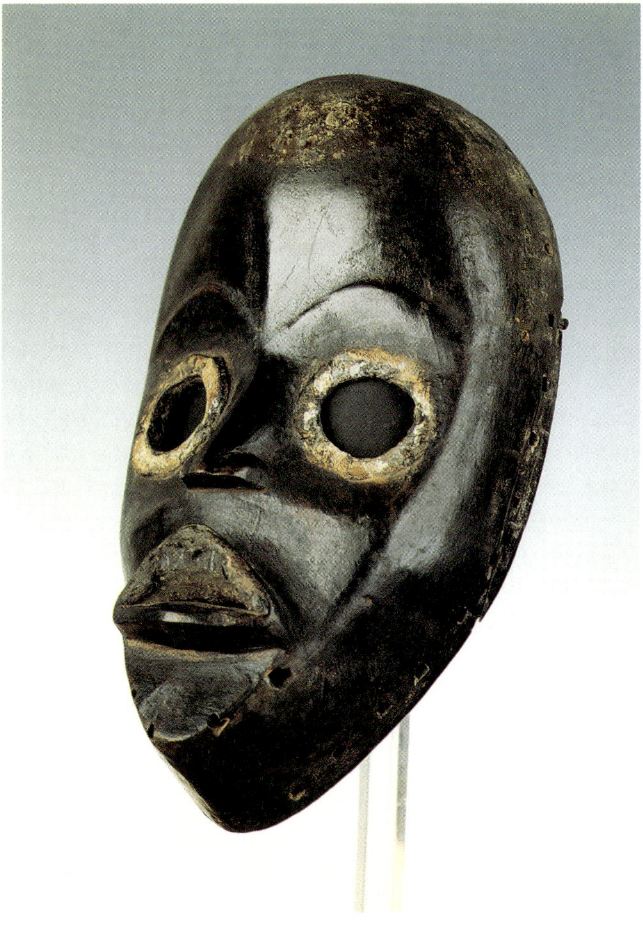

Abb. 20
Maske mit runden, blechumrandeten Augen, Dan, 23 cm

die im Buschlager dienen als auch bei den anderen Maskenkategorien, wie z. B. den *kagle-* (Dan-) bzw. *gbagba-* (Kran-) Masken. Beide Völker gehören auch verschiedenen Sprachgruppen an: Die zur Dan-Gruppe gehörenden Stämme sprechen das Mande-fu, die Kran dagegen Kru. Doch ist umgekehrt manchmal die künstlerische Eigenart der einen Gruppe der anderen näher als der eigenen sprachlichen. Denn zu den Mande-fu sprechenden Ethnien gehören neben den Dan u. a. die Kono, Mano, Guro, Kpelle und Mende, aber auch die Ngere und Loma. Andererseits zählen zu den Kru-sprechenden auch die Bassa, De, Grebo und Kru. Die Kono sind mit den Mano im Norden und Westen Nachbarn der Dan, Kulturbringer für diese und fertigen fast identische Masken an: Die Augenpartie wird lediglich mit einem roten Tuch oder Stoff abgegrenzt. Die Guro dagegen, viel weiter im Osten, fast im Zentrum der Elfenbeinküste, zeigen künstlerisch eher eine Verwandtschaft zu den Baule. Die Kono wiederum tragen ähnliche Masken wie die Kpelle. Diese haben manchmal Tubusaugen und (durch ihre Hakennasen) ein eulenhaftes Aussehen. Nachbarn der bereits erwähnten Mende, Loma und Bassa sind die De, deren Masken vor allem wegen der meist parallel von der Stirne nach hinten verlaufenden Haarwülste mit denen der Bassa leicht zu verwecheln sind. Während aber deren Stil eher Dan-Charakter trägt, zeigen die Kru- und Grebo-Masken mehr Verwandtschaft mit den östlichen Kran, den Ngere.

Als Besonderheit können die Miniaturmasken des Dan-Komplexes angesehen werden, die nur noch eine Entsprechung bei Volksgruppen in Zaire finden (u. a. Pende, Rega). Diese *ma* sind zwischen 6 und 10 cm hoch, werden aber auch größer geschnitzt und wiederholen die Typen der großen Gesichtsmasken. Sie haben Amulett- und Weissage-Funktion und stellen sowohl Nachahmungen der großen, schutzgewährenden Masken als auch selbständige magische Objekte dar.

Von den Metallgüssen der Dan und Kran sind vor allem die Schmuckgegenstände bekannt, weniger verbreitet die kleinen Tier- und Menschenfiguren. Auch gibt es

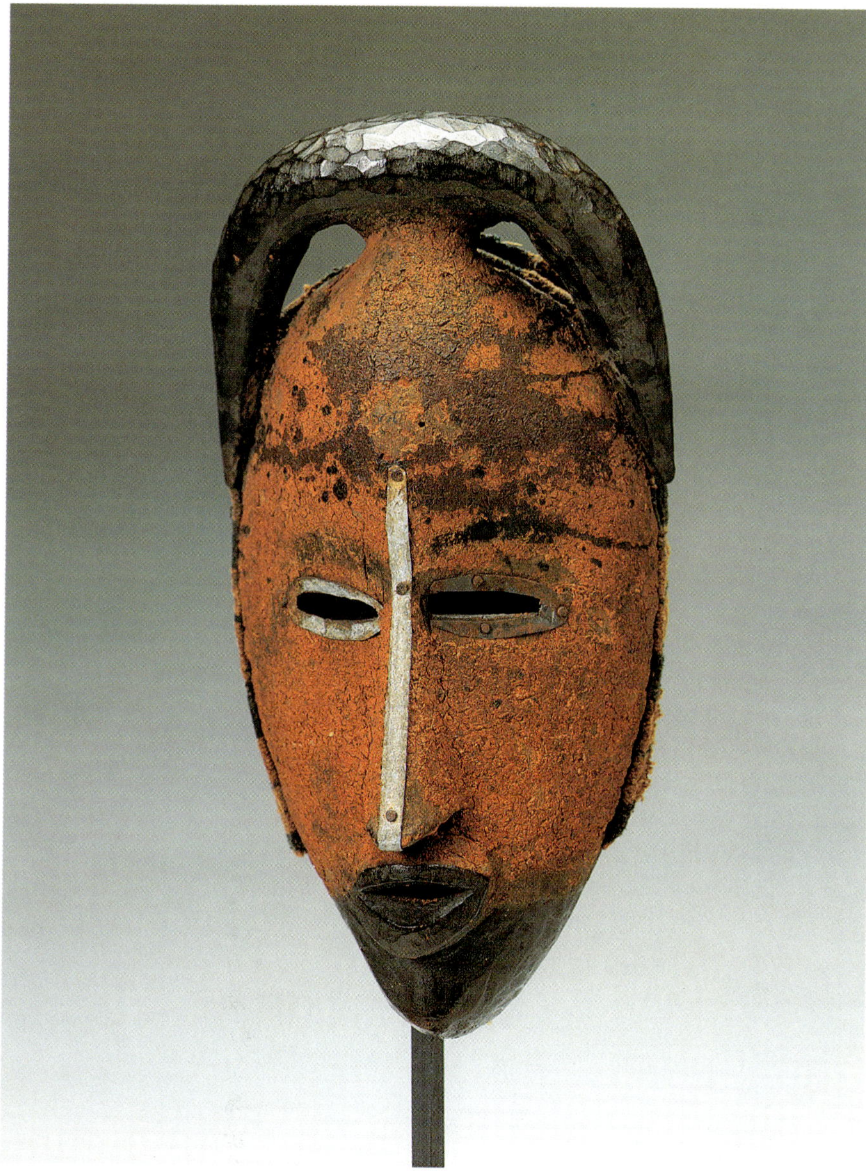

Abb. 21
Hörnermaske mit Blechstreifen, Mano, 28,5 cm

Miniaturmasken aus Gelbguß sowie verschiedene andere Objekte nicht näher definierter Zweckbestimmung. Tatsächlich wurden auch einige wenige Holzmasken – ebenso wie selbstverständlich alle Miniaturmasken – nicht getragen, sondern nur an bestimmten Orten und bei bestimmten Gelegenheiten ausgestellt, beopfert oder mitgeführt. In diesen Ausnahmefällen weisen die jeweiligen Masken andere Gebrauchsspuren auf als die getragenen, wobei häufig auch die Löcher zum Befestigen der übrigen Maskenteile (Raphia, Stoff etc.) fehlen.

Obwohl die Mano, Kran, Grebo, Kpelle und Bassa ebenfalls figürliche Plastiken herstellen, können die Figuren der Dan als die bekanntesten gelten, wenn man sie auch – im Vergleich zur Fülle der von ihnen angefertigten Masken – als relativ selten ansehen kann. Sie stellen meist Frauen dar, gelten jedoch nicht als Ahnenfiguren, sondern als Porträtstatuen, die sich etwa ein wohlhabender Mann oder Häuptling bestellt, um sie – da er von seiner Frau oft räumlich getrennt lebt – stets um sich zu haben. Daneben gibt es aber ebenfalls Figuren von Verstorbenen, die deshalb zwar notwendigerweise »Ahnenfiguren« sind, jedoch nicht im Sinne der bei den Bauernpopulationen Afrikas sonst üblichen Ahnenfiguren, die ja eine Vermittlerrolle zwischen dem Diesseits und dem Jenseits zu spielen haben. Solche Figuren, die auch mit Kind geschnitzt wurden, führte man den Dorfbewohnern mit großer Pracht vor, verbarg sie dann allerdings, um sie nur noch gelegentlich Gästen von Rang zu zeigen.

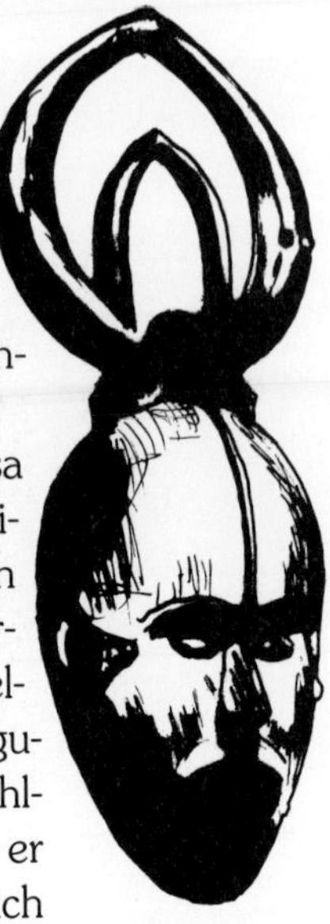

Abb. 22
Maske mit stilisierten Hörnern, Grebo

Lit.: Donner, 1939; Fischer/Himmelheber, 1976; Germann, 1933; Harley, 1941; Himmelheber/Himmelheber, 1958; Himmelheber, 1960; Himmelheber/Himmelheber, 1970; Himmelheber, 1979; Holas, 1952, 1965, 1969a, 1969b, 1975; Johnson, 1986; Ministère, 1989; Musée Barbier-Muller, 1992; Oberlé, 1985; Schröder/Seibel, 1974; Siegman/Schmidt, 1977; Vandenhoute, 1948, 1989; Verger-Fèvre, 1988

Kru, Grebo

Die Kru sind eine Volksgruppe mit etwa 250 000 Menschen, die im südlichen Liberia, östlich des Cestos-Flusses an der Küste, aber auch an der südwestlichen Elfenbeinküste, an der Grenze zu Liberia, östlich des Cavally lebt. Da die beiden Gruppen nur von den Grebo, die zwischen den westlichen Kru und der Grenze siedeln, getrennt wer-

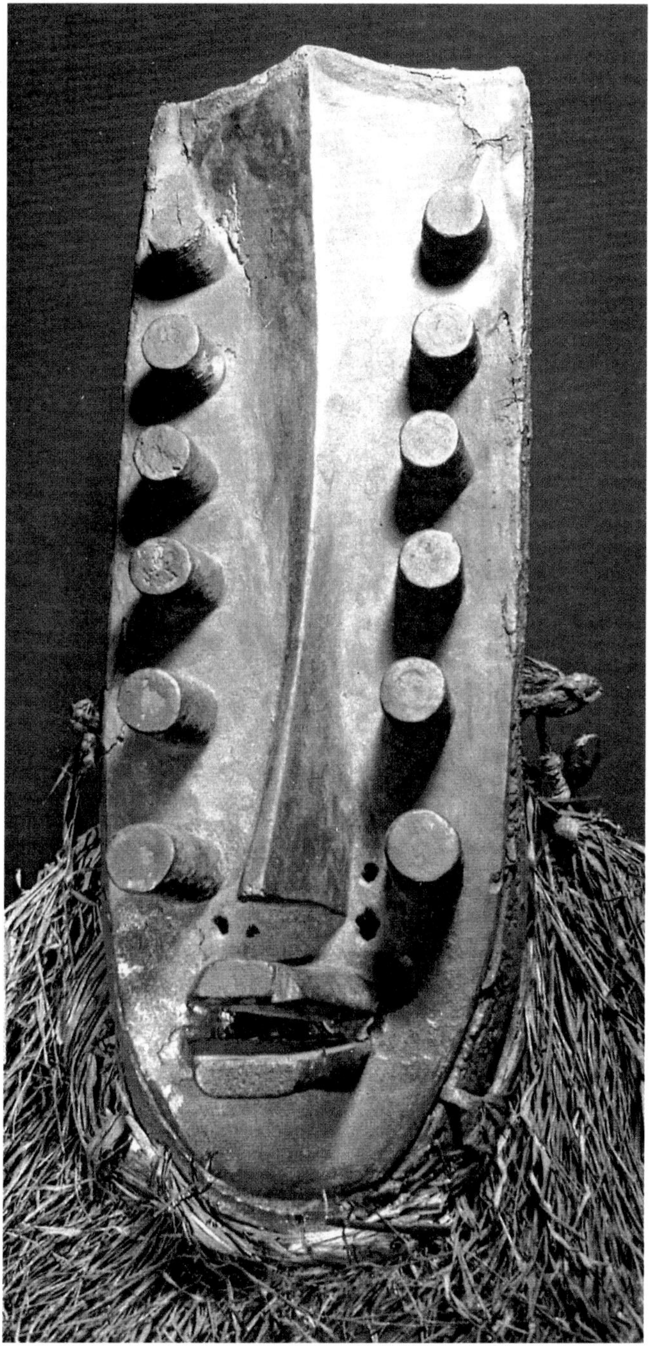

Abb. 23
Maske mit sechs Augenpaaren, Ubi, 42 cm

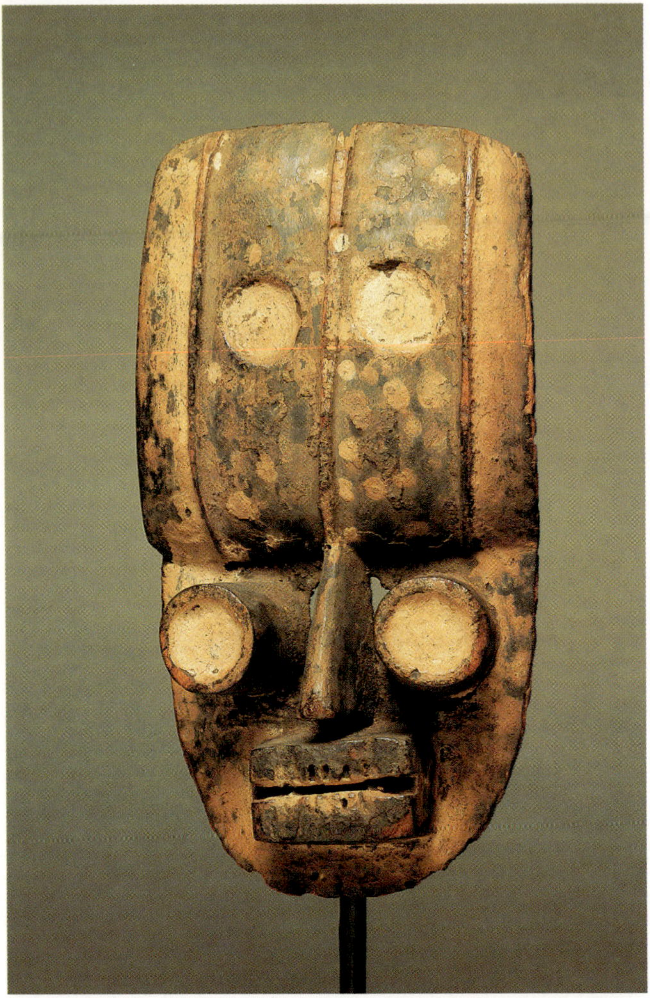

Abb. 24
Kru-Maske, 45 cm

den, heißen die Grebo auch die zentralen Kru. Diese geographische Situation der Grebo sowie die Tatsache, daß sie wie ihre Nachbarn ebenfalls Kru sprechen und es von ihnen auch vergleichsweise nur wenige Masken gibt, hat wahrscheinlich dazu geführt, daß lange Zeit die völlig abstrakten Masken der Kru als von den Grebo stammend erachtet wurden.

Die Masken der Grebo zeigen einen eher den Mande-sprechenden Dan im Norden ähnlichen, ästhetisierenden

Stil mit rundlichen Formen. Dies gilt ebenfalls für brettförmige Objekte mit Brüsten, auf denen ein Kopf mit in der Mitte verdicktem Hals sitzt und von denen bisher nur zwei bekannt sind (Privat-Slg. & Ethnographisches Museum Antwerpen).

Lit.: Crédit Communal, 1977, 1991; Meneghini, 1974; Ministère, 1989; Zink, 1992

Ubi (Oubi)

Zu den Bakwe und damit zu den Kru gehört die kleine Volksgruppe der Ubi mit weniger als tausend Menschen, die an der westlichen Elfenbeinküste an der Grenze zu Liberia um die Stadt Tai, südlich der Ngere und nördlich der eigentlichen Kru lebt. Zwischen dem 17. und 19. Jahrhundert haben die Vorfahren der heutigen Ubi die Ufer des Sassandra verlassen, um am Cavally zu siedeln.

Von den Ubi gibt es nur einige wenige Masken, von denen die bekannteste diejenige mit sechs Augenpaaren sein dürfte, die sich als Teil des Depots des Musée ethnographique de Dakar im Pariser Musée des Arts d'Afrique et d'Océanie befindet.

Lit.: Ministère, 1989

Ngere (Guéré), **Niabwa**

Auch als südliche Wè wird die zu den Wè (Wègnon) gehörende Volksgruppe der Ngere bezeichnet, die in der westlichen Elfenbeinküste südöstlich der Dan und westlich der Bete lebt und die man in Liberia Kran nennt. Der bei diesen Kran in Andeutungen bereits vorhandene Trend zur Abstraktion und zum aggressiven Expressionismus gerät bei den Ngere und den in ihrem Einflußbereich stehenden Kru, Wobe (den nördlichen Wè), Ubi, Bete und Niabwa mit unterschiedlicher Intensität fast zur Perfektion. Trotzdem sind die Grenzen zu den Dan-Kran noch fließend, und manche Masken der Ngere – Figuren sind äußerst selten – scheinen noch im Bereich des Naturalistischen zu liegen. Die typischen Ngere-Masken jedoch, ebenso wie die von diesen kaum zu unterscheidenden Masken der Niabwa, zeigen übersteigerte menschliche und tierische Elemente: meist flachgedrückte, fleischige Nasen, Tiermäuler mit Eberhauern und Blechzähnen, und häufig Hörner. Die Augen sind tubusförmig oder haben die Gestalt von Kastagnetten. Als »Bart«, der oft das ganze Gesicht einrahmt, dienen Stoff- und Fellteile, Affenhaar, aber auch Patronenhülsen oder Reihen von Messingglocken.

Lit.: Gnonsoa, 1985; Holas, 1965, 1968, 1969; Ministère, 1989; Musée Barbier-Muller, 1992; Olbrechts, 1940

Wobe (Ouobé, Wè)
Die Wobe sind eine zu den Wè (Wègnon) gehörende Volksgruppe, auch als nördliche Wè bezeichnet, die in der westlichen Elfenbeinküste östlich der Dan und nordwestlich der Niabwa lebt. Die Masken der Wobe – Figuren sind nicht bekannt – zeigen im allgemeinen eine weichere Linie als ihre südlichen Verwandten und sind stark von den Dan beeinflußt, und hier wiederum insbesondere von deren Untergruppe Tura, die im Norden siedelt und wie die Wobe auch Schnabelmasken verwendet.

Lit.: Gnonsoa, 1985; Ministère, 1989; Musée Barbier-Muller, 1992

Bete
Diese Volksgruppe, mit etwa 800 000 Menschen, die zusammen mit den Niabwa und anderen kleineren Gruppen zu den Kru gerechnet wird, ist nicht zu verwechseln mit den Bete in Südost-Nigeria, die zu den Ekoi gehören. Die Bete leben in einem dreiecksähnlichen Gebiet im südwestlichen Teil der Elfenbeinküste, das von den Orten Daloa, Gagnoa und Soubré als Spitzen markiert wird, im Westen begrenzt vom Sassandra, der das Land in nordsüdlicher Richtung durchfließt.

Figuren bei den Bete sind relativ selten, dafür sieht man häufiger Masken, deren Einführung in den vierziger und fünfziger Jahren sie den Ngere verdanken, und von denen diejenigen als die bekanntesten gelten dürfen, die – mit mehreren stilisierten Hauern versehen – eher einem Ritterhelm mit Visier gleichen. Seltener dagegen sind

Abb. 25
Stehende weibliche Figur, Bete, 74 cm

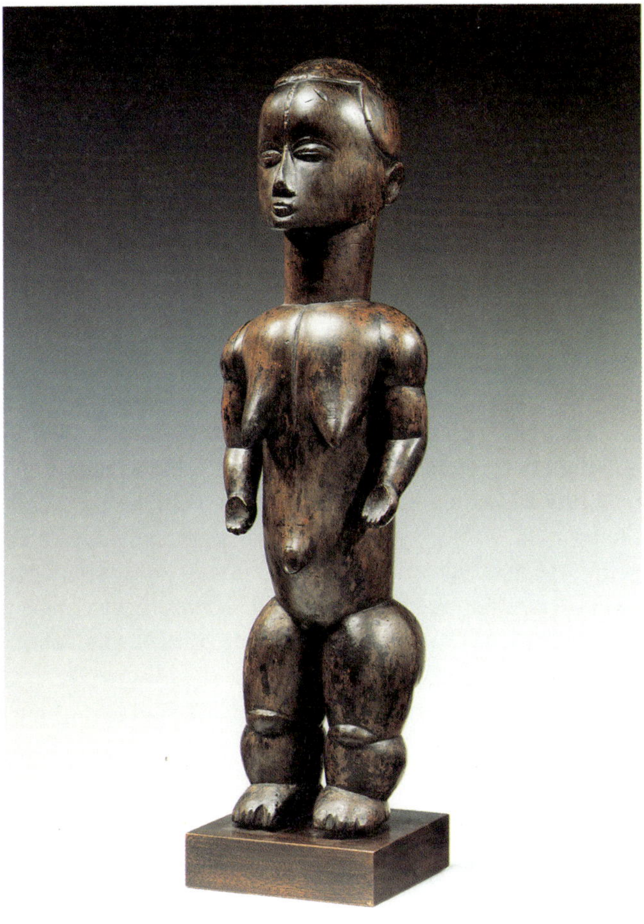

Masken, die Stilelemente der Dan, wie etwa den Augenknick oder die Stirnwulst, mit Charakeristika der anderen umliegenden Volksgruppen, z. B. der Guro, der Wobe oder der Ngere (Wè) auf der anderen Seite des Sassandra verbinden. Generell sind Masken mehr bei den westlichen Bete-Gruppen verbreitet, in der Region um die Stadt Daloa – im Osten werden nur ausnahmsweise Masken verwendet.

Lit.: Holas, 1968; Dozon, 1985; Koré, 1985; Musée Barbier-Mueller, 1992; Rood, 1969

Guro

Neben den Baule stellen die Guro mit etwa 1 Million Menschen die wichtigste Volksgruppe in der zentralen Elfenbeinküste. Sie leben westlich der Baule und des Kossou-Stausees um die Orte Bouaflé und Zuénoula, noch nördlich der Regenwaldzone. Die Guro zählen zu einer Reihe von Völkern, die am südöstlichen Ausläufer des westatlantischen Küstengebietes siedeln und in ihren künstlerischen Äußerungen bereits den Übergang zum ostatlantischen Gebiet, zu den Baule und deren Heimatvolk im Osten, den Akan, manifestieren. Dies zeigt sich vor allem in einem ausgeprägten Ästhetizismus, der sich vom Südwesten, wo er noch von abstrakten und teilweise kubischen Elementen der Dan/Kran (Ngere, s. o.) sowie insbesondere der Ubi und Niabwa durchsetzt ist, über die Bete und Wobe nach Nordosten bis zu den Guro fortsetzt. Mit den Ngere zählen sie zu den letzten Repräsentanten der Mande-fu im Südosten. Diese künstlerische Verbindung zu den Baule, der letztlich auch eine ethnische zugrunde liegt (die Baule sind ein Mischvolk, entstanden aus Akan-Gruppen – vor allem Abron – , Guro und Senufo), zeigt sich nicht nur in den Skulpturen, Masken und anderem Kultgerät, sondern offenbart sich auch im profanen Bereich der Weberei, der Webtechnik, dem Zubehör und schließlich auch in den Produkten dieses Handwerks, d. h. in der Mode. Der Dualismus in der Mode zwischen Ost und West, zwischen Mande und Akan ist zweifellos auch aufschlußreich für die politische, soziale und ökonomische Situation beider Völker. Sieht man die Baule als reines Akan-Volk, könnte man sie bezüglich Herkunft, Tradition und Geisteshaltung als den Guro diametral gegenüberstehend bezeichnen. Betrachtet man jedoch die Kunstwerke beider Gruppen, fiele die Beurteilung wohl ganz anders aus: Man würde vermutlich eine lange gemeinsame Tradition unterstellen. Ein verwandter Geist durchzieht hier offenbar das Schaffen: bei den Guro etwas subtiler, feinnerviger, mit dem Hauch einer gewissen Dekadenz, bei den Baule mit einem massiven »bodenständigen« Akzent, dem jedoch eine große Verinnerlichung anhaftet. Einen gewissermaßen »nahtlosen« Übergang zwischen Guro und Baule stellen schließlich die Kunstwerke der Yaure dar, einer Untergruppe der Baule, deren Masken sich oft nur mit Mühe von denen der Baule unterscheiden lassen.

Im Vergleich zur reichen figürlichen Plastik der Baule schnitzen die Guro nur wenig Skulpturen, und auch dann in der Regel nur kleinere, große Figuren sind äußerst selten. Die Schnitzkunst der Guro konzentriert sich hauptsächlich auf Masken, von denen es eine Reihe unterschiedlicher Typen gibt und die in den verschiedenen

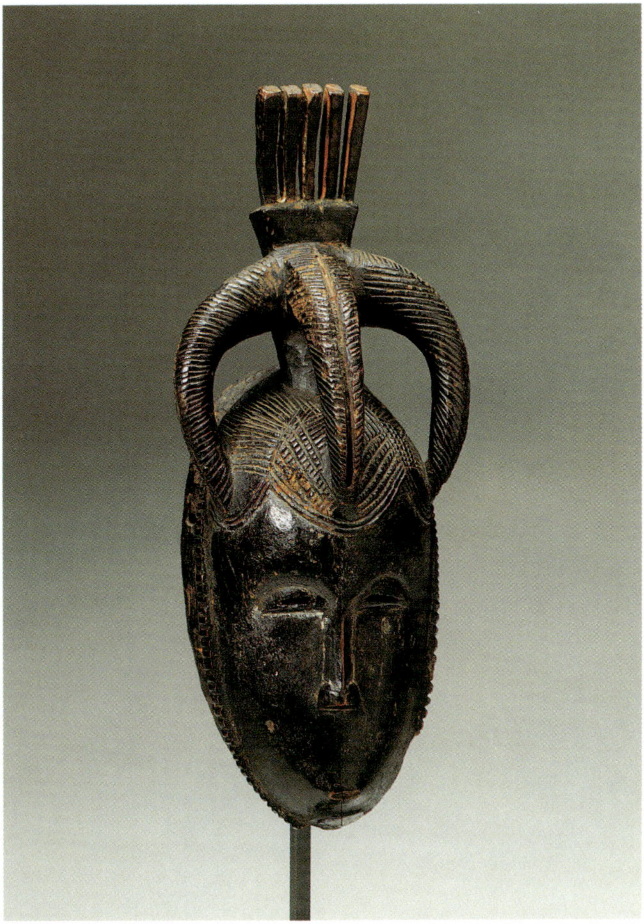

Abb. 26
Maske mit drei Zöpfen und Kamm, Guro

Regionen der Guro – westliche, nördliche und südliche Guro – auch verschieden auftreten. So zeigen die Masken der nordwestlichen Guro gelegentlich eine Verwandtschaft mit denen der Senufo, die der südwestlichen eine solche mit den Masken der Bete. Dabei lassen sich die Masken nach sakralen und profanen Tänzen unterscheiden; zu den ersteren zählen *zamblé* und *djê,* zu den letzteren *djela* und *zauli. zamblé* gilt als der älteste Maskentyp, alle anderen Typen sind der Legende nach erst später entstanden. *zamblé* hat die Intelligenz des Menschen, die Wildheit des Leoparden und die Eleganz der Antilope. Zu *zamblé* gehören bei den nördlichen Guro noch zwei weitere Gestalten: *zauli* und *gu* – erst alle drei bilden eine »Familie«. *djela* schließlich ist später hinzugekommen, nach Himmelheber ist sie aus der »Ehe« von *zamblé* und *gu* hervorgegangen.

Die mächtigsten Maskengestalten der Guro sind jedoch die *gye* im Norden bzw. *djê (dye)* im Westen und Süden. Eine Reihe Tiermasken tritt dabei als Vorhut auf: Früher haben die *djê* Recht gesprochen oder auch Frieden gestiftet, sie waren die höchsten Institutionen der Guro-Gesellschaft.

Eine weitere wichtige Tanzveranstaltung ist die des Büffelgottes *Goli,* die von der Familie der *kple-kple*-Masken begleitet wird. Der Kult des *Goli* stammt ursprünglich von den Wan, einer kleinen Mande-Gruppe im Norden der Guro und ist auch bei den Baule verbreitet. Während die *goli*-Masken der Baule in der Regel mehr zu einem scheibenförmigen, gedrungenen Kopf tendieren, scheinen die Guro eher eine langgestreckte Form zu bevorzugen, die in ihrer Konzeption an die *zauli*-Masken erinnert.

Lit.: Deluz, 1970; Fischer Homberger, 1985a, 1985b; Kouakou, 1985; Meillassoux, 1964; Musée Barbier-Mueller, 1992; Tauxier, 1924

Das Oberniger-Gebiet

Dieses Kulturareal gilt als einer der historisch bedeutsamsten Landstriche Westafrikas und stellte für lange Zeit eine kulturelle Drehscheibe dar. Im Westen und Südwesten reicht es bis auf einen teilweise schmalen Küstenstreifen, das westatlantische Küstengebiet, an den Atlantischen Ozean und umschließt hier den gesamten Flußlauf des Senegal samt seinen Zuflüssen und ebenso das Quellgebiet des Niger bis zum Binnendelta. Im Süden und Südosten verläuft die Grenze etwa entlang der Regenwaldzone bzw. der Wasserscheide; politisch gesehen umfaßt dieses Gebiet die größten Teile Malis, Guineas und Senegals. Die Geschichte der ersten großen schwarzafrikanischen Königreiche, untrennbar verknüpft mit dem Vormarsch des Islam um die Jahrtausendwende und der Konfrontation der »weißen« Afrikaner aus dem Norden mit den »Nigritern«, schließlich ihre Symbiose im Laufe der Jahrhunderte, hat diesem Gebiet eine besondere kulturelle Note verliehen, die alle ursprünglichen Elemente noch immer facettenhaft durchscheinen läßt, dem Ganzen jedoch ein einheitliches Gepräge verleiht.

Die hier lebenden Volksgruppen setzen sich im wesentlichen aus den verschiedenen Zweigen der Mandetan-Sprachenfamilie zusammen, wobei die Gruppen der Bambara (Bamana) und Malinke die zahlenmäßig bedeutendsten Ethnien darstellen, gefolgt von den Soninke und Susu.

Neben den Tukulor im Westen und einer Reihe kleinerer Gruppen, so den Bozo, Konyanke (mit den Diomande), Koranko, Marka u. a., leben über eine Million Peul (Fulbe) im Oberniger-Gebiet, wobei sie in einigen Gegenden auch den Hauptteil der Bevölkerung ausmachen. Die Nachkommen der zeitweisen berberischen Eroberer, die Tuareg und Mauren, leben vor allem im Nordwesten und Norden; im Osten und Südosten grenzt das Gebiet bereits an die »Altnigriter«.

Ein Großteil dieser Völker ist, wie erwähnt, bereits seit Jahrhunderten islamisiert, ihr künstlerisches Schaffen konzentriert sich deshalb mehr auf ornamentales denn auf bildnerisches Gestalten. So gilt das Oberniger-Gebiet als Zentrum der schwarzafrikanischen Wollweberei und Ausgangspunkt neuer Techniken und Dekors in der Baumwollweberei.

Auch die schönsten und monumentalsten Lehmbauten Schwarzafrikas finden sich hier, vor allem in Mali. Als wichtigste Bildhauer mit einer bedeutenden Tradition gelten jedoch die Bambara, deren Masken, Ahnenfiguren und Antilopen-Tanzaufsätze weltweite Berühmtheit erlangt haben. Auch die Malinke, die heute allerdings nicht mehr schnitzen, und kleinere Gruppen wie die Marka, Bozo und Diomande müssen bezüglich der Qualität ihrer Kunstwerke den Vergleich mit den Bambara nicht scheuen; allerdings sind ihre Arbeiten viel seltener anzutreffen.

Bambara (Bamana)

Mit etwa 2,7 Millionen Menschen und damit fast einem Drittel der Gesamtbevölkerung stellen die Bambara die weitaus größte Volksgruppe in Mali. Sie leben hauptsächlich zwischen der Hauptstadt Bamako im Westen und Ségou im Osten, im Süden bis weit über die Stadt Bougouni hinaus bis an die Grenze zur Elfenbeinküste. Ihre Nachbarn im Osten sind – von Nord nach Süd – die Peul (Fulbe), Bobo, Senufo und Minianka, im Westen die Kasonke und Malinke.

Neben den Dogon gelten die Bambara als die bedeutendsten Schnitzer in Mali. Ihre traditionelle sozial-religiöse Ordnung kennt eine Aufgliederung der Gesellschaft in sogenannte Geheimbünde, die als religiöse und politische Organisation eine stete Kontrolle über ihre Mitglieder und damit über die Gemeinschaft auszuüben hatten.

In der Regel hatte – und hat zum Teil noch heute – jede Gemeinschaft sechs dieser Vereinigungen, *Dyo* (Pl. *Dyow*) genannt, die, in aufsteigender Reihenfolge, *N'tomo, Komo, Nama, Kono, Tjiwara* und *Kore* hießen,

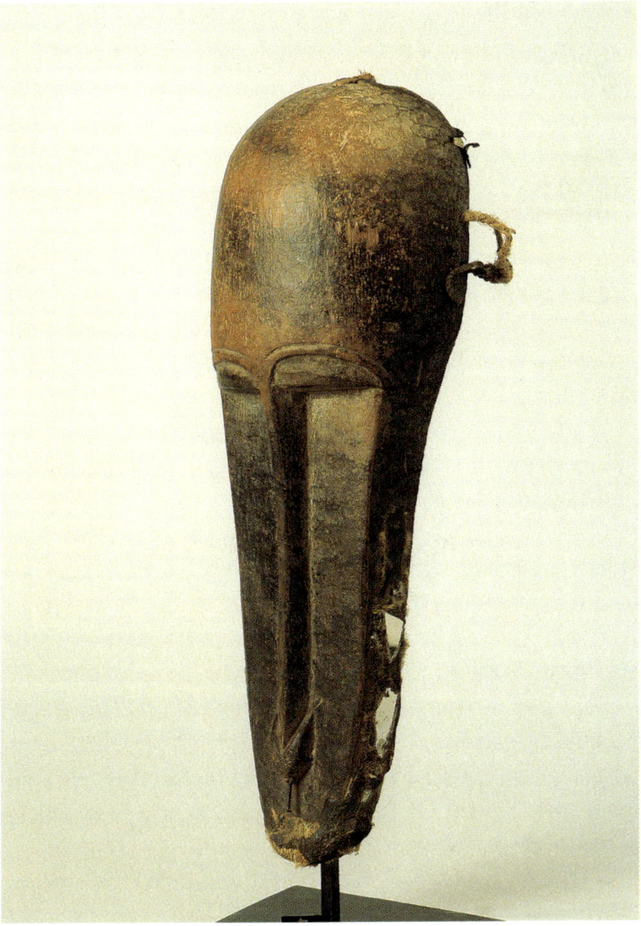

Abb. 27
Maske mit langgezogenem Gesicht und Spiegelfragmenten, Bambara, 46 cm

und durch die man im Leben gehen mußte, auf der Suche nach vollkommener Weisheit.

Bei der Initiation von einer Vereinigung in die andere treten Masken auf, die auch in der Kunstgeschichte entsprechend bezeichnet werden.

Zu den bekanntesten Skulpturen der afrikanischen Kunst überhaupt gehören die Antilopen-Tanzaufsätze *tjiwara (tiywara).* Sie dienen als Emblem von Luftverkehrsgesellschaften und sind sogar auf Geldscheinen zu finden. Ihr natürliches Vorbild ist die Pferde-Antilope, das Stammestier der Bambara, das ihnen einst lehrte, Bodenbau zu treiben. Die Bezeichnung *tjiwara* steht für die fünfte der sechs Initiationsgesellschaften, die sich vor allem der Verbindung des Menschen mit dem Kosmos annimt und die Beziehung zum Ackerbau herstellt. Selten kommt die Vielfalt afrikanischen Kunstschaffens so deutlich zum Ausdruck wie bei diesen Aufsätzen: Dominique Zahan bildet in seiner Monographie über diese *»antilopes du soleil«* nicht weniger als 538 verschiedene Typen ab. Der Bogen reicht vom fast noch naturalistisch entworfenen Tier über das manieristisch gestaltete Fabelwesen bis zur völligen Abstraktion, bei der nur Mähne und Hörner übrigbleiben.

Es gibt männliche und weibliche *tjiwara* und drei Haupttypen, die ihren Ursprung in verschiedenen Regionen haben:

Der Stil der südlichen Bambara, die hier an die Malinke im Westen und die Senufo/Minianka im Süden und Osten stoßen *(sogoni koun).* Dies ist der am ehesten als manieristisch zu bezeichnende Stil, der auch die große Phantasiebegabung der Bambara am deutlichsten zur Schau stellt, obwohl die profiliertesten Objekte dieses Typs eigentlich von den Wasulunka (Wassuluka), einer Malinke-Gruppe, kommen, während die Bambara sie teilweise mit Figuren (Dioila-Region) oder auch naturalistischen Elementen versehen.

Der Stil um die Hauptstadt Bamako und deren nordwestlichem Hinterland *(gonzon koun).* Er ist horizontal orientiert: Die Hörner sind weit ausladend nach hinten gerichtet, der Körper ausgearbeitet, die Mähne existiert, wenn überhaupt, dann nur andeutungsweise; das Tier ist aus zwei Teilen gearbeitet, die am Hals durch einen Metallring verbunden sind.

Der Stil der östlichen Bambara (Ségou-Minianka-Typ) – etwa dem Bogen der Orte Ségou-Koutiala-Sikasso entsprechend *(tjiwara koun).* Obwohl ein Teil dieser Bambara-Gruppe ethnologisch gesehen nicht zu den Bambara, sondern zu den Minianka, einer Gruppe der Senufo, gerechnet wird, gelten ihre Produkte doch als solche der Bambara. Bei diesem vertikal orientierten Typ

Abb. 28
Paar Antilopen-Tanzaufsätze *tjiwara,* Bambara, 71 u. 76 cm

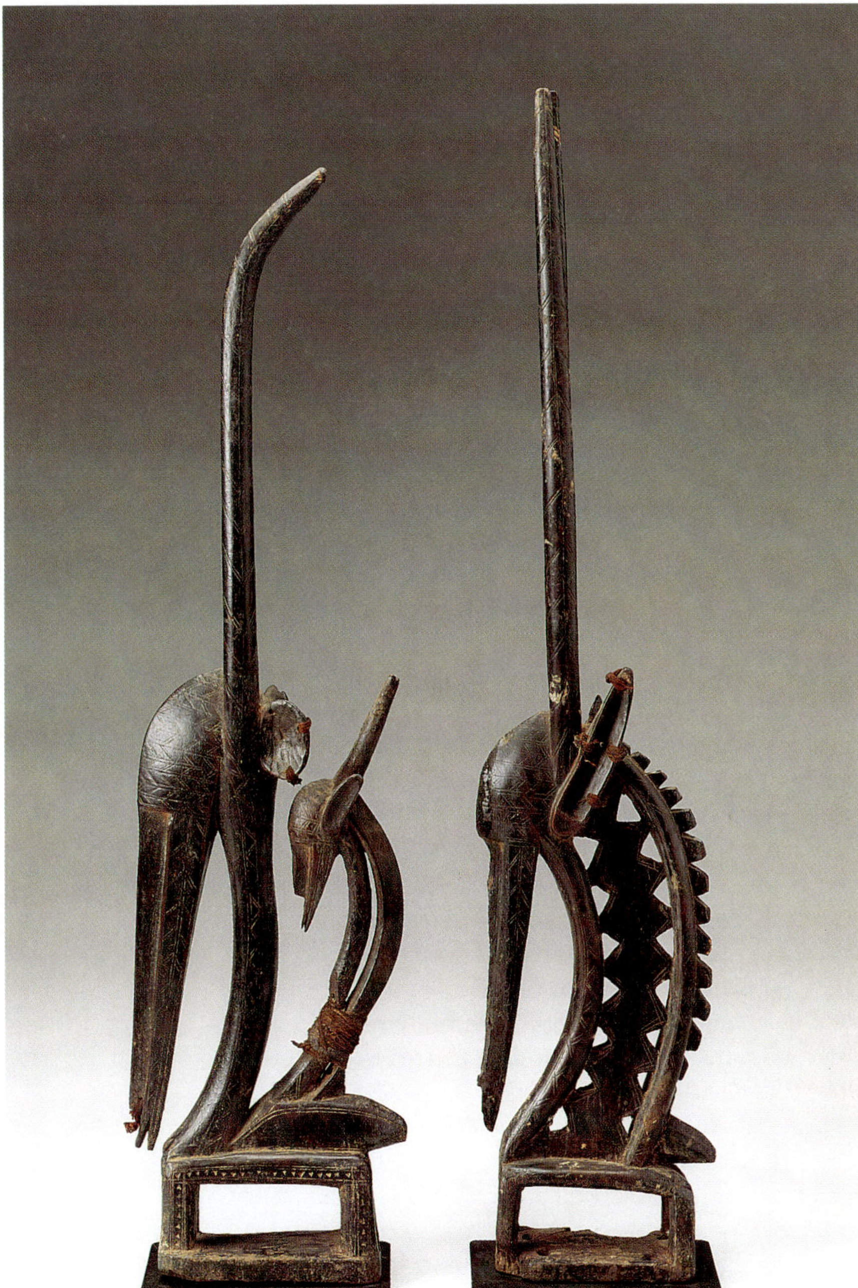

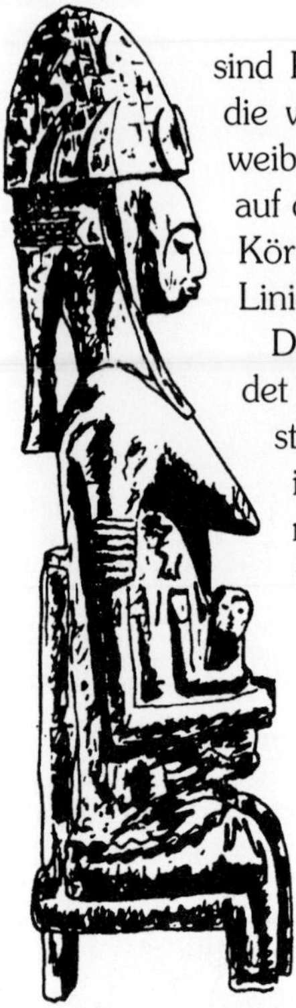

sind Kopf und Mähne (bei den männlichen) die wichtigsten Elemente der Skulptur. Die weiblichen tragen statt der Mähne ein Kitz auf dem Rücken und haben gerade Hörner; Körper und Beine sind oft vollkommen zu Linien abstrahiert.

Abb. 29
Große sitzende Mutterfigur, Bambara, 123 cm

Die *Kore*-Gesellschaft schließlich vollendet den Weg, den der Mensch in einem ständigen Lernprozeß durchläuft und lehrt ihn das richtige Verhältnis zu Gott einzunehmen. Dabei ist eine ständige Reinkarnation, ähnlich dem Buddhismus, vorgegeben – bis zur endlichen Einheit mit Gott. Die Masken, die hier verwendet werden, sind Tiermasken, sie illustrieren die Auseinandersetzung des Menschen mit seiner eigenen animalischen Qualität. Es gibt Affenmasken, Löwenmasken und auch verschiedene Mischformen. Eine wichtige Rolle spielt hierbei die Hyänenmaske, *suruku koun* oder *nama koroni koun,* die das Buschlager bewacht, in der die Älteren die neuen *Kore*-Initianden unterrichten.

Zur *Kore*-Gesellschaft gehören auch eigenartige Tierköpfe, die meist als Pferdeköpfe interpretiert werden, aber auch die Köpfe von Erdferkeln darstellen können. Es sind dies Teile von Marionetten – mit einem Stock versehen –, auf denen die Initianden der vierten Klasse *(dugaw)* des *Kore*-Bundes ähnlich wie auf einem Steckenpferd reiten. Sie spielen diese Rolle, um den spirituellen Segen der »Vereinigung mit Gott« darzustellen.

Die in den Masken der *Komo-, Nama-* und *Kono*-Gesellschaft vereinte Energie bedarf einer gewissen Speicherung, um deren Präsenz und Einsatzfähigkeit nicht zu verlieren. Diese Aufgabe übernehmen die *boliw* (Sing.: *boli*). Sie bestehen in der Regel aus Lehm, Stachelschweinborsten, Stroh, Blut, Bienenwachs sowie anderen Stoffen, haben meist eine animalische Gestalt und können als solche, oder auch als amorphes Kraftpaket, als apotropäisches Mittel gegen Hexerei dienen. Die großen *boliw* werden meist als gemeindlicher Altar oder Schrein verwendet und lassen in der Gestaltung entweder eine Kombination verschiedener Tiere oder ein für kraftgeladen gehaltenes Tier wie z. B. ein Nilpferd oder ein Zebu-Rind erkennen. Gelegentlich werden kleine Goldstücke im Inneren eines *boli* verwahrt, um Geister anzulocken und um Kraft zu geben.

Als kraftspeichernd gelten bei den Bambara ebenfalls die rituellen Eisen-Objekte, die der *Numu,* der Schmied, fertigt. Ähnlich den *boliw* werden sie gelegentlich auf Hausaltäre gestellt, als Votivgaben verwendet, oder auch als perönliche Talismane mitgeführt.

Von den Bambara kennt man nur einige wenige große Plastiken von hervorragender Qualität. Häufiger dagegen sind Kleinplastiken in Gestalt von Ahnen- oder Marionettenfiguren, Figuren für magische Zwecke oder auch Figuren für Zwillinge, die sich bei den Bambara eines besonderen Kultes erfreuen. Alle Figuren werden von den Schmieden hergestellt. Wie bei den Dogon sind auch bei den Bambara die Schlösser der Getreidespeichertüren häufig abstrakt-figurativ beschnitzt.

Lit.: Atkins, 1972; Davis, 1981; Dieterlen, 1951; Gardi, 1988; Goldwater, 1960; Imperato, 1970, 1972a, 1972b, 1975; Lem, 1949; Zahan, 1965, 1974, 1980

Malinke (Mandingo)

Mit etwa 3,5 Millionen Menschen gehören die Malinke zu den Kern-Mande (Mande-tan). Sie verteilen sich hauptsächlich auf die Länder Guinea, Mali, Senegal und Sierra Leone und sind seit langem islamisiert. Dennoch gibt es, vor allem aus früherer Zeit, einige abstrakt konzipierte Masken, die einen völlig eigenen Stil aufweisen, sowie einige wenige Figuren, die ihnen zugeschrieben werden können. Bei diesen zeigt sich eine Stilmischung, die ihre Einflüsse größtenteils aus der Skulpturentradition der Bambara, Mossi und Dogon bezieht.

Lit.: Imperato, 1972b; Polfliet, 1983

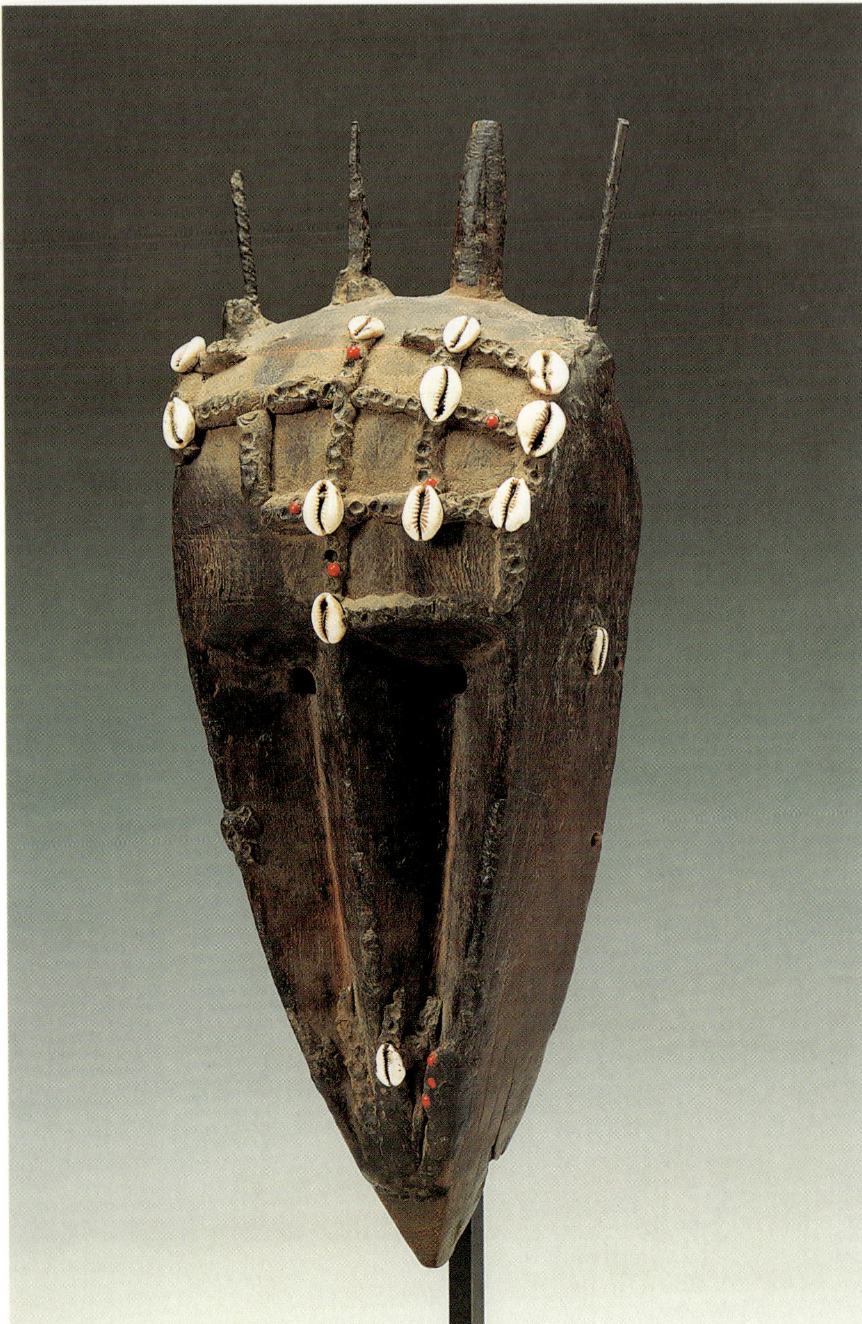

Bozo (Sorogo, Sogo, Sorke)
Ein Fischervolk mit etwa 85 000 Menschen, leben die Bozo im südlichen Mali, westlich von Mopti, entlang den Flüssen Bani und Niger (vor deren Mündung). Wie die Bambara gehören sie zu den Kern-Mande (Mande-tan), weshalb ihre Masken – Figuren sind so gut wie nicht bekannt – auch eine geringe Ähnlichkeit mit denjenigen der Bambara haben, wenngleich sie auch von ihren südöstlichen Nachbarn, die – wie die Bobo oder Dogon – zu den Volta-Völkern gerechnet werden, beeinflußt sind. Eine deutliche Affinität besteht jedoch zu den Marka/Dafing, eine Mande-Untergruppe, vermutlich Soninke-Ursprungs mit nigritischer Wurzel – also gewissermaßen ein Mande/Volta-Mischvolk, was auch seiner geographischen Lage entspricht. Dies kommt auch bei der Verwendung von Blech als Applikation auf den Masken zum Ausdruck, ebenfalls ein für die Marka typisches Detail.

Abb. 30
Abstrakte Hörnermaske; Eisen, Abrusbohnen, Kaurischnecken, Malinke, 46 cm

Das Volta-Gebiet

Im Westen, Norden und Osten umschließt der Nigerbogen das Gebiet, in dessen Zentrum die beiden Volta-Flüsse entspringen, die dieser Region ihren Namen gegeben haben. Im Westen liegt das Oberniger-Gebiet (siehe S. 59), im Norden die Sahara und im Osten der Zentralsudan (siehe S. 193). Die Grenze im Süden verläuft im Westen parallel zur Küste, etwa in Höhe der Regenwaldgrenze, um sich zunächst im Raum Ghanas nach Norden und anschließend mit dem togolesischen Zentralgebirge weit nach Süden zu verschieben. Anders als im Oberniger-Gebiet, in dem neben den dominierenden Volksgruppen der Peul, Bambara, Malinke und Soninke nur einige wenige kleinere Ethnien existieren, leben im Volta-Gebiet, das politisch gesehen das gesamte Burkina Faso (das frühere Obervolta), Teile der Elfenbeinküste, Ghanas, Togos, Benins und Nigers umfaßt, eine Vielzahl – etwa 160 wurden alleine in Burkina Faso gezählt – kleiner und kleinster Volksgruppen. Ethnohistorisch gesehen zählen diese zum größten Teil zu den sogenannten »Altnigritern«, deren besondere kulturelle Kennzeichen häufig noch erhalten geblieben sind, während als Zentrum der sogenannten »jungsudanischen Kultur« die Mossi gelten können, die mit etwa 3,5 Millionen Menschen nahezu die Hälfte von Burkina Faso und damit die dominierende Volksgruppe dieses Gebietes stellen.

Je etwa eine halbe Million zählen die Bobo im Westen sowie die Songhai im Norden und Nordosten, zu denen noch die Djerma und Dendi gerechnet werden; im Osten folgen die Gurma mit etwa einer Drittelmillion. Eines der ältesten Völker dieses Gebietes dürften die Bobo sein, deren Verbreitung von Djenné im Norden bis zum schwarzen Volta und bis nach Bobo-Dioulasso reicht. Bereits um 800 sind sie in Djenné nachzuweisen, als sich hier die erste Soninke-Kolonie niederließ. Djenné und Umgebung ist auch ein Gebiet mit bedeutenden archäologischen

Funden: Terrakotta-Plastiken von zum Teil überragender künstlerischer Qualität, insbesondere aus dem 12.–16. Jahrhundert, belegen eine Blütezeit der Kultur des Niger-Binnendeltas.

Die Bobo, die sich in die eigentlichen Bobo oder Bobo-Fing und die Bwa teilen, konnte weder Christentum noch Islam zur Aufgabe ihrer Religion bewegen, so daß der Gebrauch von Masken und anderen Kultgegenständen in weiten Teilen ihres Gebietes auch heute noch lebendig ist. Während einige Maskentypen der Bobo-Fing noch die Nachbarschaft der Bambara erkennen lassen, zeigen die brettartigen, flächigen Masken der Bwa die Nähe der Gurunsi an – wie in künstlerischer Hinsicht überhaupt die Bwa mehr Verwandtschaft mit den Gurunsi zeigen als mit den Bobo-Fing. Diese tendieren generell mehr zu naturalistischen Formen, was sich vor allem bei den kephalomorphen Maskentypen ausdrückt, während die Bwa und Gurunsi eher zur Abstraktion neigen. Die Gurunsi bewohnen einen Teil des zentralen und südlichen Burkina Faso, etwa zwischen schwarzem und rotem Volta, und einen kleinen Teil des nördlichen Ghana. Wie die Bobo waren sie vermutlich die ersten Bewohner ihrer Gegend.

Nachhaltiger als andere Ethnien dürften jedoch die Mossi dieses Gebiet beeinflußt haben, wobei als auffälligstes Element ihre Sprache (More, Mole) gelten kann, die heute von einer ganzen Reihe nachbarlicher Völker gesprochen wird. Sie sind Nachkommen eines großen sakralen Königreichs, dessen Gründung in die Zeit des späten europäischen Mittelalters, ins 14. Jahrhundert, fällt.

Nur ein Teil von ihnen ist zum Islam übergetreten, und so werden auch heute noch die gelegentlich an die Bambara und Dogon erinnernden Masken verwendet. Dagegen weisen die Ahnenfiguren wie auch die abstrakt gestalteten Fruchtbarkeitspuppen und Tanzaufsätze einen eigenen charakteristischen Stil auf. Weitere bedeutende Volksgruppen dieses Gebietes sind die erwähnten Dogon, die sich in die Hombori-Berge und die Steilhänge des Bandiagara zurückgezogen haben, die Senufo, die in Mali, Burkina Faso und in der Elfenbeinküste leben sowie die Lobi. Letztere sind im Gegensatz zu den anderen hier genannten Ethnien fast ausschließlich als Figurenschnitzer bekannt; Masken werden nur ausnahmsweise gefertigt, aber nicht im Kult verwendet.

Das Niger-Binnendelta

Die frühen westafrikanischen Königreiche Ghana, Mali, Songhai und Bambara schlossen alle ein Gebiet in ihrem Machtbereich ein, das als das Niger-Binnendelta bezeichnet wird. Es liegt in der heutigen Republik Mali und wird im Süden und Südwesten von Ségou und San, im Norden etwa von Goundam begrenzt. Alljährlich werden von Juni bis Dezember große Teile dieses Gebietes von den Flüs-

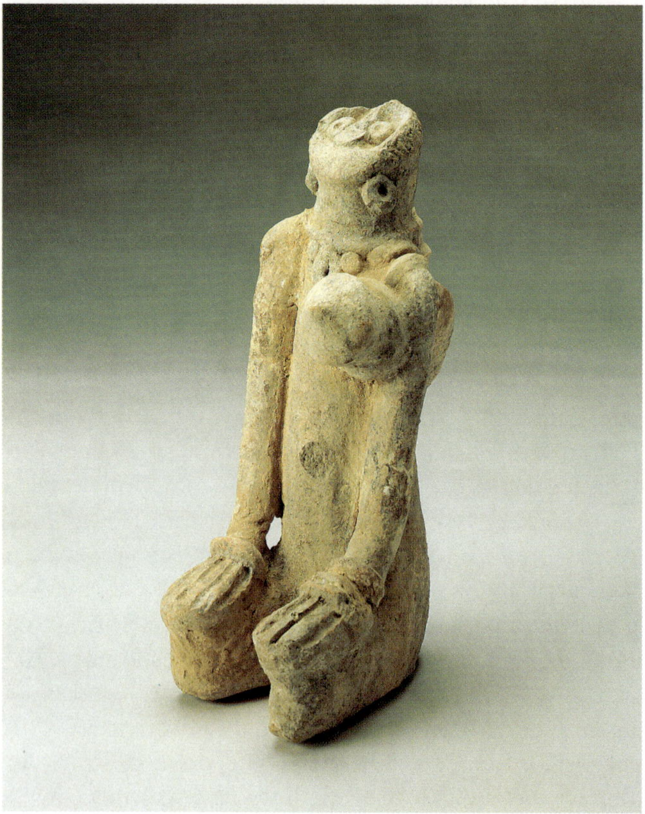

Abb. 31
Kniende Figur mit Arm- und Halsschmuck aus teilweise stark versinterter Terrakotta mit weißlichem Überzug aus archäologischem Erdreich, Niger-Binnendelta, 64 cm

Abb. 32
Stehende männliche Bronze-Skulptur, Niger-Binnendelta, 19,5 cm

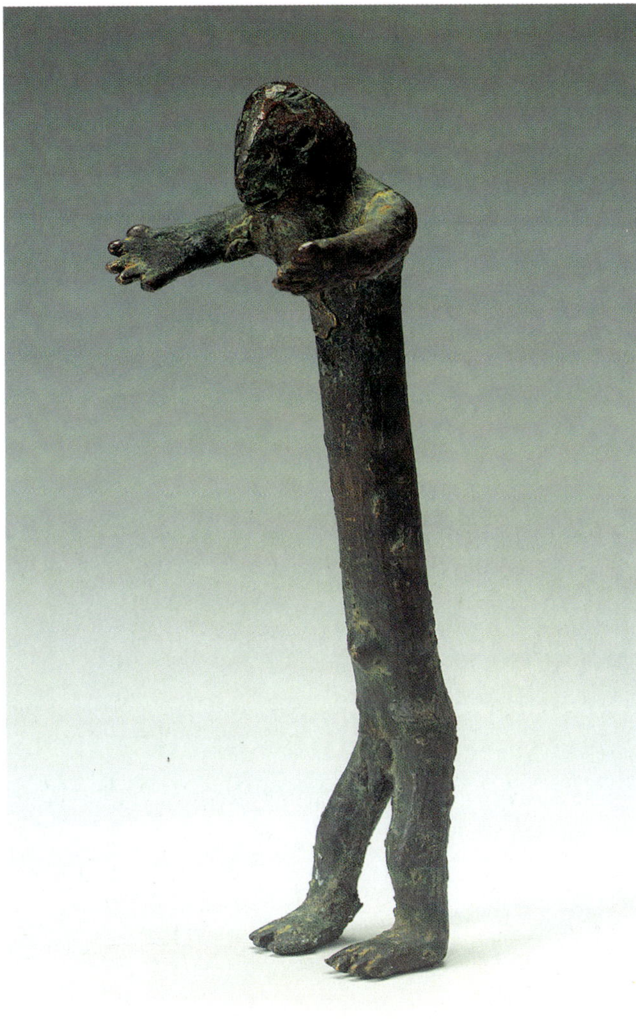

sen Niger und Bani überschwemmt – neben den Möglichkeiten des Wassertransports eine ideale Voraussetzung zur Herausbildung einer dauerhaften Kulturlandschaft, vergleichbar etwa dem Niltal. Auf den Besiedlungshügeln des Deltas *toguéré,* auf die sich die Bevölkerung während der Überschwemmungszeit zurückzieht, werden seit über fünfzig Jahren Skulpturen und Gefäße ausgegraben, die jedoch erst im Laufe der letzten zwanzig Jahre in größerer Anzahl nach Übersee gekommen sind. Dabei lassen sich verschiedene Stile unterscheiden, die nach ihren jeweiligen Fundorten benannt wurden oder auch noch keine Bezeichnung erhielten, da ihr Fundort bisher geheim geblieben ist. Von den zuerst entdeckten Kulturen kann wohl Djenné als die bedeutendste und eine der ergiebigsten gelten, gefolgt von Ténenkou, Bankoni (auch Bambara- oder Ségou-Stil) und den anderen noch nicht bezeichneten Orten. Alle Objekte dieser Kulturen stammen in der Regel, d. h. so weit sie datierbar sind, etwa aus einer Zeitspanne zwischen dem 11./12. und 16. Jahrhundert.

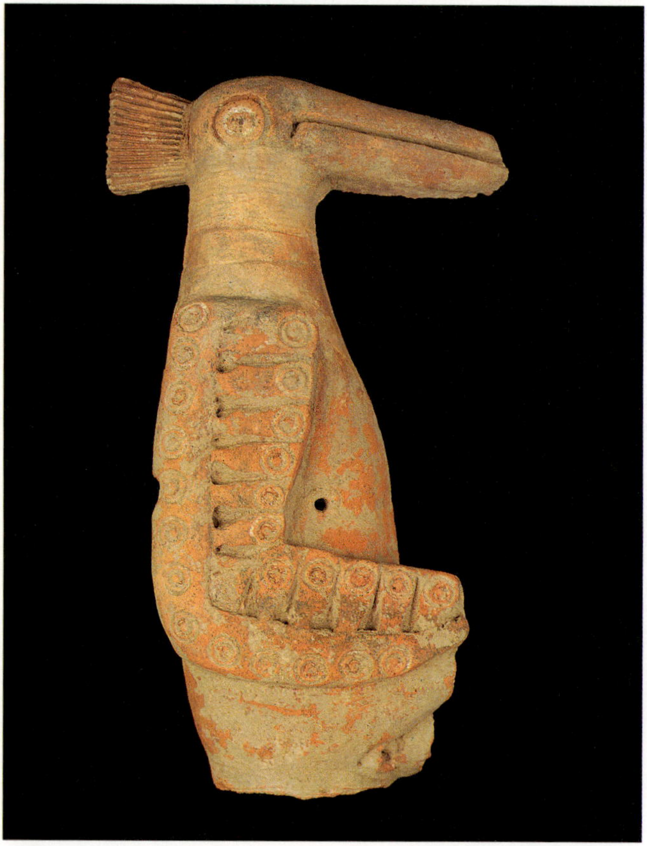

Abb. 33
Vogelwesen aus rötlicher Terrakotta, vermutlich Djenné, 12.–16. Jh., 32 cm; möglicherweise Wandschmuck einer Kultstätte

Djenné

Die alte Stadt Djenné – Jenne-jeno – liegt auf einer Insel im Niger-Binnendelta von Mali; sie wurde um 800 gegründet und hatte um diese Zeit bereits etwa 10 000 Einwohner. Djenné wurde später ein bedeutendes islamisches Kulturzentrum und besitzt eine der größten Moscheen im sudanesischen Lehmbaustil, erbaut im 13. Jahrhundert, 1905 erneuert und vergrößert. Nach 1400 verfiel die Stadt allmählich, während das heutige, etwa drei Kilometer entfernte Djenné schon um 1250 gegründet wurde.

Bereits 1943 hat Monod eine Terrakottaplastik im Stil dieses später berühmt gewordenen Fundortes veröffent-

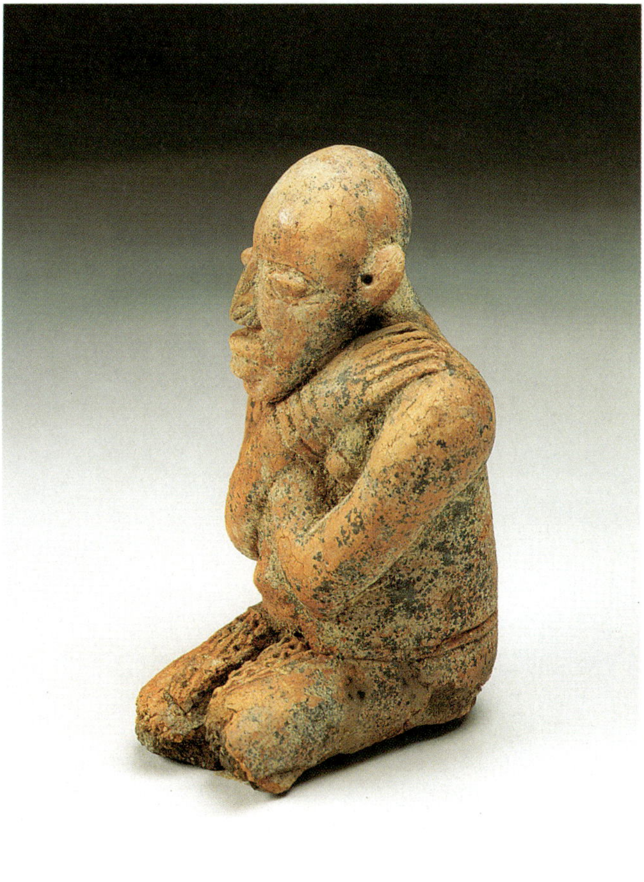

Abb. 34
Kniende Figur aus ziegelrot geschlämmter Terrakotta mit gemustertem Lendenschurz, Djenné, 12.–16. Jh., 20 cm

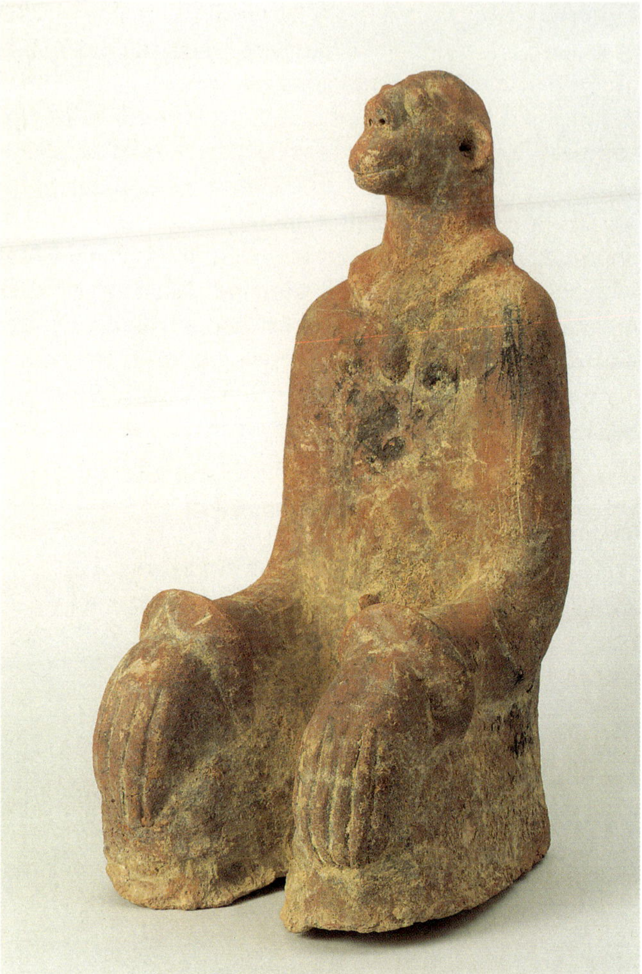

Abb. 35
Kniende Figur eines Mischwesens aus rötlich geschlämmter Terrakotta mit Hals- u. Armschmuck; Kultur von Ténenkou, 12.–16. Jh.

licht, doch erst in den letzten zwanzig Jahren ist der Großteil von Skulpturen entdeckt oder ausgegraben worden – häufig bei Veränderungen des Deltas infolge der jährlichen Überschwemmungen, bei denen Objekte freigelegt werden. Die Entstehung des Großteils der Skulpturen, die man zweifellos zu den bedeutendsten Kunstwerken Schwarzafrikas rechnen kann, fällt in den Zeitraum zwischen dem 12. und 16. Jahrhundert. Möglicherweise gab es neben Moscheen auch andere sakrale Gebäude im alten Djenné; aufgefundene und vermutlich als Wandapplikationen verwendete Objekte legen eine solche Vermutung nahe.

Lit.: Chesi, 1995; Monod, 1943; Ch. Monteil, 1971; Claerhout, 1984; Prussin, 1968; de Grunne, 1980, 1982, 1991; Bernardi/de Grunne, 1990

Ténenkou (auch: Ténenkun)

Ténenkou ist ein kleiner Ort in der Nähe von Mopti, Mali, westlich des Binnendeltas. In seiner Nähe wurde eine Anzahl von Terrakottafiguren gefunden, deren Entstehungszeit in das 12.–16. Jahrhundert datiert wird und die man offenbar erst etwa 1990 entdeckt hat. Bis neuere Forschungsergebnisse vorliegen, kann sie als etwa zeitgleich mit den anderen großen Kulturen dieses archäologischen Zentrums, z. B. Djenné oder Bankoni, angesehen werden.

Offenbar existieren von dieser Kultur nur fünf verschiedene Typen: eine menschenähnliche Figur mit Tierkopf, ein Mischwesen, den Kopf senkrecht nach oben gerichtet sowie drei Arten von Vierbeinern,die sich jedoch

Abb. 36
Figur eines Vierbeiners aus rötlich geschlämmter Terrakotta; Kultur von Ténenkou, 12.–16. Jh., 42 cm

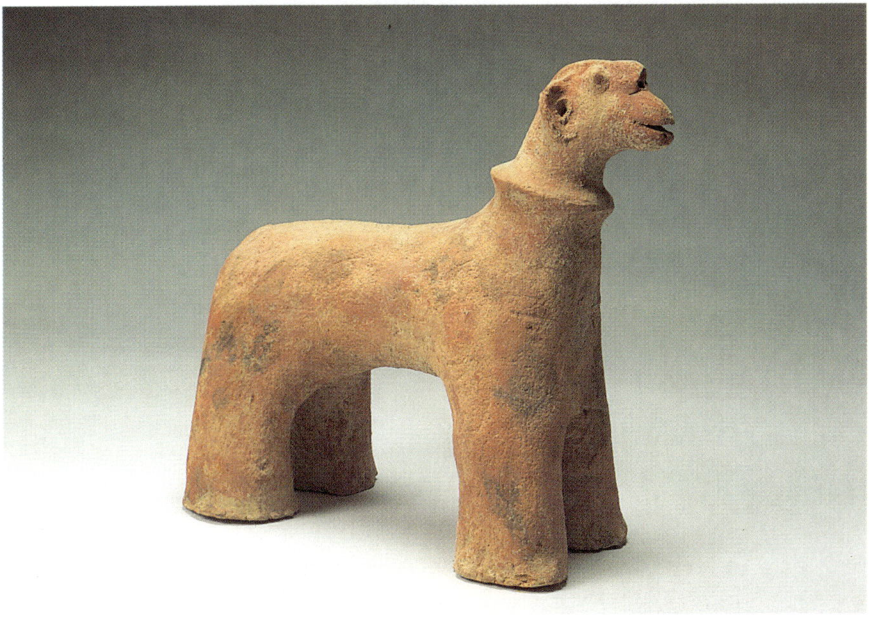

einer genaueren biologischen Differenzierung entziehen. Sie zeichnen sich alle durch eine gewisse Homogenität in der Konzeption, der verwendeten Engobe und der Gestaltung des Kopfes aus. Innerhalb der einzelnen Typen gibt es nur wenig Variation, sie unterscheiden sich lediglich etwas in ihrer Größe.

Bankoni

Etwa zeitgleich mit den anderen Kulturen des Niger-Binnendeltas zeichnet sich der Stil dieser Skulpturen einerseits durch besonders langgestreckte Oberkörper mit vergleichsweise einfach geschnittenen Gesichtern aus, andererseits gibt es jedoch auch ungewöhnlich plump

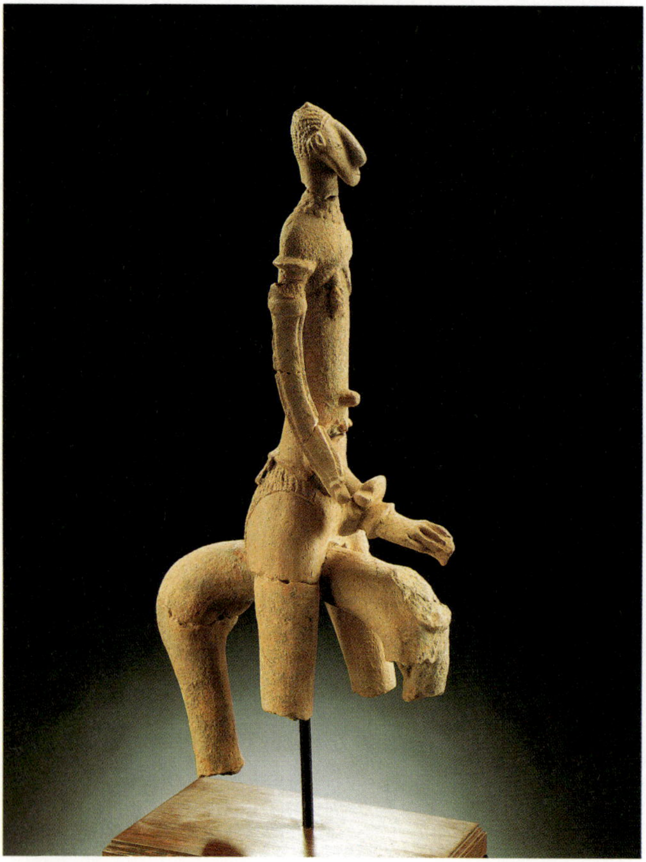

Abb. 37
Reiterfigur aus beige geschlämmter Terrakotta, Kultur von Bankoni, 63 cm

modellierte Figuren mit riesigen Füßen und Händen, die aber nichtsdestoweniger einen besonderen Charme besitzen.

Lit.: Bernardi/de Grunne, 1990; Claerhout, 1984; de Grunne, 1980, 1982, 1991; Mato, 1984; African-American Institute, 1981; Réunion des musées nationaux (ed.), 1993

Dogon

Die Dogon, eine Volksgruppe mit etwa 350 000 Menschen, leben in den östlichen Teilen von Mali und im Nordwesten von Burkina Faso. Ihre Zuwanderung oder Flucht in die Steilhänge um Bandiagara, am westlichen Ende der Hombori-Berge, wo die Dogon heute siedeln, scheint allerdings noch nicht eindeutig geklärt, vor allem die Richtung aus der sie kamen. Möglicherweise sind sie erst vor einigen hundert Jahren den Reiterheeren der Mossi ausgewichen und haben ihrerseits frühere Bewohner dieses Zufluchtsgebietes, die Tellem, vertrieben. Deren Identität mit den Kurumba von Burkina Faso wird gelegentlich vermutet (Laude, 1973), scheint jedoch nicht gesichert. Roy (1983) folgert aufgrund eigener Forschungen in Burkina Faso, daß die Dogon noch bis etwa 1480 in der Nordwestecke von Burkina Faso lebten; de Grunne (1993) vermutet demgegenüber einen gemeinsamen Ursprung der Kagoro, einer gemischten Mande-Gruppe, bestehend aus Bambara, Peul und Soninke einerseits und den Dogon andererseits im Niger-Binnendelta. Dabei läßt sich auch eine Reihe von bisher den Dogon zugeschriebenen Figuren aufgrund des unterschiedlichen Schläfentataus den Kagoro zuordnen – ein Schläfentatau, das sich in gleicher Weise auf Terrakotta-Reiterfiguren aus dem Niger-Binnendelta findet, die in das 13.–15. Jahrhundert datiert werden. Abgesehen davon lassen sich die Dogon-Skulpturen in nicht weniger als elf verschiedene Stilformen einordnen (Leloup, 1994).

Weiterhin immer noch nicht eindeutig geklärt scheint die Zuordnung der in den Höhlen aufgefundenen Figuren zu den sogenannten Tellem – also den Vorbewohnern der Steilhänge von Bandiagara – oder zu den Dogon.

Wichtiger als die Zuordnung zur einen oder anderen Gruppe scheint jedoch, daß diese Dogon/Tellem-Figuren zu den ältesten erhaltenen Skulpturen Schwarzafrikas zählen – begünstigt durch ihre gesicherte Lage in den Höhlen der Steilhänge.

Die Dogon kennen eine große Zahl verschiedener Maskentypen (man schätzt etwa 100), die symbolisch alle aus der etwa 10 Meter langen, in Schlangenform konzipierten Muttermaske *imina-na* hergeleitet werden; die-

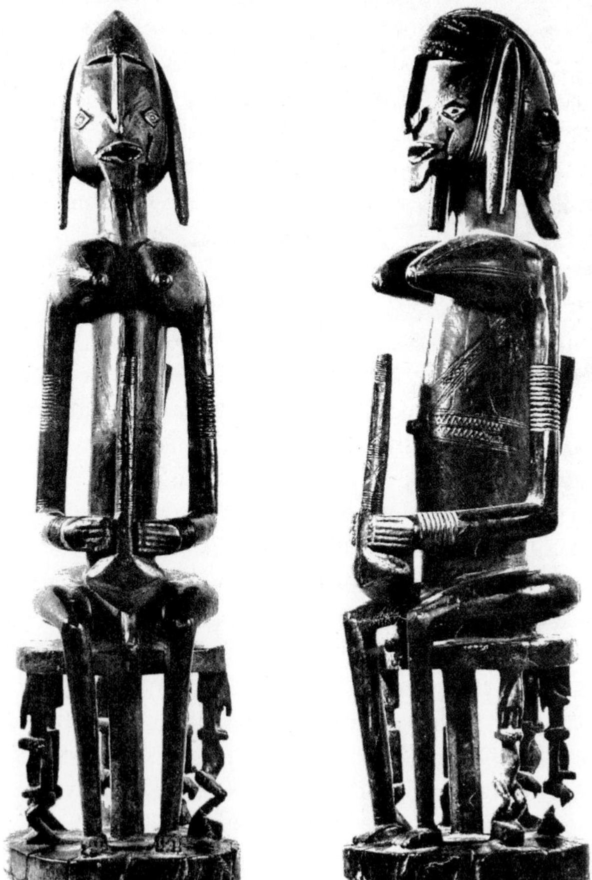

Abb. 38
Sitzende androgyne Figur mit männlichen und weiblichen Attributen (Köcher, Löffel etc.), Dogon, 69 cm

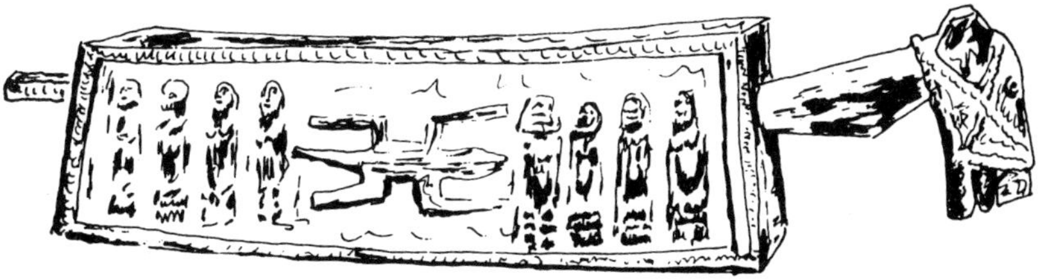

Abb. 39
Ritualtrog, Dogon,
L. 236 cm

se wird – wegen ihrer Länge kann man sie nicht tragen – bei besonderen Trauerfeiern sechs Tage lang ausgestellt und beim großen *Sigi*-Fest, das zu Ehren der Vorfahren nur alle sechzig Jahre stattfindet, besonders geehrt. Etwa bis zur Hälfte so lang kann die *sirige*-Maske werden, auch »Etagen-Maske« genannt, weil sie das Familienhaus des Klan-Gründers symbolisiert. Dieses zählt theoretisch achtzig »Etagen«, welche wiederum die achtzig Urahnen der Menschheit darstellen. Mit der *sirige*-Maske wird trotz ihrer Länge auch getanzt, wobei der Tänzer oft meterhohe Sprünge im Rhythmus der begleitenden Trommeln ausführt.

Bei den heute auch für Touristen gegen Entgelt vorgeführten Tänzen wird die *sirige*-Maske unter anderen von einer Anzahl *kanaga*-Masken begleitet, deren Aufbau an ein Lothringerkreuz erinnert. Die Bedeutung dieses Kreuzes ist bis heute unklar: Einmal wird es als Vogel im Flug, einmal als Gestalt des Krokodils und einmal als eine Schöpfergestalt interpretiert. Die Maskentänzer tragen alle ein rotgefärbtes Faserkostüm und – wenn sie als Maskengestalt Peul-Mädchen interpretieren – oft mit Kaurischnecken verzierte Büstenhalter, die an Stelle der Brüste (nur Männer tanzen) zwei Hälften einer Frucht des Affenbrotbaumes enthalten; die Peul waren die Erbfeinde der Dogon.

Alle Masken gehören den *Awa*-Gesellschaften – sie rekrutieren sich aus beschnittenen Mitgliedern der Dorfgemeinschaft – und erscheinen bei den *Dama*, den Beerdigungsfeierlichkeiten, die alle zwei oder drei Jahre zu Ehren der inzwischen verstorbenen Ältesten abgehalten werden. Sie stellen Tiere, Dinge oder Menschen dar und werden aus Pflanzenfasern, Stoff oder Holz gefertigt. Mit Ausnahme der Maske des *Hogon*, des Priesters, sind es bei den Menschen meist die Fremden, die »porträtiert« werden: Die Nachbarn, wie die Peul (Fulani), die Dioula oder die Tuareg. Eine der häufigsten dieser »Fremden«-Masken ist die *samana*-Maske, die den Vertreter einer kleinen kriegerischen Gruppe, der Samo, am Fuße der Bandiagara-Steilhänge darstellt; die Samo haben einst die Dogon besiegt und zu Sklaven gemacht.

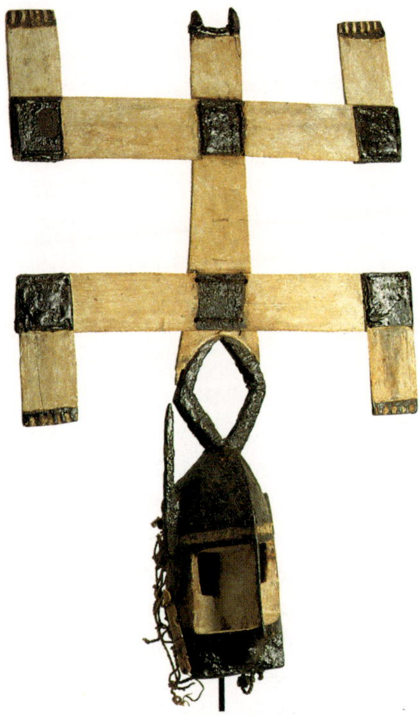

Abb. 40
kanaga-Maske,
Dogon, 100 cm

Auch die *satimbe*-Maske erscheint bei den *Dama*-Feierlichkeiten, doch nimmt sie eine Sonderstellung ein: Sie stellt *Yasigine* dar, die ältere Schwester der Masken (*sigui*) und die einzige Frau des Dorfes, die mit der *Awa*-Gesellschaft tanzen darf.

Die Verbundenheit mit den Urahnen und deren mystischen Einfluß auf das tägliche Leben kommt sehr gut auch bei anderen Schnitzwerken zum Ausdruck. So bei den Türen, welche die Hirsespeicher verschließen, den Gefäßen, Ritualstäben und -trögen. Diese letzteren heißen *aduna koro*, haben eine rechteckige Form, meist einen abstrakt gestalteten Pferdekopf und -schweif sowie reliefierte Schnitzereien an den Seiten.

In den Grabhöhlen der Steilhänge von Bandiagara wurde auch eine große Menge an Baumwoll- und Wolltextilien zutage gefördert, deren Entstehung aufgrund von Radiocarbon-Daten teilweise bis in das 11. Jahrhundert angesetzt werden kann. Die Textilfragmente zeigen bereits einen Entwicklungsstand der Weberei, der in den späteren Jahrhunderten nur unbedeutend, so etwa in bezug auf die Wirkerei übertroffen wurde.

Lit.: Bedaux/Bolland, 1980; Calame-Griaule, 1968; de Grunne, 1991, 1993; Dieterlen, 1965, 1982; Ezra, 1988; Gottschalk, 1987; Griaule/Dieterlen, 1965, 1986; Homberger, 1995; Imperato, 1971, 1978; Kjersmeier, 1935; Laude, 1973; Leiris/Delange, 1963: 47, 1968; Leloup, 1994; Lem, 1949; Musée Dapper, 1994; Roy, 1987, 1992; Schweeger-Hefel/Staude, 1972; Spini/Spini, 1976

Kurumba (Fulsé)

Zusammen mit den Lilse und Nyonyosi zählen die Kurumba etwa 80 000 Menschen. Sie leben im nördlichen Burkina Faso um die Orte Djibo, Aribinda und Bousanga. Ihr bekanntestes Kunstobjekt, der Antilopen-Tanzaufsatz *adone*, wird bei Begräbniszeremonien getragen und stellt den Kopf der Pferdeantilope dar; er ist mit geometrischen Mustern bunt bemalt und oft mit Abrusbohnen besetzt. Daneben gibt es Fruchtbarkeitspuppen, denen der Mossi ähnlich, Ahnenfiguren sowie Stelen- und Doppelstelenmasken. Außerdem fertigen die Kurumba Widdermasken von skurriler Eigenart, abstrakte Tanzaufsätze, Grabstelen und sogenannte Gabelhölzer, die den »Hangar« – gewissermaßen das Mausoleum – eines großen Häuptlings oder »Erdherrn« tragen.

Lit.: Schweeger-Hefel, 1972, 1980, 1981

Nyonyosi

Die Nyonyosi sind eine Volksgruppe im Norden von Burkina Faso und werden zu den Kurumba (s. o.) gerechnet. Als ihre wichtigste Kunstäußerung gilt der »Stein von Ouré«, der schon in den siebziger Jahren von Annemarie Schweeger-Hefel entdeckt wurde. Frau Schweeger-Hefel hat sich in ihrer Arbeit über die Steinskulpturen der Nyonyosi ausführlich mit dieser Skulptur beschäftigt, die sie noch in den siebziger Jahren »in situ« vorfand. Danach dürfte die Figur, der regelmäßig Opfer dargebracht wurden, noch vor 1350 entstanden sein. Dies läßt sich nach einer Kombination verschiedener Mythen, die von W. Staude und A. Schweeger-Hefel in den sechziger und siebziger Jahren von einer Reihe von Informanten gewonnen werden konnten, nachweisen.

So kann man zurückverfolgen, daß die Nyonyosi, d. h. »die Ersten, die zuerst da waren«, und die sich wahrscheinlich erst nach kriegerischen Auseinandersetzungen mit Neuankömmlingen Kurumba nannten, ein altes Reich Lurum (»Lurum I«) gegründet hatten. Dieser Konflikt hat sich hauptsächlich zwischen der Nyonyosi-Familie der Sawadugu und den zugewanderten Konfé zugetragen, die der Legende nach in Ouré in einem »Eisernen Haus« vom Himmel kamen. Er läßt sich ziemlich genau auf das Jahr 1530 datieren und endete mit der Gründung eines neuen Reiches Lurum (»Lurum II«), das bis heute besteht. Aufgrund der Erdherren-Genealogien verschiedener Nyonyosi-Orte kann man schließen, daß der »Stein von Ouré«, wie er von den Nyonyosi genannt wurde, bereits mindestens 200 Jahre früher existiert haben muß, da um diese Zeit – also etwa um 1350 – der Stammvater, ein gewisser Naba (= Herrscher) Wao mit seinen drei Kindern die Geschlechter der Nyonyosi, der Sikomse (einem zweiten Zweig der Altbevölkerung) und der Schmiede begründet hat. Nach einer Version der Legende wurde die Figur von einem *kinkilika* (Buschgeister, die ihr Reich unter der Erde haben) den Nyonyosi oder deren Stammvater, dem Naba (oder A-yo) Wao aus Ouré geschenkt. Durch diese Steinfigur gab es Frieden mit den Peul, die aus Mali gekommen waren und einen Raubzug gegen die Loromi (ursprüngliche Einwohner von Lurum I) von Ouré geführt hatten. Später spendete sie Fruchtbarkeit für kinderlos gebliebene Frauen.

Lit.: Schweeger-Hefel, 1972, 1980, 1981

Abb. 41
Stein von Ouré,
Nyonyosi, 45 cm

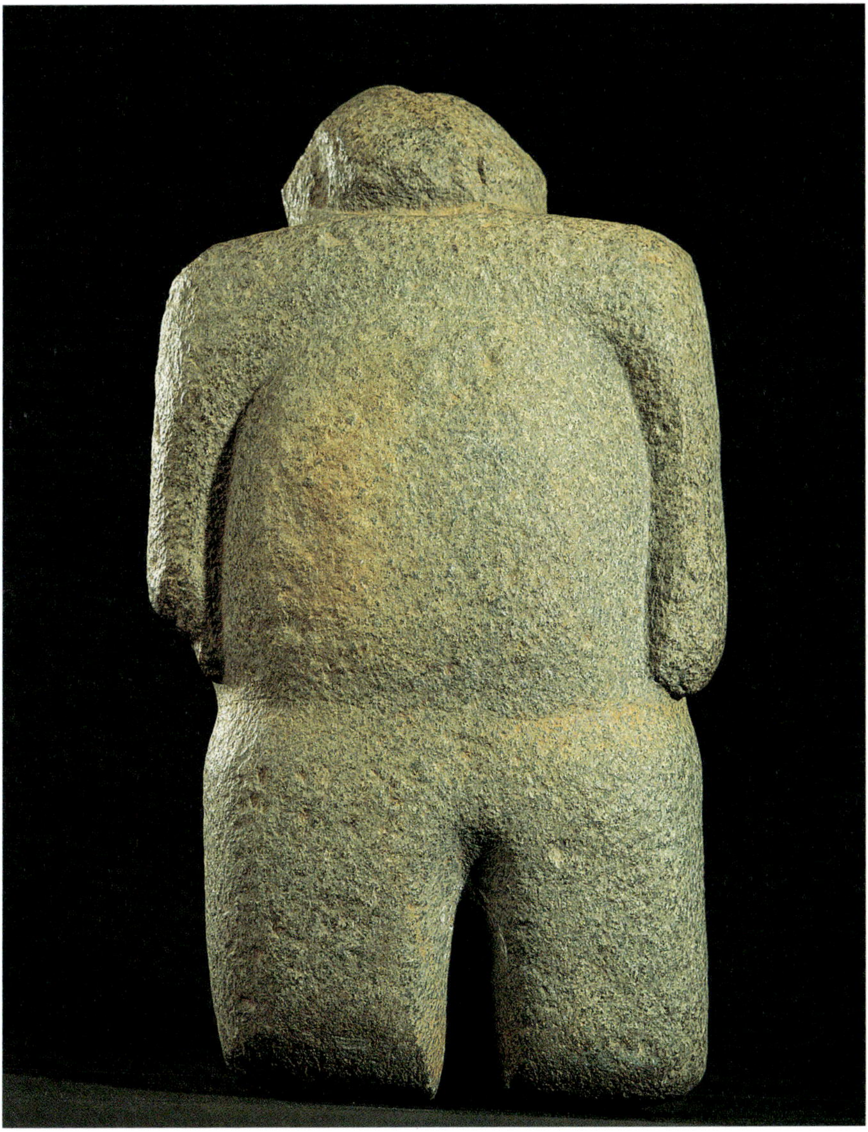

Bura/Asinda-Sikka

In jüngster Zeit hat man in Niger, nordwestlich von Niamey, aber auch auf der gegenüberliegenden Seite des Flusses, in Burkina Faso, in Grabanlagen eine große Zahl von Terrakotten zutage gefördert, die in das 3. bis 10./11. Jahrhundert datiert werden. Es sind dies reich ornamentierte, teilweise phallisch konzipierte kegelförmige Behälter, die mit der Öffnung nach unten eingegraben und angeblich mit den Kleidern und anderen Habseligkeiten des Verstorbenen gefüllt werden. Auch die nicht phallisch modellierten Urnen sind meist mit abstrakten Motiven geschmückt.

Lit.: Gado, 1993

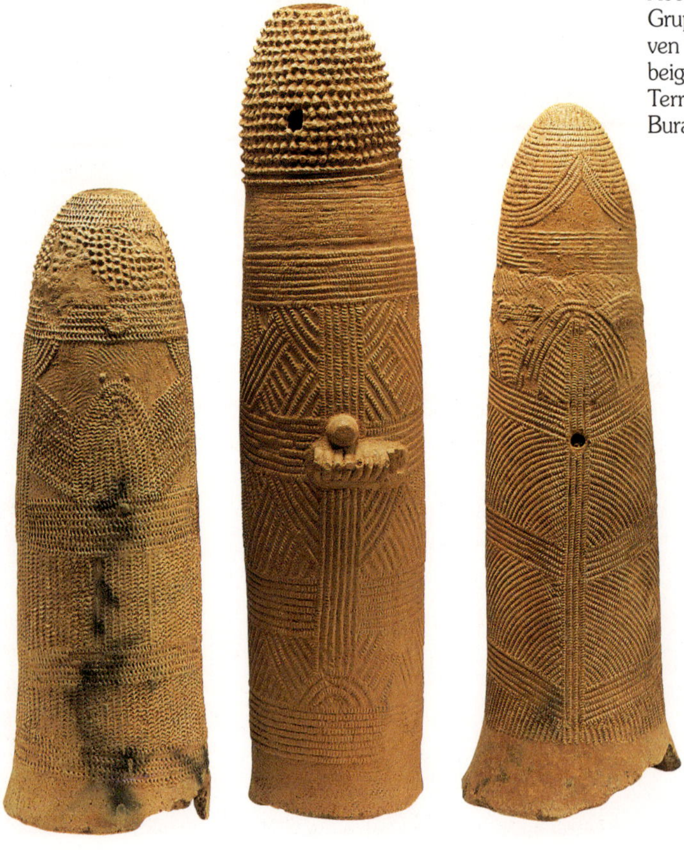

Abb. 42
Gruppe von figurativen Urnen aus beige geschlämmter Terrakotta, Bura/Asinda-Sikka

Marka/Dafing

Die Marka, eine große, zu den Soninke und damit zur nigritischen Unterfamilie der Mande gehörende Volksgruppe, zählen über 600 000 Menschen. Ursprünglich gehörten sie den alten Reichen Gana (bis 1060) und Mali (bis 1600) an und sind erst nach der Vernichtung Malis in ihre heutige Heimat im Südosten der Bambara in Mali und im nordwestlichen Burkina Faso, nördlich und östlich der Bwa, gezogen.

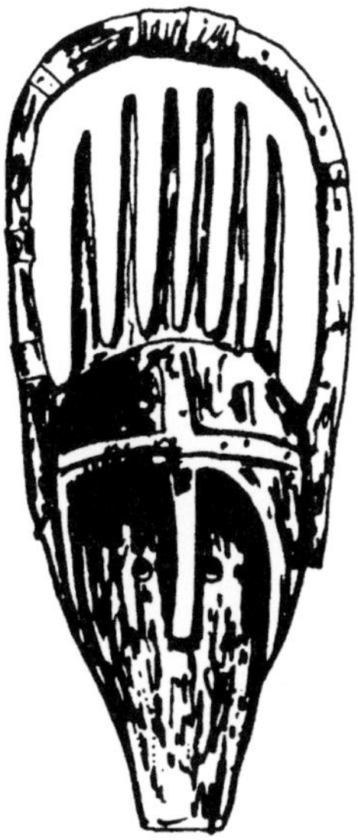

Abb. 43
ntomo-Maske,
Marka, Eisenblech,
53 cm

Die Marka teilen sich in die eigentlichen Marka oder Soninke-Marka, die in Mali leben und die Dafing oder Dafing-Marka, die in Burkina Faso siedeln. Beide Gruppen pflegen auch unterschiedliche Maskentraditionen, die sich stilistisch sehr den sie umgebenden Ethnien nähern, d. h. die Marka den Bambara, die Dafing den Bwa. Dabei unterscheiden sich die Masken der Marka durch etwas langgezogene Gesichter und die Verwendung von gepunztem Metallblech-Beschlag, die der Dafing durch kantig geschnittene Gesichter mit abstehenden Ohren und geraden Nasen, die zusammen mit den scharf horizontalen Augenbrauen ein deutliches »T« bilden.

Lit.: Polfliet, 1983; Roy, 1987

Bwa

Zusammen mit den Bobo zählen die Bwa etwa 750 000 Menschen (ca. 75 Prozent Bwa, 25 Prozent Bobo) und leben zum größten Teil im westlichen Burkina Faso, dem früheren Obervolta, zu einem kleinen Teil auch in Mali, in der Gegend des »Cercle de San«, und weiter nördlich bis zum Ufer des Bani. Bobo und Bwa wurden früher beide als Bobo bezeichnet; dabei unterschied man zwischen den »eigentlichen« Bobo, den Bobo-Fing – den heutigen Bobo – und den Bobo-Ule, den heutigen Bwa, die nordöstlich von ihnen leben. Nachbarn der Bwa im Norden und Osten sind die Dafing (die Marka von Mali), im Süden die Lobi mit den Dagara. Als wichtigste künstlerische Erzeugnisse sowohl der Bwa als auch der Bobo, die beide ihre religiösen Anschauungen aus derselben Wurzel beziehen, gelten die verschiedenen Masken; figürliche Ob-

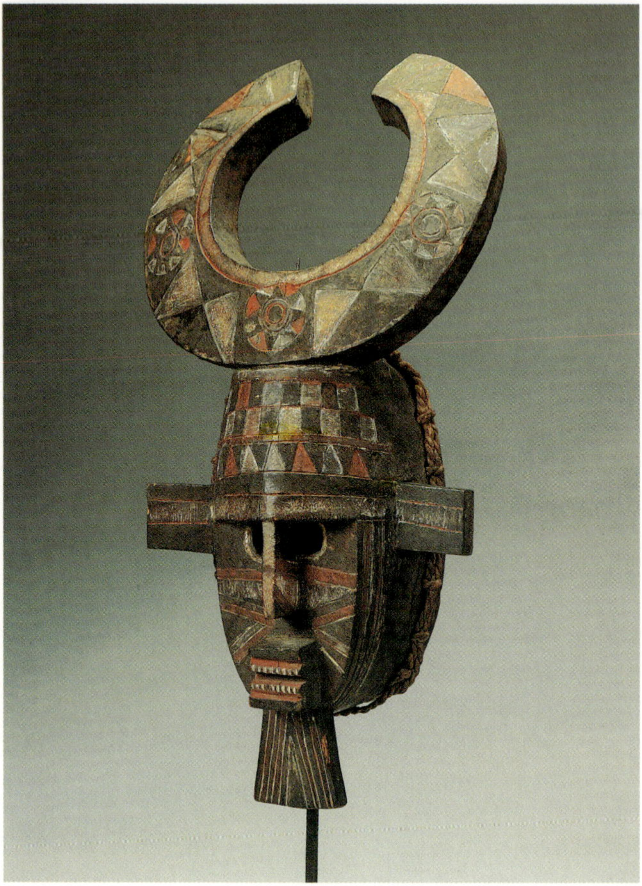

Abb. 44
Maske, Dafing,
74 cm

jekte wie Tanzstäbe oder kleine Figuren treten demgegenüber zurück.

Lit.: Roy, 1987; Voltz, 1975

Bolo

Eine kleine Volksgruppe mit einigen tausend Menschen, die im Westen von Burkina Faso und im angrenzenden Mali lebt. Ihre *koufen*-Masken gleichen denen der nachbarlichen Marka im Westen sowie denen der *N'tomo*-Gesellschaft der Bambara. Die Bolo beschlagen ihre Masken jedoch meist vollkommen mit Blech, während die Marka (Soninke) Holzflächen frei lassen. Daneben verwenden die Bolo auch ähnliche Maskentypen wie die Bobo: ihre *syekele*-Masken sind fast identische Ausgaben der *nwenka*-Masken der Bobo.

Lit.: Le Moal, 1980; Roy, 1987

Bobo

Die Bobo siedeln zum größten Teil (seit 1983) im westlichen Burkina Faso, dem früheren Obervolta, zu einem kleinen Teil auch in Mali, in der Gegend von Boura. Ihre Hauptstadt und zugleich die größte und wirtschaftlich be-

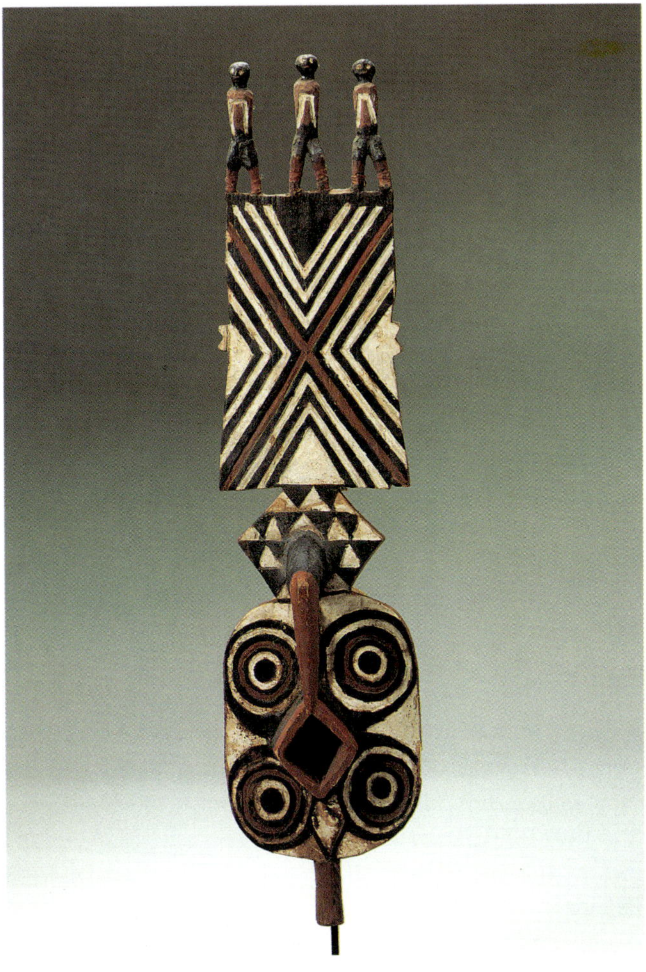

Abb. 45
Brettmaske mit drei Figuren, Bwa, 94 cm

deutendste Stadt ist Bobo-Dioulasso im Westen. Neben den Bwa (siehe S. 85), die östlich von ihnen leben, sind als weitere Nachbarn der Bobo die Senufo, Tusia und Turka im Westen und Südwesten sowie die Lobi im Süden zu erwähnen. Selbst in kleinen Dörfern gibt es zwanzig und mehr Maskentypen, denen allen eine bestimmte Aufgabe, eine bestimmte Rolle bei ihren Auftritten zukommt. Dabei bestimmen drei wichtige Anlässe solche Auftritte der Masken: die männlichen Initiationsfeierlichkeiten, das Erntedankfest und das Begräbnis eines von *Dwo (Do)*, dem in einer Maske sich manifestierenden Sohn des Schöpfergottes *Wuro* getöteten Menschen. Eine dieser Masken ist die Maske der Pferdeantilope, *nyaga* (auch *coba* auf peul), sie wird heute nicht mehr ausschließlich von Schmieden, sondern auch von Bauern im ganzen Bobo-Land verwendet. Außer der Aufgabe zu tanzen, hat sie lediglich eine andere Maske, die *nwenke*, zu begleiten. Auch von der *nyaga*-Maske gibt es zwei verschiedene Typen, entsprechend den Orten, an denen sie auftreten: Muna, Kumi und Kurumani. Eine der heiligsten Masken der Schmiede, die *molo*, kann auch in einer Mischform mit der *nwenka* auftreten. Weitere wichtige Masken sind die Maske des Nashornvogels *kuma* (Maske der Bauern) oder die *bolo*, eine Unterhaltungsmaske mit Menschen- oder Affengesicht.

Lit.: Bienvenue en Haute Volta, 1972; Le Moal, 1980; Roy, 1987

Gurunsi, Nuna, Nunuma, Fra, Winiama

Die Bezeichnung Gurunsi gilt als Sammelbegriff für eine Reihe von Volksgruppen mit etwa 800 000 Menschen im südlichen Burkina Faso und angrenzenden Gebieten von Ghana. Geographisch läßt sich das Gebiet in Umrissen folgendermaßen definieren: Im Norden wird es von den Lela um die Orte Didyir, Réo und Ténado begrenzt, im Nordwesten um Tchériba und Boromo von den Marka und Bwa, im Westen zieht sich die Grenze östlich entlang des schwarzen Volta, den sie an der Grenze zu Ghana verläßt, im Osten etwa entlang des roten Volta, und im Süden schließlich bildet das Gebiet ein Dreieck, das mit

Abb. 46
Maske, die zwei Typen verbindet: *nwenkafuru* (Brettaufsatz) und *molo* (eigentliche Maske), Bobo, 120 cm

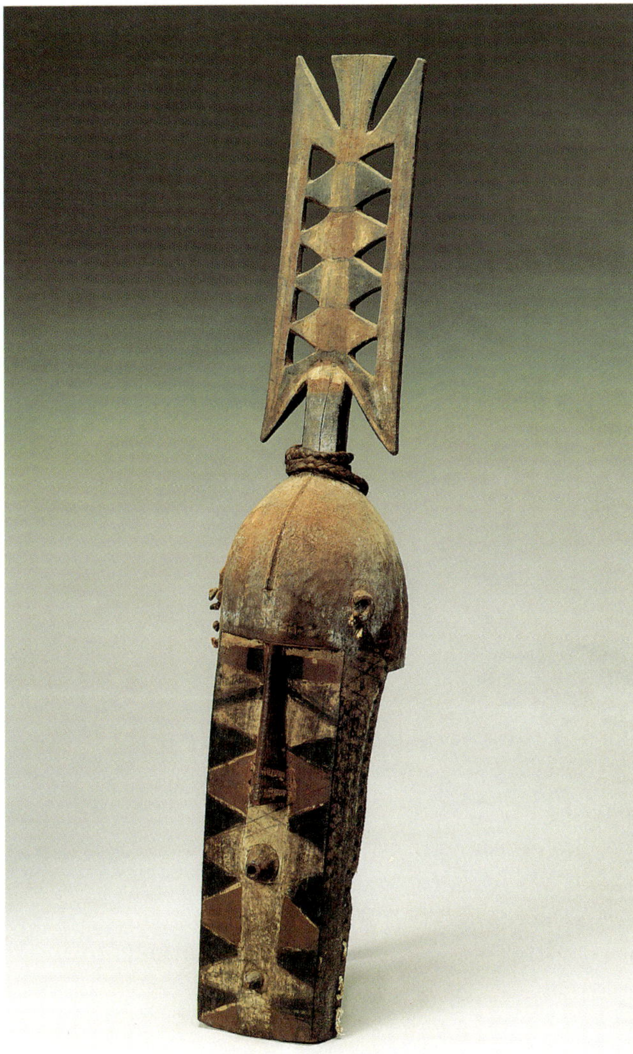

der Spitze ins Zentrum von Ghana etwa bis zur Höhe von Wa vorstößt.

In kunstgeschichtlicher Hinsicht sind unter den genannten Gruppen vor allem die Lela, Nuna, Nunuma und Winiama nennenswert, da von ihnen eine große Anzahl verschiedener Maskentypen verwendet wird. Zwar haben die Sisala angeblich ebenfalls Masken hergestellt, doch fehlt darüber jeder Nachweis. Die übrigen Gruppen sind jedoch durch ihren Oberarmschmuck aus Elfenbein, ihre Hausbemalung und -architektur sowie durch ihre Metallarbeiten bekannt geworden.

Zum Unterschied von den Masken, die öffentlich auftreten, bleiben figürliche Objekte der Gurunsi vor der Öffentlichkeit verborgen. Sie stehen in besonderen Schreinen und werden ausschließlich bei der Wahrsagerei verwendet; lediglich die seltenen Webrollenhalter stellen keine zu verbergenden Objekte dar.

Lit.: Duperray, 1984; Kamer, 1973; Murdock, 1959; Roy, 1987

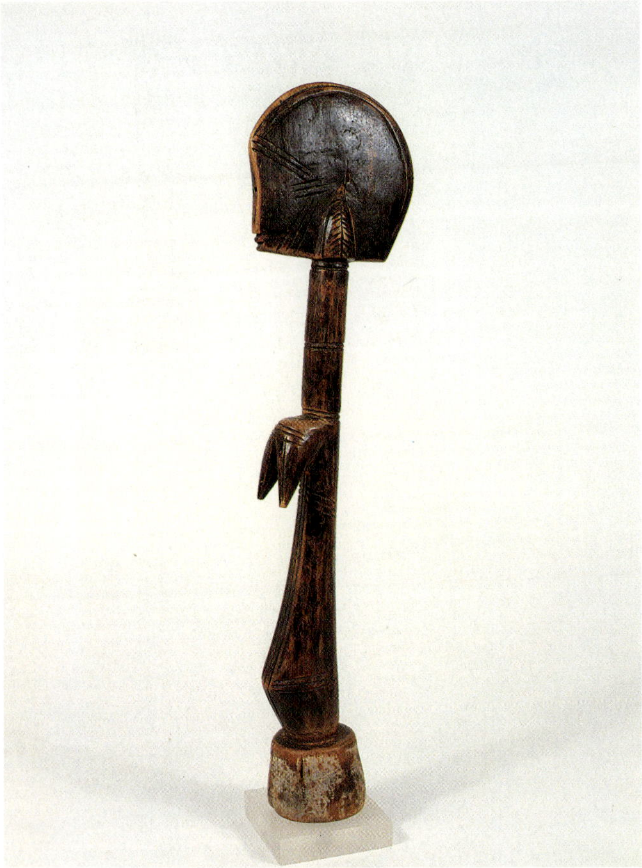

Abb. 47
Fruchtbarkeitspuppe, Mossi, 40,5 cm

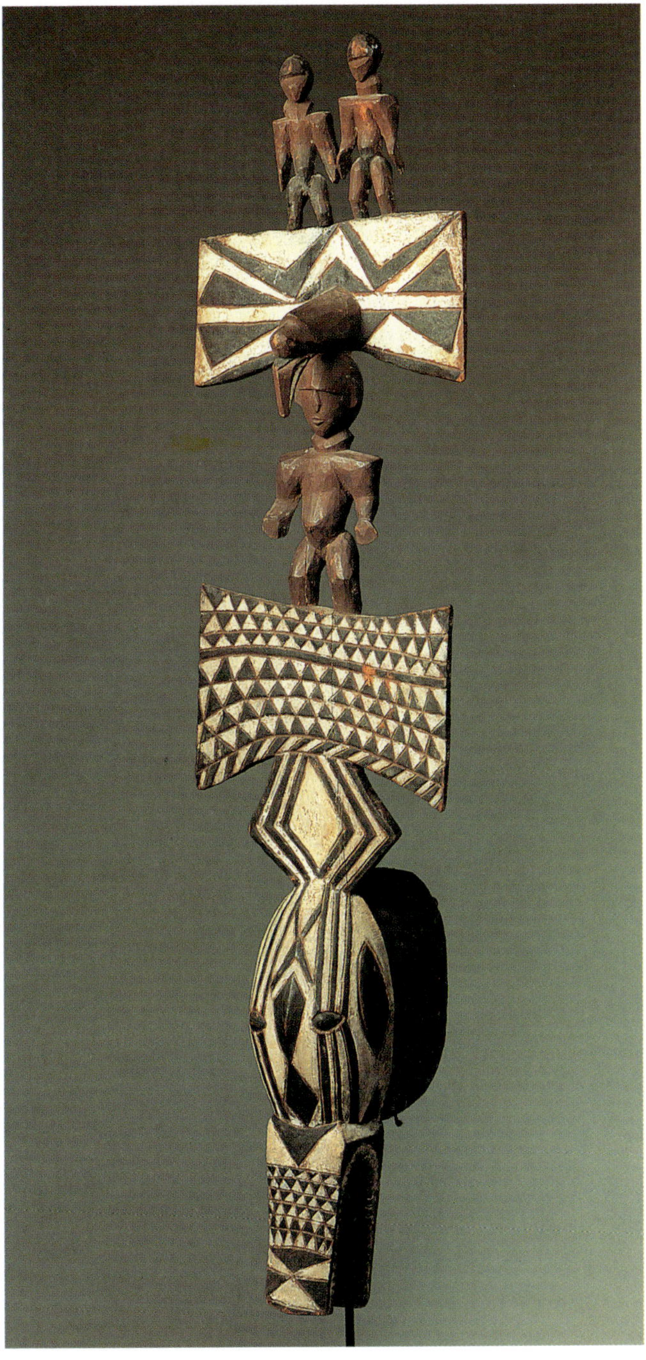

Abb. 48
Tiermaske mit Figuren, Winiama, 135 cm

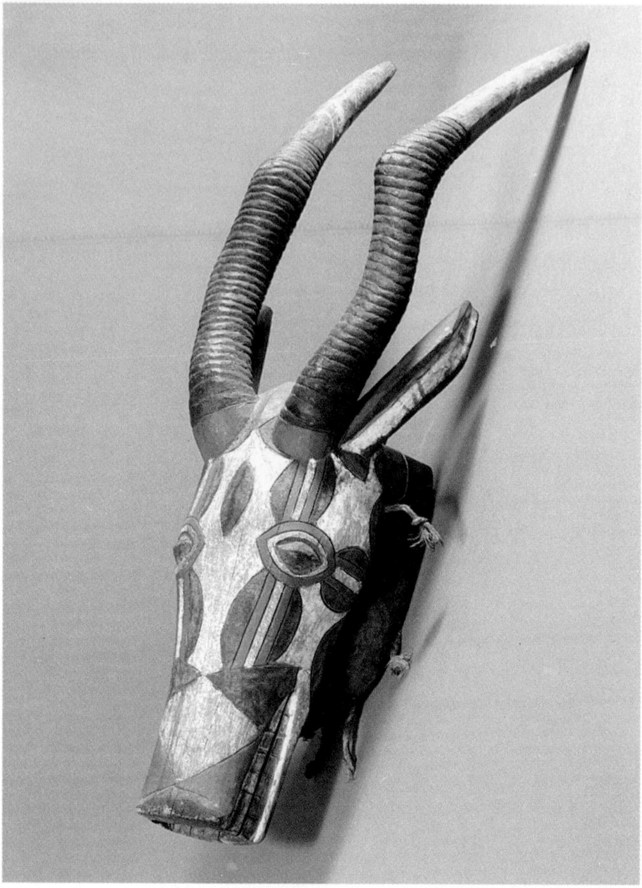

Abb. 49
Antilopenmaske, vermutlich Nuna

Mossi

Die Mossi, eine große Volksgruppe im Zentrum von Burkina Faso (früher Obervolta), stellen heute etwa die Hälfte der über 9 Millionen Einwohner des Landes. Sie sind die Nachkommen großer sakraler Königreiche wie Ouagadougou (die heutige Hauptstadt), Yatenga, Fada N'Gourma und Ouahigouya, deren Gründung in die Zeit des europäischen Mittelalters, ins 11. oder 12. Jahrhundert fällt.

Nur etwa 25 Prozent der Mossi sind Moslems, etwa 5 Prozent Christen; auch das Königshaus in Ouagadougou (Stadtgründung: 1050) ließ sich erst gegen Ende des 18.

Jahrhunderts zum Islam bekehren. Die traditionelle Religion ist deshalb – vor allem außerhalb der Städte – weiterhin lebendig, und so werden auch heute noch die teilweise an die Bambara und Dogon erinnernden Masken und Tanzaufsätze verwendet. Manche dieser Masken, die sich die Mossi übrigens angeblich von den Schmieden der Kurumba anfertigen lassen, zeigen in ihrem schmalen, etagenförmigen Aufbau ebenso wie die *karan-wemba* oder die *karanga* (Pl. *karansé*) große Ähnlichkeit mit der *sirige*-Maske der Dogon; und auch das »Gesicht« der eigentlichen Maske weist jene große Abstraktion der Dogon-Masken auf. Andererseits sind die Figuren, die sich auf den *karan-wemba*-Masken (auch *karan-neda*) befinden, denen der Bambara manchmal zum Verwechseln ähnlich. Überhaupt zeigt die Kunst der Mossi eine überaus große stilistische Vielfalt, die sich nicht zuletzt auf die einzelnen alten Reiche zurückführen läßt, in denen sich Eigenheiten leicht entwickeln konnten.

Abb. 50
deble-Statue, aus dem Dorf Lataha, Distrikt Korhogo, Senufo, 95 cm

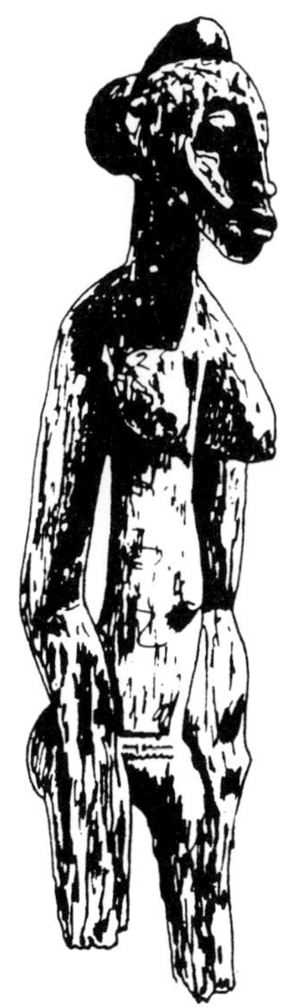

Die meisten Masken der Mossi heißen generell *wango* und stellen in der Regel wilde oder zahme Tiere dar, in seltenen Fällen auch Menschen mit besonderer Erscheinung wie beispielsweise Albinos. Was die Figuren der Mossi betrifft, so zeichnen sie sich durch große Stilunterschiede aus, so daß Mossi-Figuren einmal den Bambara, den Bobo, den Kurumba oder den Gurunsi zugeschrieben wurden – ein Umstand, der vor allem auf ihre relative Seltenheiten, aber auch ihren Mangel an öffentlichem Auftreten zurückzuführen ist..

Weniger problematisch präsentieren sich diesbezüglich die Fruchtbarkeitspuppen der Mossi, die *biga*. Sie sind abstrakt geschnitzt und haben einen scheibenförmigen Kopf, wie die *akua-ba* der Ashanti; jedoch zeigt sich hier die Scheibe im Profil, und auch die Brüste sind unterschiedlich gestaltet. Darüber hinaus fertigen die Mossi – wie die Bambara und Kurumba – Antilopen-Tanzaufsätze, die meist schwarz und weiß bemalt und mit Kaurischnecken besetzt sind; sie heißen *zazaigo* und wurden früher irrtümlich den Bobo oder Bwa zugeschrieben.

Lit.: Roy, 1982, 1987; Trebbin, 1995

Turka

Im südwestlichen Burkina Faso, südlich der Stadt Banfora, lebt eine kleine, zu den Senufo gehörende Volksgruppe, die Turka. Von ihnen sind nur ganz wenige Figuren bekannt, die sich jedoch durch einen eigenwilligen Stil auszeichnen, der zwar verschiedene Elemente der umliegenden Völker einbezieht, jedoch eine eigene Note erkennen läßt.

Senufo

Die große Volksgruppe der Senufo zählt insgesamt etwa 3 Millionen Menschen, von denen zwei Millionen im Norden der Elfenbeinküste um die Stadt Korhogo, der Rest im südlichen Mali um die Stadt Koutiala leben. Wie bei vielen Ethnien, bei denen die altüberlieferte Religion im Begriffe war, durch eine neue (Islam, Christentum) ersetzt zu werden, und bei denen dann die Kultgegenstände durch die Vermittler des neuen Glaubens – oder auf deren Geheiß – vernichtet wurden, so sind auch zahlreiche Objekte der Senufo in den fünfziger Jahren einer neuen synkretistischen Bewegung (»Massa«, »Alakora«) zum Opfer gefallen.

Das gesamte kultische Dasein der Senufo wird vom *Poro*-Bund bestimmt, der auch entsprechende Gerätschaften für die verschiedenen Riten und Initiationszeremonien voraussetzt. Bei einer dieser »rites de passage« des *Poro* treten *kwonro* auf, brettartige Tanzaufsätze, befestigt mit einem Korbgeflecht. Es sind die Initianden der *Lo*-Gesellschaft, die, ehe sie nach langen Intervallen endlich in den Senior-Grad – *Tyolooo* – aufgenommen werden, was nur alle sieben Jahre einmal geschieht, eine Jünglingsphase durchlaufen müssen, und bei dieser Initiation solche Helmmasken tragen.

Einer der bekanntesten Maskentypen der Senufo ist *kpelié* (*kpeliy'e*), der bei Totenfeiern verwendet wird, in Bronze oder Holz existiert und ein- oder zweigesichtig sein kann. Nach einer der zahlreichen Deutungen sollen die beiden senkrecht von den Wangen nach unten reichenden Zapfen (die »Füße«) die Maske auf der Erde halten.

Abb. 51
kpelié-Maske,
Senufo, 35 cm

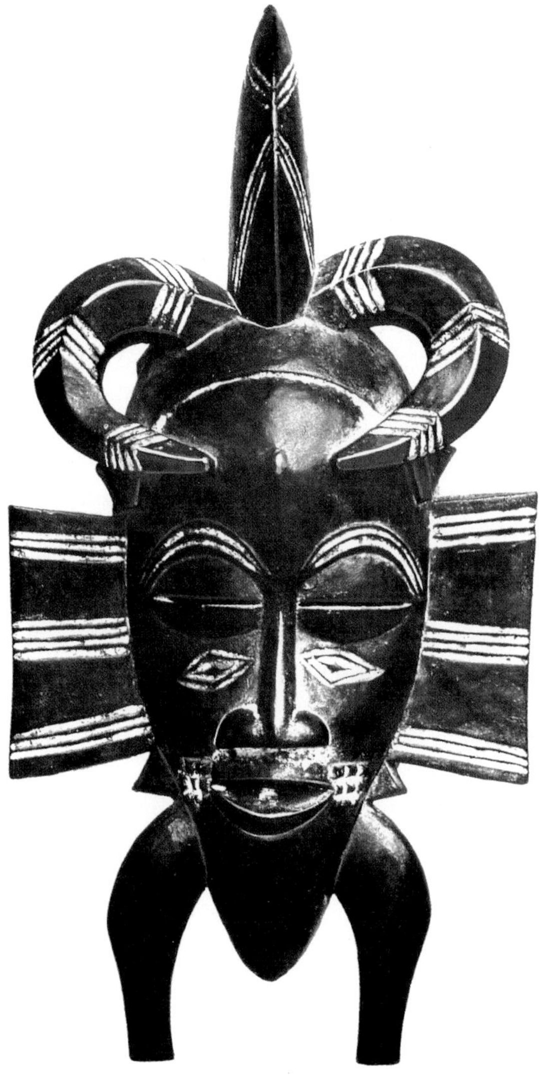

Eine andere Kategorie von Masken sind die einköpfigen oder janusköpfigen Helmmasken, *poniugo* oder *kponiugo* genannt – ein allgemeiner Terminus für Helmmasken (= Kopf des Poro), der nach Glaze aber auch die

Bedeutung »Kopf des Toten« oder »Kopf der Beerdigung« haben kann.

Wie bei den Masken, so gibt es auch in der figürlichen Plastik eine Vielfalt, die sowohl den einzelnen Regionen als auch den verschiedenen Zweckbestimmungen der jeweiligen Objekte entspricht. So werden Mutterfiguren bei den Senufo für ganz unterschiedliche Zwecke angefertigt: für verschiedene Aufgaben innerhalb des *Poro*-Bundes oder für einen Hausaltar; als Replik der göttlichen Urmutter *Kâtiéléo*, die sowohl in der Mythologie als auch in der gesamten Philosophie der Senufo eine wichtige Rolle spielt. Solche Figuren dienen dann Mitgliedern des *Poro* zur Verwendung bei *Poro*-Tänzen oder Beförderungsfeierlichkeiten. Äußerst selten, da die meisten von ihnen beim oben erwähnten »Bildersturm« vernichtet wurden, sind große Figuren der Senufo wie z. B. die Emblem-Trägerfiguren, die Stampferfiguren *déblé*, die Frauenfiguren oder die fälschlicherweise als »Calao« bezeichneten großen abstrakten Vögel, die schlichtweg nur *Fédienni* = Vogel heißen. Ein Zwischenprodukt zwischen Maske und Skulptur stellen die Tanzaufsätze *déguélé* dar, bei denen eine häufig geringelte Figur auf einem abstrakten Helm sitzt.

An weiteren Schnitzereien sind noch die Stäbe zu erwähnen, die *daleu* oder *siénéplé*, auch *tefalipitya* heißen. Einen solchen Stab erhält der Sieger (*Sambali*) eines bei den Senufo beliebten Hackwettbewerbs. Bei seinem Tod wird der Stab als eines der wichtigsten Erinnerungszeichen vor seiner Hütte aufgestellt. Ebenso die meist reich beschnitzten Trommeln, figürlich beschnitzte Webrollenhalter und große Türen. Nach Glaze waren allerdings große und reich beschnitzte Türen nur in einem kleinen Gebiet um Kouto im westlich/zentralen Senari-Dialekt-Distrikt, nördlich von Boundiali verbreitet; dort übten sie hauptsächlich eine Prestige-Funktion aus.

Eine wichtige Rolle bei den meisten altnigritischen Völkern, so auch bei den Senufo, spielen Wahrsager oder Wahrsagerinnen (*Sandobele*). Kaum ein Oberhaupt eines Klans, einer Sippe oder Familie würde eine wichtige Entscheidung treffen oder eine rituelle Handlung vollziehen, ohne vorher einen oder mehrere *Sandobele* (Sing. *Sando*) aufzusuchen. Neben einem unabdinglichen Figurenpaar kann eine Reiterfigur das Wahrsager-Arsenal an *Madebele* (Sing. *Madebili* oder *Madeö*), oder Buschgeistern sinnvoll ergänzen.

Abgesehen von den mit einem Büffelkopf versehenen sogenannten Schweigeringen, welche die Initianden als Zeichen der ihnen befohlenen Verschwiegenheit im Munde tragen sowie den erwähnten wenigen Masken, beziehen sich die meisten Gelbgußarbeiten der Senufo ebenso auf die Wahrsagerei. Es sind dies etwa zwischen 1 und 10 cm große *bandéguélé* genannte Objekte, die Menschen und Tiere verkörpern und – ebenso wie Ringe, Arm- und Fußspangen, geschmückt mit einem Symboltier, oft ein Chamäleon – mit Energie geladen sind.

Als *kafigeledio* wird ein wegen seiner Zerstörungswaffen gefürchteter Geist bezeichnet. Die entsprechenden Figuren tragen lange, bewegliche Arme, sind mit einem meist durch geronnenes Opferblut verkrustetem Tuch bekleidet und häufig mit Vogelfedern und Stachelschweinborsten geschmückt.

Lit.: Aubry, 1989a, 1989b; de Kolb, 1968; Förster, 1987, 1988; Glaze, 1975, 1992; Goldwater, 1964; Gottschalk, 1984, 1987; Holas, 1957, 1965, 1969a, 1969b, 1975; Knops, 1980; Krieg/Lohse, 1981; Museum voor Landen Volkenkunde, 1970; Oberlé, 1985; Olbrechts, 1940; Witte, 1980

Jimini (Djimini)

Die Jimini, eine zu den Volta-Völkern gehörende Ethnie in der nordöstlichen Elfenbeinküste, leben zwischen den Senufo (Untergruppe Tagwana) im Westen und den Kulango im Osten um die Stadt Dabakala. Ihre Nachbarn im Norden sind die Dioula, im Süden die Baule. Wie bei vielen Stämmen, die künstlerische Anleihen von Nachbarvölkern in Anspruch nehmen und dann deren Stilelemente integrieren, findet sich auch bei den vergleichsweise seltenen Masken der Jimini – Figuren sind nicht bekannt – eine deutliche Mischung von Senufo- und Kulango-Ausdrucksformen, die sich vor allem bei den sogenannten *kpelié*-Masken manifestiert. Diese zeichnen sich oft dadurch aus, daß ihre Gesichter meist etwas langgestreckter sind. Gelegentlich ist auch der bei den Senufo nur angedeutete Stirnzopf, der ja den Schnabel des Nashornvogels symbolisieren soll, voll als solcher ausgebildet, so daß die Spitze des frei geschnitzten Schnabels bis zum Mund reicht. Sehr selten sind offenbar die Widdermasken der Jimini, von denen bisher nur zwei bekannt sind.

Lit.: Ministère, 1989

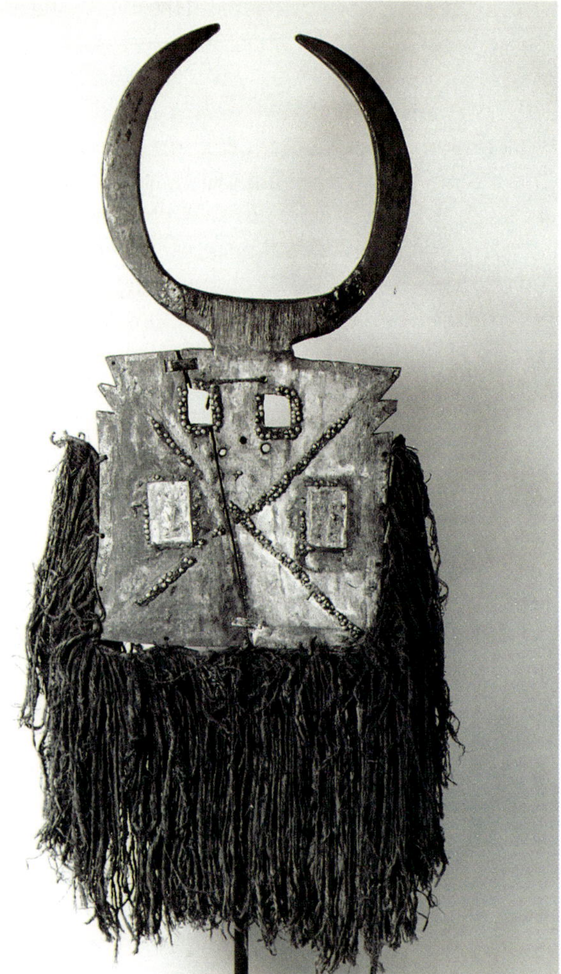

Abb. 52
Hörnermaske; Abrusbohnen, Spiegel, Pflanzenfasern, Tusia

Tusia (Tussian, Tusya, Tusyan)
Die Tusia sind eine kleine Ethnie, die zu den Lobi bzw. zu den Senufo gerechnet wird. Neben Brettmasken, die früher zu den großen, alle vierzig Jahre stattfindenden Initiationsfeierlichkeiten getragen wurden und vom entsprechenden Totemtier des Klans bekrönt werden, verwenden die Tusia zu den jährlich 15 Tage dauernden Reinigungs- und Fruchtbarkeitsriten Helmmasken mit einem abstrakt gestalteten Büffel. Daneben gibt es kleine Figuren, die für die Wahrsagerei verwendet werden.

Lit.: Guilhem/Hèbert, 1964: passim; Hèbert, 1961; Murdock, 1959; Roy, 1987; Trost, 1986

Lobi, Puguli
Die Lobi, eine zu den Volta-Völkern gehörende Gruppe in Burkina Faso, dem früheren Obervolta, leben im Südwesten des Landes, östlich der Senufo und Bobo, bewohnen aber auch Teile Nordwest-Ghanas und der nordöstlichen Elfenbeinküste. Ihre ursprüngliche Heimat war das heutige Ghana, aus dem sie etwa um 1770 nach Burkina Faso und hundert Jahre später auch in die Elfenbeinküste eingewandert sind. Bekannt als kriegerisches Volk, das ständig Stammes- und Klanfehden austrug, wurden sie bis etwa zur Mitte dieses Jahrhunderts von den einzelnen Regierungen kaum »verwaltet«, sondern eher gemieden; auch den Franzosen gelang es erst in den vierziger Jahren, das Land zu befrieden. Die Lobi sind ausschließlich als Figurenschnitzer bekannt, an Masken gibt es nur einige Belegstücke des Schnitzers Sikire Kambire, die aber nicht kultisch verwendet wurden.

Wie andere altnigritische Volksgruppen, kennen die Lobi auch einen Schöpfergott – »Dieu Atmosphère« –, der sich aber von den Menschen abwandte, als sie seine Gesetze brachen. Er ließ die Lobi jedoch nicht alleine zurück, sandte allerdings auch nicht seinen Sohn, wie bei den Bwa oder den Bobo, sondern stellte ihnen die *thila* (Sing. *thil*) zur Seite. Diese unsichtbaren, mit übermenschlichen Kräften und Fähigkeiten versehenen Wesen stehen seitdem als Vermittler zwischen Gott und den

Menschen. Sie erhielten den Auftrag, von nun an in jeder Weise für das Wohl der Lobi besorgt zu sein.

Es gibt eine ganze Reihe verschiedener *thila* und auch jedes Haus hat seinen eigenen *thil*. Die *thila* erfüllen aber ihre Aufgabe nur, wenn auch ihre eigenen Wünsche respektiert werden, die sie wiederum durch Wahrsager vermitteln lassen. Sie verkörpern sich dann – zwar unsichtbar – in den vom jeweiligen Besitzer erbauten Schreinen.

Sichtbar jedoch sind die Holzskulpturen, welche die Lobi auf Veranlassung der *thila* zu schnitzen haben. Diese verwandeln sich auf dem Schrein zu Mischwesen des Kosmos, die menschenähnliches Aussehen mit übermenschlichen Qualitäten der *thila* verbinden.

Diese Skulpturen heißen *bateba* (Sing. u. Pl.) und können den Menschen auf verschiedene Arten helfen: Sie beschützen sie vor Hexen und Schadenzauberern, sie trauern, damit die Hausbewohner nicht selbst trauern, und sie erfüllen verschiedene, zeitlich befristete Aufgaben, wie das Suchen nach einem Ehepartner, Beseitigung der Unfruchtbarkeit oder Verhütung bzw. Heilung von Krankheiten. Entsprechend diesen Aufgaben unterscheiden die Lobi verschiedene Typen von *bateba*: Die *bateba duntundara* – gegen Hexen, die *bateba yadawora* – die »traurigen *bateba*«, und die *bateba* für Verschiedenes (mit der jeweiligen Bezeichnung).

Auch Eisen- und Bronzegegenstände werden von den *thila* für bestimmte Zwecke »bestellt« und auf Schreinen etc. verwendet oder am Körper getragen.

Weniger bekannt sind Objekte aus Lehm oder gebranntem Ton, der offenbar vor allem in der Gegend von Wourbira noch bis vor etwa zwanzig Jahren verwendet wurde. Auch Terrakotten sind von den *thila* in Auftrag gegebene *bateba* und keinesfalls Porträts.

Pektorale und Anhänger aus Elfenbein und Metall in rechteckiger Form sowie als halbmondförmig geschwungenes flaches Objekt, sind neben Armreifen und Ringen aus Gelbguß kultisch verwendete Attribute, die bei der Jagd und anderen Unternehmungen helfen und Schutz gewähren.

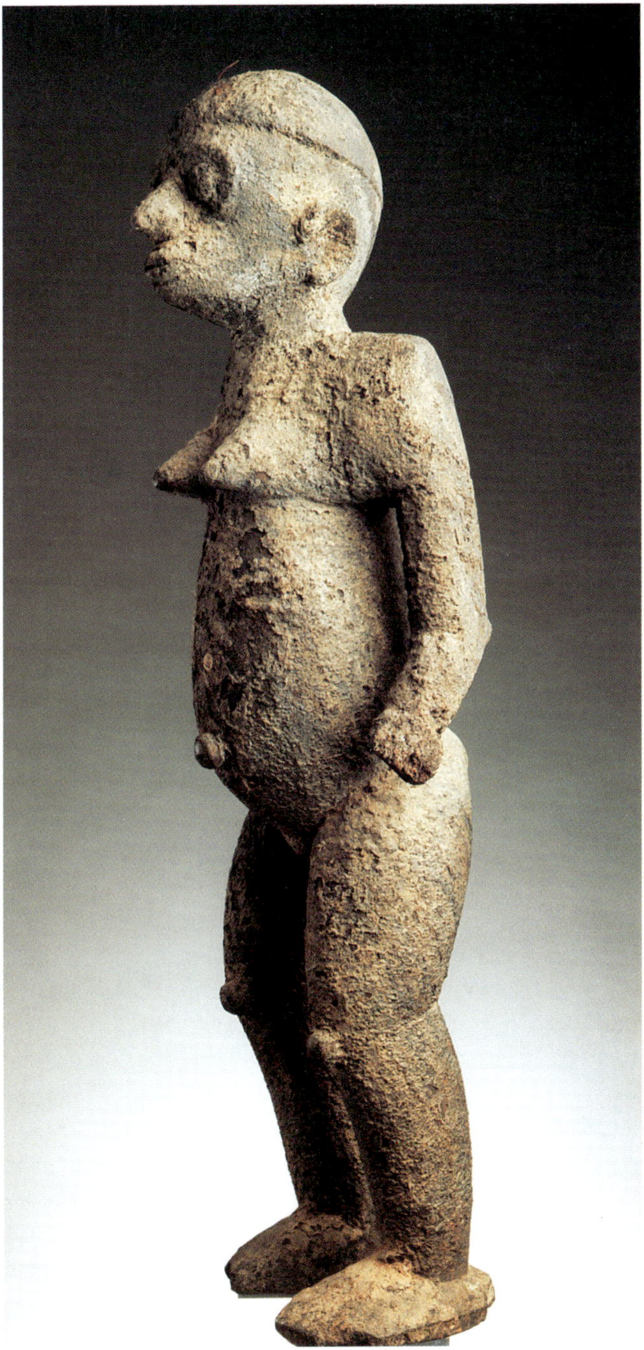

Abb. 53
Stehende weibliche Schutzfigur *bateba*, Lobi/Puguli

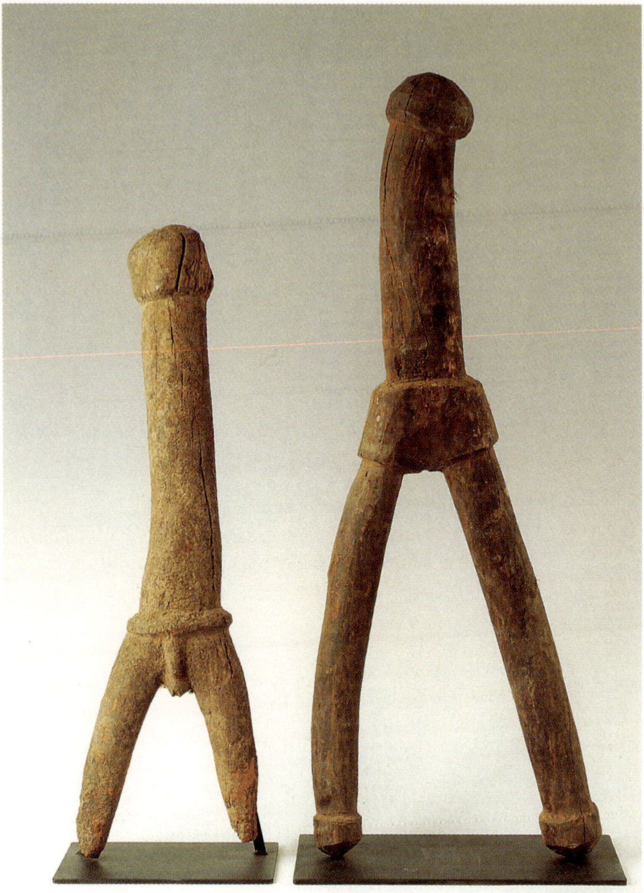

Abb.54
Zwei Ahnenfiguren, Dagara

Zu den Lobi gehört die kleine Volksgruppe der Puguli. Sie leben im Norden des eigentlichen Lobi-Gebietes und werden innerhalb der Lobi-Gruppe zu den Dian gerechnet. Charakteristika eines der Puguli-Schnitzer, der allerdings anonym geblieben ist, sind eine rundliche Augenpartie, die häufig durch ein Herunterziehen der Augenbrauen erreicht wird sowie die Behandlung von Knien, Ellbogen und Gesäß, wobei die ersteren wie scheibenförmige Knöpfe geschnitzt sind.

Lit.: Bagnolo, 1992; Labouret, 1931; Meyer, 1981; Murdock, 1959; Pirat, 1994c; Schneider, 1990; Warin, 1989

Dagara (Dagaba, Dagarti, Dagari)
Die Dagara, eine zu den Volta-Völkern gehörende Ethnie, die mit den Zanga zu den Gurunsi gerechnet werden (Murdock, 1959), zählen etwa 1 Million Menschen. Sie sprechen das Dagara, eine Gur-Sprache, und leben in der nordwestlichen Region Ghanas, der südwestlichen Region Burkina Fasos und auch in einem kleinen nordöstlichen Teil der Elfenbeinküste. Die Nachbarn der Dagara, deren politisches System vor der Kolonialzeit aus einem Netzwerk selbstverwalteter Institutionen bestand, das keine Macht besaß, sind u. a. die Sisala im Nordosten, die Lobi im Westen und die Birifor im Süden. In künstlerischer Hinsicht sind die Dagara erst zu Beginn der neunziger Jahre dieses Jahrhunderts durch ihre abstrakten Ahnenfiguren phallischen Charakters bekannt geworden, die stets an einem besonderen Platz aufbewahrt und beopfert wurden, und die nur Initiierte sehen durften.

Lit.: Bemile, 1993

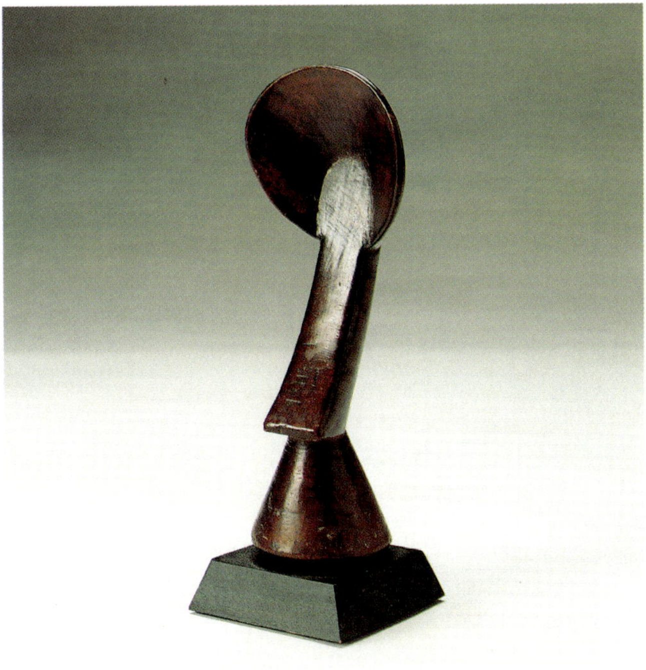

Abb. 55
Kultlöffel und Stößel, vereinigt in einer Skulptur, Kulango, 28 cm

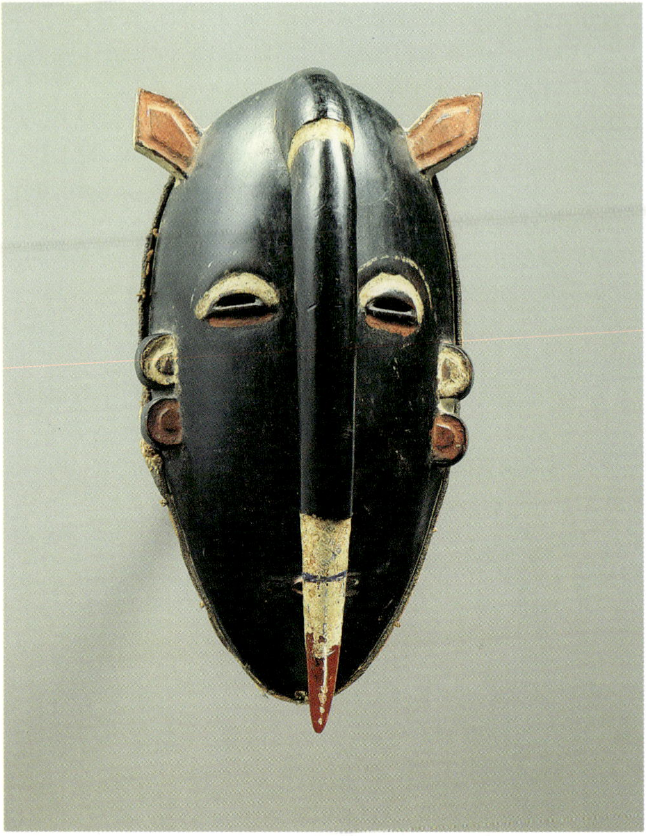

Abb. 56
Abstrakte Gesichtsmaske, Kulango/Ligbi, 27 cm

Kulango (Lorhon)

Auch die Kulango mit etwa 400 000 Menschen gehören zu den Volta-Völkern: Sie siedeln im Nordosten der Elfenbeinküste, südlich der Lobi, östlich der Jimini und nördlich der Agni und Abron (Akan), deren tributpflichtiger Vasall sie waren. Ihre geographische Lage spiegelt sich auch in den vergleichsweise wenigen Kunstwerken der Kulango wider, die vor allem Akan- (Abron-) und Senufo- (Jimini-), aber auch Lobi-Einfluß verraten. Ein Charakteristikum der Kulango-Masken und -Figuren, die sich meist langgestreckt und etwas ästhetisierend zeigen, ist die häufige Akzentuierung der meist schwarz glänzenden Objekte durch weiße und blaue Farbe.

Der von den Senufo und Jimini im Westen bekannte Maskentyp *kpelié* erscheint hier vollkommen abstrahiert, und auch der bei den Senufo nur angedeutete Stirnzopf, der ja den Schnabel des Nashornvogels symbolisieren soll, ist hier verlängert bis zum Kinn.

Die Gelbgußtradition, die die Kulango stilistisch vor allem mit den Abron teilen, manifestiert sich in kleinen Wahrsage- und Schutzfiguren, wie sie in anderer Form auch von den Senufo verwendet werden: mit gebeugten Knien sich nach rückwärts lehnende Figuren mit dreiecksförmigen Gesichtern, deren Füße als Platten ausgearbeitet sind.

Lit.: Barbier, 1993; Ministère, 1989

Nafana

Die Nafana sind eine, zum sogenannten Senufo-Cluster gehörende Volksgruppe im Grenzgebiet zwischen der Elfenbeinküste und Ghana, nördlich der Dioula, Ligbi und Kulango, westlich des schwarzen Volta. Ihre großen, einem riesigen Perpendikel gleichenden *bedu*-Masken haben sie bekannt gemacht. Nach René Bravman (1979) und William Fagg scheinen diese *bedu*-Masken ihren Ursprung in einem Maskentyp zu haben, der nur noch in zwei Exemplaren im British Museum überlebt hat, und die Ende des vorigen Jahrhunderts unter der Bezeichnung *sakrobundi* (genauer: *sakarabunu*) von Cecil Armitage gesammelt wurden. Ein Hinweis auf diese Masken findet sich auch bei Freeman, und es scheint, daß man sowohl Kult als auch Masken ablegte, jedoch unter dem neuen Namen *bedu* etwa um 1915 in der Gegend westlich von Bondoukou wieder ins Leben rief. Nach Bravmann (1979 u.1988) wurde der *sakarabunu*-Kult (zur Abwehr von Unheil) allerdings in den zwanziger Jahren von Missionaren und Kolonialbeamten unterdrückt. Anfang der fünfziger Jahre erschienen dann auf dem Kunstmarkt eine Reihe von riesigen, offenbar in Auftragsarbeit hergestellten Masken, mit oft über drei Metern Höhe. Ende der sechzi-

Abb. 57
bedu-Maske,
Nafana, 102 cm

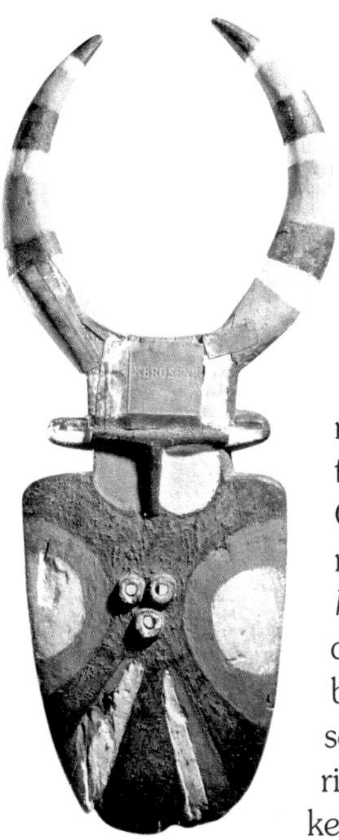

ger Jahre konnte der »Tanz des *bedu*-Mondes« von Bravmann und Williams noch beobachtet werden.

Lit.: Bravmann, 1979, 1988; Freeman, 1898; Williams, 1968

Koma (»Komaland«)

Dieser Fundort von Terrakotta- und Bronzeobjekten liegt auf dem Gebiet der gleichnamigen Ethnie im Norden von Ghana. Nach den Thermolumineszenz-Ergebnissen werden die Objekte in das 13.–16. Jahrhundert datiert.

Die meisten dieser Terrakotten einer Kultur, von der man nur sehr wenig weiß, sind manieristisch konzipiert:

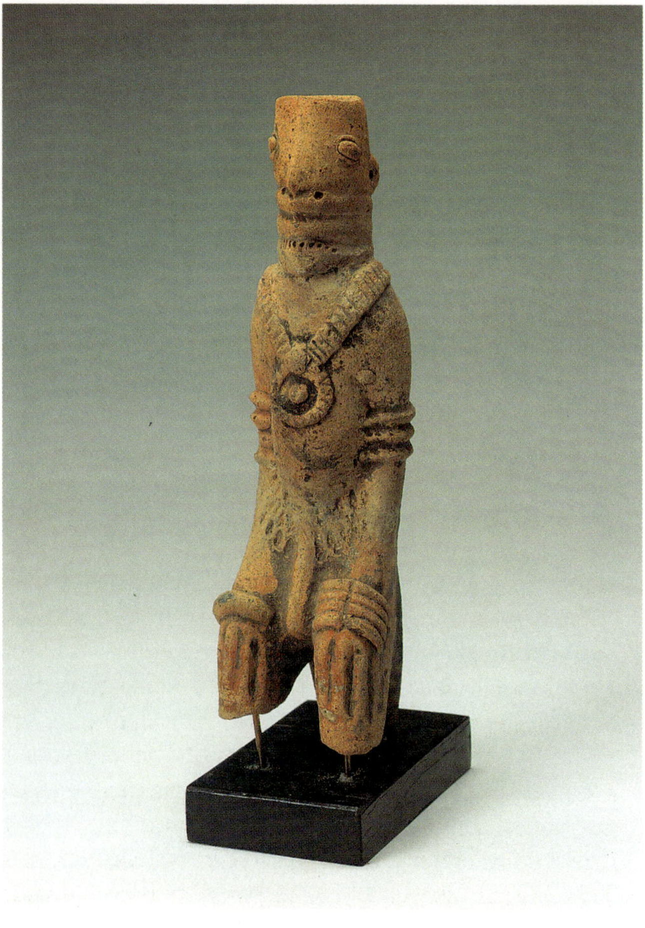

Abb. 58
Figur eines Würdenträgers, Terrakotta, Komaland, 29 cm

Köpfe, deren Hirnschalen spitz zulaufen oder die umgekehrt becherförmig ausgehölt sind, mit brillenartigen Augen oder mit Ohren, die zwei Henkeln gleich, am Hinterkopf angebracht sind. Münder, die sich von irgendeinem Gesicht getrennt, mit anderen Mündern zu einem neuen »für sich sprechenden« Wesen vereinigen; umgekehrt wiederum Gesichter, die sich ebenfalls mit anderen zusammengeschlossen haben und nun – mit Armen und Beinen versehen – eine anthropomorphe Genese mitgemacht zu haben scheinen. Die meisten dieser Figuren wurden in Gräbern gefunden, doch ist ihre Bestimmung nicht eindeutig geklärt.

Lit.: Kröger, 1982: passim; Anquandah/van Ham, 1985: passim, 1986: passim; Kröger, 1988: passim; Dagan, 1989: passim

Moba (Mwaba)
Die zu den Para-Gurma gehörende Volksgruppe der Moba lebt mit etwa 200 000 Menschen im Norden von Togo, an der Grenze zu Burkina Faso. Erst in jüngerer Zeit sind die Skulpturen der Moba aus Holz und Eisen einem breiteren Publikum von Sammlern und Ethnologen bekannt geworden, nachdem man bis in die achtziger Jahre nur einige wenige Objekte von ihnen kannte, die in den Museen schlummerten. Die Tendenz zur Abstraktion und die teilweise Abwendung vom Ästhetizismus in Übersee einerseits sowie die Hinwendung zu neuen Glaubensvorstellungen in Afrika andererseits, haben in den letzten zehn Jahren zahlreiche Kunstwerke der Moba den Weg nach Europa und Amerika antreten lassen.

Bei den Holzskulpturen sind nach Größe und Verwendungszweck drei Gruppen zu unterscheiden: Die kleinen Figuren, die auf einem Altar – *Yendu* – stehen, heißen *yendu tchitchiri* und können sowohl aus Holz als auch aus Eisen sein; sie erfüllen eine individuelle Schutzfunktion für den persönlichen Gebrauch. Die mittleren – sie stellen einen nahen Ahnen des Familienoberhauptes dar – stehen auf dem Familienaltar *Bavong*, schützen die ganze Familie und heißen *deshalb bavong tchitchiri*. Die großen Figuren schließlich verkörpern den Klan-Gründer,

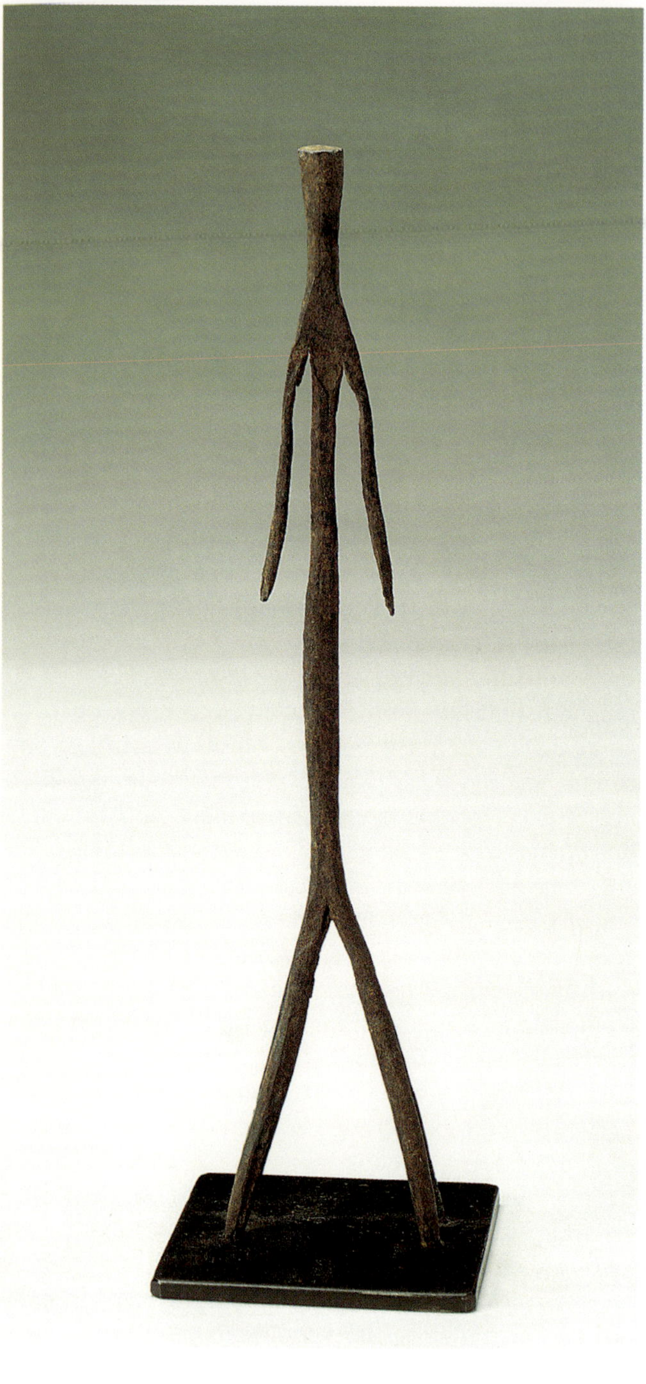

Abb. 59
Eisenfigur, Moba,
26 cm

den *Sakab*, sie heißen *sakab tchitchiri* und schützen das ganze Dorf. Während die kleinen und mittleren *tchitchiri* überdacht in ihren Behausungen stehen, haben die großen Figuren ihren Platz im Freien und sind der Verwitterung ausgesetzt.

Neben diesen Skulpturen gibt es sternförmige Amulette aus Messing, die auf der Brust getragen werden und *balogal* heißen.

Lit.: Amrouche/Thiam, 1991; Blandin, 1992

Tchamba

Die Tchamba (nicht zu verwechseln mit den Chamba in Ostnigeria) sind eine kleine, zu den Basari gehörende Volksgruppe, die südöstlich der Moba, östlich von Sokodé an der Grenze zu Benin in Togo lebt und in jüngster Zeit durch ihre eigenwilligen Skulpturen bekannt geworden ist.

Das Ostatlantische Gebiet

Dieses Gebiet stellt sich als kultureller Großraum dar, der entlang der atlantischen Küste von der mittleren Elfenbeinküste im Westen bis ins östliche Nigeria reicht und von den Gebieten Westatlantik, Volta und Zentralsudan umgeben ist. Der rege Kontakt, den diese Küstenregion schon seit Jahrhunderten mit Europa hatte und der vermutlich weit intensiver gewesen sein dürfte als zum Beispiel mit dem westatlantischen Küstengebiet, trug nicht zuletzt auch dazu bei, daß man hier eine vergleichsweise facettenhafte kulturelle Landschaft vorfindet.

Darüber hinaus finden sich hier wohl die kunstgeschichtlich frühesten und auch bedeutendsten Kulturen Schwarzafrikas. So liegt in diesem Gebiet zum Beispiel Nok, benannt nach dem Fundort des ersten Tonkopfes in einem Jaba-Dorf in der Provinz Zaria in Ostnigeria. Nok wird in die Zeit zwischen 500 v. und 200 n. d. Z. datiert und stellt die erste eisenführende Kultur in Afrika südlich der Sahara dar. Auf weitere bedeutende Denkmäler trifft man in Ife, der wohl ältesten Stadt des Yorubalandes, mit Bronze- und Terrakottaplastiken, die in das 10.–14. Jahrhundert datieren und einen Höhepunkt der afrikanischen Kunst darstellen, ebenso wie die sogenannten Tsoede-Bronzen, die zu den größten und bedeutendsten Plastiken ihrer Art in Schwarzafrika zählen. Schließlich stammen aus diesem Gebiet auch die bekannten Benin-Bronzen sowie die Kunstschöpfungen aus den Bronzewerkstätten des unteren Niger.

Jüngeren Datums dagegen sind die künstlerischen Erzeugnisse der weiter westlich gelegenen sakralen Königreiche wie Dahomey, Akan/Ashanti u. a., die hauptsächlich aus dem 18. und 19. Jahrhundert stammen, oder die der Baule, deren Genese als Volk in das erste Viertel des 18. Jahrhunderts datiert: Nach Thronstreitigkeiten zog eine Abron/Akan-Prinzessin mit ihrem Volk nach Westen, an den Bandama, und gründete dort ein neues Reich – eine Mischung aus Abron,Guro und Senufo, die sich auch deutlich in den Kunstwerken der Baule ausdrückt.

Bereits gegen Ende des 17. Jahrhunderts konnte sich ebenfalls eine Akan-Gruppe, die Ashanti, politisch profilieren. Ihr Staat (mit sakralem Königtum) gründete sich zunächst hauptsächlich auf den Gold-, später auch auf den Sklavenhandel. Das in relativ großen Mengen gefundene Gold zog sowohl Mande- und Hausa-Händler aus dem Norden, als auch die Europäer von der Küste an, die bereits 1471 zum ersten Male dort gelandet waren und in den folgenden drei Jahrhunderten eine Reihe von befestigten Anlagen, Handels- und Umschlagplätzen errichteten. Neben den Regalien für die Königshöfe – wie Sprecherstäbe, Throne, Kronen u. a. – sind die Ashanti vor allem durch ihre »Goldgewichte«, Gewichte zum Wiegen von Goldstaub, bekannt geworden. Goldstaub war bis zum Anfang dieses Jahrhunderts die offizielle Währung in der damaligen Goldküste und den angrenzenden Akan-Staaten. Daneben haben die häufig als *kente* bezeichneten Umschlagtücher der Ashanti allgemeine Berühmtheit erlangt.

Mit etwa 15 Millionen Menschen stellen die Yoruba bei weitem die volkreichste Gruppe dieses Gebietes und eines der größten Völker Afrikas überhaupt. Ihre Kunst weist einen ungeheuren Formenreichtum auf, wurde stark von Ife und Benin beeinflußt, ist jedoch wesentlich stärker stilisiert. Sie manifestiert sich vor allem in den Kultgegenständen ihres komplexen religiösen Systems, das etwa dem altgriechischen Pantheon vergleichbar ist. Hinzu kommt die Hofkunst, die sich hauptsächlich in den Palastpfosten und -türen der Königsresidenzen und in den Attributen der dortigen Ahnenaltäre zeigt. Ein Merkmal der Yoruba-Kunst ist die häufig mögliche namentliche Identifizierung der Schnitzkünstler, die bei anderen afrikanischen Ethnien nur selten gelingt.

Von den Volksgruppen, die sich vom Zusammenfluß des Niger mit dem Benue bis zur Küste im Süden angesiedelt haben, sind vor allem die Ibo und Ibibio zu nennen, wobei letztere bereits das ethnische Bindeglied zum Zentralsudan darstellen. Ibo und Ibibio zeigen eine starke künstlerische Verwandtschaft mit den westlich des Niger-Deltas lebenden Urhobo, Itsekiri und Ijo, aber auch mit den Ishan, Igala und Idoma im Norden sowie mit den meisten Volksgruppen des Cross-Fluß-Gebietes im Osten. Wichtigste Erzeugnisse der Ibo-Kunst sind Kultfiguren und Masken, die bei den verschiedenen kultischen Anlässen getragen werden (Initiationsriten, Erntedankfeste etc.). Eine Besonderheit stellen die Mbari-Kulthäuser dar – Altäre für verschiedene Gottheiten mit zahlreichen profanen und sakralen Figuren aus getrocknetem und bemaltem Lehm unter einem schützenden Dach. Unterschiedliche Stile zeigen sich vor allem bei den Figuren, die im Norden naturalistische, im Süden dagegen mehr abstrakte Züge aufweisen. Bei den Masken sind insbesondere die des Mmwo-Bundes bekannt geworden, die den Geist eines schönen Mädchens symbolisieren. Die Urhobo und Ijo kennen sowohl Ahnenfiguren als auch Masken und neigen ebenfalls mehr zum abstrakten Stil. Bei beiden werden die Objekte gelegentlich in bunten Farben bemalt, wobei jedoch die Ijo mehr Schwarz und Weiß verwenden.

Von den sich im Osten anschließenden Abuan sind bisher nur große, horizontal getragene Wassergeistmasken bekannt, die Ahnenverehrung konzentriert sich auf einen Schrein. Das Gebiet der Ibibio und ihrer ebenfalls kunstschaffenden Untergruppen Ogoni, Eket und Oron erstreckt sich entlang der Küste bis zur Mündung des Cross-Flusses. Während die Ibibio, Ogoni und Eket vor allem eine Vielzahl von Masken (oft mit Klappkiefer) und vergleichsweise wenige Figuren (meist in Form von Tanzaufsätzen und Marionetten) verwenden, kennt man von den Oron, mit Ausnahme weniger Masken, nur Ahnenfiguren.

Im Norden der Ibo pflegen die Idoma, Igala und Afo noch verwandte Stile; auch bei ihnen werden Masken und Figuren häufig bemalt.

Baule

Mit etwa 2 Millionen Menschen sind die Baule – nach den Senufo – die bedeutendste Volksgruppe der Elfenbeinküste, in deren Zentrum sie leben. Die Vorfahren der heutigen Baule siedelten als Akan mit großer Wahrscheinlichkeit seit mehr als 3000 Jahren im nachbarlichen Ghana. Erst um 1720 wanderte eine Akan-Gruppe (vor allem Ab-

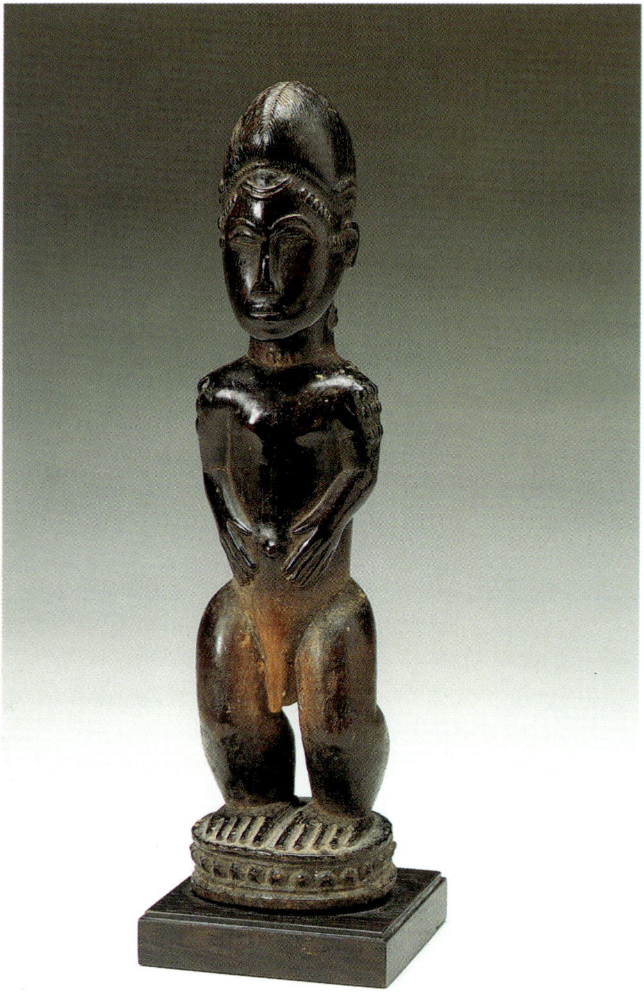

Abb. 60
blolo bian-Figur,
Baule

ron) unter der Führung ihrer sagenumwobenen Aura Poku (auch Awura/Abla; Poku = Dame) und unter der Bezeichnung Asabou nach Westen an den Bandama, vermischte sich dort mit den autochthonen Guro und Senufo und gründete auf dem gegenwärtigen Gebiet ein neues Reich. Die Guro stellen mit den Ngere (Wé) die letzten Repräsentanten der Mande-fu im Südosten dar und bilden durch ihre Mischung mit den Baule ein künstlerisches Bindeglied zu den Akan-Völkern im Osten. Diese künstlerische Verbindung zwischen Guro und Baule, der ja letztlich eine ethnische zugrunde liegt, zeigt sich nicht nur bei Skulpturen, Masken und anderem Kultgerät, sondern kommt auch im profanen Bereich der Weberei zum Ausdruck, in ihrer Technik, dem Zubehör und schließlich auch in den Produkten dieses Handwerks, d. h. in der Mode.

Als die wichtigsten Kunsterzeugnisse der Baule gelten Skulpturen und Masken. Die menschlichen Skulpturen können dabei zwei Bestimmungsgründe haben: Entweder stellen sie die Ehemänner (*Blolo Bian*) oder Ehefrauen (*Blolo Bla*) dar, die jeder Mensch in der »anderen Welt« hatte, bevor er auf diese kam, oder aber einen Buschgeist (*Asie Usu*), von dem eine Person so lange besessen sein kann oder deren Leben er bedroht, bis ein Hausaltar für ihn errichtet ist. Die früheren Ehegatten oder die Buschgeister bestimmen beim Wahrsager, Schnitzer oder auch bei dessen Kunden, welcher Art die Figur sein soll, evtl. aus welchem Holz etc.

Obwohl die *Blolo*-Figuren häufiger als die *Asie Usu* angefertigt werden, läßt sich nicht mehr bestimmen, welche der beiden Aufgaben eine Figur wahrzunehmen hatte, wenn sie einmal den Ort ihres Wirkens verlassen hat. Meist handelt es sich jedoch bei den stark beopferten Figuren (verkrustete Patina) um solche der Buschgeister, die es stets zu besänftigen gilt.

Aboya und *Dwa* sind Bezeichnungen für Götter des *Ngbla*-Kultes, ähnlich dem Komien (nur stärker), die als *Gbekre* in die Literatur eingegangen sind, halb Tier halb Mensch, meist auch als Affen dargestellt und die einer

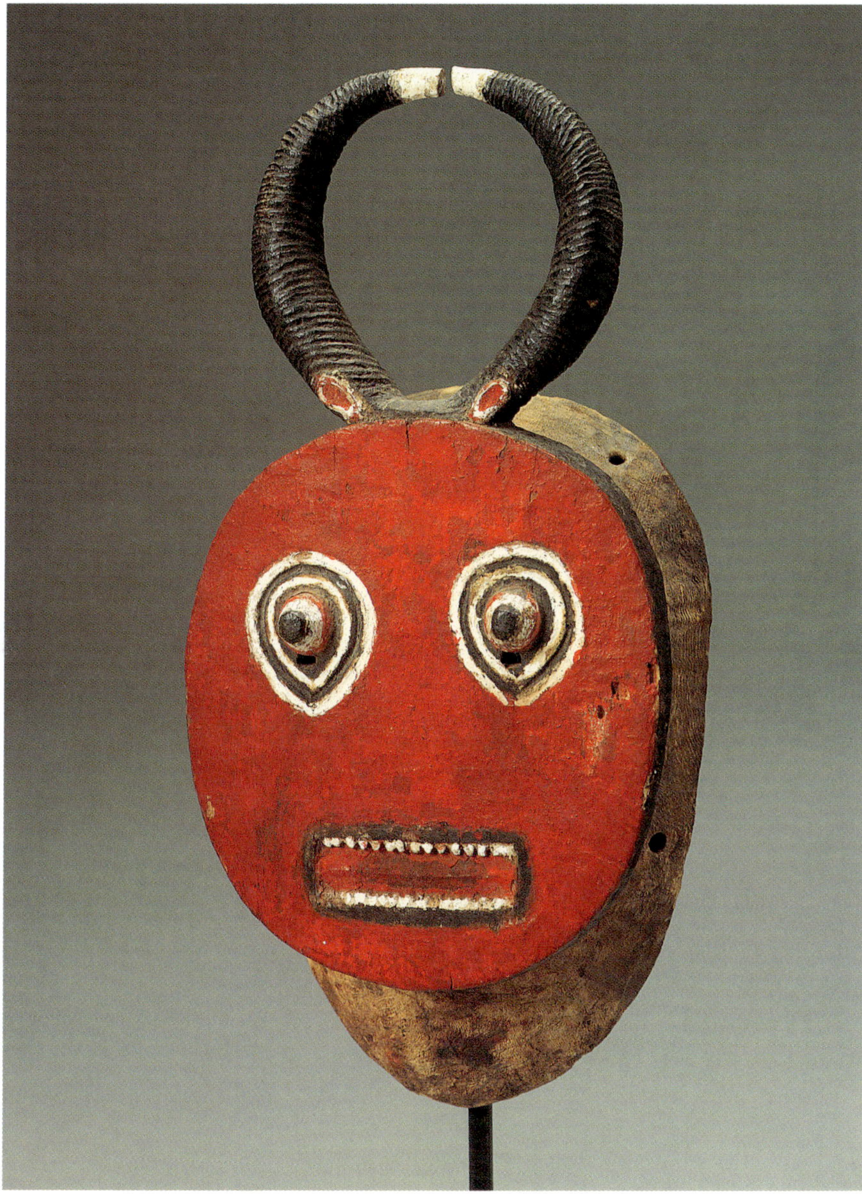

Abb. 61
kple-kple-Maske,
Baule, 39 cm

bündischen Organisation, einer Dorfgemeinschaft (*Aboya*) oder nur einer Familie (*Dwa*) dienen. Sie sollen furchterregend und häßlich sein, halten stets eine Schale vor der

Brust, tragen einen Hüftschurz und werden ständig mit Blut und Eiern beopfert, so daß sie meist mit einer dicken, schwärzlichen Kruste bedeckt sind. Da sie an verschiedenen Orten verschiedene Bezeichnungen tragen und auch ganz unterschiedliche Aufgaben zu erfüllen haben – als Familienschutz, bei der Wahrsagerei usw. –, sind entsprechende Definitionen für eine bestimmte Figur außerhalb ihres kulturellen Umfeldes nicht möglich.

Die als *Colon* bezeichneten menschlichen Figuren, stets bekleidet, manchmal beritten und meist bunt bemalt, können Baule darstellen, die vornehme ausländische Kleidung erworben haben, aber auch Europäer verkörpern – denn der Gatte der »anderen Welt« kann schließlich genauso aus Europa kommen.

Auch die Interpretation der von den Baule verwendeten Masken läßt einigen Spielraum. In ihnen verbindet sich auf harmonische Weise die Ästhetik der Akan-Völker mit der der Guro, die zweifelsohne ihrerseits nicht unbeeinflußt vom sudanesischen Maskenstil der Senufo geblieben sind. Neben den Dan-, Guro- und Yaure-Masken zählen die Masken der Baule zu den gesuchtesten »klassischen« Masken Westafrikas. Dies trifft besonders für den Typ der *mblo* (*ngblo*)-Masken zu, die beim *gba gba*-Tanz verwendet werden, der als »Frauentanz« gilt, weil Frauen daran teilnehmen dürfen (und sollen), und weil die Tanzbewegungen als feminin angesehen werden. Die zweite wichtige Tanzveranstaltung ist die des Büffelgottes *Goli*, die von der Familie der *kple-kple*-Masken begleitet wird. Der Kult des *Goli* stammt ursprünglich von den Wan, einer kleinen Mande-Gruppe im Nordwesten der Baule und ist auch bei den Guro, westlich von ihnen verbreitet.

Ebenso wie bei den Senufo, sind auch bei den Baule vor allem die Türen der Häuptlingshäuser oder der Heiligtümer und die Trommeln mit reliefgeschnitzten Motiven verziert. Auch Stühle, Webrollenhalter, Steinschleudern, Schibuttergefäße und Mäuseorakel sind häufig figurativ gestaltet; sie tragen Menschenköpfe, seltener Figuren oder den Kopf des – hier meist naturalistisch konzipierten – Büffelgottes Goli – ebenso wie die bei der Wahrsagerei verwendeten rituellen Trommelschlegel (laouré, lawle), die die Priesterin in Trance halten sollen (siehe auch Akan, S. 123 ff.).

Lit.: Baumann, 1965; Boyer, 1983; Guerry, 1981; Himmelheber, 1960, 1972; Holas, 1969a, 1969b; Kecskési, 1982; Kouakou, 1985; Ministère, 1989; Musée Barbier-Mueller, 1992; Ravenhill, 1980, 1992; Vion, 1988; Vogel, 1977, 1980, 1981, 1988

Yaure (Yaouré)
Die Yaure, eine Untergruppe der Baule in der zentralen Elfenbeinküste, stellen in künstlerischer Hinsicht ein Bin-

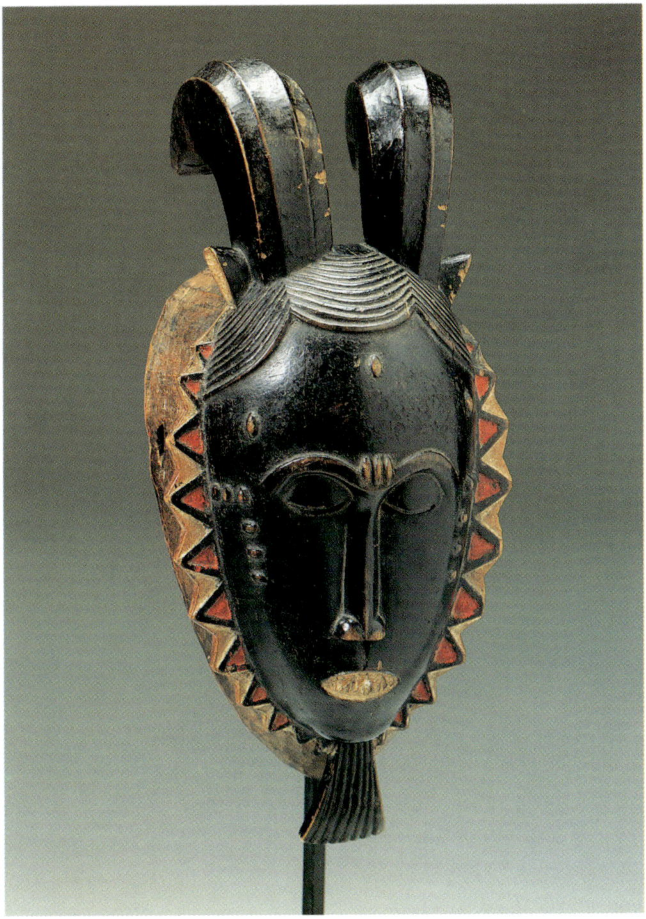

Abb. 62
Hörnermaske,
Yaure, 36 cm

deglied zwischen den Guro und Baule dar. Es gibt nur sehr wenige Figuren der Yaure, doch vergleichsweise flache Masken, die denen der Baule mehr ähneln als denen der Guro, und sich vor allem durch einen auffälligen Zackenbart, der häufig auch durchbrochen geschnitzt ist, auszeichnen.

Lit.: Holas, 1969

Dida, Godié (Godye)

Die Dida sind eine, zu den sogenannten Lagunenvölkern zählende große Volksgruppe im zentralen Küstengebiet der Elfenbeinküste mit fast 400 000 Menschen, zu denen aus kultureller Sicht auch die Godié (Godye) gezählt werden können. Nach Baumann (1940) stellen diese Lagunenvölker offenbar Reste einer alten Urbevölkerung der Elfenbeinküste dar, die zwar in den mutterrechtlichen Kreis der Agni-Ashanti (Akan) eingegliedert sind, sonst aber nur geringfügig den Einfluß dieser Ethnie reflektieren, die nordöstlich von ihnen lebt. Von diesen Völkern existieren nur wenige Figuren, doch sind Dida und Godié vor allem durch ihre Raphia-Weberei bekannt geworden, durch die sie in gewisser Weise eine Verbindung zum westatlantischen Küstengebiet bilden. Die Produkte dieser Weberei, die früher häufig den Baule zugeschrieben wurden, sind, wie auch bei der in Sierra Leone und Liberia gepflegten, vor allem Taschen, die jedoch in besonders kunstvoller Weise mit Hilfe der Abbindetechnik gefärbt werden.

Lit.: AAN, 1982; Baumann, 1940; Wassing, 1969

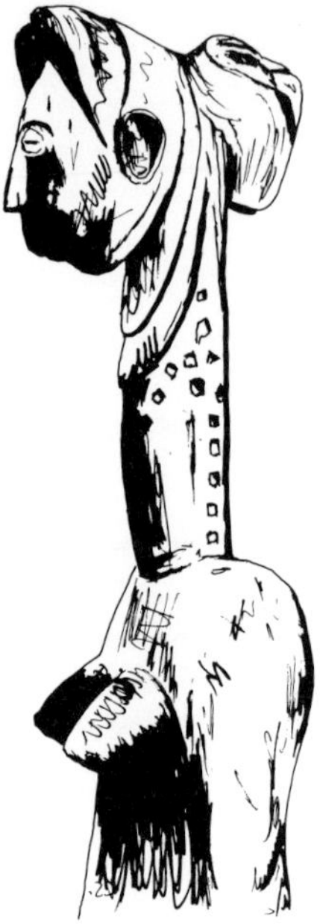

Abb. 63
Weibliche Figur (Detail), Godié

Akan

Die Akan gehören zur Twi-Sprachprovinz und bewohnen heute etwa zwei Drittel dieses Gebietes. Zusammen mit den Baule sind dies etwa 13 Millionen Menschen. Geographisch gesehen erstreckt sich die Akan-Gruppe über einen Großteil des südlichen Ghana sowie auf Teile der zentralen und östlichen Elfenbeinküste. Zu den Akan zählen – als bekannteste Gruppe – die Ashanti (Asante), ferner die Fante, die Baule (als Mischvolk allerdings nur bedingt, s. o.), Agni, Kwahu, Akim (Akyem), Abron (Brong, Bono), Sema (Nzima), Ahanta, Akuapim, die Lagunenvölker mit den Atié (Akye), Abouré, Alangoa, Ebrié, Adjukru u. a., zudem weitere kleinere ethnische Einheiten.

Geschichte

Die Vorfahren der heutigen Akan siedelten mit großer Wahrscheinlichkeit seit mehr als 3000 Jahren in dem Gebiet, in dem noch heute ihre Nachfahren leben. Lediglich um 1720 wanderte eine Akan-Gruppe (vor allem Abron) unter der Führung ihrer sagenumwobenen Aura Poku (Awura Poku = Dame) nach Westen an den Bandama,

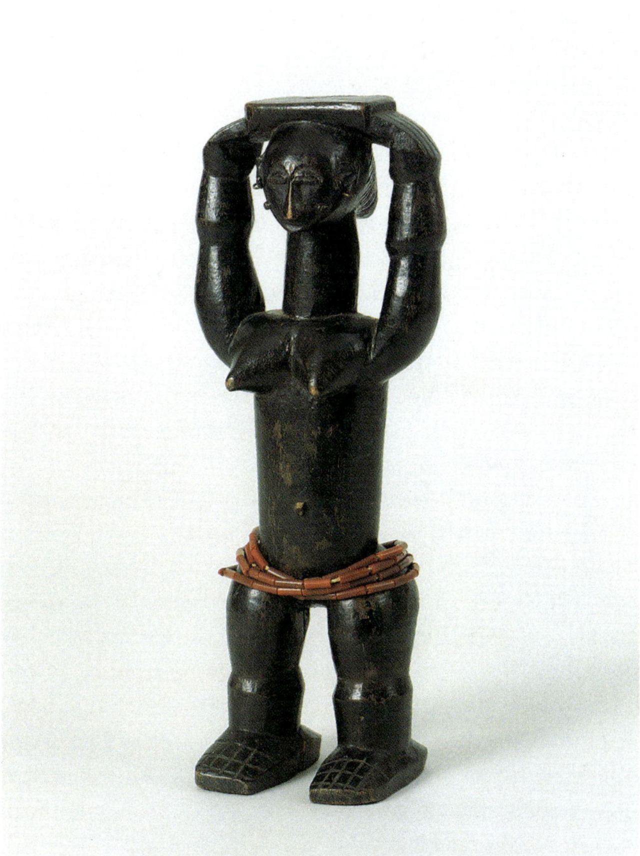

Abb. 64
Weibliche Figur,
Ebrié oder Alangoa,
24 cm

vermischte sich dort mit den autochthonen Guro und Senufo und gründete auf dem gegenwärtigen Gebiet der Baule ein eigenes Reich.

Als das politisch bedeutendste Volk unter den verbliebenen Akan-Gruppen konnten sich gegen Ende des 17. Jahrhunderts die Ashanti profilieren, die sich um diese Zeit mit Hilfe einiger kleinerer Königreiche zu einer Konföderation zusammenschlossen und einen durchorganisierten Staat aufbauten, der sich zunächst hauptsächlich auf den Gold-, später auch auf den Sklavenhandel gründete.

Als dessen spirituelles Zentrum diente der berühmte Goldene Hocker, der vom Himmel durch Anokye auf Häuptling Osei Tutus Knie gelegt wurde. Er gilt bis heute als Symbol der Kraft und Tapferkeit des Ashanti-Volkes.

Bis zum Beginn des 19. Jahrhunderts beherrschten die Ashanti bereits einen großen Teil des heutigen Ghana, nachdem sie schon bis zur Mitte des 18. Jahrhunderts eine Reihe von umliegenden Reichen erobert hatten. Erst die Abschaffung des Sklavenhandels durch die bedeutendsten europäischen Staaten zu Beginn des 19. Jahrhunderts leitete den Zerfall des Reiches ein: Nachdem eines der wichtigsten ökonomischen Fundamente aufgehoben war, bewirkte die in der zweiten Hälfte des Jahrhunderts einsetzende Krise ein Auszehren der Macht der Ashanti über die verschiedenen ethnischen Gruppen, die sie bis dahin beherrscht hatten; kontinuierliche heftige Stammeskriege waren die Folge.

Die Auseinandersetzungen mit den an der Küste lebenden und am stärksten mit den Ashanti verfeindeten Fante führten schließlich zu einer direkten Konfrontation mit den Briten, die um diese Zeit Verbündete der Fante waren und ihren Einfluß auf das Land ständig ausgedehnt hatten. Es folgte die Eroberung Kumasis durch die Briten 1874, nach einem weiteren Krieg die Verbannung des Ashanti-Königs Prempeh I. und die Auflösung der Ashanti-Föderation. Prempeh I. durfte 1924 zurückkehren, und einige Jahre später (1933) wurde unter Prempeh II. auch die Ashanti-Föderation wieder errichtet.

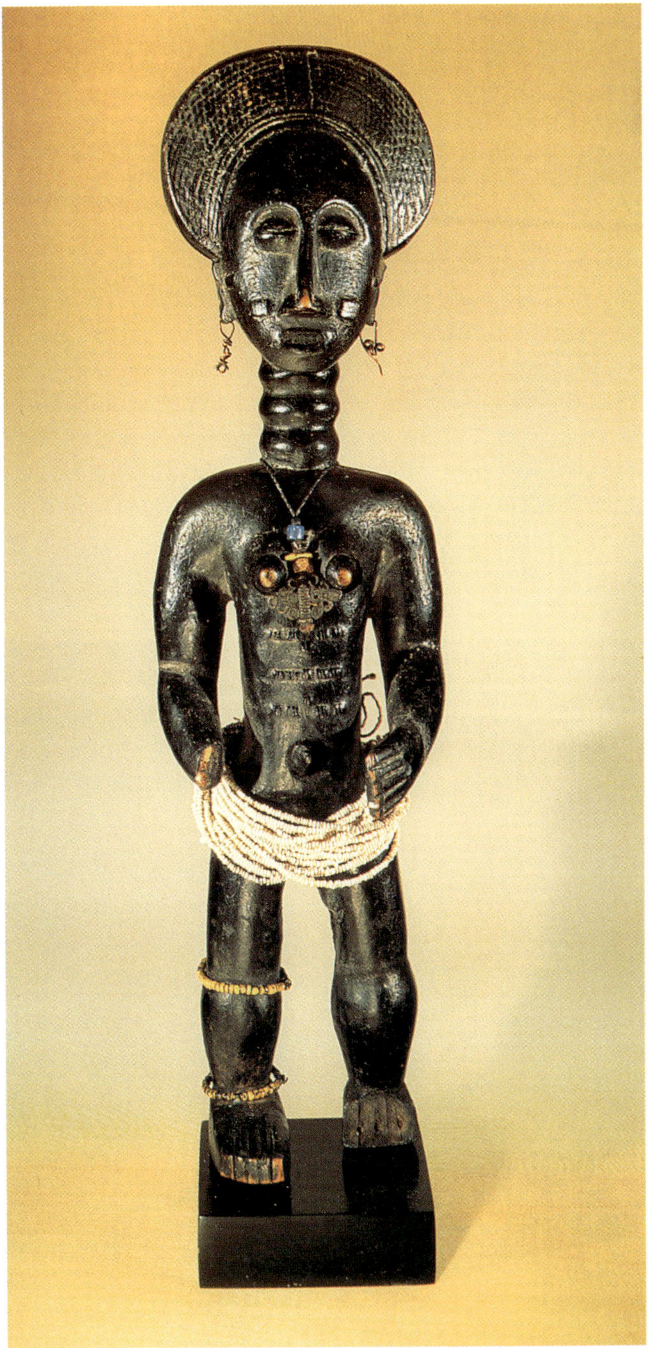

Abb. 65
Stehende weibliche Figur, Atié, 33 cm

Lit.: Anquandah, 1985; Arhin, 1985; Biss, 1901; Boyle, 1874; Bravmann, 1972; Busia, 1951; Butler, 1875; Clifford (ed.), 1919; Cole/Ross, 1977; Fraser, 1972a; Freeman, 1968; Fuller, 1968; Fynn, 1971; Gordon, 1874; Gros, 1884; Hall, 1939; Hay, 1874; Lewin, 1978; LLoyd, 1964; Lystad, 1958; McLeod, 1981; Metcalfe, 1962; Meyerowitz, 1951, 1962; Mueller, 1676; Musgrave, 1896; Myatt, 1966; Posnansky, 1976; Reindorf, 1895; Tordoff, 1965; Wilks, 1975

Akan: Ebrié, Abouré, Alangoa

Im östlichen Küstenstreifen der Elfenbeinküste, etwa vom Lagunengebiet westlich der Hauptstadt Abidjan bis zur alten Hauptstadt Grand Bassam und zur Grenze von Ghana, sind einige kleinere Volksgruppen angesiedelt, deren künstlerische Formen auch ihrer geographischen Lage entsprechen, d. h., stilistisch sind sie sowohl vom Westen (Dida/Godié), als auch vom Osten (Atié, Agni) und Norden (Baule/Guro) beeinflußt.

Nur wenige Skulpturen dieser Ethnien sind erhalten,

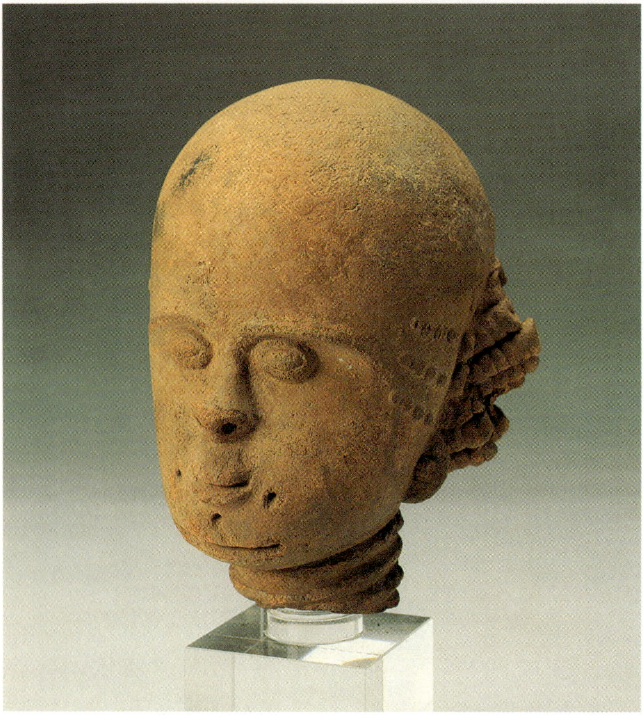

Abb. 66
Gedenkkopf *mma* mit beigefarbener Engobe, punktförmigen Narbentatauierungen in drei Reihen an den Schläfen; Kopfputz in Form von modellierten Schneckengehäusen; Akan, Aowin, 24 cm

Abb. 67
Terrakottakopf mit schwarzer Engobe, Krinjabo, 20 cm

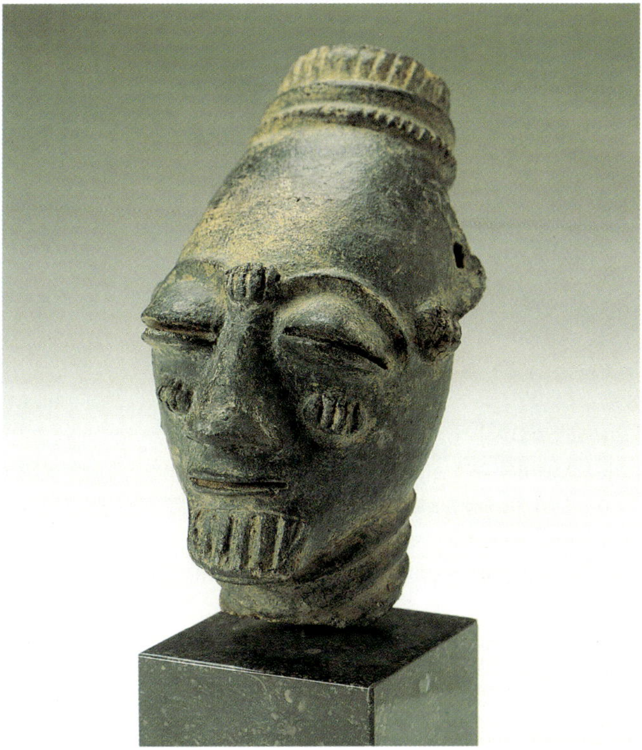

die schon früh dem Einfluß des Christentums und synkretistischer Religionen (z. B. Harristen) ausgesetzt waren. Masken sind unbekannt.

Lit.: Berron, 1980; Holas, 1969; Ministère, 1989

Akan: Atié (Akye, Atye), Krinjabo/Agni, Aowin
Die Atié sind eine vergleichsweise kleine, zu den Akan und hier zu den Lagunenvölkern zählende Volksgruppe in der südöstlichen Elfenbeinküste; das Gebiet der Agni schließt sich im Osten an. Der künstlerische Stil beider Ethnien entpricht ihrer Lage zwischen den anderen Akan-Völkern im Osten und den Baule, die im Nordwesten an sie angrenzen; auch verwenden sie nur wenige Masken. Doch hat man auf dem Gebiet der Agni eine Anzahl von Tonplastiken gefunden, deren Alter unterschiedlich zwischen 100 und 300 Jahren angegeben wird. Da

sie vor allem in der Gegend von Krinjabo ausgegraben wurden, nimmt man an, daß vor allem die älteren Stücke dem Sanwi-Reich mit der Hauptstadt Krinjabo entstammen, das im 18. Jahrhundert seine Blüte erreichte.

Als charakteristisch für die Krinjabo-Plastiken, die meist als Halbfiguren oder Köpfe, seltener als Ganzfiguren auftreten, gelten ein rudimentärer, zylindrischer Körper mit Arm- und Beinstummeln, geschlitzte, mandelförmige Augen und große, oft nach hinten geneigte, voll ausgearbeitete Köpfe mit geringeltem Hals.

Die Aowin leben mit etwa 30 000 Menschen im Südwesten Ghanas. Die dortige archäologische Fundstätte wurde in den Jahren 1972 bis 1974 durchforscht. Insgesamt fand man bisher sechs Köpfe, die alle einen bestimmten Stil aufweisen, der sich von den übrigen Gedenkköpfen der Akan deutlich unterscheidet. Durchbohrungen neben dem Mund und ein Einschnitt am Kinn bei einigen Köpfen deuten darauf hin, daß sie mit einem Bart versehen waren.

Lit.: Crane-Coronel, 1979; de Grunne, 1980

Akan: Abron (Brong, Bono)

Diese, zu den Akan gehörende Volksgruppe lebt im westlichen Ghana und der östlichen Elfenbeinküste. In der Literatur werden Abron und Bono abwechselnd einmal als verschiedene und einmal als dieselbe Volksgruppe betrachtet; diese Verwirrung resultiert vermutlich aus der Tatsache, daß die Bono oder Abron zeitweise verschiedenen Akan-Staaten, nämlich Bono-Tekyman (Techiman), dem ersten größeren Akan-Staat, und Gyaman (Jaman), nordwestlich von Tekyman, angehörten und diese beiden ehemaligen Akan-Staaten auch durch neue politische Grenzen (Elfenbeinküste: Gyaman, Ghana: Bono) getrennt sind.

In der Holzschnitzkunst macht sich – wie bei den im Süden und Südwesten benachbarten Agni und Atié – die geographische Lage zwischen den Baule im Westen und den Akan/Ashanti im Osten bemerkbar: Ein künstlerisch interessantes und zum Teil auch hochwertiges Stilgemisch ist das Resultat. Bei den Gelbgußarbeiten sind die Abron vor allem durch ihre Anhängerfigürchen und ihre kleinen (nicht funktionellen) Masken bekannt geworden. Hier findet sich eine stilistische Ähnlichkeit mit den alten Krinjabo-Tonfiguren und -köpfen aus dem Sanwi-Reich.

Lit.: Arhin, 1979; Baumann, 1940; Garrard, 1980, 1982; Warren, 1975, 1976; Westermann, 1952

Akan: Ashanti, Fante
Im Zuge der Ausbreitung des Ashanti-Reiches hat sich in der Kunst sowohl der umliegenden Akan-Völker als auch

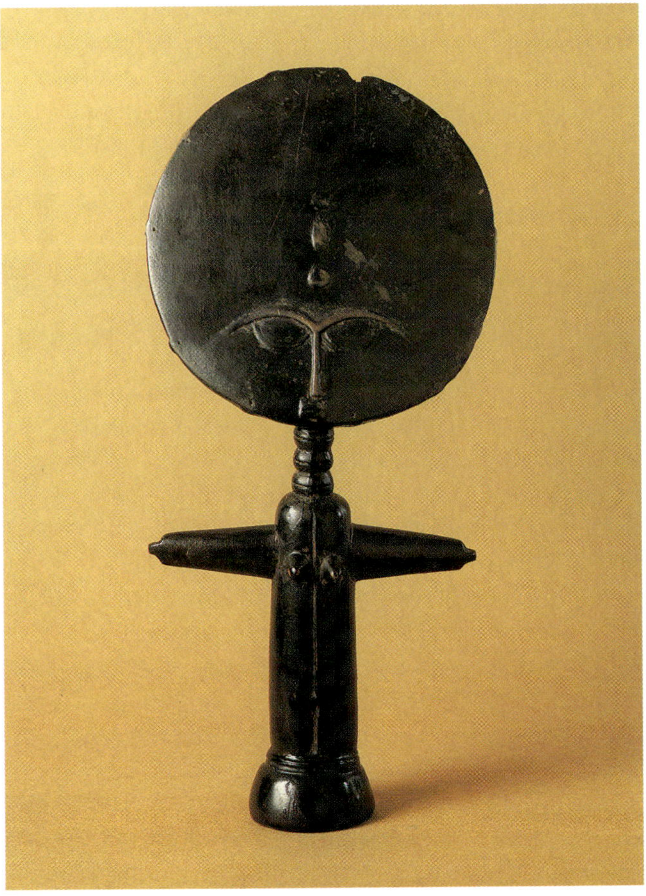

Abb. 68
Fruchtbarkeitspuppe *akua-ba*, Ashanti, 43 cm

bei den in ihrem Einflußbereich stehenden Nicht-Akan-Völkern wie den Ewe, den Ga-Adangbe (Adangme) und anderen eine Tendenz zu diesseits bezogenen Formen und Themen manifestiert. Umgekehrt sind selbstverständlich auch die Ashanti von der Kunst der ins Reich einverleibten Völkerschaften sowie derjenigen der angrenzenden Gebiete beeinflußt worden, so daß man von einem einheitlichen Akan-Stil sprechen kann, der nichtsdestoweniger seine örtlichen und zeitlichen Varianten aufweist. Diese sind jedoch nicht immer eindeutig auszumachen, da die Fundorte der herangezogenen Stücke häufig im Obskuren liegen und andererseits eine zeitliche Zuordnung nicht möglich ist.

Abb. 69
Stehende männliche Figur, Ashanti, 77,5 cm

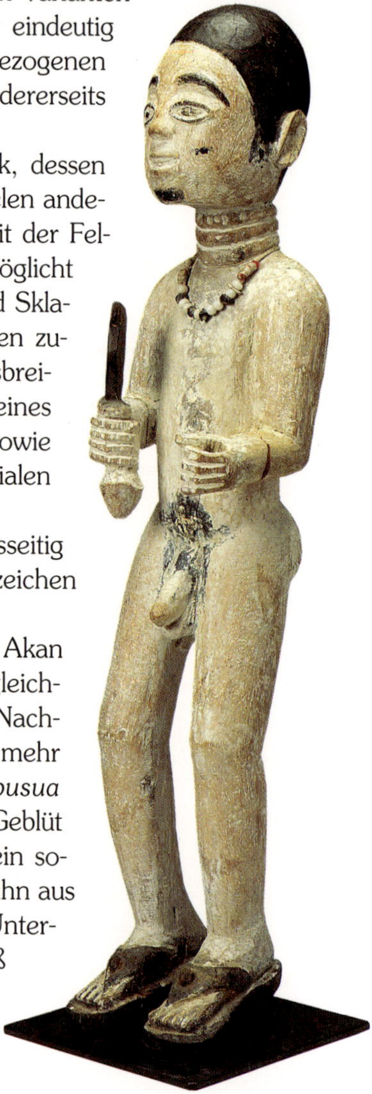

Die Akan-Kunst entspringt einem Volk, dessen Hauptsorge nicht mehr alleine, wie bei vielen anderen Bauernpopulationen, die Fruchtbarkeit der Felder sein mußte, sondern das sich – ermöglicht durch den lukrativen Handel mit Gold und Sklaven – mehr auch staatsbildenden Aufgaben zuwenden konnte. Dies vor allem durch Ausbreitung und Sicherung der Macht mit Hilfe eines gegliederten hierarchischen Systems sowie durch Präsentation des politischen und sozialen Status.

Die Akan-Kunst ist lebensnah, ist diesseitig orientiert und läßt deshalb auch viele Anzeichen einer höfischen Kunst erkennen.

Zwar wird des Verstorbenen bei den Akan nicht minder gedacht als bei anderen vergleichbaren Völkern. Seit Jahrhunderten (erster Nachweis: 1602) erhält er in der Regel einen mehr oder weniger dekorierten Familientopf *abusua kuruwa*, und wenn er aus königlichem Geblüt stammte oder diesem diente (s. u.), wird ein sogenannter Porträtkopf oder eine Figur für ihn aus Ton gefertigt. Doch der grundlegende Unterschied scheint in der Tatsache zu liegen, daß vom speziellen Ahnen (für den man sonst vielleicht eine Figur schnitzen würde) keine regelmäßige Hilfestellung erwartet wird – obwohl man die Ahnen als »kleinere Götter« ansehen kann und sie wie diese auch Opfer erhalten.

Die Akan kennen deshalb keine reinen Ahnenfiguren, und funktionelle Masken sind sehr selten (Atié) oder nur bei den entfernten Baule gebräuchlich. Die von ihnen hergestellten Figuren beziehen sich vielmehr auf die menschliche Fruchtbarkeit, die eine besonders hohe Rangstellung einnimt und vom abstrakt konzipierten, göttlichen Wesen mit Hilfe von Fruchtbarkeitspuppen (*akua-ba*) erbeten wird, ferner auf magische Figuren, die Hexen unschädlich zu machen haben, bei den Baule auf Figuren des Jenseits und von Buschgeistern, sowie auf relativ wenige männliche Figuren, die jedoch eher porträthaft zu sehen sind. Schließlich werden Figuren als Schmuck für die königlichen Insignien (Fliegenwedel, Sprecherstäbe etc.) hergestellt. Alle diese Figuren, aus Holz geschnitzt und häufig mit einem schwarzen Überzug versehen, wenn sie nicht (für das Königshaus) mit Blattgold überzogen sind, stehen entweder auf Hausaltären, in magischen Schreinen oder in den königlichen Hocker-Räumen – sehr selten auf Gräbern. Lediglich die Fruchtbarkeitspuppen werden von hoffnungsvollen Frauen mitgeführt, wenn sie nicht auf Hausaltären stehen.

Neben den Figuren – und hier wiederum die Fruchtbarkeitspuppen – sind es vor allem die sogenannten Klan-Hocker (*dwa*), welche die Akan bekannt gemacht haben.

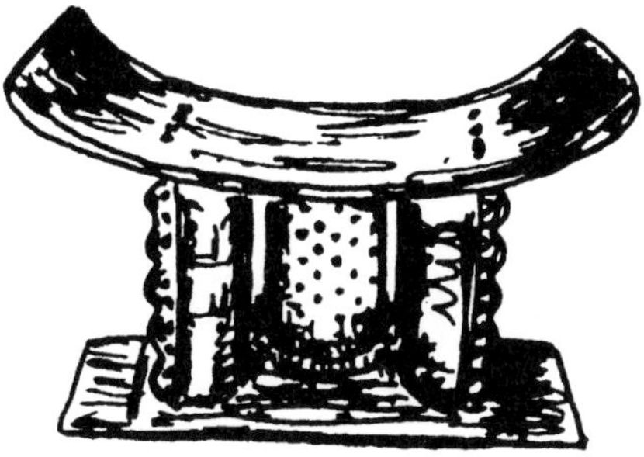

Abb. 70
Hocker, Ashanti,
35 cm

Sie gelten als die wichtigsten und symbolisch bedeutendsten Kunstobjekte der Akan und haben eine Reihe unterschiedlicher Formen, Funktionen und Sinndeutungen: vom einfachen Haushaltsobjekt bis zum spirituellen Zentrum einer ganzen ethnischen Gruppe oder Nation. Dagegen besitzen die verschiedenen Stühle der Akan keinerlei rituelle Funktion, sie sind lediglich Teil der königlichen Prestigeobjekte und werden in der Regel nur bei offiziellen Anlässen benutzt.

Lit.: Antiri, 1974; Cole/Ross, 1977; Dagan, 1988; McLeod, 1981; Ministère, 1989; Rattray, 1927

Die Keramik der Akan dagegen ist – wenn nicht für die täglichen Bedürfnisse des Haushalts bestimmt – dem Gedenken der Toten unterstellt. Dabei lassen sich drei Arten unterscheiden:

- Gefäße verschiedener Formen, mehr oder weniger reich verziert, mit aufmodellierten Symbolen oder eingeritzten Mustern, sowie Öllampen in ähnlicher Gestalt
- Figuren, meist auf einem Klan-Hocker sitzend (Agona)
- Köpfe, von wenigen Zentimetern bis Lebensgröße.

Bei den Gefäßen handelt es sich vorwiegend um die bereits erwähnten Familien- oder Klantöpfe, *abusua kuruwa*, von denen die einfacheren meist ähnliche Formen wie die im Haushalt verwendeten aufweisen; sie sind jedoch oft mit den in der Akan-Kunst häufig verwendeten Sprichwort-Emblemen geschmückt, wobei die einzelnen Motive aufmodelliert werden.

Bei den Skulpturen aus gebranntem Ton übersteigt die Zahl der aufgefundenen Köpfe bei weitem die der Figuren. Vermutlich waren einige von ihnen Teil eines *abusua kuruwa*, an das sie anmodelliert waren oder sie dienten diesen als Deckel. Andere wiederum scheinen lediglich als Kopf konzipiert gewesen zu sein, da sie keine Bruchstellen oder Deckelansätze zeigen. Daß häufig nur Köpfe hergestellt wurden, scheint eine Aufnahme der Basel-Mission aus dem 19. Jahrhundert zu beweisen, die auf einem

Abb. 71
Janusförmiger Terrakottakopf mit bräunlicher Engobe und kronenartiger Frisur, Akan, vermutlich Stil von Hemang-Twifo, 30 cm

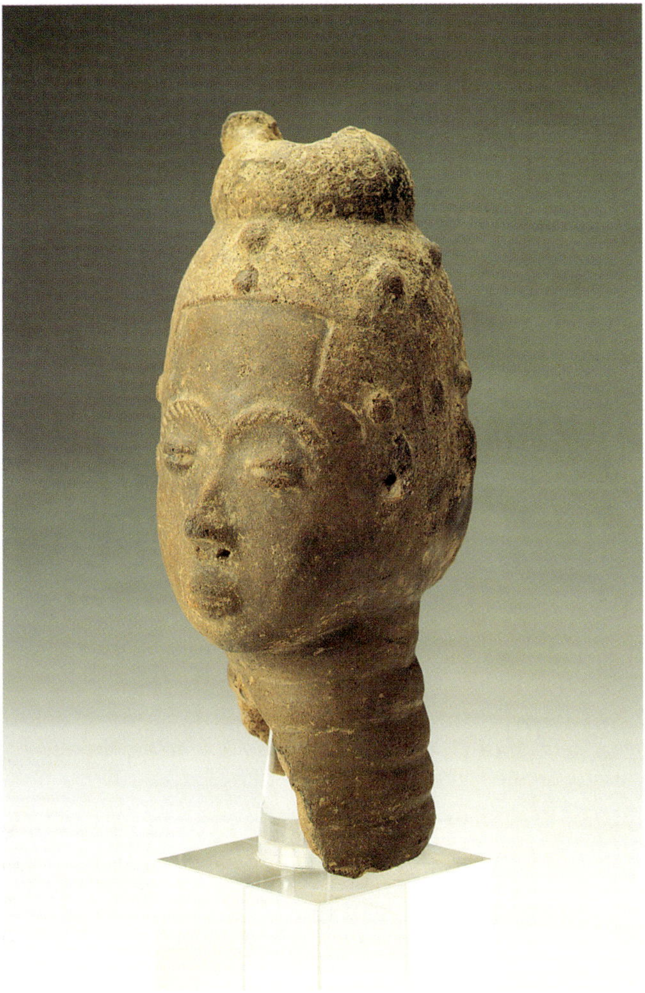

Gedenkplatz neben Figuren hauptsächlich Köpfe zeigt.

Obwohl als »Porträts« ausgegeben, sind sie dies im westlichen Sinne ebensowenig wie die Figuren. Es werden lediglich Eigenheiten des Verstorbenen, zum Beispiel Frisur, Narbentatauierung oder Schmuck (bei Figuren) wiedergegeben, die ihn für seine Angehörigen kenntlich machen. Nach der Tradition blickt der Künstler dabei in eine Schüssel voll Wasser oder Palmöl, um die Gesichtszüge des Toten zu erahnen.

Auch die Köpfe waren nur den Verstorbenen der königlichen Familien und denen, die ihnen gedient hatten, vorbehalten und wurden meist 40 Tage nach dem Ableben (im Idealfall, wenn der Tote den Ahnenstatus erreicht hatte) bei den Trauerfeierlichkeiten verwendet und auf das Grab oder den Grabplatz gestellt.

Die Formen variieren auch innerhalb derselben Fundplätze erheblich, doch lassen sich verschiedene Stile ausmachen, die einzelnen Regionen des Akan-Landes eigen sind, wie Hemang-Twifo, Ahinsan-Adanse, Fomena-Adanse, Kwahu sowie Aowin, Agona-Asafo, Fante, Krinjabo u. a.

Lit.: Cole/Ross, 1977; Drost, 1967; Ghana Museum, s. d.; de Grunne, 1980; Holas, 1951; McLeod, 1981; Rattray, 1927; Schaedler, 1985; Stößel, 1981

Goldgewichte

Wie oben ausgeführt, war neben dem Sklavenhandel auch der Handel mit Gold, das in großen Mengen gefördert wurde, eine der Grundlagen des Ashanti-Reiches und noch bis zum Anfang dieses Jahrhunderts war Goldstaub die Währung des Landes. Bei jedem Kauf oder Verkauf mußte dieser Goldstaub abgewogen werden, wozu man neben Naturgewichten (Samen, Muscheln, Knochen etc.) auch Metallgewichte, die heute sogenannten Goldgewichte verwendete.

Dies sind Miniaturdarstellungen von Menschen, Tieren und Pflanzen, von Geräten und geometrischen Formen, die unter den Metallgüssen der Akan-Völker in großer Vielfalt zu finden sind. Die Bedeutung der Akan-Güsse liegt jedoch neben ihrer Funktion als Gewichte zum Wiegen von Goldstaub in der Vielfalt ihrer künstlerischen und kulturellen Aussagekraft. Man kann sie ohne weiteres als die beziehungsreichste aller afrikanischen Kunstformen ansehen; sie hat mehr Verbindung zur Literatur als irgendeine andere und umschließt den gesamten Lebensablauf des Menschen mit seinem fast unerschöpflichen Reichtum an darstellbarer Objektbezogenheit.

Man unterscheidet zwei grundsätzlich verschiedene

Abb. 72
Goldgewicht aus Gelbguß in Gestalt eines Reiters; Akan, vermutlich Baule

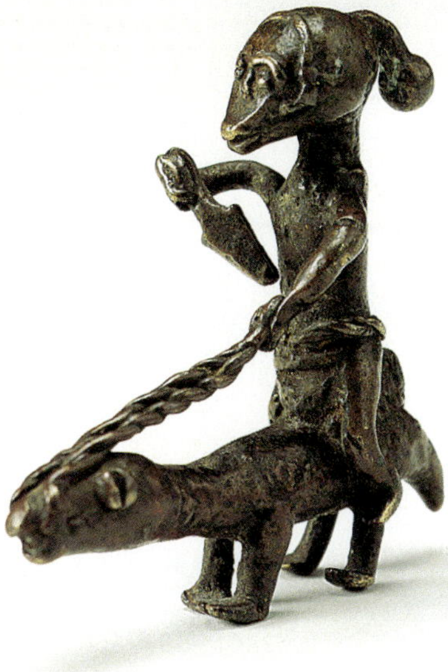

Typen von Gewichten: die figürlichen Darstellungen, die teilweise auch Sprichwörter versinnbildlichen, und die geometrischen Gewichte. Letztere sind überwiegend rechteckig und zeigen auf ihrer Oberseite die mannigfaltigsten Ornamente. Die figürlichen Darstellungen, deren Entwicklung man bereits vor die Mitte des 18. Jahrhunderts datiert (auch die Baule haben solche; ihre Auswanderung/Genese liegt vor dieser Zeit), weisen einen verhältnismäßig einheitlichen Stil auf. Sie umfassen Beispiele verschiedenster Art aus Flora, Fauna, von Menschen und der materiellen Kultur. Bei den Menschenfiguren, die einzeln oder in Gruppen vorkommen, sind Fürsten, Krieger, Jäger, Bauern und Zauberer vertreten; seltener Fremde (Europäer) oder Reiter.

Zum Zubehör der Gewichte gehören Löffel, teilweise aus Silber gearbeitet, Blasschaufeln, Waagen und Dosen zum Aufbewahren des Goldstaubs.

Lit.: Crownover, 1977; Fischer/Himmelheber, 1975 u. 1981; Garrard, 1980; Gidal, 1971; von Graffenried, 1992; Haaf, 1974; Kjersmeier, 1948; Lahaderne, 1981; McLeod, 1971, 1981; Menzel, 1968; Nitecki, 1982; Plass, 1951, 1967; Rattray, 1927; Trebbin, 1989; van Rijn/Leyten, 1979; Vömel, 1988; Weber-Brosamer, 1993

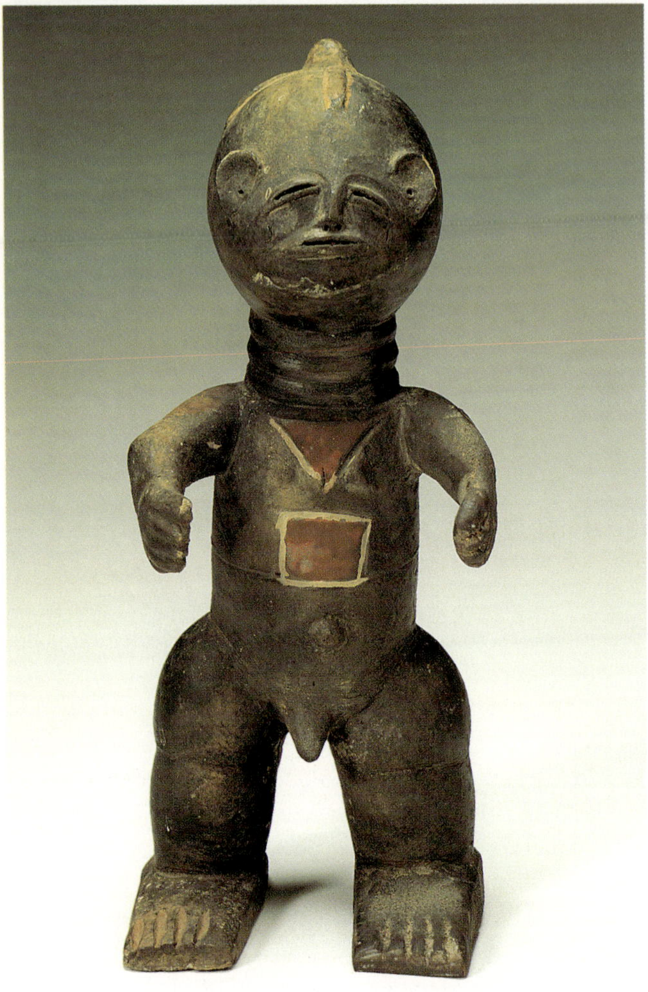

Abb. 73
Männliche Figur aus schwärzlich geschlämmter Terrakotta, teilweise weiß und rot bemalt, Fante, 31 cm

Fante (Fanti)

Die Fante leben mit etwa 170 000 Menschen im Zentrum des Küstenstreifens von Ghana. Zusammen mit den Engländern konnten sie in den sogenannten Ashanti-Kriegen Ende des vorigen Jahrhunderts ihren großen Widersacher, das Ashanti-Reich, besiegen. Aus dieser militärischen Vergangenheit resultierten als eigenwillige

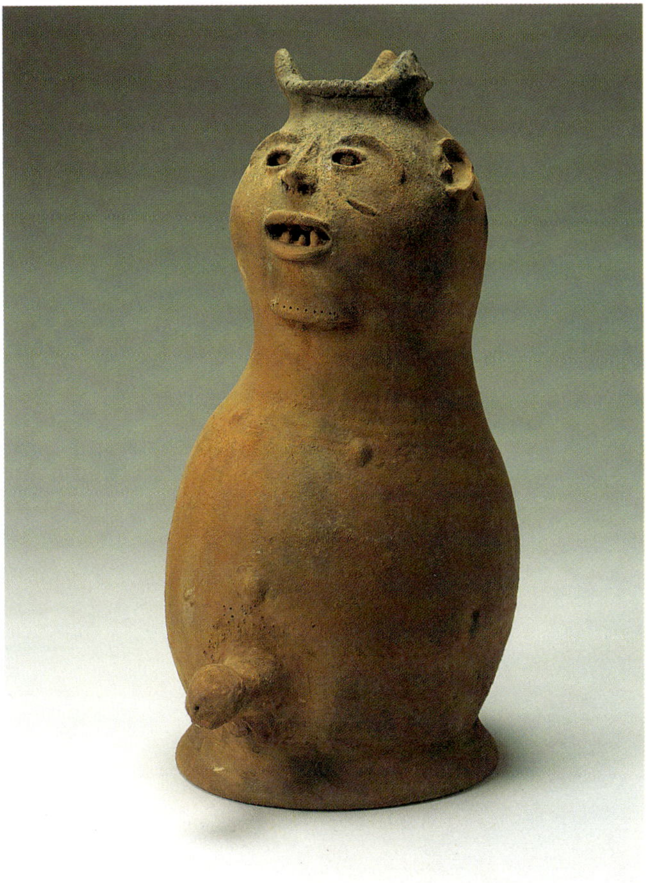

Abb. 74
Rechts und unten:
Terrakotta-Kopf und
-Figur von einer
Beopferungsstätte
für die Ahnen,
Ewe/Fon,
30 u. 55 cm

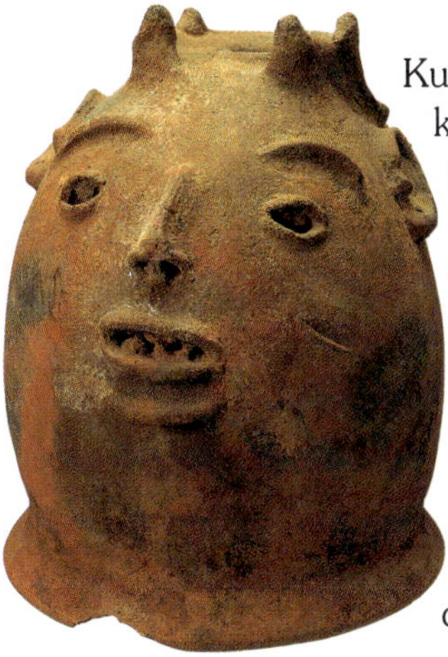

Kunstformen der Fante die von den Militärkompanien, *Asafo*, verwendeten Flaggen, sowie deren Häuser, *asasofie* oder *posuban*: Dies sind Konstruktionen, die den seit dem 16. Jahrhundert von den Europäern errichteten Forts und Burgen nachempfunden sind. Sie vereinigen in sich eine Vielzahl von Architekturelementen, sind mit Figuren und szenischen Darstellungen geschmückt und haben den Zweck, als Zeugnisse des Ruhms der *Asafo*-Kompanien zu dienen.

Ihre sakrale Kunst ist dagegen stark mit der der Ashanti verwandt. Wie diese fertigen sie auch Gedenkköpfe und -Figuren sowie Gefäße aus gebranntem Ton, Fruchtbarkeitspuppen – mit rechteckig-langgestreckten statt runden Köpfen – Figuren aus Holz, jedoch, wie auch die meisten übrigen Akan-Gruppen, keine Masken.

Lit.: Cole/Ross, 1977; Preston, 1975

Ewe

Als große Volksgruppe im Süden Togos und den angrenzenden Gebieten in Ghana, stellen die Ewe (in Togo) mit fast 1 Million Menschen etwa ein Viertel der Bevölke-

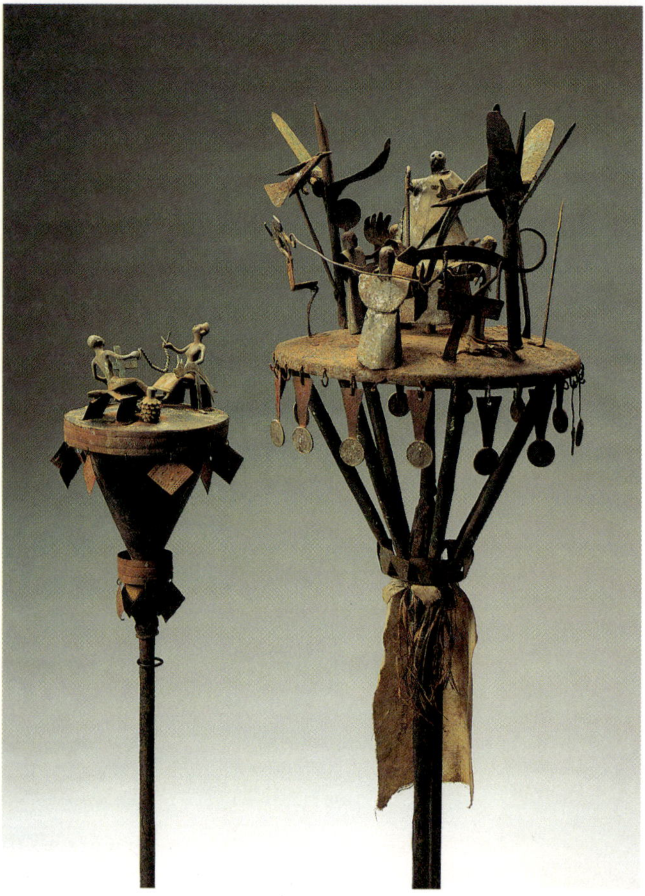

Abb. 75
asen aus Abomey (lks.) und Ouidah, Fon

Abb. 76
voodoo-Figur aus Lehm mit Kaurischnecken in den Augen und Beopferungsrelikten, Fon, 32 cm

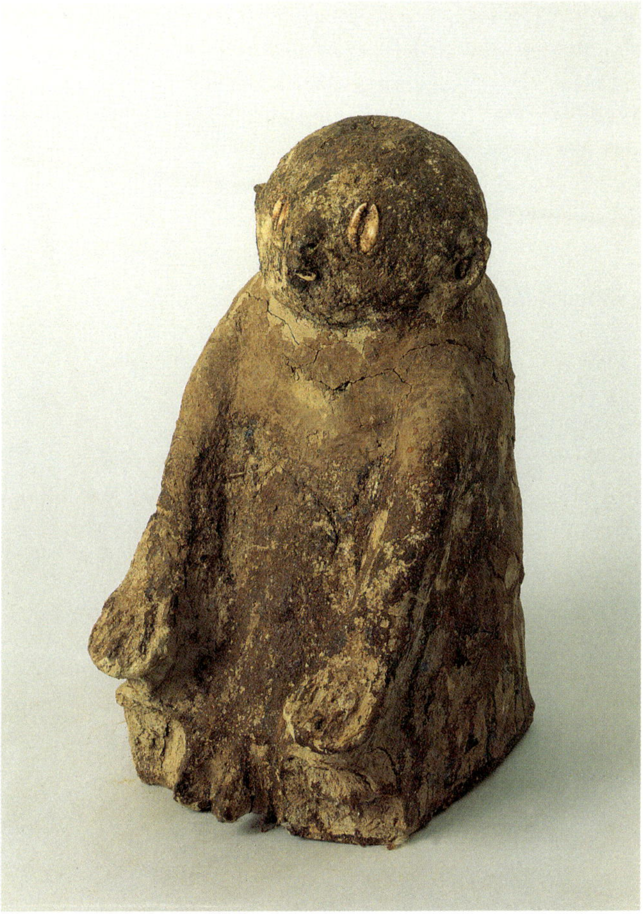

rung. Neben den als *venavi* bezeichneten Zwillingsfiguren, die bei den Ewe wie bei den Yoruba für verstorbene Zwillinge angefertigt werden und den sogenannten *Colon*-Figuren, sind es vor allem die aus Terrakotta hergestellten Köpfe und Halbfiguren, die erst in jüngster Zeit die Ewe auf dem Kunstmarkt bekanntgemacht haben. Sie werden auf Ahnenaltäre gestellt, u. a. mit Hirsebrei beopfert (durch eine mit einem Loch versehene kleine Plattform) und sind vor allem an der Grenze zwischen Ewe und Fon, die ungefähr gleichzeitig die Staatsgrenze zwischen Togo und Benin darstellt, gebräuchlich. Ihre Bezeichnung *kronkronbali* (= »Kinder von damals«) macht die Wiedergeburtsvorstellungen der Ewe deutlich, die eine gewisse Gleichsetzung von Geburt und Tod beinhaltet: Das eine ist Herkunft, das andere Rückkehr.

Lit.: Huber, 1965; Hübner & Eisenburger, 1996; Jahn, 1980, 1983; Mobolade, 1973; Merlo, 1975; Schaedler, 1987; Werewere-Liking, 1987

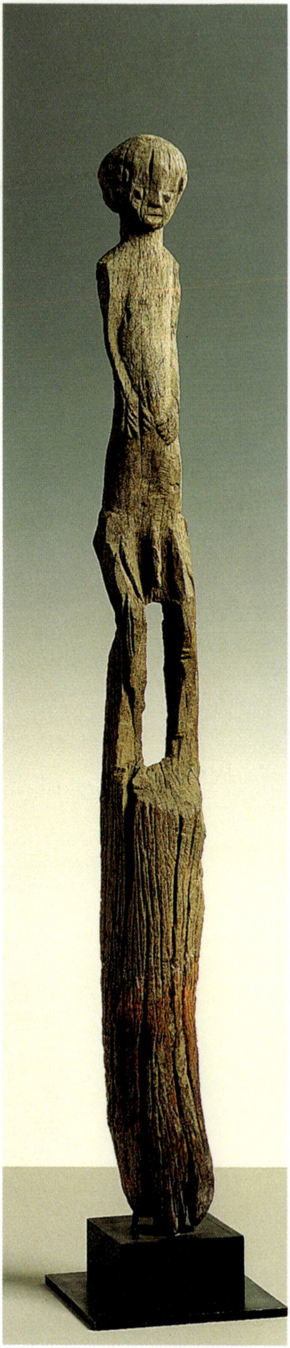

Fon

Nicht nur eine Volksgruppe, sondern auch Gründer des alten Königreiches Dahomey sind die Fon im heutigen Staat Benin (nicht zu verwechseln mit dem Königreich Benin, weiter östlich in Nigeria). Mit etwa 1,2 Millionen Menschen bewohnen sie den südlichen Teil des Landes, zusammen mit den ihnen verwandten Nago und kleineren Gruppen an der Küste. Das Reich Dahomey bestand vom 17. bis zum Ende des 19. Jahrhunderts und verdankte seinen Aufstieg vor allem einem ausgedehnten Sklavenhandel. Berühmt wurde das Königreich durch sein »Amazonenheer« und die Opferung von Hunderten von Sklaven oder Gefangenen bei den alljährlichen Ahnenfesten. Während König Gèzô (1818–1858) noch den Übergang vom Sklavenhandel zum Ölhandel meistern konnte, sah sich sein Sohn Glélé bereits mit ökonomischen Problemen konfrontiert; sein Enkel Béhanzin verlor schließlich Ende des Jahrhunderts den Widerstandskampf gegen die Franzosen.

In künstlerischer Hinsicht sind die Fon vor allem durch ihre Metallarbeiten bekannt geworden, die für Kult und Hof aus Eisen, Bronze, Silber und Messing hergestellt wurden. Die dabei verwendete Technik war unterschiedlich. Man zog z. B. über ein geschnitztes Objekt eine Silberfolie (ähnlich der Goldfolientechnik der Akan/Baule), wie bei einem wohl zum Schatz des berühmten Kö-

Abb. 77
bochio-Figur, Fon, 188 cm

nigs Béhanzin gehörenden Perlhuhn, oder goß aus Bronze. Eine Altarfigur wiederum, über einen Meter groß, ist ganz aus Messingplatten zusammengesetzt; sie befindet sich im Musée de l'Homme in Paris und stellt den Eisen- und Kriegsgott *Gun* dar.

Ein besonderer Reiz liegt auch in den *asen*, den tragbaren Eisenaltären. Diese *asen* sind Stätten, auf denen der Geist eines Toten sich niederlassen kann – greifbare Erinnerungsobjekte der gegenseitigen Abhängigkeit der Lebenden und Toten. *Asen* repräsentieren den Wunsch, die Ahnen und Würdenträger des Ortes zu verehren und bestehen aus einer eisernen Stange, auf der sich eine runde Plattform befindet, gestützt von runden Verstrebungen. Darauf sind entweder einzelne Gelbgußfiguren (aus Abomey) oder aber ganze Szenen aus Eisen und Blech angebracht (aus Ouidah an der Küste); letztere stellen meist den Verstorbenen als Würdenträger dar, umgeben von bestimmten, für seine Persönlichkeit charakteristischen Symbolen. Daneben existieren auch einfache *asen*, nur mit eisernen Glocken und Vögeln geschmückt, aber auch solche mit zwei oder mehreren Plattformen. Der *asen*-Kult in seiner heutigen Form geht vermutlich auf die Mitte des 19. Jahrhunderts zurück, die Verwendung von Gelbguß-Figuren, wie sie in Abomey üblich sind, auf die Zeit nach 1892, da der Guß nach der verlorenen Form erst in diesem Jahr in Dahomey eingeführt wurde.

Bis dahin wurden neben den wenigen figürlichen Arbeiten für Kult und Hof vor allem die sogenannten »Rekaden« – aus der Kriegsaxt entwickelte Kommandostäbe der Herrscher – gearbeitet, auf deren Klingen aus Eisen oder Gelbguß die Wappenzeichen erscheinen.

An Kultfiguren aus Holz sind es fast ausschließlich die *bochio* genannten Schutzfiguren, die auf Dorfplätzen aufgestellt und regelmäßig beopfert werden. Dabei zeigen die *bochio*-Figuren der Fon mit großem Penis eine große Affinität mit *Legba* (*Elegba*), dem Pendant zu *Eshu*, den die nachbarlichen Nago wie die Yoruba als sogenannten

»trickster god« verehren. Während aber bei den Yoruba die erotische Qualität des *Eshu* gegenüber seinen anderen Eigenschaften völlig zurücktritt, zeigt sie sich ausgeprägt bei den Nago und bei den Anhängern der Yoruba-Religion Mittelamerikas. Doch wird *Legba* häufig auch in Lehm dargestellt, ebenso wie Figuren, die dem *Voodoo* dienen.

Lit.: Adandé, 1962; Bay, 1985; Chesi, 1979, 1983; Forbes, 1851; Freyer, 1993; Glélé, 1974; Hübner & Eisenburger, 1996; Lobsiger-Dellenbach, 1946; Savary, 1975; Waterlot, 1926

Yoruba/Nago

Mit 21 Prozent und damit fast 20 Millionen Menschen stellen die Yoruba nach den Hausa die zweitgrößte Volksgruppe Nigerias. Sie bewohnen einen Großteil des Südwestens des Landes und angrenzende Teile Benins.

Das Gebiet der Yoruba zerfällt in viele Königreiche, von denen Oyo im Westen das größte und älteste ist. Auf der Höhe seiner Macht erstreckte es sich vom mittleren Niger bis zur Küste im Süden und ins heutige Benin (früher Dahomey). Im Osten befinden sich die kleineren Reiche von Ekiti, die heute oft nur aus einem größeren Ort mit einigen umliegenden Dörfern bestehen. Daneben gibt es u. a. die Reiche Egba, Ife, Ijebu, Ijesha, Ondo und Bunnu. Obwohl diese einzelnen Reiche oder Stadtstaaten untereinander unabhängig waren, verband und verbindet sie neben der nationalen Einheit noch heute eine gemeinsame Kultur, die aus der gleichen mythologischen Wurzel, dem alten Königreich von Ife (s. u.), entspringt. Ife, ein Ort im Zentrum des Yoruba-Gebietes, wurde vor allem wegen seiner dort von Frobenius u. a. gefundenen Terrakotten und Bronzen berühmt. Sie gehören zu den bedeutendsten Beispielen afrikanischer Kunst überhaupt.

Nur einige der Yoruba-Könige gelten als direkte Nachfahren eines der sechzehn Kinder von *Odudua*, dem *Orisha*, der bei der Erschaffung der Welt mithalf und erster König der Yoruba wurde. Dem Mythos zufolge gab *Odudua* jedem seiner sechzehn Kinder eine Krone mit

Abb. 78
Maske der *Gelede*-Gesellschaft,
Yoruba, 33 cm

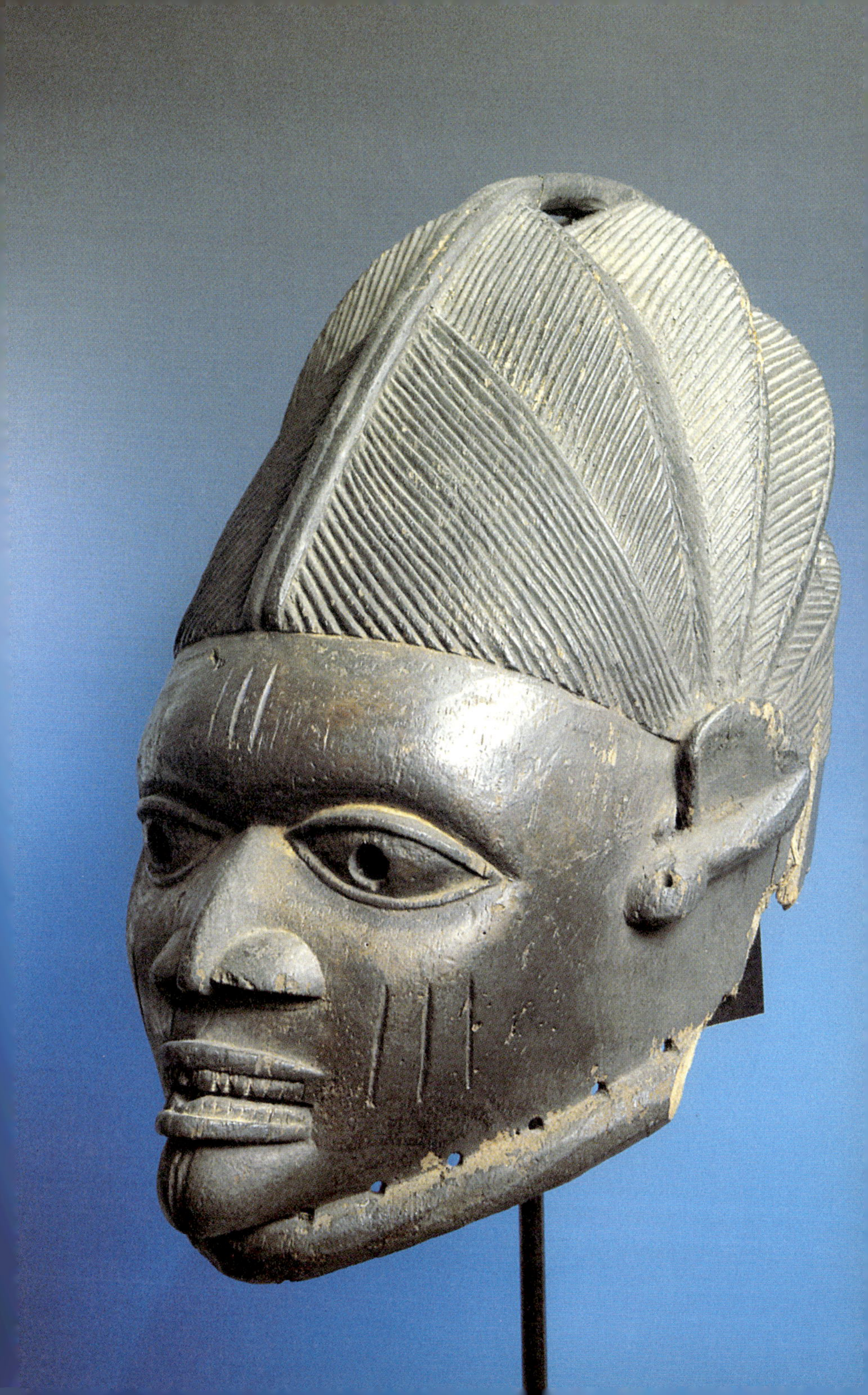

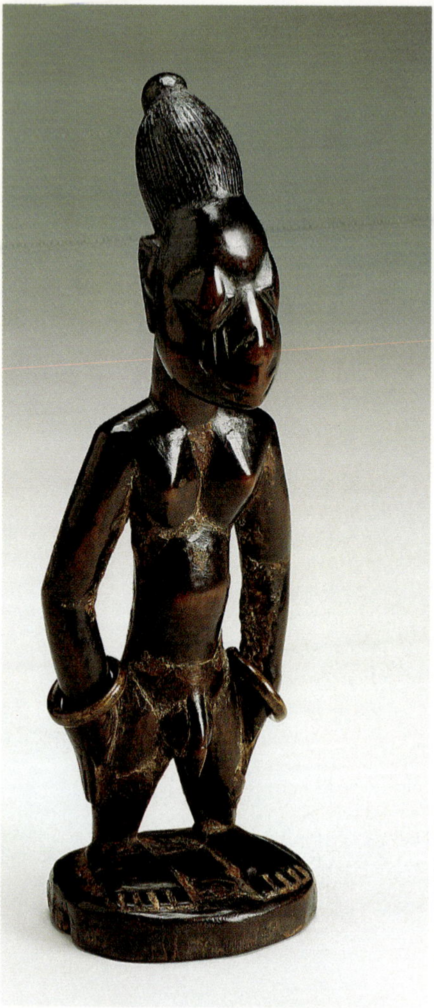

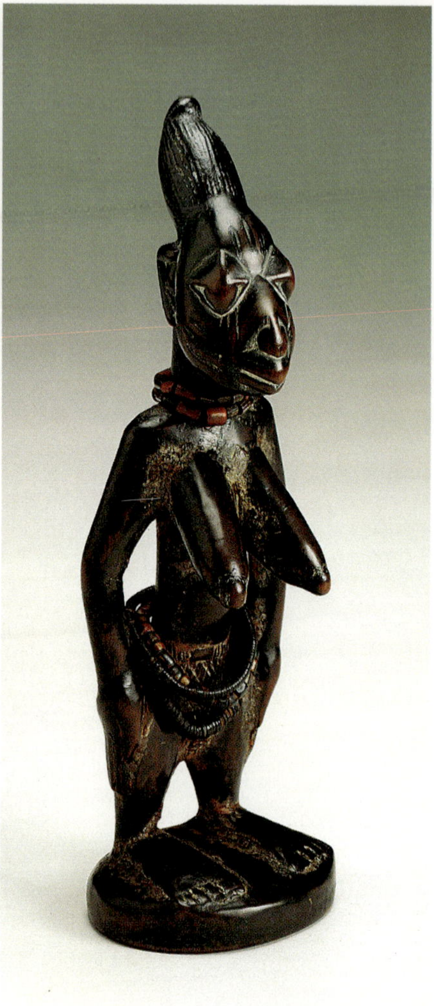

Glasperlen und entsandte sie, damit sie fern von Ife ihre eigenen Reiche gründeten.

Die Religion der Yoruba, ein komplexes System, etwa dem altgriechischen Pantheon vergleichbar, sieht als Hochgott *Olorun* an, der allerdings nicht selbst direkt tätig wird und dem deshalb auch kein eigener Kult dient. In das Schicksal des Menschen greifen vielmehr die *Orisha* als Mittler zwischen den Menschen und Gott ein. Jeder der

Abb. 79
Zwei Zwillingsfiguren aus Igbomina, *ere ibedji*; Schmuckketten, Messingreifen, Yoruba, 27 u. 28 cm

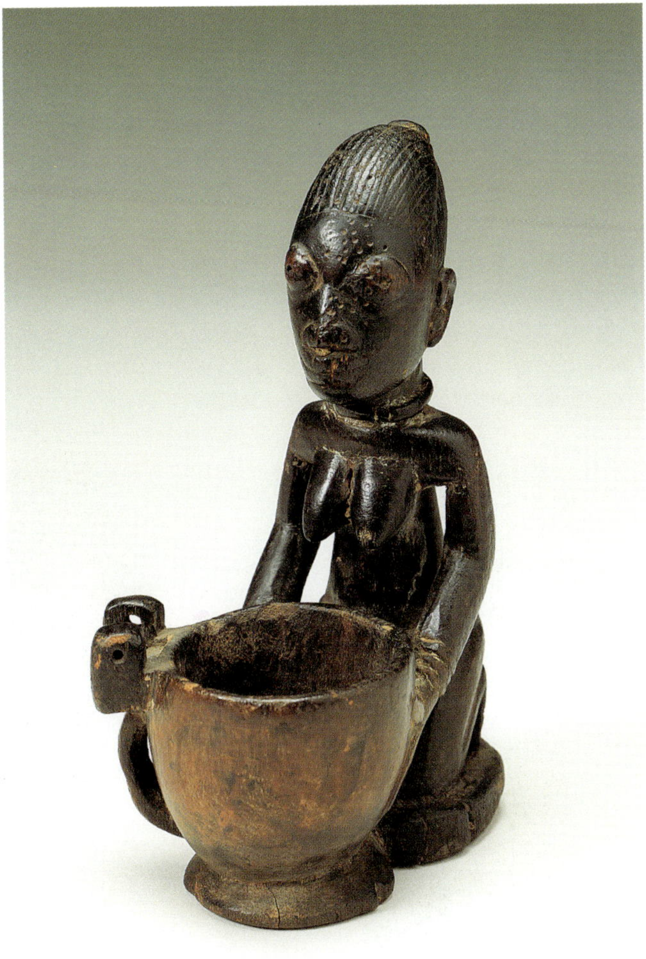

Abb. 80
Schalenträgerin,
Yoruba, 24,5 cm

Orisha genießt seinen eigenen Kult. *Orisha* sind ursprünglich Naturerscheinungen oder vergöttlichte Könige des Mythos, wie *Shango*, der Donnergott, der mit einem früheren Oyo-König identifiziert wird. Auf den kultischen Geräten, erscheint *Shango* in Gestalt eines Symbols, der Doppelaxt, die meist von einer Priesterin, gelegentlich aber auch von einem Reiter oder einem Hermaphroditen getragen wird und dann *oshe shango* heißt.

Jeder der *Orisha* wird mittels einer kultischen Vereinigung, die von einer organisierten Priesterschaft angeführt wird, besonders verehrt. Der einzelne Gläubige gehört in der Regel einer oder beiden Kongregationen der Eltern an, kann aber auch im Laufe des Lebens durch einen prophetischen Akt gewiesen werden, die Mitgliedschaft zu ändern.

Obwohl so jeder einzelne einer bestimmten *Orisha*-Kongregation angehört, hat doch in bezug auf die Gemeinschaft der Gläubigen jeder *Orisha* eine besondere Funktion zu erfüllen und ist auch gewissermaßen Schutzpatron für ganze Berufsgruppen. So wird *Ogun*, der mit

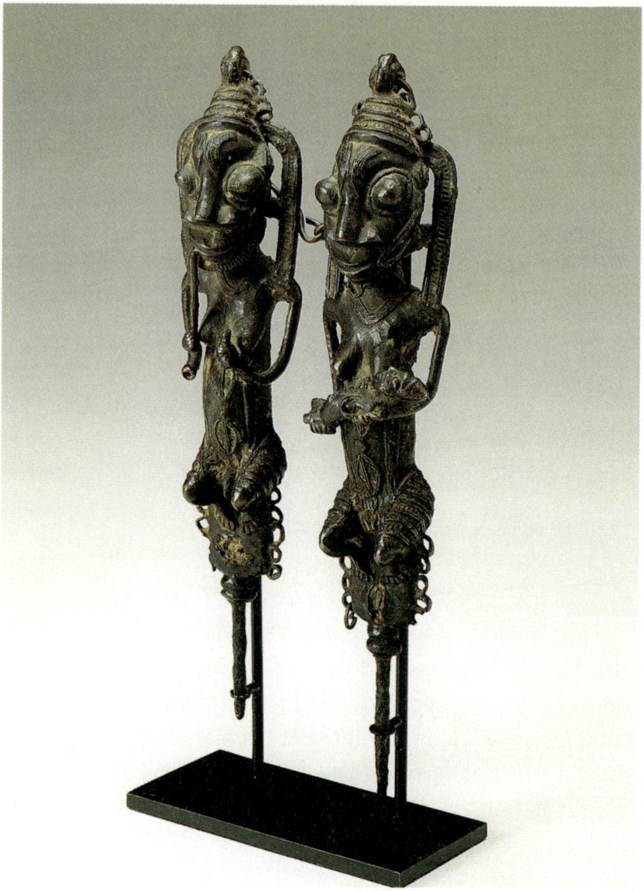

Abb. 81
Paar *edan*-Stäbe aus Bronze für die *Ogboni*-Gesellschaft, Yoruba, 28 u. 29,5 cm

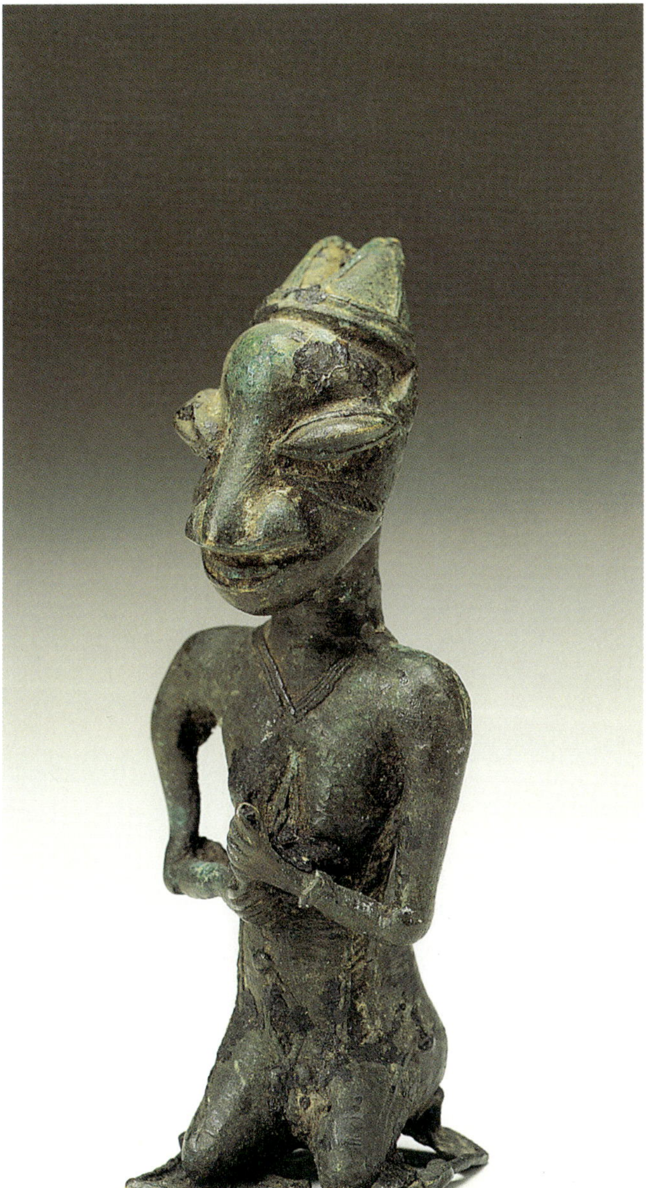

Abb. 82
onile-Figur für die *Ogboni*-Gesellschaft, Bronze, Yoruba, 14,5 cm

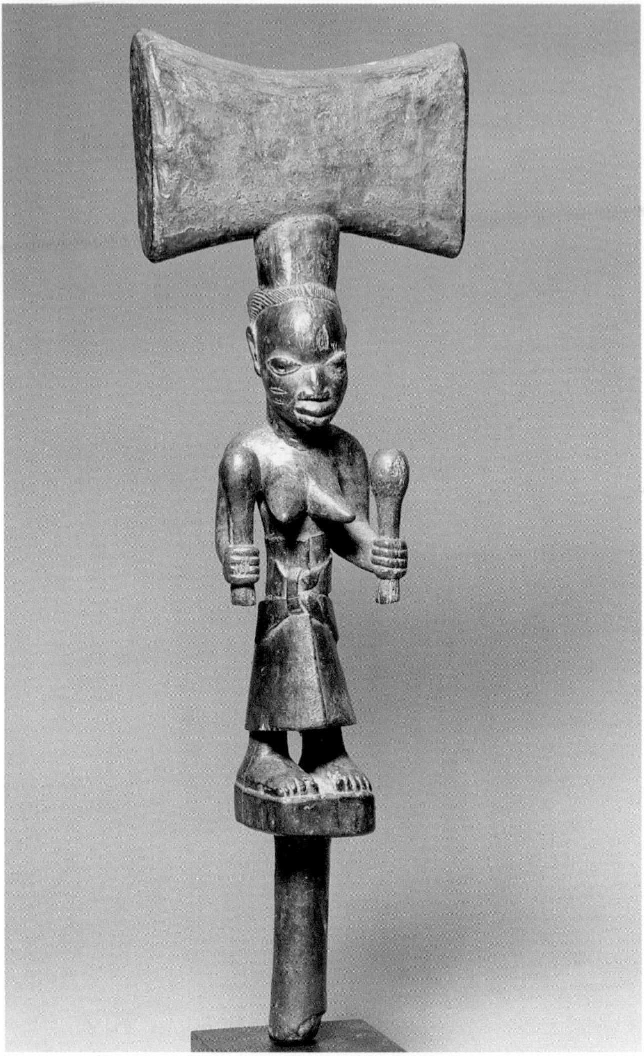

Abb. 83
Ritualstab *oshe shango*, in Gestalt einer Adorantin mit dem Doppelaxt-Symbol auf dem Kopf und je einer Rassel (*shere*) in den Händen, Yoruba

Krieg und Eisen assoziiert ist, von Schmieden, Jägern und Kraftfahrern verehrt, aber auch von Schnitzern sakraler Gegenstände, die ja bei vielen Volksgruppen im Profanberuf Schmied sind. *Orisha Oko* wiederum ist für den Ackerbau und *Shopona* für die Pocken verantwortlich. Eine besondere Rolle unter den *Orisha* spielt *Eshu*, der selbst dargestellt wird und einen langen Zopf oder eine Zipfelmütze trägt. Seine Funktion hat schelmischen und erzieherischen Charakter und erinnert in etwa an die schillernde Gestalt Till Eulenspiegels: Mit seinen Machenschaften verursacht er Ärger und Streit unter den Menschen und verführt sie dazu, die anderen *Orisha* zu beleidigen, so daß ihnen geopfert werden muß. Andererseits bringt er die Menschen durch seine Schelmereien dazu, sich ihrer Unzulänglichkeit gegenüber der göttlichen Macht bewußt zu werden. Wie sehr *Eshu* im Alltagsleben präsent ist, zeigt sich auf den Marktplätzen, wo immer ein kleiner *Eshu*-Altar vorhanden ist, auf dem ihm täglich Palmöl geweiht wird.

Die Kraft, die alles ordnet, die Personifikation göttlicher Weisheit ist demgegenüber *Ifa*, ein komplexes System der Prophezeiung, durch die der Wille der Götter erforscht und Unheil abgewendet wird.

Einen besonderen Platz im weltanschaulichen System der Yoruba nehmen Zwillinge ein. So ist tatsächlich einer von Zwillingen das Seelendouble des anderen. Dies bringt verschiedene Probleme mit sich, und deshalb sind Zwil-

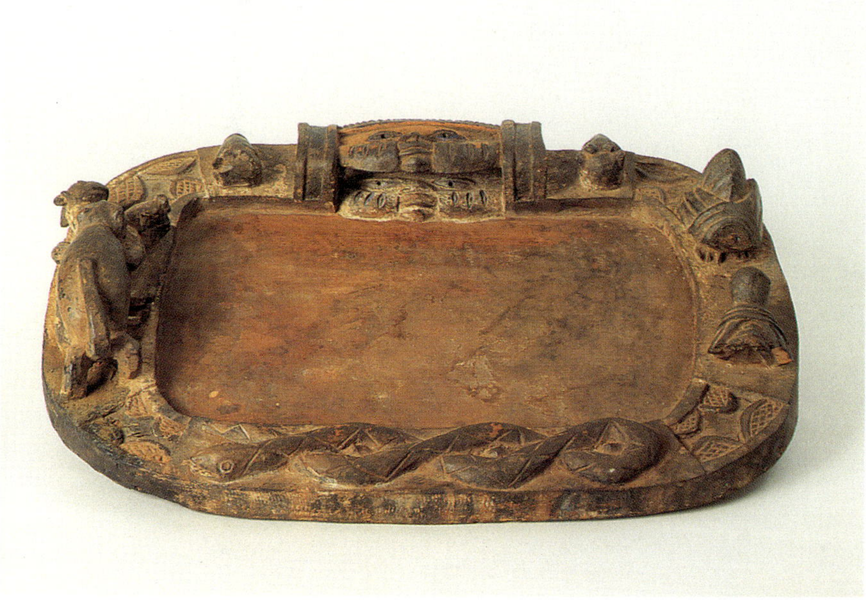

Abb. 84
Orakelbrett *opon ifa* mit zwei Köpfen des *Eshu*, Yoruba, 39 × 27 cm

linge Gegenstand besonderer Riten: Wenn einer oder beide Zwillinge sterben, werden kleine Figuren, *ere ibedji*, geschnitzt, um sie weiterhin in der Familie zu vergegenwärtigen.

Abgesehen von der Tatsache, daß es bei den Yoruba besonders viele Zwillinge gibt – die Geburtsrate ist mit etwa 45 pro Tausend viermal so hoch wie z. B. in den USA oder in England –, genießen sie in der Familie besonderes Ansehen, stellen aber keine Außenseiterposition innerhalb der Ethnie dar. Die Körper der *ere ibedji* bestreicht die Mutter mit Rotholzmehl (*osun*) und färbt die

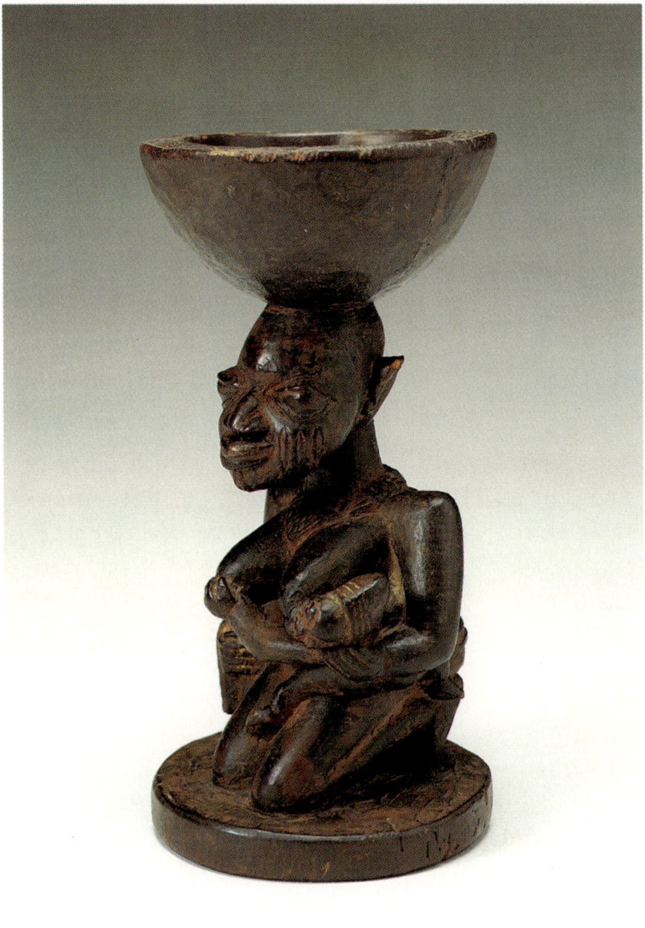

Abb. 85
Schale zum Aufbewahren von Palmnüssen *ajere ifa* für das *Ifa*-Orakel, Yoruba, 26 cm

Abb. 86
Großer Ritualtopf aus Terrakotta mit Frauen- u. Mutterfiguren, sowie Krokodilen und Schlangen modelliert; Reste verschiedener Farben, Yoruba, 39 cm

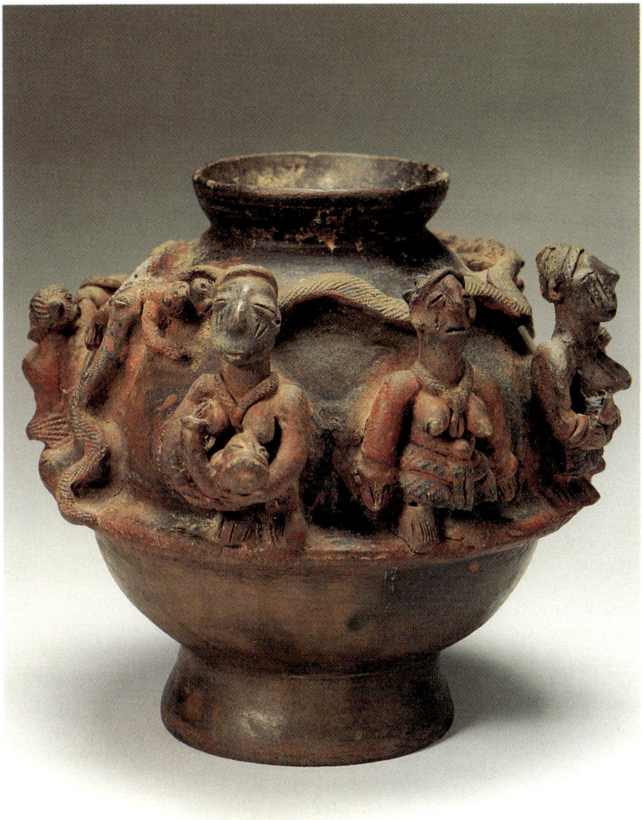

meist kunstvoll gearbeitete Frisur mit Indigo oder dem leuchtenderen »Wäscheblau«. In einigen Gegenden werden die Gesichter mit Kreide eingerieben. Schließlich erhalten die *ere ibedji* häufig Arm- und Beinreifen aus Kupfer oder Messing, Ketten aus Kaurischnecken, Glasscheiben oder Glasperlen. Dabei gelten die Armreifen *Oshun*, dem *Orisha* der Flüsse, der denjenigen Kindersegen bringt, der sie verehrt; die Beinreifen haben die Aufgabe, vor *Abiku* zu schützen, der die Kinder in den Tod zieht. Manchmal wird ihnen eine Mütze genäht, öfter ein Mäntelchen aus Stoff, das mit bunten Glasperlen oder Kaurischnecken besetzt ist; die Kaurischnecken, die früher in ganz Afrika als Zahlungsmittel verwendet wurden, symbolisieren dabei den Reichtum, den die Existenz von Zwillingen verspricht. Die Figuren werden gewöhnlich am Familien-Zwillingsaltar, im Schlafraum der Mutter oder in einem besonderen Schrein aufgestellt, aber auch mitgeführt. Sie werden regelmäßig gewaschen, eingerieben und gefüttert. Werden diese Rituale nicht befolgt, kann Unheil, Krankheit und Unfruchtbarkeit hereinbrechen. Die Zwillinge haben die Macht, diejenigen zu schützen, die sie ehren, aber auch zu strafen und sogar den Tod desjenigen herbeizuführen, der sie vernachlässigt.

Die Form der *ere ibedji*, deren Familienstil sich in Einzelfällen über hundert Jahre zurückverfolgen läßt, unterscheidet sich ganz nach der Region, aus der sie kommen. Die typische Form ist die eines nackten, sexuell ausgereiften, erwachsenen Menschen mit angelegten Armen, der auf einem Sockel steht. Lediglich im südwestlichen Teil des Yoruba-Landes sind Figuren ohne Sockel mit frei hängenden Armen und geschnitzten Kleidern üblich. Der Großteil der *ere ibedji* läßt sich entsprechend seinem Stil einem bestimmten Dorf oder sogar einem bestimmten Schnitzer zuordnen.

In jüngster Zeit hat sich allerdings der Einfluß der fremden Religionen, die selbstverständlich den *ibedji*-Kult bekämpfen, teilweise stärker manifestiert: Es gibt bereits *ere ibedji*, die entweder mehr oder weniger stark abstrahierte Körper haben oder aber lediglich aus einem zylindrischen Stück Holz bestehen. Die Besteller dieser Plastiken konnten jeweils als Mohammedaner oder Christen identifiziert werden.

Weitere wichtige Institutionen der Yoruba sind der Ahnenkult *Egungun*, der Fruchtbarkeitskult *Epa bzw. Gelede*, der Geheimbund *Ogboni* sowie der Wassergeistkult bei den Ijebu-Yoruba.

Lit.: Abiodun/Drewal/Pemberton III, 1989; Beier, 1991; Bulmer, 1970; ; Drewal/Drewal, 1983; Fagg/Pemberton/Holcombe, 1982; Frobenius, 1926; Hammersley-Houlberg, 1973; Jantzen/Bertsch, 1993; Merlo, 1977; Nylander, 1969; Pemberton III, 1989; Sternberg, 1930; Stoll/Stoll, 1980; Thompson, 1971, 1976; Ojo, 1968; Roache, 1971; Segy, 1955; Witte, 1984

Die alten Kulturen Nigerias

Nok/Kotoko

Die geologischen Prozesse der Erosion und Akkumulation sind in Westafrika von derartiger Intensität, daß im Laufe weniger Jahrhunderte große Erdbewegungen hervorgerufen werden. Anders als z. B. in Europa gestalten sich archäologische Arbeiten deshalb als besonders

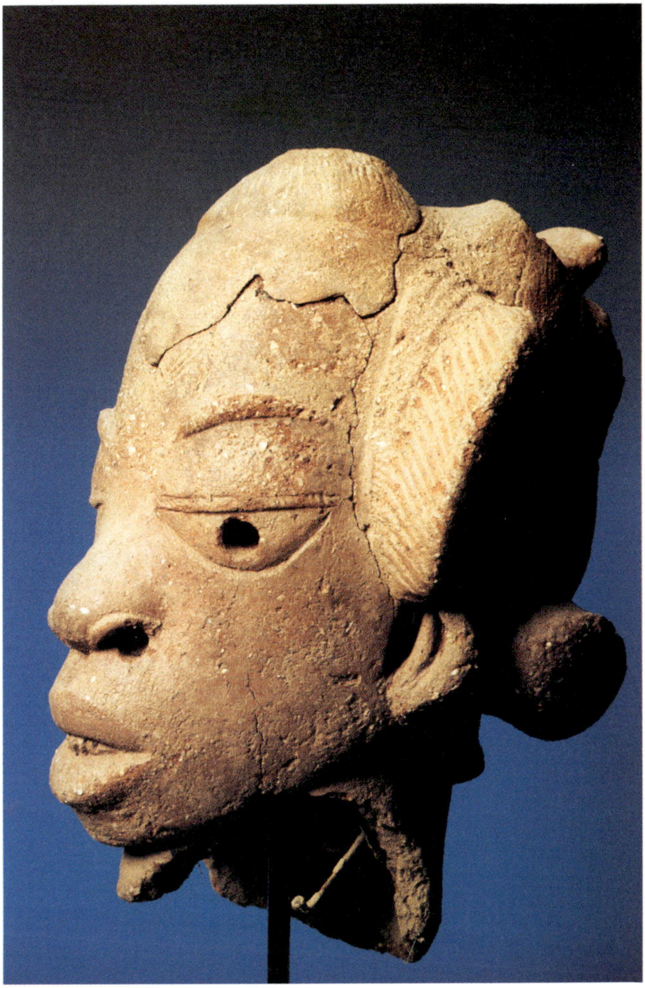

Abb. 87
Kopf aus beige-rötlicher Terrakotta mit kunstvoller Frisur und typischer Ausformung des Gesichts, mit durchbohrten Augen und durchbohrter Nase, Nok, 22 cm. Nach dem Ergebnis der Thermolumineszenz-Methode wurde der Kopf vor 2000 Jahren gebrannt.

schwierig und sind fast ausschließlich auf Zufallsfunde beschränkt. Ein solcher Zufall förderte in der vierziger Jahren dieses Jahrhunderts die bisher frühesten Zeugnisse schwarzafrikanischer Bildhauerei außerhalb Ägyptens zutage. Nach dem Fundort des ersten Tonkopfes im gleichnamigen Jaba-Dorf der Zaria-Provinz Nigerias, der bereits 1928 gefunden wurde, dessen historischen Wert man jedoch nicht erkannt hatte, nannte Bernard Fagg, der durch einen zweiten Kopf aufmerksam geworden war, diese Kultur Nok (Eyo/Willett).

Anhand geologischer, radiologischer und der Thermolumineszenz-Methoden wird diese Kultur in eine Periode zwischen 500 vor bis 200 nach Beginn unserer Zeitrechnung datiert. Kulturhistorisch sind die Schöpfungen der Nok-Kultur deshalb bemerkenswert, weil sie zum einen eine große Verschiedenartigkeit der konzeptionellen Form mit einer relativ durchgehenden Einheit des Stils in sich vereinigen, zum anderen aber eine Tendenz zur Betonung des Kopfes zeigen, wie sie auch in der jüngeren afrikanischen Kunst so verbreitet ist.

Erst in den beginnenden neunziger Jahren wurde weiter nördlich, bei Sokoto, eine weitere Fundstelle dieser Kultur entdeckt, deren Objekte – vorläufig nur Köpfe und Halbfiguren – einen ganz ähnlichen, jedoch etwas strengeren Stil aufweisen, aber auch in dieselbe Zeit datiert werden. Einige hundert Kilometer trennen die beiden Fundorte – es ist der künftigen Forschung vorbehalten, die Ausdehnung dieser Kultur und ihre eventuelle Tradierung zu ergründen.

Da die Objekte beider Fundorte sich sehr ähnlich sind, man also die gleichen Wurzeln, wenn nicht die gleiche Kultur unterstellen darf, werden die Kunstwerke, bis genauere Untersuchungen vorliegen, als Nok-Sokoto bezeichnet.

Lit.: Eyo/Willett, 1983; Fagg, 1959, 1977

Abb. 88
Großer Kopf mit Bart, Terrakotta, Nok-Sokoto, 34,5 cm.
Der Kopf zeigt die typischen Merkmale der Nok-Kultur – geriefte Frisur und gerieften Bart sowie durchlochte Augen, Nase und Mund, jedoch nur andeutungsweise den dreiecksförmigen Zuschnitt der Augen, wie er an den Köpfen aus Nok zu beobachten ist. Nach dem Ergebnis der Thermolumineszenz-Methode wurde der Kopf vor 1850 Jahren gebrannt.

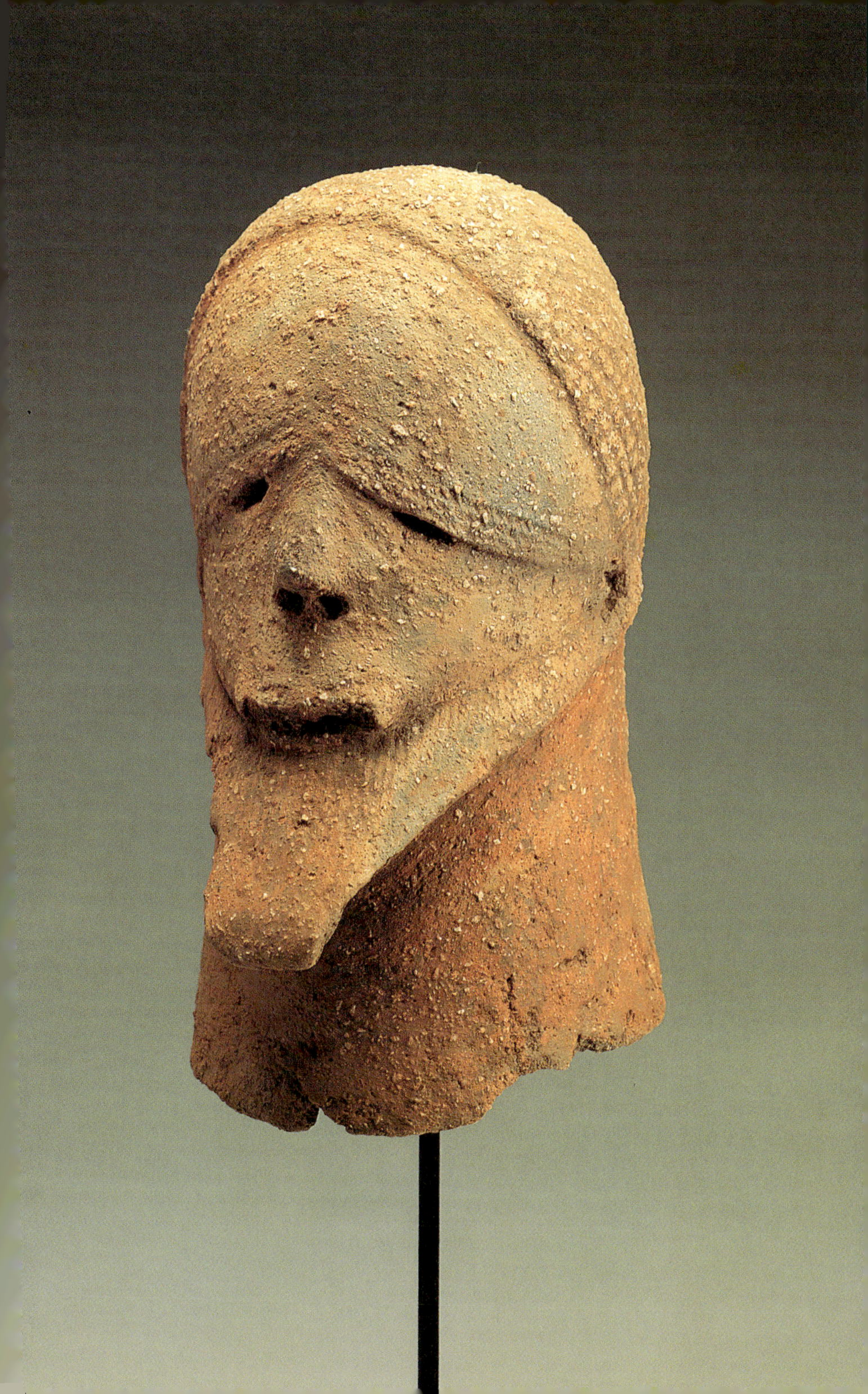

Ife

Ife ist nicht nur die heilige Stadt der Yoruba (s. o.) in Nigeria, sondern auch Fundort bedeutender Kunstwerke und heute noch die Residenz des *Oni*, des priesterlichen Oberhaupts der Yoruba-Religion und für die Yoruba das Zentrum der Welt: Alle Yoruba-Herrscher erhalten ihre Bestätigung durch den *Oni* von Ife, dessen göttliches Recht seiner angenommenen Abstammung von *Odudua*, einer der drei Gottheiten, die einst *Olorun* vom Himmel gesandt hatte, um die Schöpfung der Erde zu überwachen, entspringt.

1910 fand einer der berühmtesten deutschen Afrika-Forscher, Leo Frobenius, in Ife eine jener Bronzen, die heute noch als Perfektion künstlerischer und technischer Leistung gelten. Doch Frobenius' Entdeckung blieb der Kunstwelt weitgehend verborgen, obwohl er eine Reihe Terrakotta-Köpfe und andere Fragmente mit nach Deutschland brachte: Der Kopf des *Olokun* (*Ori Olokun*), der Frobenius gezeigt wurde, den er aber in Ife lassen mußte, ist bis heute verschollen – der im Museum von Ife gezeigte Kopf ist eine Kopie. Erst in den Jahren 1938/39, als bei der Aushebung einer Baugrube inmitten von Ife zunächst 13 Bronzeköpfe und später vier weitere zusammen mit dem Oberteil einer Figur zutage gefördert wurden, konnte das ganze Ausmaß dieser Funde vor Augen geführt werden.

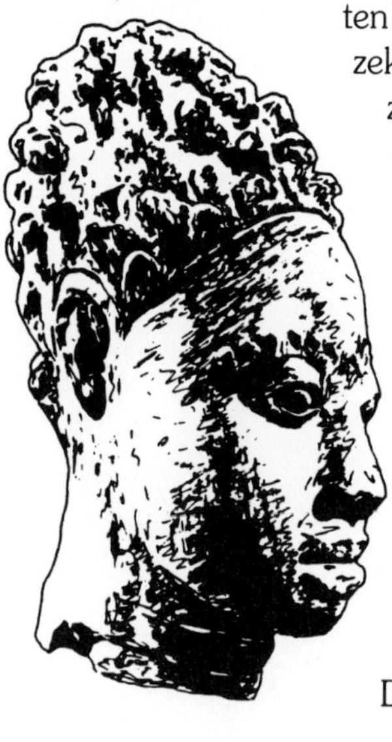

Abb. 89 Terrakottakopf, Ife, 18 cm; er wurde 1910 von Leo Frobenius am Olokun-Hain gefunden.

Mit Ausnahme eines Kopfes, der sich im Britischen Museum in London befindet, sind vermutlich alle bisher entdeckten Bronzen im Lande verblieben, ebenso wie ein großer Teil der Terrakotten. Die meisten Schöpfungen be-

Abb. 90
Die einzige echte (funktionell) Maske aus Ife; sie gilt als Abbildung Obalufons II., der auch als Alayemore bekannt ist; Bronze, 33 cm

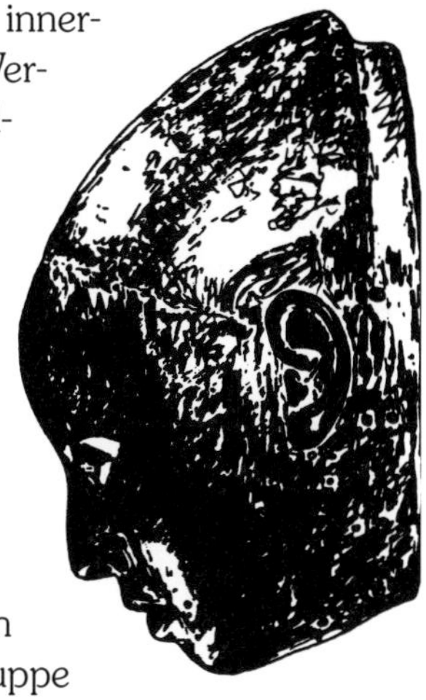

finden sich deshalb heute noch innerhalb der Stadt, am Ort ihrer Verwendung. Eines der bedeutendsten Kunstwerke Schwarzafrikas wird allerdings im Nupedorf Tada am Niger aufbewahrt. Es ist dies eine sitzende Bronzefigur von 50 cm Höhe, die allerdings fortgeschritteneren Naturalismus zeigt als die in Ife selbst gefundenen Stücke, aber möglicherweise zur Ife-Kunst gerechnet werden kann. Sie gehört zu einer Gruppe von zehn Bronzen, die als Tsoede-Bronzen (s. u.) bezeichnet werden und die sich – mit Ausnahme der von Giragi und einer von Jebba – sämtlich im National-Museum in Lagos befinden.

Von den in Ife vorhandenen Stücken – darunter auch solche aus Stein – ist neben den Terrakottaköpfen, die alle durch einen verfeinerten Realismus auffallen und oft geriefelt sind, eine Bronzemaske bemerkenswert, die als einzige bekannte echte (funktionell gemeint) Maske aus Ife gilt und vermutlich Obalufon II. darstellt; er soll der Neffe Oronmiyons und somit der dritte *Oni* von Ife gewesen sein.

Lit.: Allison, 1968; Eluyemi, 1975; Eyo, 1970; Eyo/Willett, 1980; Fagg/List, 1963; Willett, 1960, 1967a, 1967b, 1972

Die Tsoede-Bronzen

Tsoede, Held und Ahnherr der Nupe, soll nach der Legende im 17. Jahrhundert aus der Igala-Hauptstadt Idah eine Gruppe von zehn Bronzen in Nupe-Dörfer am Niger gebracht haben. Sieben dieser Objekte, die zu den größten Bronze-Plastiken Afrikas zählen, befanden sich in Tada, zwei in Jebba, während man die zehnte auf der Nigerinsel Giragi aufbewahrte (heute in Europa). Nur von der zuerst genannten sitzenden Figur nimmt man an, daß sie in Ife hergestellt wurde, während einige der übrigen tatsächlich in Idah entstanden sein mögen. Eine intensive Erforschung der mündlichen Überlieferungen hat ergeben, daß Tsoede, der übrigens auch den Bronzeguß eingeführt haben soll, bereits im 15. Jahrhundert geboren wurde – Anlaß zur Hypothese, daß eine künstlerische Querverbindung zwischen den Kulturen von Ife und Benin existiert haben könnte. Fraser nimmt an, daß zumindest für die sogenannte Gara-Gruppe nur Owo (siehe S. 161 f.) als Entstehungsort in Frage kommen könnte. Alle Tsoede-Plastiken, mit Ausnahme der weiblichen Figur aus Jebba, die bereits in den siebziger Jahren gestohlen wurde und der aus Giragi, befinden sich heute im National Museum in Lagos.

Lit.: Elisofon/Fagg, 1958; Fraser, 1975a, 1975b

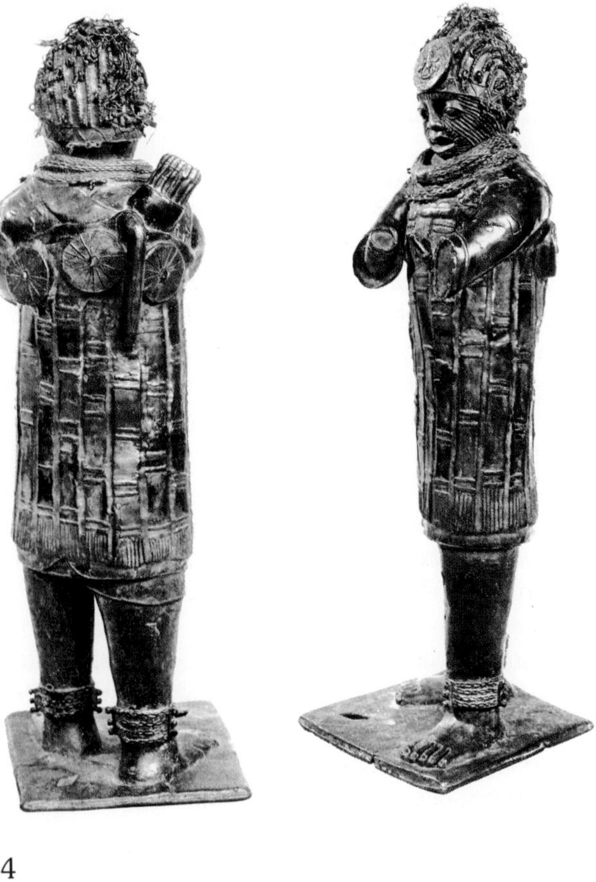

Abb. 91 Bogenschütze von Jebba, Bronze, 92 cm

Bronzewerkstätten am unteren Niger

Die Bezeichnung steht für eine Reihe von Kunstwerken aus diesem Metall, deren genauer Entstehungsort noch im Dunkeln liegt: Beispiele dieses Stilkomplexes sind an vielen Stellen zu beiden Seiten des Niger, von seinem Delta bis zum Zusammenfluß mit dem Benue, zum Vorschein gekommen, ohne jedoch einen Schwerpunkt erkennen zu lassen. Zwar wurden viele der betreffenden Stücke in Benin gefunden, sie fügen sich jedoch nicht in den Rahmen der regulären Benin-Kunst. Aus diesen Werkstätten kommen Gruppen und Figuren, Köpfe, Masken und Oberteile von Glocken in eindrucksvoller Gestaltung. Einige der Werke konnten inzwischen den Ijebu-Yoruba zugeschrieben werden, andere harren noch einer genauen Bestimmung.

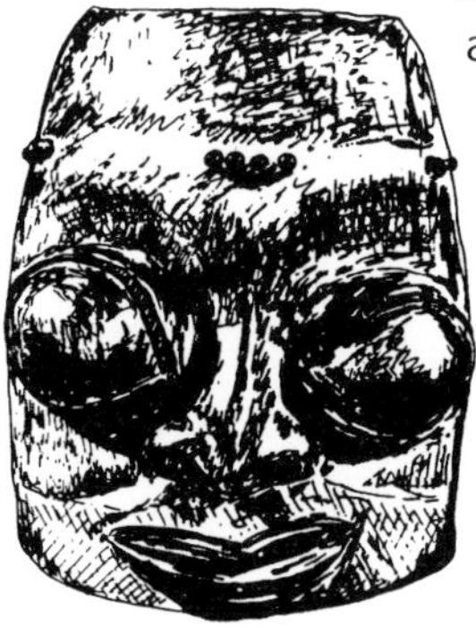

Abb. 92 Bronze-Kopf, 26,2 cm, 16./17.Jh., in Benin gefunden, zunächst den Bronzewerkstätten am unteren Niger, später als Arbeit der Ijebu-Yoruba vermutet.

Lit.: Drewal, 1989; Fagg/List, 1954; Horton, 1965; Leuzinger, 1970

Benin

Nahezu 500 Jahre ist es her, daß – nach vorherigen Erkundungsfahrten – der portugiesische Seefahrer Joham Affonso de Aveiro die erste Beschreibung von Benin lieferte und einen Handelsaustausch einleitete, der sich (mit Schwankungen) über Jahrhunderte entwickeln sollte. Und hundert Jahre ist es her, daß der Vizekonsul für das englische Nigerküstenprotektorat infolge eines Mißverständnisses auf dem Zuge nach Benin mit seiner englischen und einheimischen Begleitung überfallen und getötet wurde. Daraufhin eroberte eine englische Strafexpedition im Februar 1897 die Hauptstadt des Königreiches und requirierte die meisten der dort in großer Zahl aufgefundenen Kunstwerke aus Bronze und Elfenbein, nachdem es die eigentlich in den Gehöften des Königspalastes erwarteten Gold- und Silberschätze offenbar nicht gab. Eine Brandschatzung, wie gelegentlich berichtet, fand nicht statt: Aus Versehen wurde ein Pulverdepot beschossen und das daraufhin ausbrechende Feuer zerstörte die ganze Stadt. An verschiedenen Stellen Benins, vor allem im Königsviertel, stieß man auf altarähnliche Anlagen mit erstaunlich sorgfältig gegossenen Bronzeköpfen und reich beschnitzten Elfenbeinzähnen. Außerdem wurden in einem Haus unter Schutt und Staub Hunderte von reliefierten Bronzeplatten mit figürlichen Darstellungen – zum Teil Europäer in der Tracht vergangener Jahrhunderte – entdeckt.

Durch diesen Bestand von etwa 2000 Bronzen und anderen Altertümern aus Elfenbein und Holz, der aus den vergangenen 500 Jahren der Benin-Geschichte erhalten geblieben ist, war es möglich, eine ziemlich genaue Kunstgeschichte dieses Teils Schwarzafrikas zu schreiben.

Bei der Kunst von Benin handelt es sich nicht um die Kunst der in dieser Gegend beheimateten Volksgruppe der Edo-sprechenden Bini (s. u.), nicht einmal um die der Stadt Benin, sondern lediglich um die des Palastes des oder der *Obas* (*Oba* = König) von Benin. »Benin« ist also eine rein höfische Kunst, die von der sogenannten »Stammeskunst« der Bini verschieden ist, wenngleich stilistische Gemeinsamkeiten, vor allem bei den Masken, bestehen.

Der Ursprung der ersten Könige von Benin, der *Ogiso*, verliert sich in mythischer Vorzeit. Um 900 scheint ihre erste, vom Ältestenrat akzeptierte Dynastie, die in der Folgezeit 31 Herrscher zählte, entstanden zu sein. Möglicherweise fällt in diese frühe Zeit bereits die Anfertigung von Gedenkköpfen für die Ahnen, wobei die ersten wahrscheinlich aus Lehm bzw. aus Holz gefertigt wurden. Doch die Legende, nach der der letzte der Könige durch eine Revolte gestürzt und daraufhin zum *Oni* von Ife ins Yorubaland gesandt wurde, um einen neuen König zu er-

Abb. 93 Hintergrundpaneel für einen Ahnenaltar *urua*, Benin, 19./20. Jh., 310 × 40 × 9,5 cm

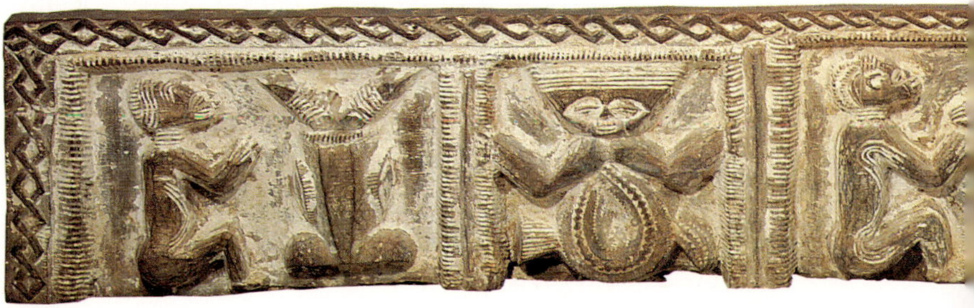

bitten, läßt sich als bewußt von der Yoruba-Dynastie erdachter Mythos auffassen, die ihre Herrschaft über die Bini wahrscheinlich durch Eroberungen an sich gerissen hatte.

Mit dem Sohn des damals entsandten Königs beginnt um 1300 unserer Zeitrechnung die neue Dynastie der *Oranmiyan*, die bis heute 38 *Obas* oder Könige zählt. Um die Mitte des 14. Jahrhunderts dürfte unter der Regierung des *Oba* Oguola der Bronzeguß in Ife eingeführt worden sein. Dieser Zeitpunkt wird auch als Basis für die allgemein anerkannte Chronologie der Benin-Kunst angesehen, obwohl andere mündliche Überlieferungen berichten, daß Benin auch schon früher den Bronzeguß kannte. Das 15. und 16. Jahrhundert gilt als die ruhmvolle Zeit Benins, die Zeit der Kriegerkönige, in der auch die ersten der großen Kunstwerke entstanden sein dürften.

Kunstgeschichtlich lassen sich drei Hauptperioden unterscheiden:

- *Frühzeit:* Etwa 1400 bis Ende 16. Jahrhundert. Dünnwandige (1–3 mm), hervorragend gearbeitete Figuren und Köpfe; sie sind stilistisch den Bronzen von Alt-Ife am ähnlichsten, möglicherweise erst um 1500 entstanden. Am Ende der Periode entstehen vermutlich die ersten Elfenbeinmasken.
- *Klassische, sog. große Zeit:* Ende 16. bis Mitte 18. Jahrhundert. Auf Monumentalität ausgerichtete Stükke; die Gedenkköpfe haben weite, hohe Perlenkragen. Im 17. Jahrhundert entstehen die zahlreichen Bronzeplatten, die die Pfeiler des Palastes verkleideten und die

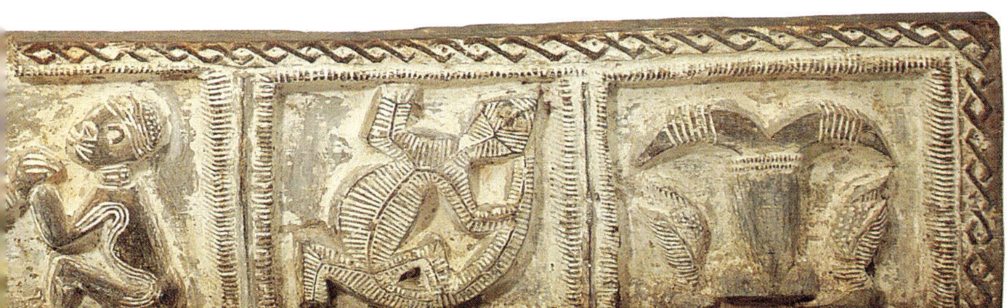

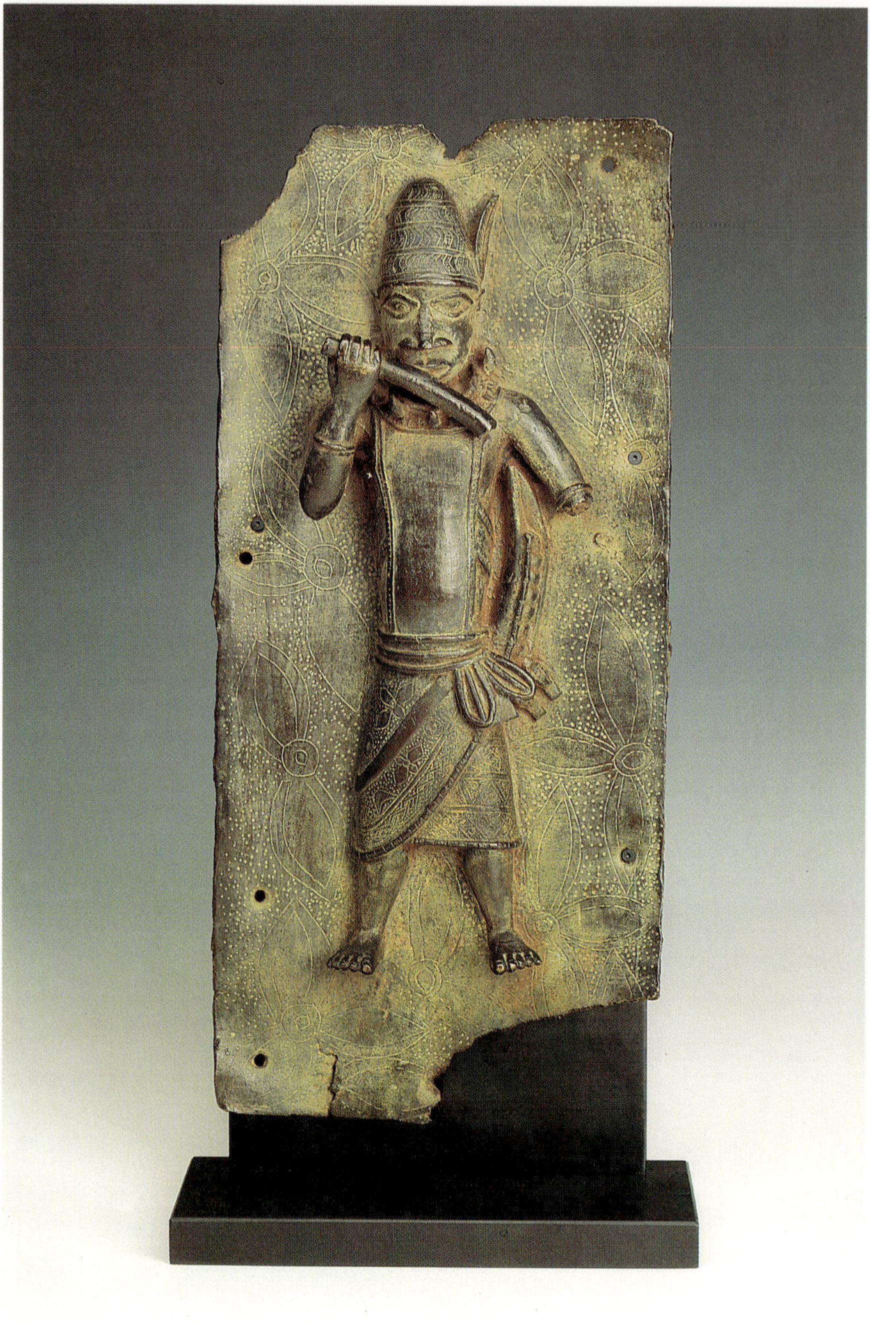

Siege des Königs verherrlichten. Die Bronzen werden dickwandiger (bis 6 mm).

- *Spätzeit:* 2. Hälfte 18. Jahrhundert und 19. Jahrhundert. Allmählicher Verlust der künstlerischen und technischen Qualität.

Die Datierung der Benin-Objekte bleibt nach wie vor mit einigen Unsicherheiten belastet, da viele Einteilungen, Perioden und Daten auf der Auswertung mündlicher Überlieferungen beruhen, die immer nur teilweise und erst nach Ankunft der Portugiesen durch schriftliche Berichte ergänzt werden konnten. Einer dieser Berichte findet sich bei Dapper (1670), der zwar nicht selbst in Benin (und auch nicht in Afrika) war, doch selbst Handlungsreisende und Diplomaten befragen konnte. So gibt es durch ihn das erste schriftliche Zeugnis über die Bronzeplatten des Palastes, die vermutlich nur etwa 150 Jahre lang hergestellt wurden, und von denen heute noch etwa 900 erhalten sind. Schwieriger dagegen erweist sich die Datierung der Köpfe, von denen die ersten möglicherweise auch nicht Gedenkköpfe verstorbener Könige, sondern Trophäenköpfe bedeutender Gegner des Reiches waren, die man besiegt hatte. Lassen sich zwar bei den Köpfen anhand der Gußkerne über Thermolumineszenztests bei einigen Objekten doch bestimmte Zeitabschnitte als wahrscheinlich definieren, so versagen freilich alle technischen Untersuchungen bei den beschnitzten Stoßzähnen, die vermutlich ins 18. und 19. Jahrhundert zu datieren sind. Bei diesen ebenso wie bei den sogenannten Hüftmasken aus Bronze, die den Knoten des Wickelschurzes bei Würdenträgern bedeckten, versagen vielfach auch stilistische Kriterien, wie sie bei den Köpfen und Platten noch eher anwendbar sind.

Eine offenbar ländliche oder provinzielle Version der Bronzeköpfe des Ahnenkultes von Benin stellen die Kunstwerke aus Udoh dar, einer etwa 45 km südwestlich von Benin gelegenen Stadt, die früher mit Benin rivalisierte. Obwohl es etwa ein Dutzend dieser Köpfe gibt, sind die einzigen, der Herkunft nach gesicherten Objekte

Abb. 94
Bronzeplatte, einen Hornbläser darstellend; Benin, 17. Jh., 45,5 × 20,5 cm

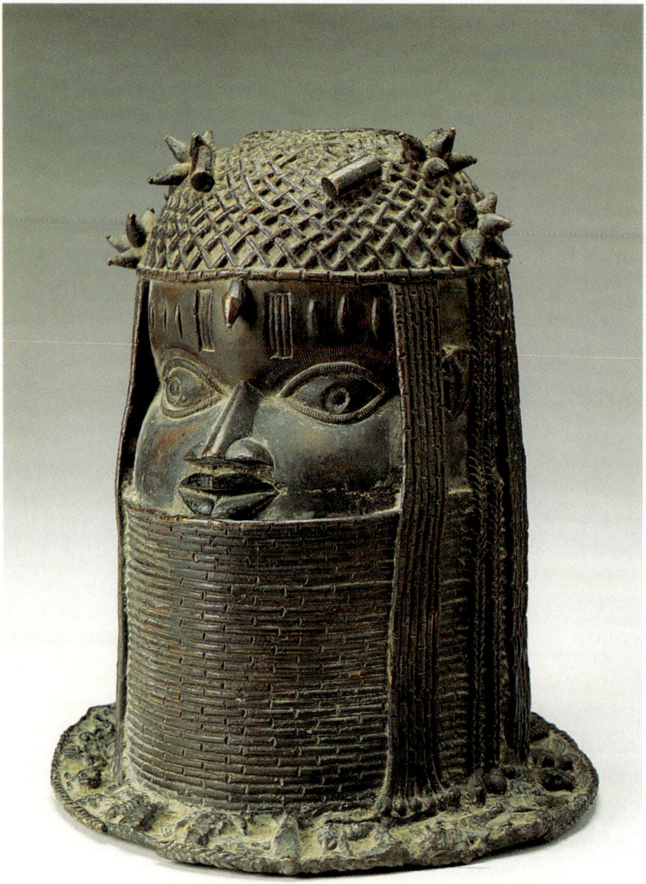

Abb. 95
Bronzekopf, Benin,
17./18. Jh., 34 cm

dieses Stils drei merkwürdige Figuren von portugiesischen Soldaten aus Udoh, die eindeutig nicht aus der Stadt Benin stammen. Obwohl dort heute nichts mehr an den Bronzeguß erinnert, ist Udoh die einzige Stadt im Königreich Benin, die eine gewisse Beziehung dazu hat.

Der Großteil der mitgebrachten Schätze befindet sich heute in den Völkerkunde- und Kunstmuseen von Europa und den USA, nur ein kleiner Teil ist in Privatbesitz geblieben.

Lit.: Ben-Amos, 1968, 1980; Ben-Amos/Rubin, 1983; Bradbury, 1957 a, b, 1959, 1973; Connah, 1975; Dapper, 1670; Dark,

Abb. 96
Hüftmaske, Bronze, Benin, 16.–19. Jh., 15,7 cm

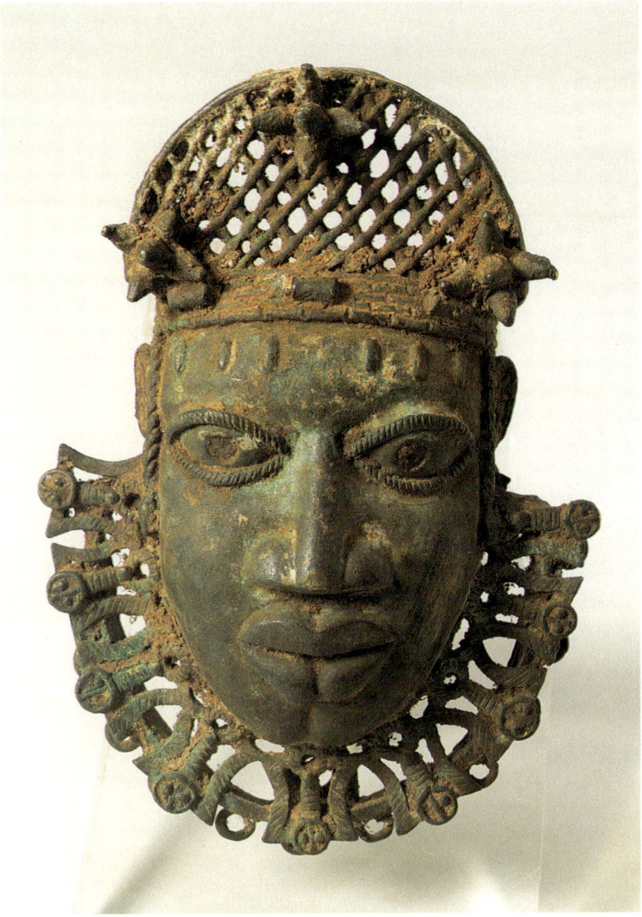

1960, 1962; Duchâteau, 1989; Egharevba, 1960; Eisenhofer, 1993; Ezra, 1992; Fagg, 1978, 1981; Fagg/List, 1963; Forman/Dark, 1960; Freyer, 1987; Fröhlich, 1966; Goodwin, 1957 (Architektur); Jungwirth, 1968; Kaplan, 1981; Küsters, 1932; von Luschan, 1919; Marquart, 1913; Nevadomsky, 1984, 1986; Pitt Rivers, 1900; Read/Dalton, 1899; Roth, 1903; Schweeger-Hefel, 1957; von Sydow, 1932; Wolf, 1972

Owo

Diese Stadt der Yoruba in Nigeria stand lange Zeit im künstlerischen Schatten von Benin. Owo liegt an der Spitze des Dreiecks zwischen der heiligen Stadt Ife der Yoruba und Benin, der Hauptstadt des alten Königreiches gleichen Namens (126 km östl. von Ife, 112 km nördl. von Benin). Durch diese geographische Lage war Owo im Laufe der Jahrhunderte bedeutenden Einflüssen von beiden Zentren ausgesetzt. Obwohl die Stadt ihren Ursprung aus Ife ableitet, was sich auch durch stilistische Vergleiche anhand von Ausgrabungen untermauern läßt, war Owo etwa vom 15. bis zum 19. Jahrhundert zumindest zeitweise unter der militärischen Kontrolle von Benin. Tatsächlich besaß Owo aber auch selbst offenbar während einiger Perioden eine starke Machtposition, die sich nördlich bis Kabba, nordöstlich bis Akoko und südlich bis Okeluse erstreckte. Owo war zeitweise auch für Einwanderer offen, unter denen sich Flüchtlinge aus allen Gegenden – die Verlierer von Erbfolgekriegen – jedoch auch freigelassene Sklaven befanden; hinzu kamen Gefangene und Sklaven, die der *Olowo*, der Herrscher von Owo, nach erfolgreichen Schlachten selbst mitgebracht hatte, so daß sich im Laufe der Jahrhunderte Stileinflüsse nicht nur aus dem Yorubaland und Benin, sondern auch aus anderen Gebieten, wie dem der Ishan oder Ibo und von nördlichen Edo-Gruppen, bemerkbar machten. Man kann deshalb nur schwer von einem einheitlichen Owo-Stil sprechen. Doch zeigt die höfische Kunst große Paral-

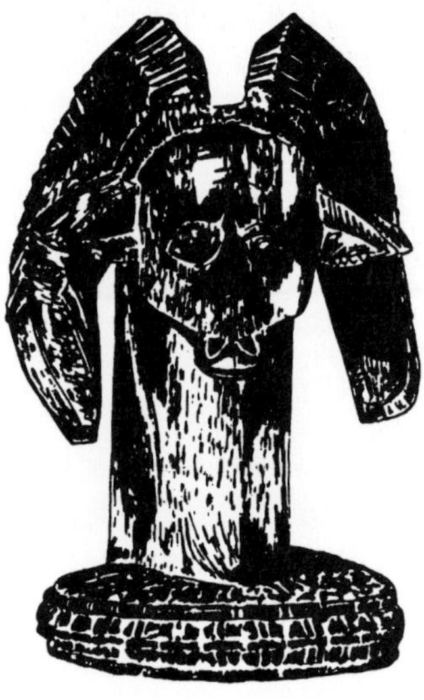

Abb. 97
osamasinmi, Owo, 49,5 cm

Abb. 98
Wahrsagestab *iroke* für das *Ifa*-Orakel aus Elfenbein, beschnitzt mit dem Kopf des *Eshu*; Owo, 37,5 cm

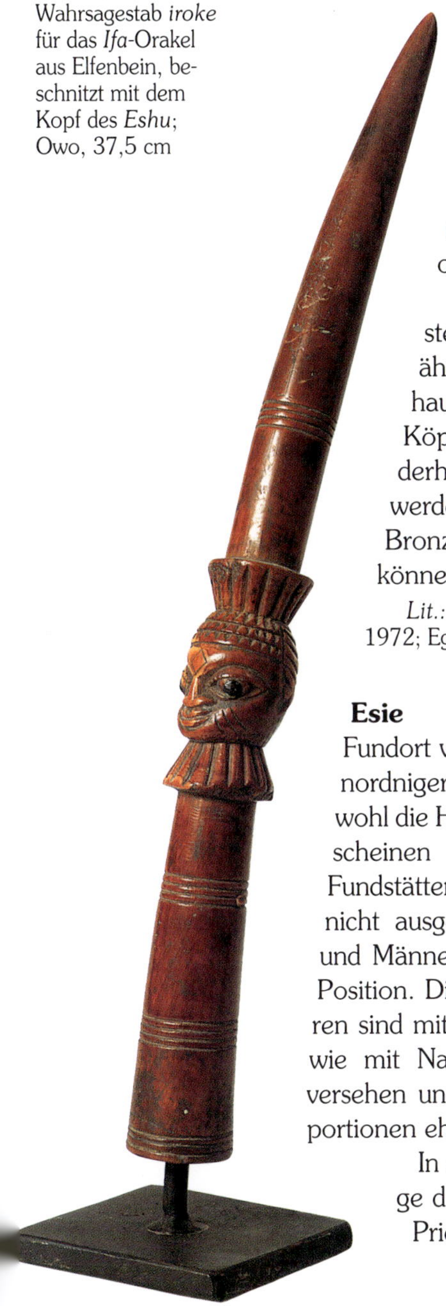

lelen zwischen Benin und Owo, ebenso wie die Hofzeremonien, Hoftitel, Bezeichnungen für Paraphernalien und rituelle Orte. So entsprechen sich die Kostüme der Herrscher oft bis ins Detail, desgleichen die Attribute – Hüftmaske, Zeremonialdolch *udamalore* sowie Armmanschette aus Elfenbein oder Bronze.

Gleich den Ahnenaltären von Benin, stehen auch in Owo Bronzeköpfe in einem ähnlichen Stil wie Benin. Doch sind es hauptsächlich die *osamasinmi* genannten Köpfe von Widdern und Menschen mit Widderhörnern aus Holz, die in Owo verehrt werden und die in ihrer Funktion mit den Bronzeköpfen von Benin verglichen werden können.

Lit.: Abiodun, 1989; Bradbury, 1957; de la Burde, 1972; Egharevba, 1960; Poynor, 1976, 1981

Esie

Fundort von über 1000 Steinskulpturen in einem nordnigerianischen Dorf gleichen Namens. Obwohl die Herkunft dieser Plastiken nicht geklärt ist, scheinen Beziehungen zu anderen berühmten Fundstätten wie Nok, Igbo-Ukwu, Ife und Benin nicht ausgeschlossen. Dargestellt werden Frauen und Männer in sitzender, stehender oder kniender Position. Die meist mehr als halbmeterhohen Figuren sind mit Hut oder knollenartiger Haartracht sowie mit Narbentatauierungen und Perlenschmuck versehen und wirken durch die Verteilung der Proportionen eher wuchtig und klobig.

In einem kleinen Hain in Esie werden einige dieser Skulpturen verehrt und von einem Priester beschützt.

Lit.: Stevens, 1978

Igbo-Ukwu

Ein bisher noch nicht zuzuordnender Kunststil wurde in Igbo-Ukwu entdeckt. Hier fand man eine Reihe von Bronzegegenständen, die wohl zum Schatzhaus und Grab eines *Ezi Nri*, eines Gottkönigs, gehört haben und im Rahmen der Bildhauerkunst Nigerias einzig in ihrer Gestaltung sein dürften. Dabei handelt es sich um Schalen in Kürbisform, um Handgriffe sowie Vasen und Gefäße in Form von Schneckenhäusern. Charakteristisch für diese Bronzen ist der verschwenderische Schmuck ihrer Oberfläche, der oft die Darstellung von Heuschrecken, Käfern und Grillen einschließt.

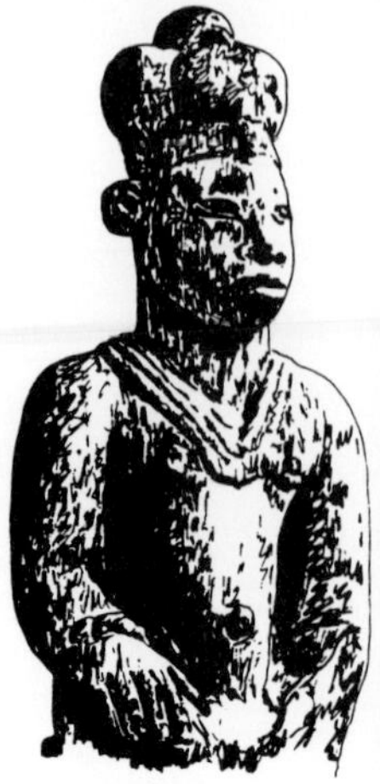

Abb. 99
Speckstein-Figur, Esie, 70 cm
Esie, House of Images, Nigeria

Bini (Edo)

Die Bini sind eine große, Edo-sprechende Volksgruppe im Südwesten Nigerias, westlich des Niger, gehören als Volk aber auch zum Königreich Benin (siehe S. 155 ff.). Lange Zeit stand auch die Kunst der Bini im Schatten der Kunst von Benin. Ursache dafür mag einerseits der Mangel an historischen Kunsterzeugnissen, verursacht durch die Verwendung von vergänglichem Holz, und andererseits die hervorragende Technik des Bronzegusses bei der höfischen Benin-Kunst gewesen sein. Dabei wurde der Stil der Bini wenig oder überhaupt nicht vom Hofstil Benins beeinflußt, sondern behielt im wesentlichen seinen

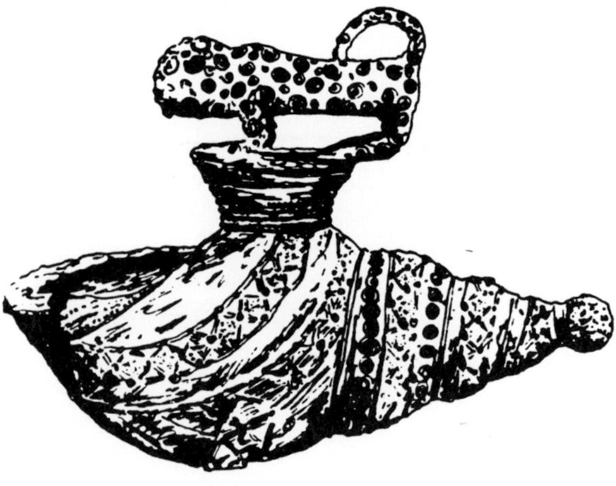

Abb. 100
Verziertes Schneckengehäuse mit aufgesetztem Leopard; Bronze, Igbo-Ukwu, 19 cm

kraftvollen Dynamismus auch während der langen Verfallszeit des Hofstils.

Allerdings erinnern bei den Bini die Gedenkköpfe sowohl an diejenigen von Benin als auch an diejenigen von Owo, dem Nachbarn im Nordwesten: Die von den Bini-Häuptlingen in gleicher Weise wie in Owo verwendeten Widderköpfe aus Holz für die Ahnenaltäre (*uhumwelao*) sehen denjenigen der nordwestlichen Yoruba (*osamasinmi*) zum Verwechseln ähnlich. Umgekehrt haben die seit etwa 140 Jahren in der Stadt Benin selbst statt der Widderköpfe verwendeten menschlichen Köpfe aus Holz (von *Oba* Osemwede wurde hierfür die Genehmigung erteilt) wiederum große Ähnlichkeit mit den Benin-Bronzeköpfen. Sie sind meist mit Bronzeblech umkleidet und haben oft Bronze-Einlagen sowie Bronzebeschläge.

Auch die Masken der Bini zeigen verschiedene Einflüsse. So ähneln manche von ihnen, ebenso wie viele Tanzaufsätze, dem Stil der westlichen Ijo (s. u.) vom Nigerdelta im Süden; andere wiederum lassen einen gewissen Yoruba-Einfluß erkennen. Bei beiden Typen findet

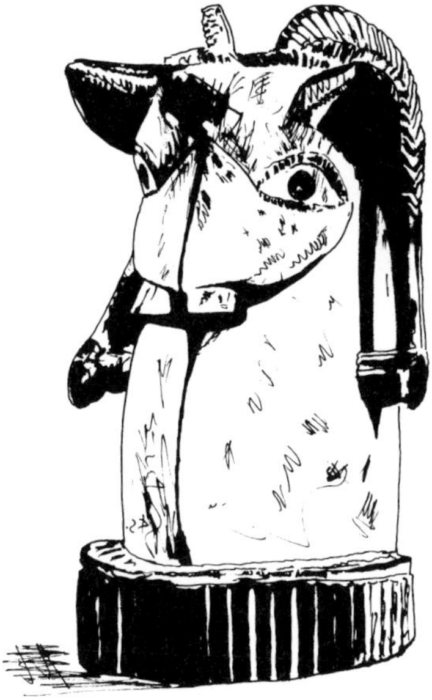

Abb. 101
Widderkopf *uhumwelao*, Bini, 35 cm

sich oft eine Andeutung der hohen Perlenkrägen, wie sie beim Benin-Hofstil gebräuchlich sind. Bei den Gesichtsmasken werden die Sehschlitze oft unter der eigentlichen Augenpartie in Form von Rechtecken angebracht oder erscheinen als querlaufende Öffnung.

Lit.: Ben-Amos/Omoregi, 1969; Fagg, 1963; Lopasic, 1965

Die Völker des Nigerdeltas

Itsekiri

Die Itsekiri sind eine kleine, zum Yoruba-Zweig der Kwa-Sprachgruppe gehörende Ethnie, deren Hauptstadt Warri einst der Hafen von Benin war. Sie leben an der Küste südlich der Bini, westlich der Isoko und nordwestlich der Ijo. Die Itsekiri benutzten früher besonders fein geschnitzte Paddel, welche die Ijo für sie arbeiteten – ebenso wie die in gleicher Manier geschnitzten Kämme. Auch die Figuren der Itsekiri, von denen Forscher um die Jahrhundertwende berichteten, wurden nicht von ihnen, sondern möglicherweise von den Urhobo hergestellt. Unklar ist, ob auch die wenigen, von ihnen bekannten Masken, von anderer Hand gefertigt wurden.

Lit.: Ikime, 1969

Isoko (Jekri)

Die Isoko leben im westlichen Nigerdelta mit dem Ort Ole im Zentrum, begrenzt von den Urhobo im Westen und Nordwesten, den Ijo im Süden sowie den Kwale Ibo und Aboh im Norden und Nordosten. Obwohl die Isoko nach Sprache, Herkunft und Kultur zu den Edo gehören, lassen sich doch auch eindeutig kulturelle Ibo-Überlagerungen feststellen, die möglicherweise auf einen gemeinsamen, historisch freilich weit zurückliegenden Hintergrund schließen lassen.

Eine dieser kulturellen Gemeinsamkeiten, den auch die Bini und die Ibo mit den Isoko teilen, ist die Institution der Lehmskulpturen, die in Schreinen stehen und dort verehrt werden. Sie stellen Klan-Heroen – *edho* (vgl. *edjo* bei den Urhobo) – oder Geister – *eri* – dar, und sind neben anderen, nur lokal verehrten Gottheiten, überall in den Dörfern zu finden. Die Holzskulpturen und Masken der Isoko zeigen einen ganz anderen Stil als die Lehmfiguren. Er ist teilweise streng kubisch orientiert und läßt große Verwandtschaft mit den Skulpturen der benachbarten Urhobo im Westen sowie mit denen der Ijo im Süden erkennen. Wie bei den Urhobo und Ijo gibt es die – hier *ivri* genannten – persönlichen Schutzfiguren, eine Kombination von Leopard und Elefant mit dem Besitzer als thronendes Element, Wassergeistmasken in eigenwilliger Form, und wiederum Figuren, in denen Klan-Heroen verehrt werden.

Lit.: Peek, 1976; Talbot, 1967

Urhobo

Wie die Bini, so gehören auch die Urhobo zu den Edo-sprechenden Stämmen. Sie leben im westlichen Teil des Nigerdeltas in Nigeria, im Westen angrenzend an die Isoko, im Osten an die Ibo und im Nordwesten an die Bini. Das religiöse Weltbild konzentriert sich auf die Verehrung von spirituellen, in der Natur (Flüsse, Bäume, Atmosphäre, Land etc.) wirkenden Kräften, die sich als Figuren repräsentieren. Meist ortsspezifisch, werden – je nach Größe des Ortes – etwa zwischen zwei und fünf verschiedene von ihnen verehrt, wobei der einzelne Bürger oft zu mehr als einer eine spirituelle Beziehung pflegt. Neben diesen Figuren gibt es auch Masken, die sich jedoch stilistisch nicht von den Gesichtern der Figuren unterscheiden und ebenfalls die spitz-ellipsoiden Narbentatauierungen auf der Stirn tragen.

Lit.: Brasbury, 1957; Foss, 1976; Ikime, 1969; Wittmer/Arnett, 1978

Ijo (Ijaw), **Kalabari-Ijo**

Mit etwa 1,8 Millionen Menschen leben die Ijo hauptsächlich im östlichen Teil des Nigerdelta. Sie sind das älteste Volk im Delta, das unter dem Druck der expansiven Yoruba-Edo- und auch Ibo-Völker vor etwa 500 Jahren immer weiter ins Nigerdelta gedrängt wurde, bis es zunächst vor allem südlich der Urhobo (Sobo) siedelte und sich von dort aus in den letzten Jahrhunderten nach Osten bis hin zu den Ibibio-sprechenden Gruppen verbreitete. In vorkolonialen Zeiten lebten die Ijo in mehr oder weniger isolierten Gemeinden vom Fischfang und -handel mit den im Hinterland ansässigen Gruppen. Mit dem Aufkommen des Sklavenhandels, verstärkt seit dem 16. und 17. Jahrhundert, waren die Ijo maßgeblich an den zahlreichen Gründungen von Sklavenstädten an der Küste beteiligt: von Forcados ganz im Westen über King George Town, Akassa, Brass und Nimbi, Neu-Kalabar (mit den Kalabari) und Bonny (hier zusammen mit den Ibo). Eine wesentliche Rolle spielten dabei die erwähnten, im Osten der eigentlichen Ijo lebenden Kalabari, die zwar zum großen Block der Ijo-sprechenden Gruppen gehören, sich aber als eigene ethnische Gemeinschaft definieren. Heute sind viele Kalabari nach Port Harcourt gezogen, wo sie sich im Handel und der Politik engagieren.

Die wichtigsten Maskenaufzüge der Ijo finden anläßlich der Zeremonien für die Wassergeister – *Ekine* (Kalabari: *Sekiapu*) – statt. Dabei erscheinen bei den Feiern neben Menschenkopf-Tanzaufsätzen naturalistisch konzipierte große Fisch- und Amphibienmasken (Krokodil, Schwert- oder Sägefisch, Hai), meist in Kombinationen aus signifikanten Elementen der einzelnen Arten und oft mit phantastisch anmutenden Aufbauten. Alle Masken werden, wie bei Wassergeistmasken üblich, horizontal aufgesetzt, da auch die Wassergeister ihre Gesichter in einer Ebene mit der Oberfläche des Wassers tragen.

Eine wichtige Rolle spielt bei den Ijo die Ahnenverehrung, die sich vor allem bei den Kalabari in großen figurativen Ahnenschreinen offenbart. Dies sind meist rechteckige, aus Brettern oder Lattenrosten gefertige Paneele, die in der Regel eine Zentralfigur – den Verstorbenen – sowie seine Frau und Kinder enthalten, wobei die Körper meist flach, die Köpfe halbplastisch, Arme und Beine aber vollplastisch geschnitzt sind. Man nennt sie *duein fubara*, »Stirnen der Toten«, zum Unterschied von

Abb. 102
Elefantenmaske mit zwei separat geschnitzten Stoßzähnen und kurzem Rüssel; Korbgeflecht zum Tragen und Stoffreste, Ijo, 94 cm

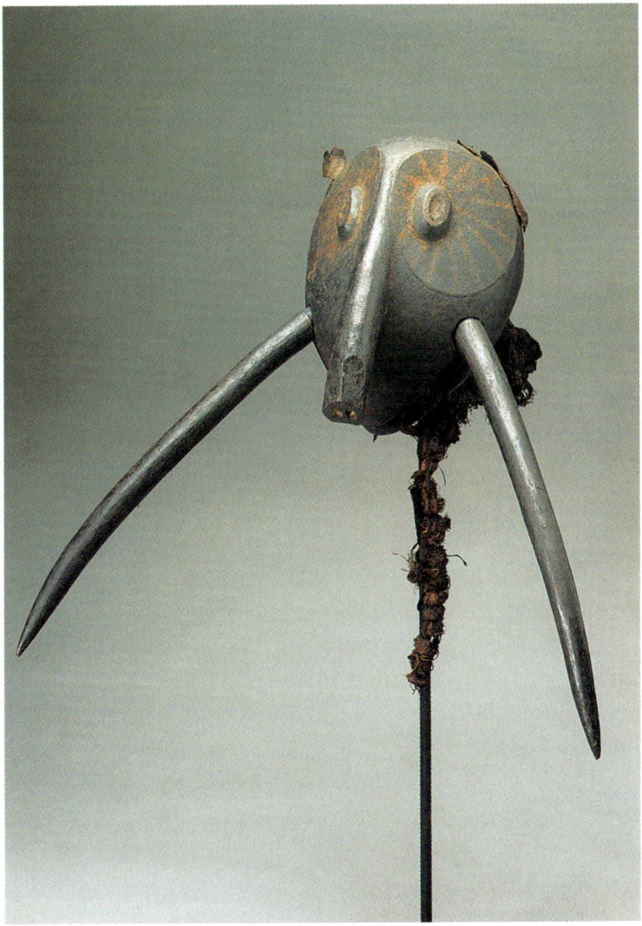

den *oru fubara*, den »Stirnen der Geister«, womit die anthropomorph geschnitzten Figuren der Busch- und anderer Geister gemeint sind. Vollplastische Figuren oder auch Pfahlfiguren können aber ebenso den Ältesten der Dorfhelden oder andere zu ehrende Persönlichkeiten darstellen.

Neben diesen Skulpturen, welche die Ahnenverehrung oder den Umgang mit der Welt der Geister deutlich machen, gibt es auch Schutzfiguren, *ejiri* (auch *ivbri, ivwri, efiri*) genannt, die etwa den *ikenga* der Ibo, Igala und anderer Gruppen vergleichbar sind. Sie stellen das

Familienoberhaupt während der Opferung für den Schutzgeist der Familie dar, der sich als Mischung aus Elefant und Leopard präsentiert.

Lit.: Alagoa, 1966, 1972; Barley, 1988; Cole/Aniakor, 1984; Fagg/List, 1963; Granville/Roth/Roth, 1899; Hambly, 1935; Horton, 1965; Leonard, 1906; Pitt Rivers, 1900; Rubin, 1976; Talbot, 1926

Abuan (Abua)

Die Abuan sind eine Volksgruppe mit etwa 40 000 Menschen, verteilt auf etwa 35 Dörfer im Nigerdelta, Nigeria. Sie leben in einem Gebiet von etwa 300 qkm, im Nordosten begrenzt vom Ekkpahia-Klan, im Westen durch den Orashi- und im Süden durch den Engenni-Fluß. Obwohl sie ethnisch zu den Ibibio und sprachlich wie diese zu den sogenannten »Nichtklassensprachen« gehören, sind sie kulturell mehr ihren westlichen und nördlichen Nachbarn, den Ijo bzw. Urhobo zuzurechnen. Die wichtigsten Maskenaufzüge der Abuan finden anläßlich der Zeremonien für die Wassergeister statt – *Onwuema* und *Egbukele* –, wobei angeblich die erstere eine größere spirituelle Bedeutung besitzt. Während beim *Onwuema*-Fest einfach gestaltete Tiermasken nicht definierbarer Spezies auftreten, erscheinen bei den *Egbukele*-Feiern neben Menschenkopf-Tanzaufsätzen naturalistisch konzipierte große Fisch- und Amphibienmasken wie bei den Ijo.

Lit.: Eyo, 1974

Ibo, Afikpo-Ibo

Nach den Hausa und Yoruba stellen die Ibo mit über 16 Millionen Menschen die drittgrößte Volksgruppe in Nigeria. Der Großteil von ihnen lebt östlich des Niger, nur ein kleiner Teil siedelt auch westlich des Flusses. Im Nordwesten grenzen die Igala, im Westen die Edo/Benin, im Nordosten die Idoma, im Osten und Süden schließlich die Ekoi bzw. Ibibio- und Ijo-Gruppen an ihr Gebiet.

Die verschiedenen Stilelemente der Ibo-Kunst zeigen deutlich den heterogenen Charakter dieses Volkes, das aus zahlreichen, auch stammespolitisch unabhängigen

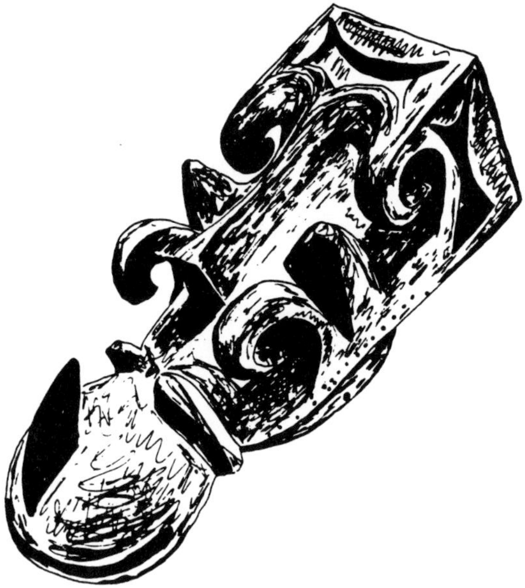

Abb. 103
Wassergeistmaske,
Abuan, L. 61 cm

Gruppen besteht, die je nach regionaler Verbreitung im Laufe der Jahrhunderte den unterschiedlichsten Einflüssen der umliegender Ethnien und Gruppen ausgesetzt waren: im Süden durch die Völker des Deltas, im Westen vor allem durch Edo-/Benin-Ausstrahlungen und im Norden durch die Igala, die insbesondere den Niger-Flußlauf hinab, im Ibo-Gebiet, Handelsdörfer und Städte anlegten und die Form des sakralen Königtums mit hoher Kunst verbreiteten, wie das Benue-Niger-Flußsystem überhaupt die wesentlichste Verbreitungsader hoher Stammeskunst für Südnigeria darstellte (so z. B. die Gelbgußverbreitung vom Tschad-See-Raum über das Gongola-Tal und den Benue bis zu den Bronzewerkstätten des unteren Niger).

In künstlerischer Hinsicht hat erst der Biafra-Krieg und seine Folgen, durch den eine Fülle von der Armee geplünderter Objekte nach Europa und in die USA gelangte, die Bedeutung der Werke der Ibo erkennen lassen. Neben einer großen Variation von Masken waren es vor allem die manchmal überlebensgroßen Figuren aus hartem Holz, teilweise bemalt und mit Rotholzpulver eingerieben, welche die Bewunderung der Kunstliebhaber hervorriefen.

Solche Figuren sind meist Teil von Götter-Darstellungen und deren »Familien« mit Gefolge, die in besonders gepflegten, häufig reich dekorierten Behausungen am Rande des Dorfes untergebracht sind. Diese stellen meist Miniaturausgaben der Menschen-Wohnungen dar und sind einmal in der Woche und einmal im Jahr Ort der Begegnung mit den sonst unsichtbaren Gottheiten; es ist dies Gelegenheit, ein Fest zu feiern, bei dem Menschen und Götter in Gestalt eines gemeinsamen Festmahls eine Kommunion eingehen.

Die Figuren der südlichen Ibo lassen dabei in der Auffassung der Formen bereits die künstlerische Nachbarschaft der Ijo erkennen: Sie zeigen einen strengen Aufbau, der in seiner Abstraktion auch an den Pfahlstil erinnert, und strahlen mit den angewinkelten Armen, den eckigen Schultern und dem mächtigen Hals etwas archaisch-statuenhaftes aus. Anders die Figuren der nördlichen Ibo. Sie sind als naturalistische Rundplastiken gestaltet, mit relativ weichen Linien, teilweise lebendigen Haltungen und sprechenden Gesichtern. Die hängenden Arme drehen sich meist angewinkelt nach außen und zeigen die offenen schalenartigen Hände.

Eine Vielzahl von Masken und Maskenfesten kennzeichnet das kulturelle Leben im Ibo-Land, und hier besonders im nördlichen Zentralgebiet. Eine der auch in Übersee bekanntesten Maskengestalten ist dabei die des »Geistes eines schönen Mädchens«, wie *agbogho mmwo* (oder *mmuo* = Geist) meist übersetzt wird. Dieser Maskentyp versinnbildlicht die Ideale jugendlich-weiblicher Schönheit, wenn auch oft in übertriebener Form. Das Fest »Der Ruhm der Mädchen« findet in der Regel einmal im Jahr statt, wobei meist die örtliche Gottheit – der Schutzpatron des Dorfes – geehrt wird, indem man ihn, wie indirekt auch die Ahnen, mit dem Maskenaufzug unterhält.

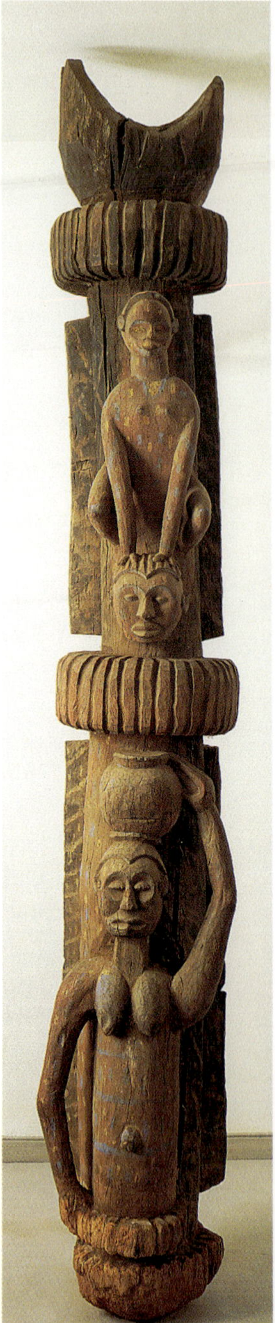

Abb. 104
Linke Seite:
Großer Stützpfosten eines Männer-Versammlungshauses *Obu*, Ibo, 243 cm

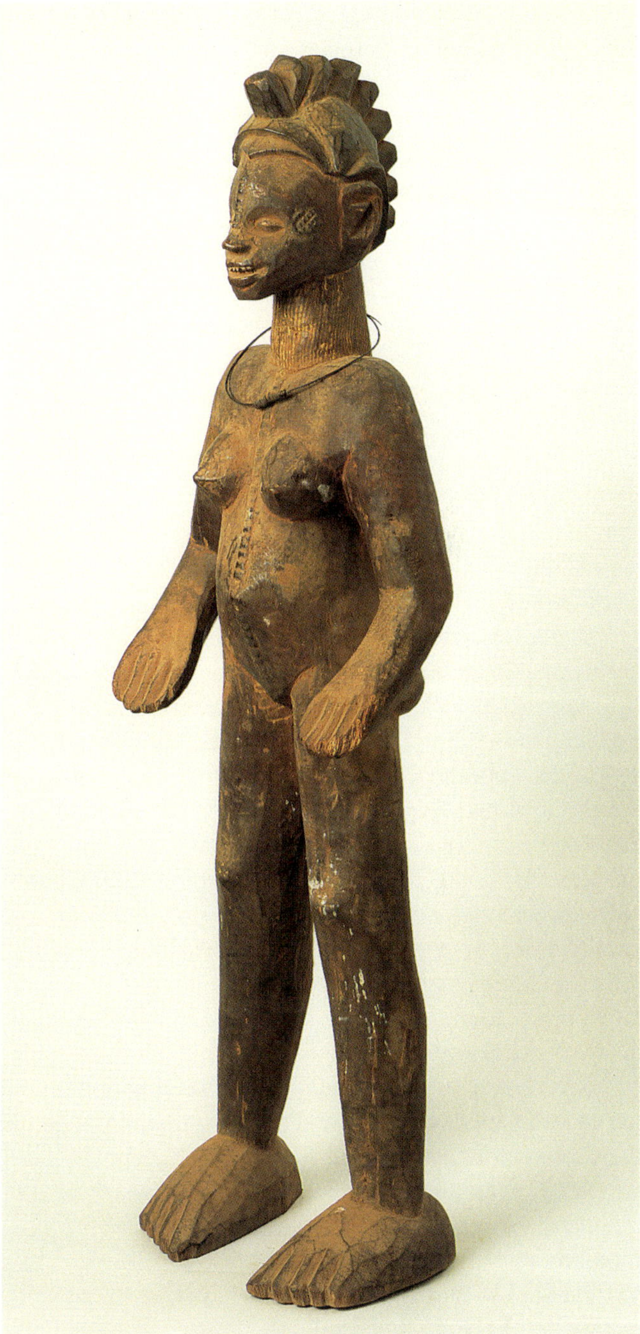

Abb. 105
Rechte Seite:
Weibliche *alusi*-Figur, nördliche Ibo, 111 cm

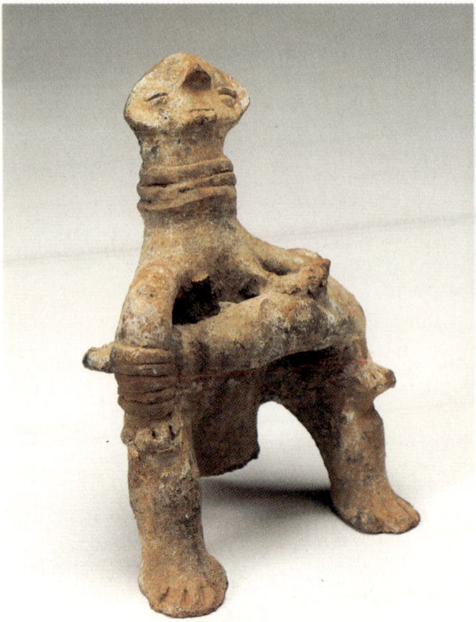

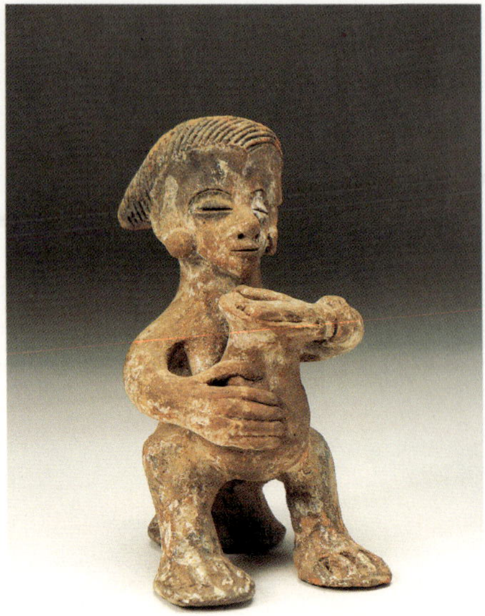

Abb. 106
Sitzende weibliche Figuren, ein Kind bzw. ein Gefäß haltend, aus beige-rötlicher Terrakotta, Ibo, 21,5 cm

Im nordöstlichen Ibo-Gebiet treten bei der *Okpegerede*-Maskerade u. a. auch Helmmasken auf, die ähnlich ebenfalls von den Idoma getragen werden: »Königin der Frauen«, *eze mwanyi*, oder »Kind der Schönheit«, *nwamma* oder – bei der häufig dreigeteilten Frisur – *nwanyi ogada*. In dieser Region leben auch die Izzi, Ezza, Ikwo, Ezzamgbo und andere kleinere Gruppen, die nach der größten Stadt des Gebietes auch gemeinsam als Abakaliki-Ibo bezeichnet werden und sich von den südlichen und zentralen Ibo in vieler Hinsicht unterscheiden. Große stilistische Gemeinsamkeiten haben sie dagegen mit den benachbarten Idoma, so daß sich manche Maskentypen kaum voneinander trennen lassen.

Einen besonderen Typ stellt dabei die Elefantenmaske, *ogbodo enyi*, dar. Diese kühn konzipierte Maske für den höheren Initiationsgrad gibt ein eklatantes Beispiel für den Mut afrikanischen Kunstschaffens, wenn es darum geht, naturalistisches Gestalten mit abstraktem harmonisch zu verbinden – nur noch die Epa-Masken der Yoruba finden hier eine Entsprechung. Die streng geometrischen Formen des Tierkopfes stehen in einem von westlichen Künstlern wohl kaum gewagten Gegensatz zu einem rückwärts naturalistisch skulptierten Kopf (oder auch Figur) – ein Charakteristikum dieser von den nordöstlichen Ibo geschaffenen Masken. Sie werden waagerecht auf dem Kopf getragen, der Tänzer bleibt durch ein netzartiges Gewebe vor den Blicken der Zuschauer geschützt. Mit *ogbodo enyi*-Masken tanzen in der Regel Männer, gelegentlich jedoch auch Frauen.

Ganz unterschiedliche Maskentypen treten weiter südlich bei den Afikpo-Ibo, an der Ost-Grenze des Ibo-Gebietes zu den Cross-Fluß-Gruppen auf. Es sind subtil ästhetisierende *mba*-Masken für das *Iko Okochi*-Fest oder die völlig abstrakten *maji*-Masken mit der aufwärts gebogenen Sichel des Yamsmessers für die Initiation der Knaben. Doch gibt es auch Gebilde, die lebhaft an Tiroler Teufelsmasken oder an Masken aus dem Fernen Osten erinnern. Die Tanzaufsätze, die bereits den Einfluß des Cross-Fluß-Gebietes erkennen lassen, werden – ebenso wie die meisten Masken – meist in Schwarz und Weiß

Abb. 107
Maske des Elefantengeistes *egbodo enyi*, Ibo-Izzi, 63 cm

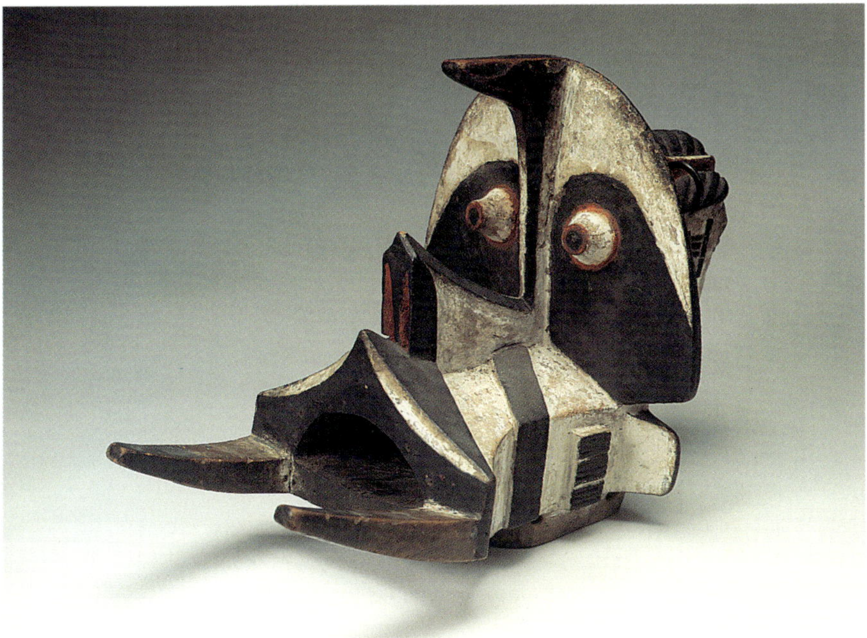

mit roten Akzenten gehalten, in neuerer Zeit aber auch grell bunt gefärbt. Hier sind besonders die *ogbom*-Aufsätze zu nennen, die bei den südöstlichen Ibo, im Ohuhu-Ngwa-Gebiet vorkommen, die Erdgöttin *Ala* verehren und in ähnlicher Form bei den Eket auftreten.

Lit.: Basden, 1966a, 1966b; Borgatti, 1979a; Boston, 1960, 1977; Cole, 1969, 1972, 1982; Cole/Aniakor, 1984; Drewal, 1977; Elsas/Poynor, 1984; Forde/Jones, 1950; Hambly, 1935; Jones, 1984, 1989; Lieber, 1971a; Neyt/Désirant, 1985; Ottenberg, 1972a, 1972b; Scheinberg, 1977, Weston, 1984; Uchendu, 1965

Igala

Als Volksgruppe mit etwa 400 000 Menschen leben die Igala in Nigeria südöstlich des Zusammenflusses von Niger und Benue. Ihr früher angenommener gemeinsamer Ursprung mit den Yoruba (Armstrong, 1955) hat sich offenbar nicht erwiesen (Boston, 1962), doch bestehen wichtige historische Verbindungen zu Benin im Südwesten, aber auch zu den Jukun im Nordosten, die am Benue flußaufwärts leben. Aus der Hauptstadt Idah, in der der *Attah* (*Ata*), der König der Igala residiert – er wurde schon von Frazer als einer der »menschlichen Götter Afrikas« apostrophiert –, soll Tsoede, der Kulturheros, Dynastie- und Reichsgründer der Nupe, im 15. Jahrhundert die Technik des Bronzegusses und auch Bronzeskulpturen in das Nupe-Reich mitgebracht haben. Die aus dieser Zeit erhaltenen zehn Tsoede-Bronzen (s. o.) zählen zu den größten und bedeutendsten Bronzeplastiken Afrikas; sie befinden sich zum Teil im National Museum in Lagos.

An zwei Tagen im Jahr werden bei den Igala die Geister der Ahnen geehrt – an einem Tag in der Regenzeit, an einem in der Trockenzeit. An diesen Tagen, *Ote Egu* (wörtlich: Getränke für die Geister) genannt, erscheinen alle Masken. Neben diesen Ahnengeist-Masken gibt es eine Reihe königlicher Masken, von denen die wichtigste (*ekwe*) aus einem mit verschiedenen Emblemen applizierten Stoffgewand besteht. Die meisten anderen Masken der Igala sind Helm- oder Stülpmasken, doch gibt es auch horizontal getragene zoomorphe Masken und Gesichts-

Abb. 108
Maske mit kamm-
artiger Frisur, Igala

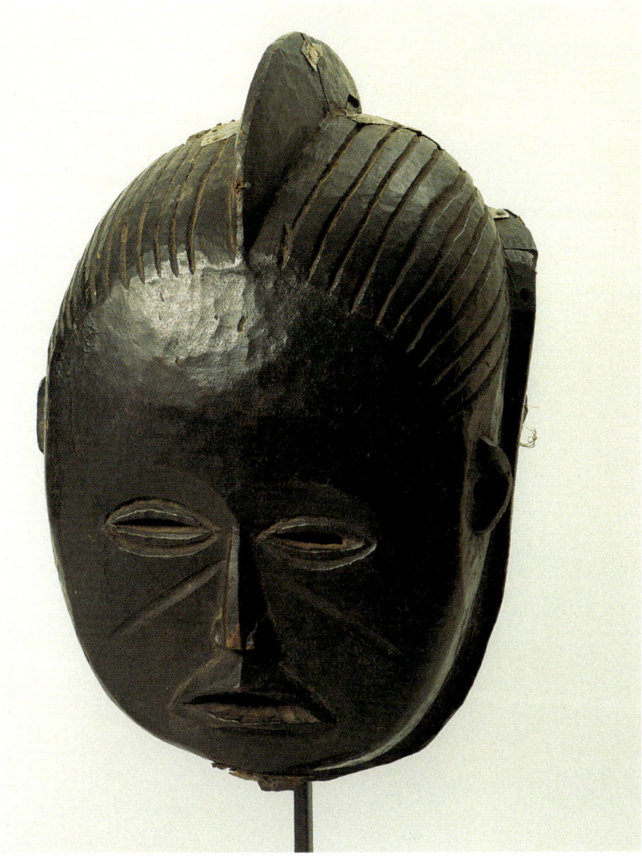

masken. Mit den Nordwest-Ibo teilen die südlichen Igala im Ibaji-Gebiet und die Igala um die Hauptstadt Idah den *ikenga*-Kult, bei den Igala *okega* genannt, wobei sich dessen Skulpturen durch einen besonderen Stil und Etagenaufbau auszeichnen, obwohl auch der abstrahierte Typus vorkommt.

Lit.: Armstrong, 1955; Boston, 1962, 1977; Frazer, 1912; Neyt, 1985; Shelton, 1971; Sieber, 1961

Idoma

Mit etwa einer halben Million Menschen leben die Idoma im zentralen Teil des Niger-Benue-Gebietes in Nigeria. Nachbarn sind im Westen und Norden die Igala bzw. die

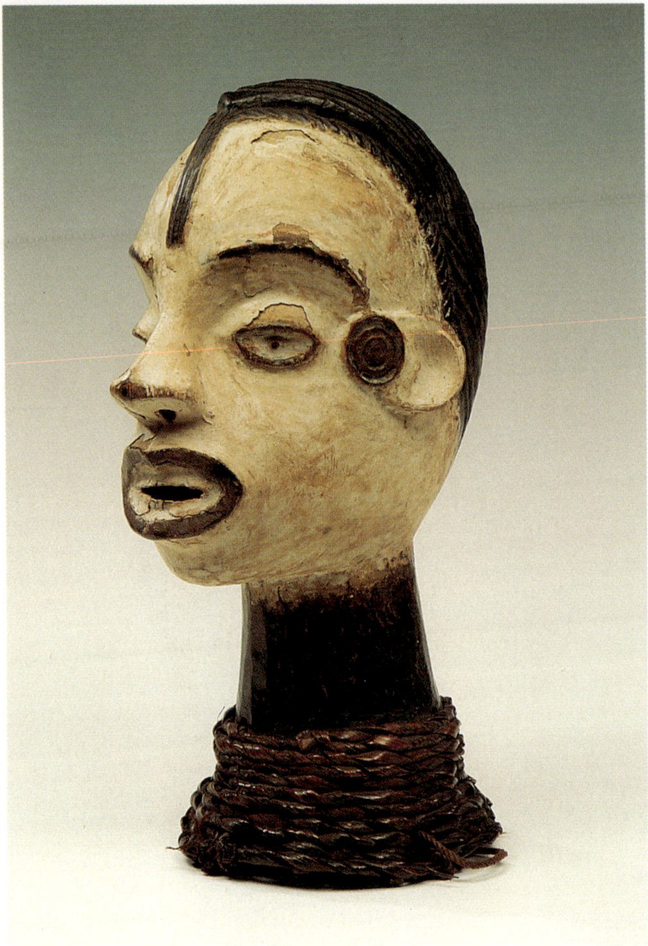

Abb. 109
Tanzaufsatz der *Ogrinya*-Gesellschaft in Gestalt eines menschlichen Kopfes, schwarz und weiß gefärbt, mit Narbentatauierungen aus konzentrischen Kreisen an den Schläfen; Tragegestell aus Korbgeflecht, Idoma, 28 cm

Afo, die beide auch derselben nigritischen Kwa-Sprachfamilie angehören, im Osten die Tiv und im Süden die Ibo.

Von den Ibo sind vor allem die menschlichen Masken beeinflußt, die im Ausdruck große Ähnlichkeit mit den *mmwo*-Masken zeigen. Bei den Tanzaufsätzen kennt man ebenfalls verschiedene Typen, entsprechend den einzelnen geheimen und halbgeheimen Vereinigungen, die alle ihren eigenen Tanzaufsatz haben: So gibt es überlebensgroße Köpfe mit langen Hälsen, aber auch Aufsätze mit mehreren Köpfen, die nach Sieber *ungulali* genannt werden (nach der Flöte, die den Tanz begleitet). Wie weit die mehr naturalistisch gestalteten Menschenkopf-Tanzaufsätze – ähnlich denjenigen ihrer Nachbarn im Süden und Osten (Cross-Fluß-Gebiet) – tatsächlich auf Kopfjägertradition zurückgehen, was man vermutet, ist bis heute nicht eindeutig geklärt. Tatsächlich haben die meisten Volksgruppen dieser Region früher Feindesschädel für rituelle Zwecke erbeutet. Oft sind diese Aufsätze mit geschwungenen hörnerartigen Frisuren versehen und schwarz-weiß gefärbt. Ein weiteres Merkmal, das auch die selteneren Figuren kennzeichnet, ist die etwas breit gehaltene Nasenspitze, die oft ein wenig nach unten hängt.

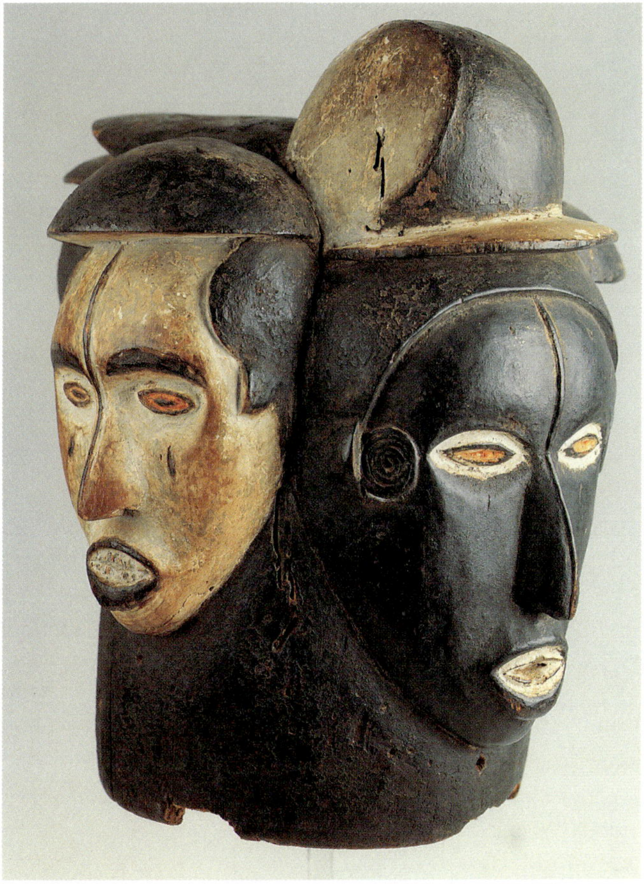

Abb. 110
Große Helmmaske mit vier Köpfen, zwei weißen und zwei schwarzen; Idoma, 41 cm

Besonders interessant sind die wenigen Skulpturen der Idoma, die gelegentlich eine Ähnlichkeit mit den – ebenso seltenen – Figuren der Afo zeigen. Sie werden als Repräsentanten der Verwandtschaftslinie – *ekwotame* – oder auch als Wasser- und Buschgeist – *anjenu* – geschnitzt, wobei nach Kasfir, der den *anjenu*-Figuren eine Monographie gewidmet hat, *ekwotame* wiederum als Vorbild für *anjenu* diente.

Lit.: Fagg, 1985; Kasfir, 1982; Neyt/Désirant, 1985; Sieber, 1961, 1981

Das Cross-Fluß-Gebiet

Diese Kunst- und Kulturprovinz gruppiert sich um den gleichnamigen Fluß in Ost-Nigeria und West-Kamerun. Der Fluß selbst wurde früher auch Rio del Rey genannt. Zu den Volksgruppen dieses Gebietes zählen u. a. die Mbembe mit den Oshopong, die Ekoi mit den Ejagham (den eigentlichen Ekoi), den Keaka (nicht zu verwechseln mit den Kaka) und Obang, die Boki, die Yakö, Efik und die Anyang mit den Banyang; im weiteren Sinne schließlich auch die oben bereits erwähnten Ibibio-Gruppen mit den Ogoni, Oron, den mit den Ejagham verwandten Efik und den Eket sowie einzelne Ibo-Gruppen (Aba, Bende, Aro und Izzi), die Widekum und die zu den Bamileke zählenden Bangwa.

Stilistisch läßt sich das Gebiet in drei Regionen einteilen: Das Untere Cross-Fluß-Gebiet mit den Efik und anderen Ibibio-Gruppen, das Mittlere Cross-Fluß-Gebiet mit den Ejagham als dominierende Ethnie und das Obere Cross-Fluß-Gebiet mit den Banyang, Anyang und den vom Kameruner Grasland beeinflußten Widekum. Die Boki mit ihrem eigenwilligen, aggressiven Stil lassen sich nicht eindeutig einordnen – sie werden einmal dem Mittleren (Nicklin), einmal dem Oberen Cross-Fluß-Gebiet (Wittmer) zugerechnet.

Der Cross-Fluß mit seinen Ausläufern war lange Zeit ein wichtiger Handelsweg und eine Durchgangsstraße für viele der dort ansässigen Volksgruppen. Vor allem die

Abb. 111 Tanzaufsatz *ungulali*, mit drei Köpfen, bunt bemalt, Idoma

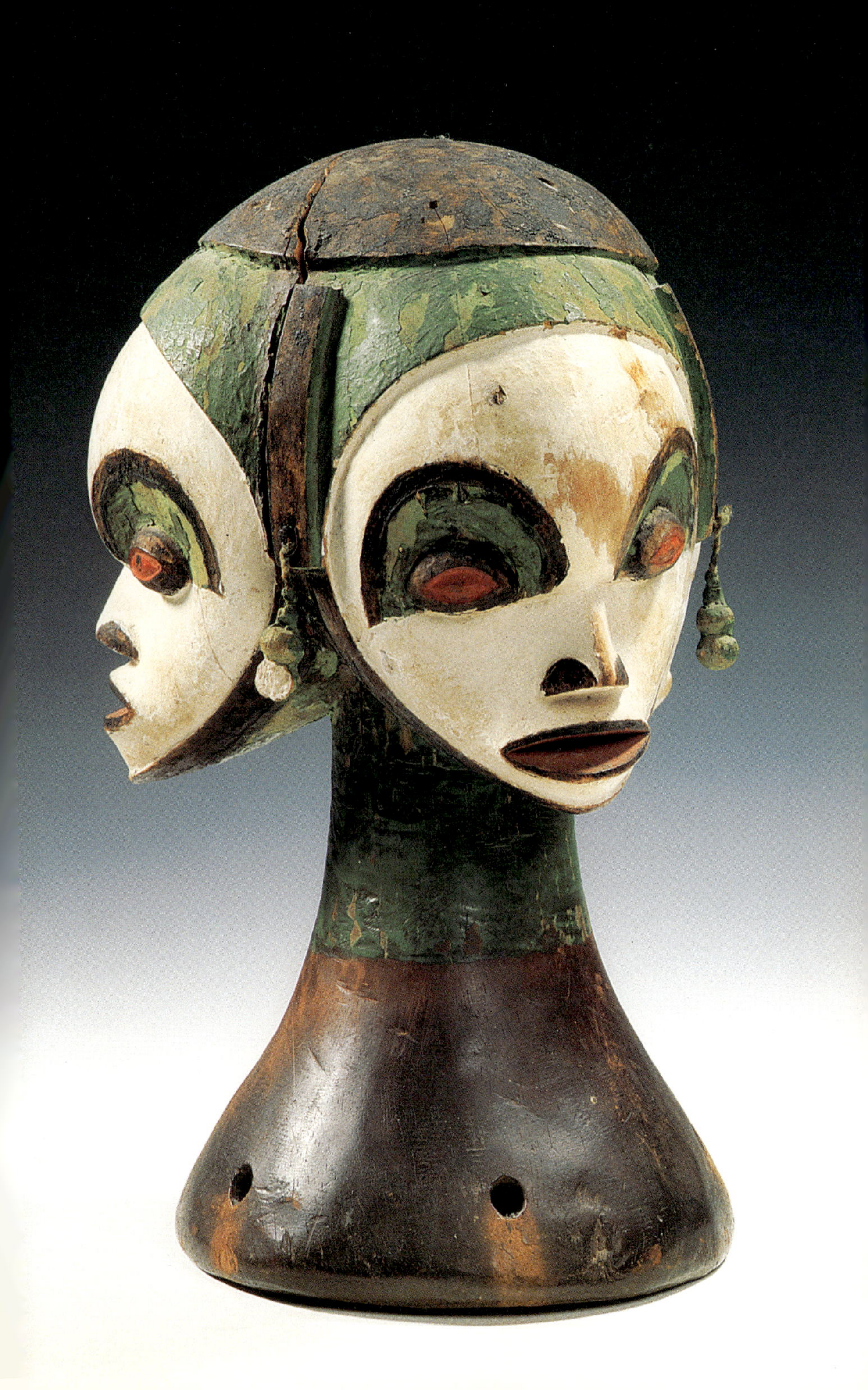

Efik (Ibibio) und Aro (Ibo) fuhren den Cross-Fluß und seine Nebenflüsse aufwärts auf der Suche nach Sklaven, für die sie als Tausch europäische Güter (seit dem 17. Jahrhundert) und einheimische Agrarprodukte anboten. Dennoch war dieses Gebiet bis weit in die britische Kolonialära hinein Schauplatz endloser Kämpfe rivalisierender Sippen und Volksgruppen. Der außerordentliche Einfluß der Europäer, den diese seit der Kontaktaufnahme durch die Portugiesen ausübten, darf allerdings dabei nicht übersehen werden. Das alte Calabar, der wichtigste Hafen, nach dem früher auch das gesamte Kunstgebiet benannt wurde, war eines der wichtigsten Zentren – zunächst für den Sklavenhandel, dann für das Palmöl – und berühmt-berüchtigt bei europäischen Händlern des 18. und 19. Jahrhunderts. Zahlreiche Sklavenstädte wurden an der Küste gegründet und unter dem Einfluß des Sklavenhandels entwickelten sich Menschenraub und Menschenopfer in ungeahntem Maß. Hier hatte, wie in vielen Gebieten der Erde, die sogenannte Zivilisation in der Prägung des Kolonialismus eine offensichtliche Verrohung der alten Stammessitten zur Folge. So artete bis zum Beginn dieses Jahrhunderts ein zunächst gemäßigter Feind- und Endokannibalismus in Orgien der Menschenfresserei aus.

Unter den verschiedenen bündischen Organisationen spielte vor allem die *Ekpe*-Gesellschaft eine wichtige Rolle, die in diesem Gebiet von den Aro-Ibo und Efik beherrscht wurde und deren Mitglieder die Masken und Tanzaufsätze des Cross-Fluß-Gebietes verwendeten.

Fast allen Volksgruppen des Cross-Fluß-Gebietes gemeinsam ist das Tragen von Tanzaufsätzen in Gestalt eines menschlichen Kopfes, seltener eines Tierkopfes sowie oft janusförmiger Helmmasken, meist mit Leder überzogen. Der Ursprung dieser Maskengestalten ist bis heute unklar. Nirgendwo sonst – weder in Afrika noch in einem anderen Erdteil – sind derartige Kultgegenstände bekannt. Den Ejagham, den »eigentlichen« Ekoi, schreibt man zu, als erste mit solchen Aufsätzen getanzt zu haben. Doch verwenden außer den Ekoi, die Bende/Ibo und Ibi-

Abb. 112
Tanzaufsatz; Holz, mit teilweise schwarz gefärbter Haut überzogen; turbanartiger Kopfputz mit vier Hörnern. Tragegestell aus Korbgeflecht, Ekoi, 50,5 cm

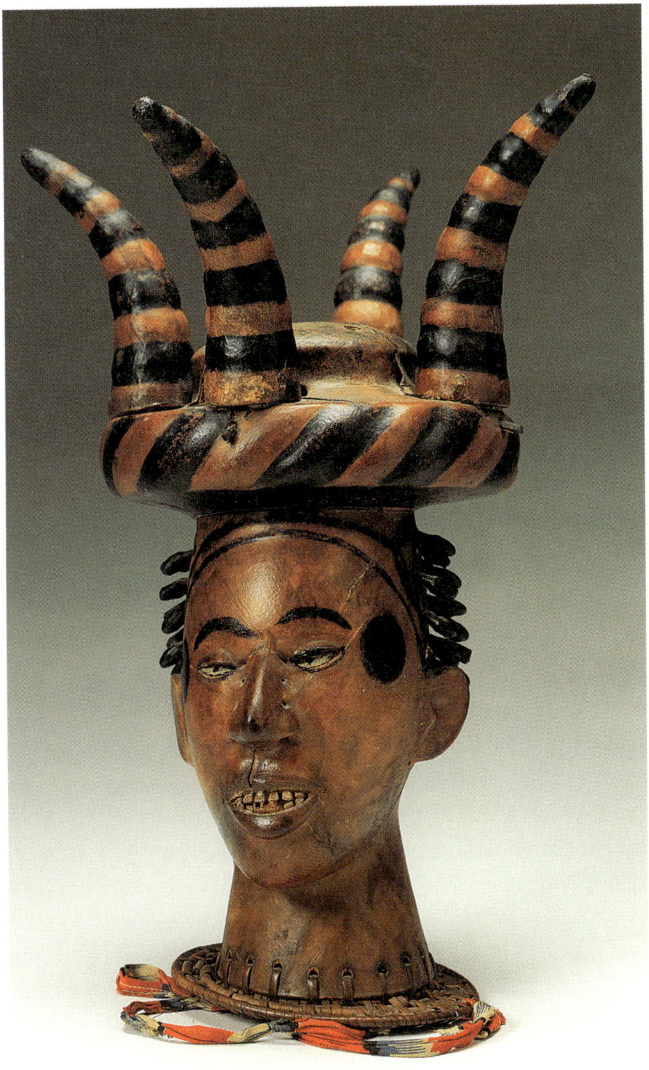

bio, die Keaka, Anyang, Banyang, Widekum, Bangwa und Boki die lederüberzogenen Tanzaufsätze und Masken.

Im Grenzgebiet zwischen den Ekoi und den Boki, bei Ikom, hat man eine große Anzahl (etwa 300) meist phallusförmiger Steine gefunden, deren oberer Teil oft als

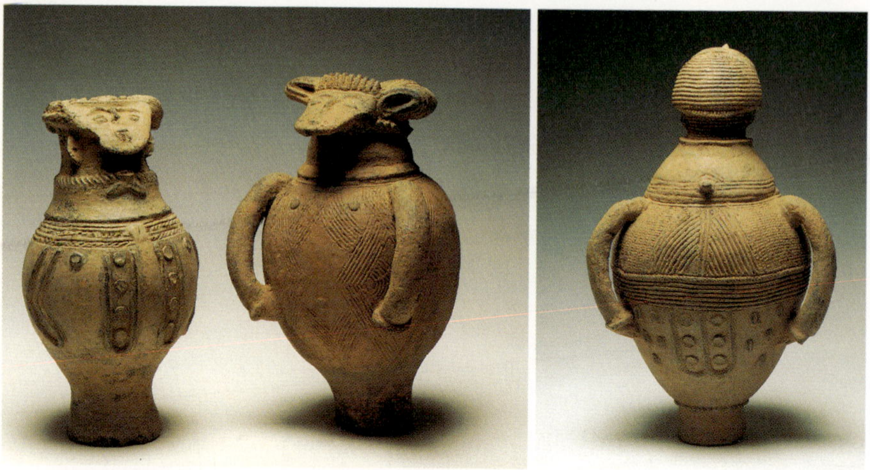

Abb. 113
Figurative Töpfe,
Cross-Fluß-Gebiet

Kopf mit Bart ausgebildet ist; sie stellten vermutlich Priesterhäuptlinge dar. Diese *Akwanshi* genannten, skulptierten Monolithe stellen neben den in diesem Gebiet verwendeten lederüberzogenen Tanzaufsätzen und Masken eine weitere künstlerische Besonderheit dar. Denn nur wenige dieser teilweise mehrere Meter hohen Steinskulpturen haben rein phallischen Charakter, die meisten sind anthropo-phallomorph konzipiert.

Daß umgekehrt die *Akwanshi* keine reinen Ahnenfiguren darstellen, geht wiederum aus der Tatsache hervor, daß zwar viele von ihnen häufig sogar mit einem betont gestalteten Nabel ausgestattet sind, kein einziger jedoch mit einem Geschlechtsteil oder auch nur der Andeutung eines solchen. Überdies tragen alle gesichtslos gestalteten, rein phallischen *Akwanshi* die Namen früherer Priesterhäuptlinge.

Lit.: Allison, 1968a, 1968b; Blier, 1974; Brain/Pollock, 1971; Bravmann, 1973; Chilver, 1964; Forde, 1964; Forde/Jones, 1950; Harter, 1972a; Jeffreys, 1939; Kamer, 1976; Kecskési, 1982; Leonard, 1906; Migeod, 1925; Nicklin, 1974, 1977, 1979; Nigeria Magazine, 1957a, 1957b; Plaschke/Zirngibl, 1992; Talbot, 1912; Schaedler, 1982; Wittmer, 1973; Wittmer/Arnett, 1978

Ibibio

Die Ibibio siedeln im Küstenhinterland östlich des Nigerdeltas. Die Kunst der Ibibio zeigt sich – wie bei vielen Ethnien Afrikas – beeinflußt von der Kultur der nachbarlichen Gruppen und Gebiete, hier vor allem von den Ibo im Norden, dem Cross-Fluß-Gebiet im Osten, dem sie im weiteren Sinne angehören und dem Ijo- und Kalabari-Ijo-Kulturraum im Westen. In ihrem Repertoire treten dabei Figuren im allgemeinen gegenüber der Vielzahl von Masken zurück; solche spielen hauptsächlich bei der *Ekong-(Ekon-)*Gesellschaft in Gestalt von Marionetten eine Rol-

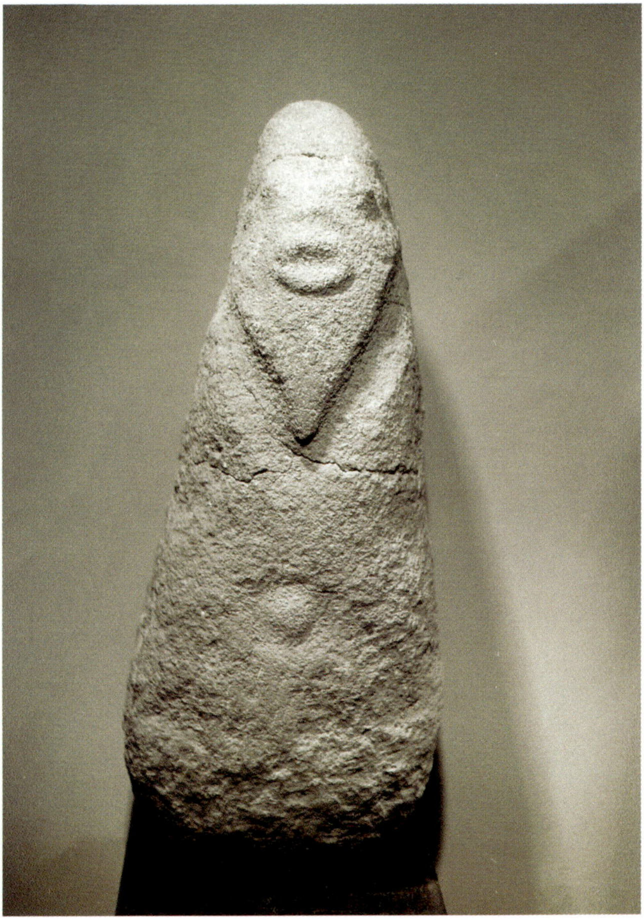

Abb. 114
Akwanshi, Cross-Fluß-Gebiet

le. *Ekong* übt bei den Spielen eine Erziehungsfunktion aus; dargestellt werden schöne und häßliche Persönlichkeiten, doch überwiegen »fatting house« Mädchen in gefälligem Stil. Für rituelle Zwecke werden allerdings auch Buschgeister oder Figuren aus anderen Religionen (Hinduismus) und Tanzaufsätze mit Klan-Gründern dargestellt.

Vor allem bei den Aufzügen der *Ekpo*-Gesellschaft gibt es eine Reihe ganz unterschiedlicher Masken, die auch hier wieder in zwei Gruppen eingeteilt werden können: die *idiok*, die häßlichen *»ugly ghost«*-Masken – sie versinnbildlichen umherirrende Geister – und die *mfon*-Masken, sie symbolisieren diejenigen Geister, die ins Paradies gelangt sind. Zu den *idiok*-Masken werden auch die sogenannten Krankheitsmasken gerechnet, die meist eine an der Himbeerpockenkrankheit oder Frambösie im tertiären Stadium, an Gesichtslähmung oder Pocken erkrankte Person darstellen. Ein besonderes Charakteristikum vieler Ibibio-Masken ist das Klappkiefer, das auch die Marionetten der *Ekong*-Gesellschaft auszeichnet.

Lit.: Forde/Jones, 1950; Haaf, 1971; Haaf/Zwernemann, 1975; Kerchache/Paudrat/Stephan, 1989; Leonard, 1906; Lieber, 1971b; M'Keown, 1912; Neyt, 1979; Nigeria Magazine, 1957a, 1957b; Talbot, 1926

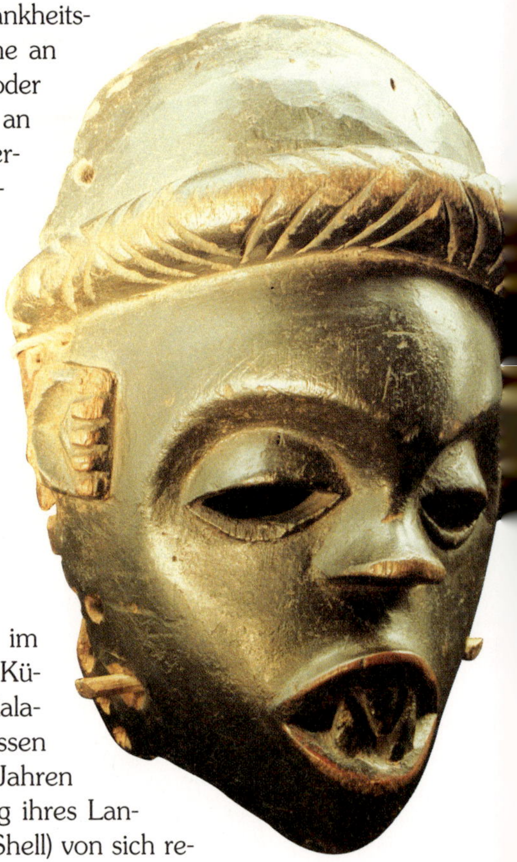

Abb. 115
mfon-Maske mit Stirnband, Ibibio, 29 cm

Ogoni

Die Ogoni, eine Volksgruppe im südöstlichen Nigeria, leben im Küstenhinterland östlich der Ijo (Kalabari-Ijo), etwa zwischen den Flüssen Bonny und Imo; in den letzten Jahren haben sie wegen der Verpestung ihres Landes durch die Ölgesellschaften (Shell) von sich re-

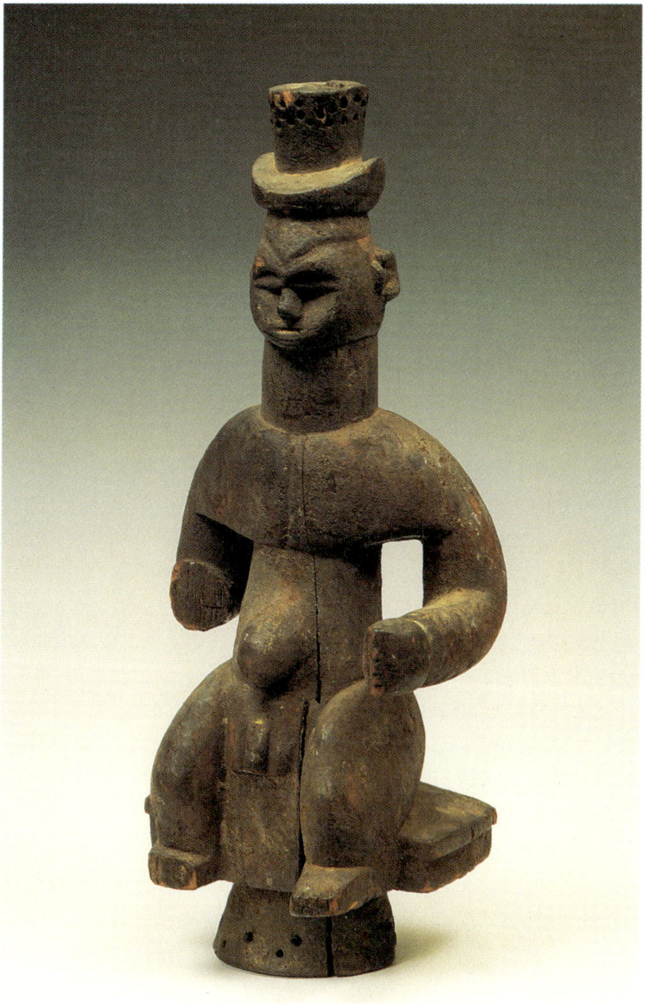

Abb. 116
Tanzaufsatz; männliche Figur mit Zylinder, Ibibio, 56 cm

den gemacht. Östlich von ihnen siedeln die Ibibio, deren Sprache sie sprechen und mit denen sie viele kulturelle Gemeinsamkeiten teilen, vor allem die Masken mit Klappkiefer, die auch die Marionettenfiguren tragen. Ein besonderes stilistisches Merkmal, das die Objekte der Ogoni von denen der Ibibio unterscheidet, sind jedoch die breit ausladenden Nasenflügel, die den Eindruck einer »Himmelfahrtsnase« erwecken, sowie der häufig anzutreffende Aufbau auf den Masken, der aus einem Tier, einem Haus aber auch aus einer Kaffeemühle bestehen kann.

Eket

Die Eket, eine Untergruppe der Ibibio, leben im Südosten Nigerias östlich des Qua Ibo-Flusses (Kwa-Ibo) und östlich des Ortes Eket in etwa 45 Dörfern. Ihre Nachbarn im Norden sind die eigentlichen Ibibio mit der Untergruppe der Ogoni im Westen und den Oron im Osten.

Schon 1880 haben sich Missionare in Qua-Iboe, im Land der Eket niedergelassen und sich vehement gegen die traditionelle Religion eingesetzt, ganz besonders aber gegen die Herstellung der *ekpo*-Masken. Wie in Oron die Ahnenfiguren, so wurden auch hier alle Masken verbrannt, deren man habhaft werden konnte. Selbst nach dem Bürgerkrieg in Nigeria, der ebenfalls vieles zerstörte, hielt nach Neyt diese Praxis an. Es ist deshalb nicht verwunderlich, wenn die Masken der Eket vergleichsweise so selten sind.

Drei verschiedene Typen von Masken lassen sich dabei unterscheiden: Die ovalen Masken mit hohem Frisuren-Aufbau, die einer Wahrsager-Gesellschaft, *Idiong,* gehören; die kleinen runden Masken, die bei der *Ekpo*-Vereinigung beim Anpflanzen und Ernten des Yams getragen werden, und schließlich die großen Brettmasken, die man vermutlich sowohl bei der *Ekpo*- als auch bei einer anderen Vereinigung, der *Ekong*-Gesellschaft, verwendet. Diese ist der *Ekpo*-Gesellschaft sehr ähnlich und hat sich früher durch Menschopfer, eine antichristliche Haltung sowie die Verwendung von Gift zur Erhaltung der sozialen und politischen Kontrolle bekannt gemacht. Aus kunsthistorischer Sicht sind wiederum die Marionettenfiguren nennenswert, die bei bestimmten Feierlichkeiten und auch bei besonderen Beerdigungen verwendet werden und im sogenannten *akan*-Theater auftreten.

Lit.: Baumann/Thurnwald/Westermann, 1940; Neyt, 1979; Talbot, 1926

Mbembe

Bezeichnung für eine Reihe kleinerer Volksgruppen mit etwa 60 000 Menschen, die in Südost-Nigeria, an der Mündung des Ewayon (Awayong) in den Cross-Fluß sowie an dessen Ufern lebt – nahe der Grenze zu Kamerun, im Savannengebiet östlich der Ibo und nordwestlich der Ekoi.

Abb. 117
Gesichtsmaske
ekpo, 15 cm

Von den Mbembe gibt es zwei bis fünf Meter lange Schlitztrommeln, die früher auch als Altar für Menschen-

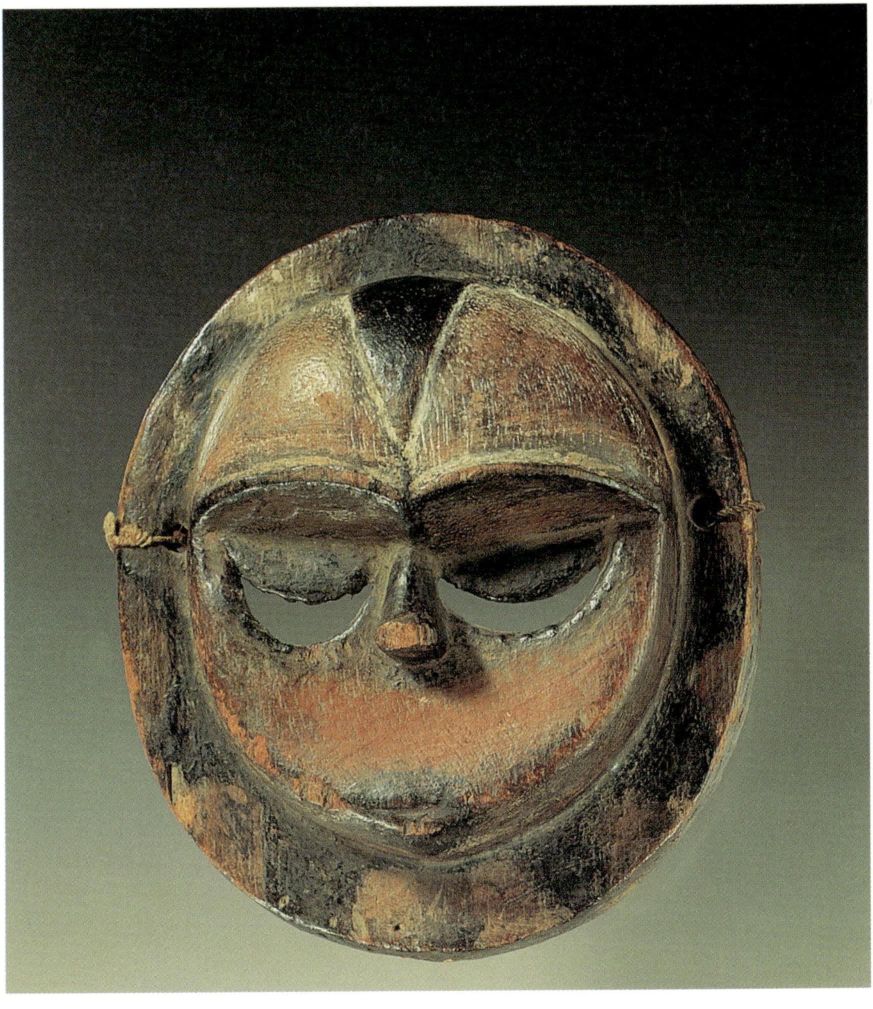

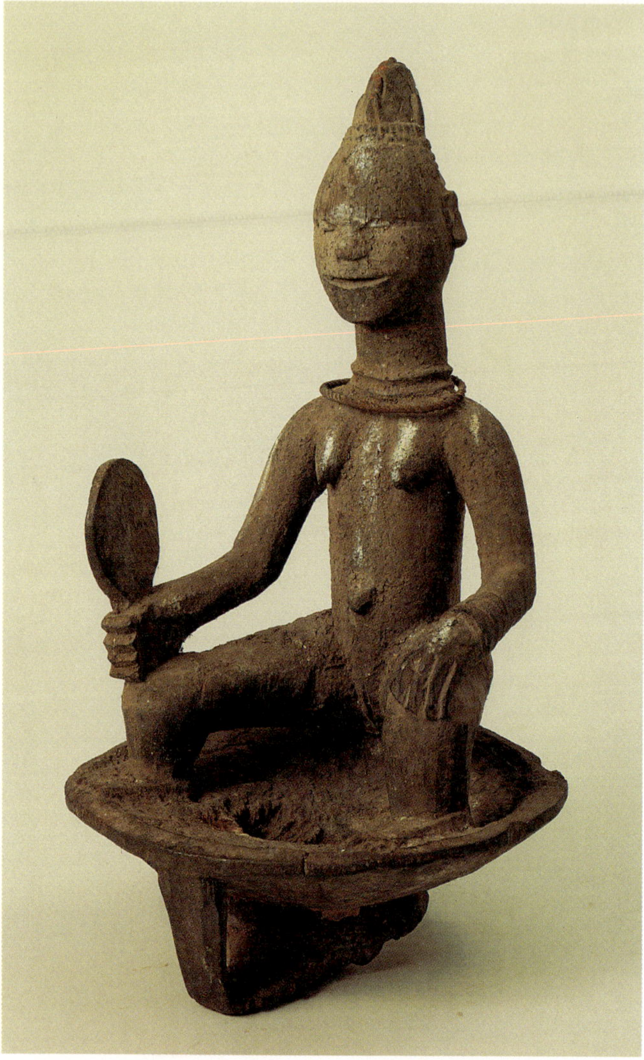

Abb. 118
In einer Schale sitzende weibliche Figur, Eisenring, Mbembe, 56 cm

opfer gedient haben sollen. An einem oder an beiden Enden ist aus dem Stamm eine menschliche Figur herausskulptiert, die wahrscheinlich einen Ahnen verkörpern soll. Daneben gibt es kleinere Figuren, Figuren, die in einer Schale sitzen, sowie große Pfostenfiguren, offenbar jedoch nur wenige Masken.

Lit.: Harris, 1965; Krieger, 1969/II

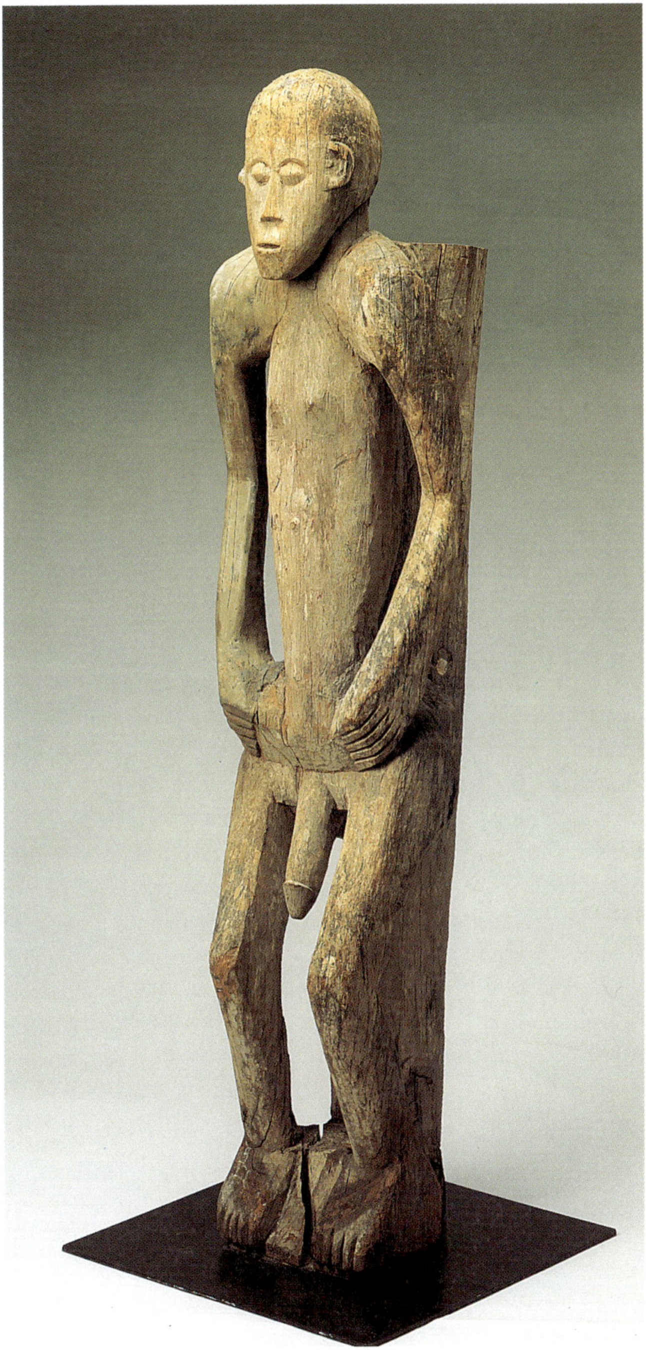

Abb. 119
Männliche Pfostenfigur, Mbembe, 147 cm

Oron

Die Oron, eine kleine Untergruppe der Ibibio, leben im westlichen Mündungsgebiet des Cross-Flusses und sind vor allem durch ihre Ahnenfiguren – *ekpu* – berühmt geworden. Die Tradition, solche Figuren zu schnitzen, hielt vermutlich nur bis zur Jahrhundertwende an, denn als Kenneth C. Murray sie 1938 entdeckte, war der Kult schon obsolet, die Schreine teilweise bereits verfallen (Nicklin, 1977: 4). Zwar zählte man 1959, als für die damals noch erhaltenen Skulpturen ein Museum errichtet worden war, noch 600 Figuren; von diesen blieben allerdings nach dem Biafra-Krieg, in dem das Museum zerstört wurde, nur noch wenig mehr als hundert übrig – der Rest war vernichtet oder von den Eroberern verschleppt worden.

Lit.: Eyo, 1977; Nicklin, 1977; Nsugbe, 1961

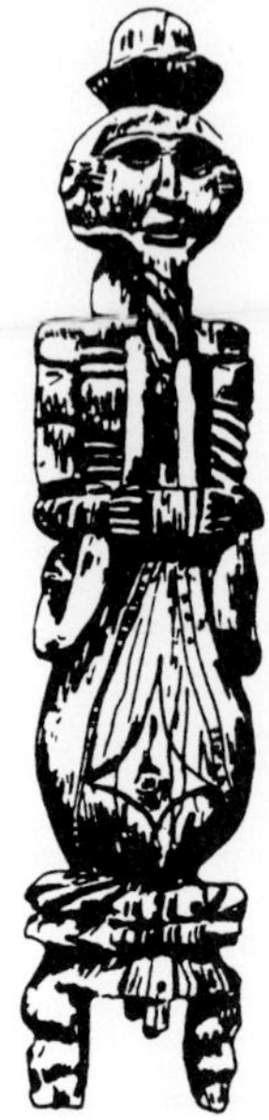

Abb. 120
Ahnenfigur, Oron, 98,7 cm

Widekum

Die Widekum, zu denen u. a. die Meta (Bameta), Mogamo und Bali gehören, sind eine kleine Volksgruppe mit einer Reihe von Klanen im Westen des Kameruner Graslandes, am Oberlauf des Cross-Flusses, nordöstlich der Banyang und östlich der Anyang. Neben den lederüberzogenen Tanzaufsätzen, wie sie in diesem Gebiet verbreitet sind, verwenden die Widekum eine Zwischenform zwischen Helm- und Gesichtsmaske, ebenfalls mit Leder überzogen und dunkelbraun bis schwärzlich gefärbt. Sie gilt als die einzige Maske dieser Volksgruppe, heißt *agwe* und stellt eine Art Eulenspiegel dar. Ähnliche Masken, *etshibi* genannt, werden von den Meta oder Bali-Nyonga getragen.

Lit.: Campbell, 1988; Harter, 1986

Der Zentralsudan

Der Zentralsudan stellt sich als kultureller Großraum dar, der im Westen durch das Volta- bzw. das ostatlantische Gebiet begrenzt wird, im Süden und Norden dagegen durch Regenwald bzw. die Sahara eine natürliche Grenze findet. Im Osten erfolgt die Trennung vom ostsudanischen Gebiet kulturhistorisch zwar eher willkürlich, doch ist dies für eine Kunstbetrachtung nicht unzweckmäßig: Östlich des Tschadsees treten künstlerische Äußerungen nur noch in sporadischer Form auf. Dies gilt auch nahezu für den gesamten Norden dieses Gebietes und den Südosten. Beide Gegenden sind ausgesprochen arm an Kunst, lediglich Hausa und Nupe (im Norden bzw. Nordwesten) hatten – und haben teilweise noch heute – neben einer bescheidenen Maskentradition (Nupe, *elo*) eine hochentwickelte traditionelle Textilindustrie. Dagegen zeichnen sich das gesamte Zentrum und der Südwesten durch eine rege künstlerische Tradition aus, die im Kameruner Grasland noch durch eine ausgeprägte Hofkunst akzentuiert wird. Dieses Gebiet kann überhaupt als eines der produktivsten Zentren afrikanischer Kunst gelten. Im Westen der heutigen Republik Kamerun gelegen, wird es im wesentlichen von den Aghem, Bamum und Bamileke bewohnt. Ausschlaggebende Impulse für die Hofkunst gingen dabei von Sultan Njoya aus, der um die Jahrhundertwende lebte. Er beschäftigte zahlreiche, zum Teil von weither angeworbene Handwerker an seinem Hofe in Foumban, entwickelte eine eigene Schrift und führte den Brauch ein, Beamten, Höflingen und Regenten kleinerer Häuptlingstümer als Zeichen seiner Gunst Tabakspfeifen zu verehren. Wichtigste Erzeugnisse der Kunst des Kameruner Graslandes sind Stülp- und Gesichtsmasken, Tanzaufsätze, Hauspfosten und andere Objekte des Kunsthandwerks.

Die gesamte Region westlich des Kameruner Graslandes, bis hin zum ostatlantischen Gebiet ist durch eine große künstlerische Einheit gekennzeichnet, die sich vor allem in den Maskentraditionen ähnlicher bündischer Organisationen manifestiert.

Im gesamten Zentrum dieses zentralsudanischen Gebietes findet sich eine große Anzahl kleiner und kleinster Ethnien, die keine Hofkunst kennen, dafür jedoch eine ausgeprägte Tradition bei der Herstellung von Masken und Ahnenfiguren besitzen, aber auch Tonarbeiten anfertigen. So z. B. die Koro mit vollkommen abstrakt gehaltenen Tanzaufsätzen und Kultfiguren, ebenso die Chamba, Jaba, Wurkun und Mama.

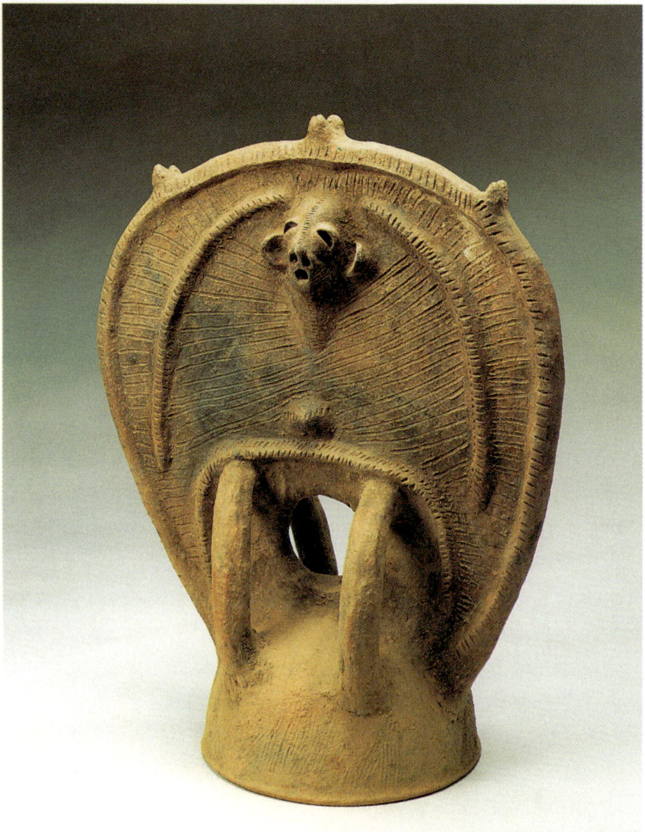

Abb. 121
Gedenkskulptur »Elefant«, Dakakari, 64 cm

Abb. 122
Weibliche Gedenkskulptur, Dakakari, 45 cm

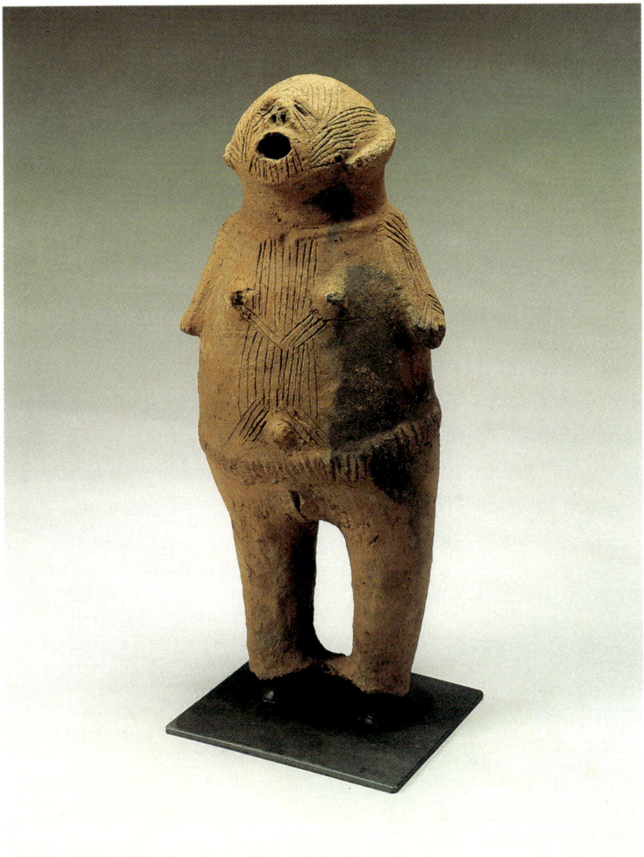

Teilweise auch mit naturalistischen Konzepten arbeiten dagegen die im Osten und Nordosten der Ibo lebenden Volksgruppen wie die Goemai, Montol, Gurka, Jukun, Tiv, Djompre, Bura, Waja, Kiyu, Vere, Mumuye und Tigong. Eine Besonderheit stellen die Terrakotten der Dakakari, Bata und verschiedener kleinerer Ethnien am östlichen Benuefluß dar: Grabplastiken, Seelengefäße, Schutzfiguren u. a. in anthropomorpher und zoomorpher Gestalt. Bedeutende Terrakotten sowie skurrile Tiermasken, Ahnen- und Zauberfiguren sind auch von den Mambila bekannt geworden, die nahe der kamerunischen Grenze in Nigeria leben.

Dakakari

Die Dakakari sind eine kleine Volksgruppe in den Hügeln der Zuru-Federation im North-Western State von Nigeria, deren Hauptbeschäftigung seit Jahrhunderten die Landwirtschaft und der militärische Dienst waren. Neben Eisenarbeiten ist es ausschließlich die Töpferei, die handwerklich und künstlerisch betrieben wird, und zwar ausschließlich von Frauen. Während die Alltagstöpferei allen Frauen offen ist, wird die sakrale Töpferei nur innerhalb bestimmter Familien ausgeübt; Kenntnisse und Technik des Kunsthandwerks werden von der Mutter auf die Tochter vererbt. In der Kunstgeschichte sind die Dakakari durch ihre Grabskulpturen aus Terrakotta bekannt geworden, die auf die Gräber bedeutender Persönlichkeiten gestellt werden – die einfachen Bürger erhalten auf dem Grabhügel lediglich Haushaltsgeschirr als Zeichen des Gedenkens.

Abb. 123 Umschlagtuch für Frauen aus Baumwolle, mit Kamel- und Schlangenmotiven, Nupe

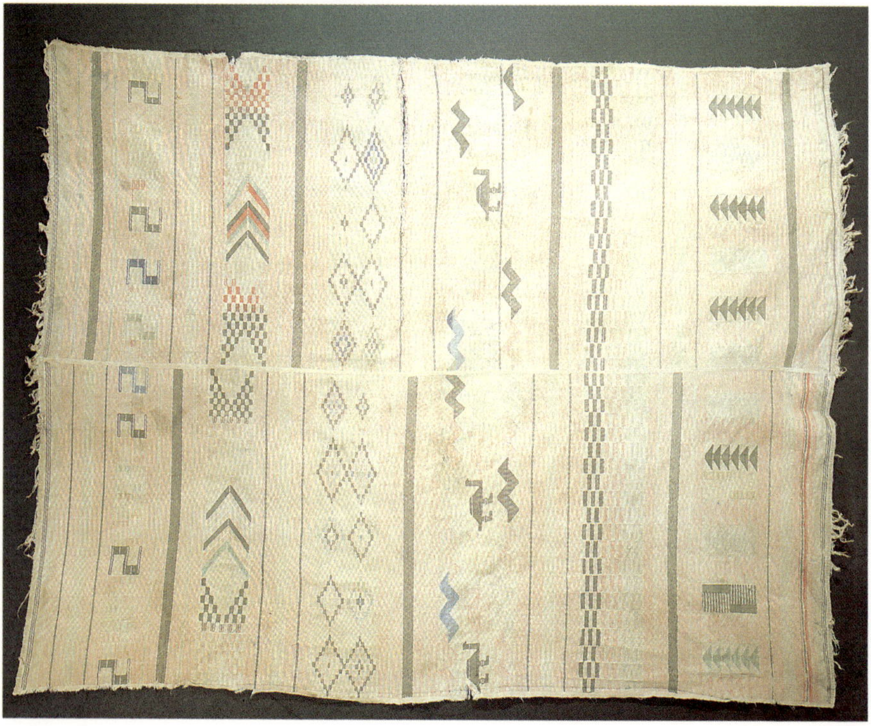

Dorfvorstände, Kriegshelden, große Jäger, Oberhäupter des geheimen Männerbundes *Oknuh,* der Oberste der Schmiede usw., sie werden mit ihren Frauen und unverheirateten Töchtern beigesetzt. Als Grabskulpturen kommen dabei sechs verschiedene Kategorien von Terrakotten in Betracht – Tiere, Menschen- und Reiterfiguren.

In allen Dakakari-Dörfern haben die Dorf-Oberhäupter das Recht auf alle sechs Kategorien von Grabbeigaben. Sie werden auch alleine beerdigt, ihre Frauen und Kinder erhalten eigene Gräber.

Die Skulpturen werden in Aufbautechnik getöpfert, wobei die Verbundstellen sich durch dekorativ gestaltete Wülste verdecken lassen. Arme sowie Attribute von Tieren und Menschen werden nur angedeutet, die fast immer offenen Münder gelten in einigen Dörfern als Zeichen der Trauer.

Lit.: Bassing, 1973; Meyn, 1982

Nupe

Die Nupe sind eine große Volksgruppe mit bedeutender handwerklicher Tradition, insbesondere auf den Gebieten der Weberei und Glasbläserei. Mit etwa 900 000 Menschen leben sie im nordwestlichen Nigeria um ihre Hauptstadt Bida. In der Holzschnitzkunst kennt man Masken, die beim *Elo*-Tanz auftreten, wobei weibliche – *elo-ko* – und männliche Masken – *elo kunnegi* – sich gegenüberstehen. Bei den ersteren handelt es sich um ovale, schalenförmige Masken mit durchbrochen geschnitzten abstrakten Aufbauten (vermutlich eine Vulva mit Klitoris darstellend), die letzteren bestehen aus einem Netz, Lederhäuten und einem phallisch geformten Stock. Die Tänzer sind mit bunten Tüchern vermummt und tragen Gerten in den Händen. Frobenius besuchte 1911 die Nupe und brachte sechs dieser *elo*-Masken mit; sie befinden sich heute in den Museen Berlin, Hamburg, Basel und London. Die ursprünglich wegen der frühen Islamisierung (1830) durch die Peul (Fulbe) des Hausalandes längst totgeglaubte Maskerade konnte sich bis heute erhalten, wenn auch der kultische Hintergrund, seine Erziehungsfunktion und die sexuelle Komponente verlorengegangen sind. Heute tanzen beide Masken mit einem dritten Typus, der Diebesmaske *elo-gara*, meist an islamischen Festtagen zur Unterhaltung.

Lit.: Frobenius, 1913, 1924; Nadel, 1942, 1954; Perani, 1974; Stevens, 1973

Hausa

Die Hausa sind ein bedeutendes Volk, das in Westafrika, in einem breiten Gürtel in der Sahelzone lebt – vor allem in Nigeria –, wo es mit etwa 20 Millionen Menschen und 22 Prozent der Gesamtbevölkerung noch vor den Yoruba die größte Gruppe darstellt. Seit langem islamisiert, sind die Hausa vor allem durch die Dekoration ihrer Hauswände bekannt geworden, aber auch durch ihre Weberei – von der schon Barth berichtete – sowie durch ihre Sticktechnik auf den Festgewändern.

Lit.: Barth, 1859/I; Murdock, 1959

Afo

Als kleine Volksgruppe in Zentral-Nigeria, die sich selbst Eloyi nennt und den Kanuri im Nordosten von Nigeria verwandt fühlt, leben die Afo an den Nassarawa- und Loko-Vorgebirgen nördlich des Benue-Flusses. Ihre Masken und Tanzaufsätze verraten großes Talent: So die schwarzweiß gefärbten Buschkuhmasken, die von Stelzentänzern bei Ernte- und Begräbnisfeierlichkeiten getragen werden, ebenso die eigenartig gestalteten Tanzaufsätze aus Holz und Metall, in denen sich verschiedene Kraftsymbole vereinen, wie zum Beispiel Hahnenkamm, Tierhörner, Rhinozerosohren und Abrusbohnen. Auch das Chamäleon ist häufig in diese Tanzaufsätze integriert; es gilt – wie bei vielen Ethnien Afrikas – als Todesbote, kann aber wegen seiner Wandlungsfähigkeit auch Leben oder Tod, Glück oder Unglück bringen.

Abb. 124
Mutterfigur, Afo, 58 cm

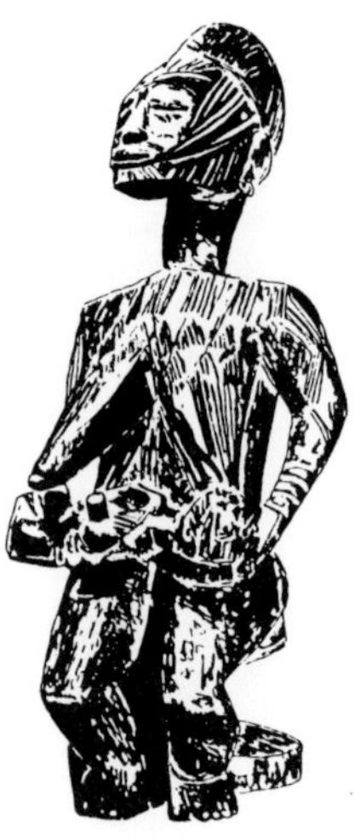

Die wenigen Skulpturen der Afo werden als bedeutend eingeschätzt. Neben Karyatidenhockern sind dies Mutterfiguren mit kammartig geordneten Frisuren und zahlreichen eingeschnittenen Narbentatauierungen. Sie sind das Gemeinschaftseigentum eines Dorfes und werden nur einmal im Jahr während der *aya*-Zeremonien auf den Dorfplatz gebracht, wo sie beopfert und um Fruchtbarkeit des Bodens und der Menschen gebeten werden.

Lit.: Fagg, 1963, 1965, Krieger/Kutscher II, 1969; Neyt/Désirant, 1985

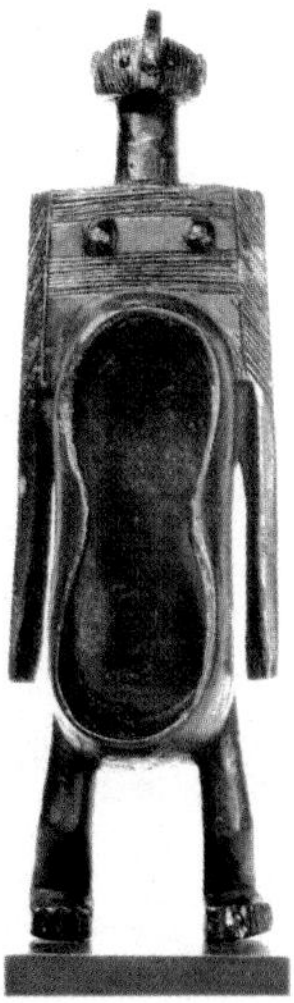

Abb. 125
Ritual-Trinkgefäß
gbene, Jaba, 50 cm

Koro

Nur etwa 20 000 Menschen zählt diese kleine, Kwa-sprechende Volksgruppe, die hauptsächlich im Nordwesten der Afo, nördlich des 9. Breitengrades, lebt und zu einem Teil bereits islamisiert ist. Ihre Kunst beschränkt sich auf zoomorphe Masken aus Korbgeflecht, auf dem Tierhörner, Abrusbohnen und Tierfell befestigt sind, sowie auf völlig abstrakte Tanzaufsätze, die schwarz-weiß gefärbt und ebenfalls mit Abrusbohnen verziert sind. Diese Tanzaufsätze, die sie auch für die Jaba fertigen, können *ngamdak* (»Mann mit gebeugten Beinen«) oder *nyamfaik* (»Wächter des Dorfes Faik«) heißen und treten gemeinsam zweimal im Jahr auf. Andere, käfigartige Tanzaufsätze tragen einen abstrakten Tierkopf an der Spitze.

Lit.: Gunn/Conant, 1960; Sieber, 1961

Abb. 126
Magische Figur zum
Heilen von Krankheiten, Montol,
37,5 cm

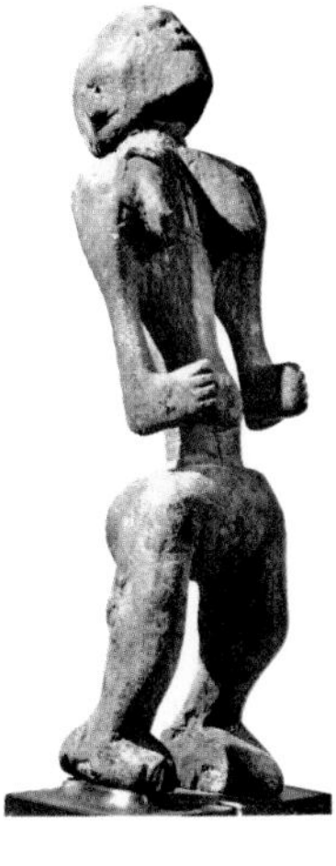

Jaba (Ham)

Im nördlichen Nigeria, im Gebiet der berühmten Nok-Kultur (s. o.), lebt eine kleine, zur Ethnie der Katab gehörende Volksgruppe, die Jaba oder Ham. Die einzigen, von ihnen bekannten Skulpturen sind die *gbene* – rituelle Trinkbecher für Palmwein in anthropomorpher oder zoomorpher Gestalt aus Holz, teilweise mit Abrusbohnen verziert. Die *gbene* werden allerdings häufig von den benachbarten Koro für die Jaba geschnitzt.

Goemai (Kemai, Ankwe)

Die Goemai, eine zu den Angas gehörende Volksgruppe mit etwa 20 000 Menschen, leben in der Northern Region von Nigeria am Oberlauf des Shemankar-Flusses, der weiter südlich in den Benue mündet. Zusammen mit anderen kleinen Gruppen wie den Montol sind die Goemai

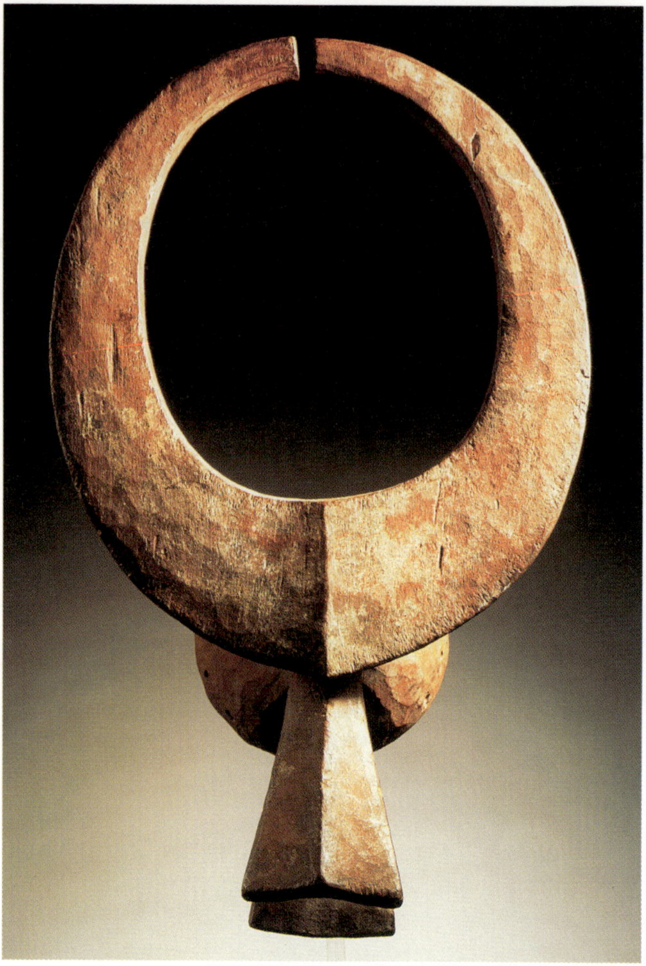

Abb. 127
Büffelmaske für den *Mangam*-Kult, L. 48,5 cm

lange Zeit sowohl vor den moslemischen *jihads* als auch vor der europäisch/christlichen Infiltration verschont geblieben und konnten so weiterhin relativ unbehelligt ihrer Religion anhängen. Die Goemai (die Hausa haben ihnen den Namen Ankwe gegeben) fertigen offenbar zweierlei Maskentypen an, die beide vollkommen abstrakt gestaltet sind und einmal einen Menschenkopf – *mongop* – und einmal offenbar einen Tierkopf – *gugwom* – darstellen. *mongop* wird nur einmal im Jahr während der Trockenzeit und bei der Inthronisation sowie Beerdigung eines

Häuptlings getragen. Die *gugwom*-Maske, die ebenfalls die Montol verwenden, wird gelegentlich auch mit einer Figur kombiniert (und stellt dann vermutlich einen Maskenträger dar). Sie erscheint einmal jährlich zum Ende der Erntezeit und läßt sich wahrscheinlich mit dem Ahnenkult in Verbindung bringen: Die Zeremonien finden am Fuße eines heiligen Berges statt, in der Nähe der Gräber verstorbener Häuptlinge.

Geschnitzte Figuren treten meist im Zusammenhang mit der Männergesellschaft *Kwompten* auf, deren Tätigkeit vor Nichtinitiierten und Frauen geheimgehalten wird und offenbar der Heilung von Kranken etc. dient. Den Figuren fällt dabei die Aufgabe zu, die Ursache einer Krankheit festzustellen; der Genesene hat der Gesellschaft dann eine Ziege und Hirse als Opfer und für ein Festmahl zu spendieren.

Montol

Nördlich des Mittellaufs des Benue in Nigeria – nördlich und östlich der Goemai – leben die Montol. Ihre Figuren entstammen einem Männerbund, ähnlich der *Kwompten*-Gesellschaft der Goemai, der hier *Komtin* heißt. Daneben verwenden die Montol auch die Figuren anderer Volksgruppen, wie umgekehrt die Goemai in gleicher Weise z. B. die *gugwom*-Masken tragen, die von Montol-Schnitzern stammen. Neben den häufiger verwendeten Pflanzenfasermasken sind von den Montol nur einige wenige Holzmasken bekannt.

Lit.: Sieber, 1961

Gurka (Gurkan)

Als eine zu den Angas gehörende Volksgruppe leben die Gurka in der Northern Region von Nigeria am Oberlauf des Shemankar-Flusses, der weiter südlich in den Benue mündet.

Von den Gurka sind nur wenige, im Pfahlstil entwickelte Figuren bekannt, von denen sich zwei im Linden-Museum Stuttgart befinden.

Lit.: Koloß, 1973

Mama

Nordwestlich der Goemai, etwa zwischen der Stadt Jos und dem Benue leben die Mama. Wie auch die Mambila, Tigong, Mumuye und andere Gruppen des nigerianischen Plateaus waren die Mama früher als wilde Krieger und Kannibalen gefürchtet. Kunstgeschichtlich sind sie vor allem durch ihre Büffel- und Antilopenmasken bekannt geworden, die sie in vollkommener Abstraktion schnitzen und die im *Kambon*-Maskenspiel der *Udawaru*-Gesellschaft für Opfer- und Begräbniskulte getragen wurden. Fast alle Masken sind relativ klein, oft mit Rotholzpulver eingerieben und aus hartem Holz geschnitzt; manchmal wird als Gehörnteil eine Astgabel verwendet.

Figuren der Mama sind selten; trotz ihres eigenwilligen Stils zeigen sie eine gewisse Verwandtschaft mit Schnitzereien der Tiv.

Lit.: Fievet, 1955

Jukun

Abb. 128
Weibliche und männliche Figur, Jukun, 34 u. 88,9 cm

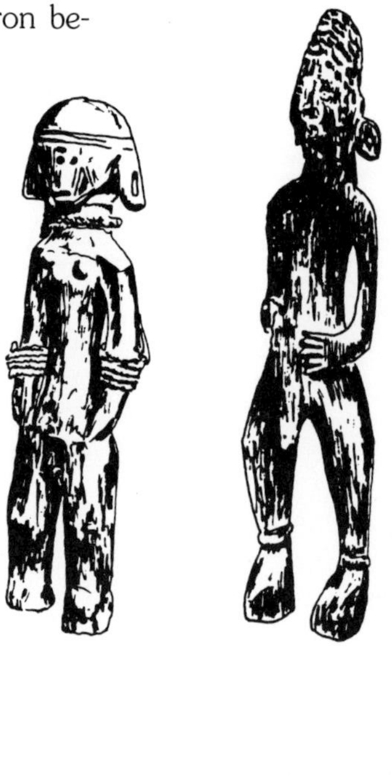

Nordöstlich und östlich der Tiv, südlich und nördlich des Benue-Flusses, erstreckte sich das Reich der Jukun mit seiner Hauptstadt Wukari, in der der Gottkönig *Aku* residierte. Dieser mußte früher, wenn er den Thron bestieg, das Herz seines Vorgängers verzehren und wurde vermutlich, wie seine Vorgänger, nach sieben Jahren Herrschaft erwürgt. Von den Jukun, die heute in verschiedenen Enklaven am oberen Benue leben, gibt es relativ naturalistisch gestaltete Tierkopf-Masken, aber auch Tanzaufsätze von völlig abstrakter Konzeption, die einen Menschenkopf verkörpern. Nach Meek stellt dabei das nach hinten zurückragende Oberteil die Haarlocke dar, die die Männer auf dem sonst glatt rasierten Schädel tragen. Ähnliche Masken verwenden die von den Jukun beeinflußten Goemai.

Wie bei den Mama kommen auch bei den Jukun Figuren äußerst selten vor. Sie stellten

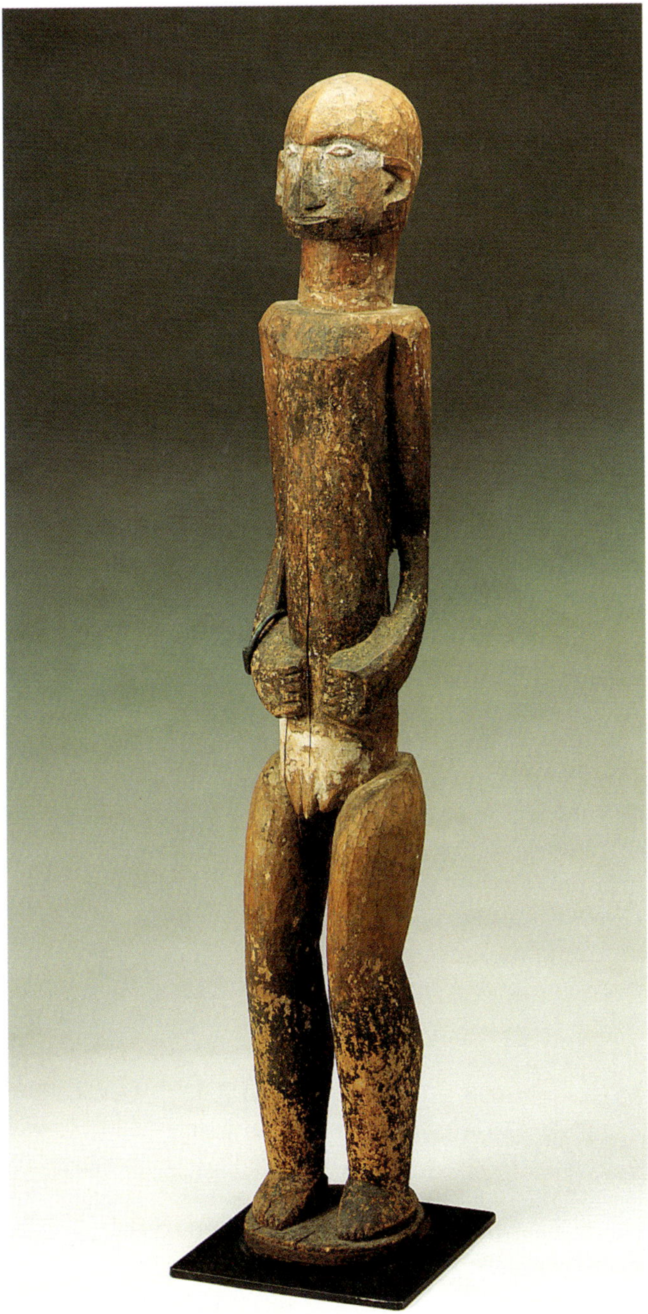

Abb. 129
Männliche *ihambe*-Figur, Kupferreif, Tiv, 109 cm

Gründerahnen dar und wurden in Schreinen aufbewahrt, deren Form ein Gehöft symbolisierte.

Lit.: Detzner, 1923; Hambly, 1935; Meek, 1931

Tiv (Munshi)

Mit etwa einer Million Menschen stellen die Tiv bei weitem die bedeutendste Volksgruppe in Nordost-Nigeria. Ihr Gebiet erstreckt sich von den Kamerun-Bergen und Sonkwala-Hügeln im Süden bis zum Benue. Im Gegensatz zu den meisten benachbarten Volksgruppen anerkennen die Tiv, ein sehr homogenes Volk, aber weder ein gemeinsames weltliches oder geistliches Oberhaupt, noch eine zentrale Organisation. Ihre künstlerischen Arbeiten beschränken sich auf eine Reihe von Figuren und hervorragende Gelbgüsse sowie Terrakotten. Die Figuren, *ihambe,* lassen sich nach Neyt/Désirant in einen Pfostenstil und einen naturalistischen Stil unterteilen. Viele der weiblichen Figuren sind mit Narbentatauierungen versehen, von denen eine der bekanntesten eine ringförmige Zeichnung um den Nabel ist, der seinerseits wiederum häufig außergewöhnlich groß gestaltet sein kann. Bei den Gelbgüssen sind vor allem kleine Votivfiguren hervorzuheben, aber auch Zeremonialschwerter und -beile, geschmückt mit einem Kopf.

Lit.: Bohannan, 1969; Neyt/Désirant, 1985

Djompre (Jompre, Jompere, Zumper, Kutep, Kutev)

Die Djompre nennen sich selbst *Kutep* oder *Kutev* und leben im Benue-Plateau State im nördlichen Nigeria zwischen Takum und der Grenze von Kamerun. Die Bezeichnung »Jompre« stammt vermutlich von den benachbarten Chamba und bedeutet soviel wie »Kannibalen«. Neben abstrakten Tiermasken, die waagerecht getragen werden und meist mit Abrusbohnen *(abrus precatorius)* besetzt sind, fertigen die Djompre Tierskulpturen aus Lehm: Mischwesen mit Tierhörnern, teilweise mit Leoparden-Tupfen bemalt und mit Halskrausen aus Pflanzenfasern versehen.

Lit.: Detzner, 1923; Rubin, 1968

Bura

Die Bura leben südlich des Tschadsees im Grenzgebiet von Nigeria und Kamerun und zählen – zusammen mit den kulturverwandten Pabir – etwa 100 000 Menschen. Von den Bura existiert eine – offenbar die einzig bekannte – Figur im Britischen Museum in London, mit Ketten um Hals und Leib sowie Abrusbohnen als Augen.

In früheren Jahrhunderten unterlagen die Bura starken Kultureinflüssen aus dem Bornu-Reich im Norden, das ihnen auch ein sakrales Herrschertum brachte. Es ist daher anzunehmen, daß die Bura/Pabir (Babur) noch ein Kunsthandwerk kennen, von dem man bis heute nur wenig erfahren hat. Bekannt sind dagegen vor allem große Tonkrüge, kunstvoll dekorierte Kalebassen und eiserne Kultgegenstände, so eine naturalistisch gestaltete Schlange, die zum wichtigsten Stammesheiligtum gehört.

Lit.: Fagg, 1965

Waja

Abb. 130
Seelengefäß, Terrakotta, Jen, 33,5 cm

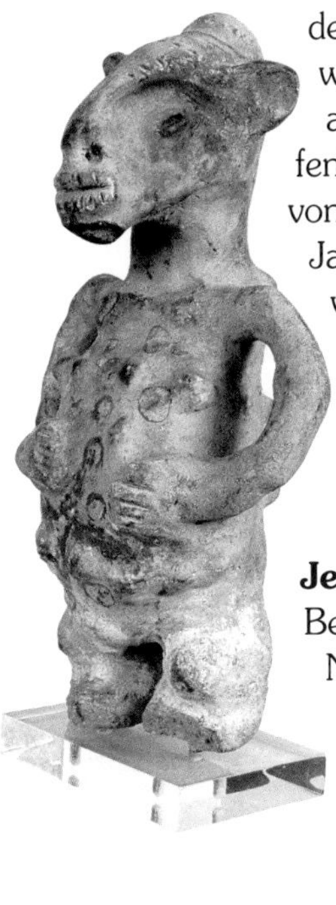

Die Waja, eine zu den Tangale gehörende kleine Volksgruppe, leben am 10. Breitengrad, etwa zwischen dem 11. und 12. Längengrad in Nordost-Nigeria südöstlich der Jukun, umgeben von künstlerisch vergleichsweise wenig produktiven Ethnien. Neben Seelengefäßen aus gebranntem Ton fertigten die Waja früher offenbar große abstrakte Maskenaufsätze, wie sie auch von den Mumuye bekannt sind. Erst in den sechziger Jahren dieses Jahrhunderts hat man diese eindrucksvollen Objekte in Afrika entdeckt. Sie werden als »Schultermasken« bezeichnet und – je nach Stil des Kopfes – entweder den Mumuye oder den Waja zugeschrieben.

Lit.: Gillon, 1980; Savary, 1978; Schaedler, 1973, 1975

Jen

Bei einer Reihe von Volksgruppen im nordöstlichen Nigeria werden die Toten zweimal bestattet. Zwischen der ersten und zweiten Bestattung – im Zeitraum von mehreren Monaten bis zu einem Jahr –

wird für die Seele des Verstorbenen ein Behälter, ein »Seelen- oder Ahnenkrüglein«, angefertigt, in den die Seele eingeschlossen wird, damit sie nicht umherirren und Unheil stiften kann. Die ersten Krüge dieser Art brachten bereits von Uechtritz und Passarge 1894 sowie Frobenius 1912 nach Europa, mit der Herkunftsangabe »Jen«, einer zur Bata-Bachama-Gruppe gehörenden kleinen Ethnie von etwa 20 000 Menschen, nördlich des Benue-Oberlaufs. Mangels eines genauen Ursprungsnachweises werden deshalb die sonst nicht identifizierbaren Seelenbehälter dieser Gegend als der Jen-Kunst zugehörig betrachtet und entsprechend bezeichnet. Tatsächlich stellen sich die von den deutschen Forschern mitgebrachten und damit nachgewiesenen Jen-Seelengefäße – *kusson* – mehr als flaschenförmige Gebilde mit einem aufmodellierten Kopf und einer tubusförmigen Öffnung auf der Brust dar, zum Unterschied von anderen, in den siebziger Jahren nach Europa gekommenen Gefäßen mit stärker ausgearbeiteten, häufig mit Pusteln übersäten Körpern, die eine eher barocke, teilweise manieristische Note zeigen.

Lit.: Schaedler, 1973, 1975, 1985; Stößel, 1984

Wurkun (Kiyu/Karim)

Diese kleine Volksgruppe am nördlichen Oberlauf des Benue-Flusses in Ost-Nigeria, südlich der Jukun, ist vermutlich identisch mit den Kiyu, die auch unter der Bezeichnung Karim – dem größten Ort ihres Siedlungsgebietes – bekannt sind. Wurkun oder Kiyu fertigten früher pfahlförmige Plastiken, die meist auf einem eisernen Spieß stehen und angeblich auf die Felder gestellt oder in einer Hütte in der Dorfmitte aufbewahrt wurden. Entsprechend zeigen sich auch bei einigen Figuren starke Verwitterungsspuren, bei anderen eine teilweise dicke Rußpatina, die sich über einer braun-rötlichen Färbung gebildet hat.

Abb. 131
Kopf aus Terrakotta, Sao, 22 cm

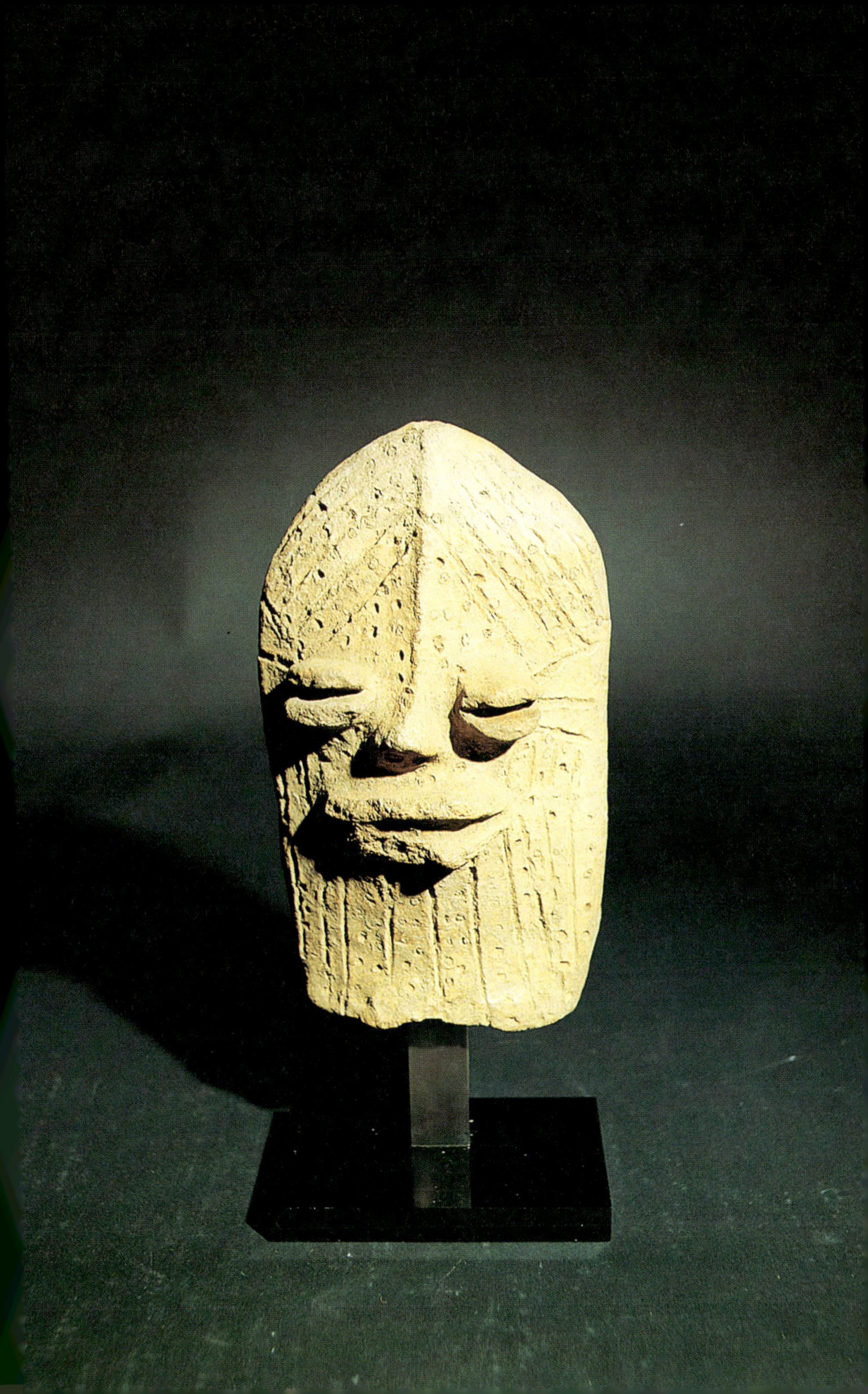

Longuda, Mwana/Cham

Die Longuda, eine kleine Volksgruppe in Ost-Nigeria, leben am Ostufer des Benue nach der Mündung des Gongola etwa 120 km südlich von Gombe. Ihre direkten Nachbarn sind die zu den Tangale gehörenden Cham und Mwana (Mowana), die etwas weiter westlich siedeln.

Wie diese, so stellen auch die Waja und Longuda figürliche Terrakotta-Töpfe für das Wahrsagen, das Heilen von Krankheiten bei Mensch und Tier, den Schutz des ungeborenen Kindes und seine Geborgenheit bis zur Pubertät her. Bei den Longuda heißen sie *kwandalowa,* bei den Cham und Mwana *itinate.* Die Kunst ihrer Herstellung sowie das Wissen um ihre Verwendung sind heute nur noch wenigen alten Leuten vorbehalten, die junge Generation, meist missionserzogen, weiß oft nicht einmal mehr um deren Existenz.

Lit.: Hare, 1983

Sao

Die Kultur der Sao am Tschadsee gilt als eine der ältesten Westafrikas, und obwohl umfangreiches archäologisches und ethnohistorisches Material vorliegt, das bis auf die frühen arabischen Schriftsteller zurückgeht, läßt sich – wie auch jüngere Forschungen zeigen (Forkl, 1983) – noch kein genaues Bild dieses künstlerisch und städtebaulich bedeutenden Volkes ermitteln.

Berücksichtigt man die C14-Daten, die Lebeuf bei seinen Ausgrabungen in diesem Gebiet nachweisen konnte, dann kann man die Sao-Kultur nach Nok als eine der ältesten eisenführenden Kulturen Westafrikas bezeichnen. Repräsentative Zeugnisse erscheinen allerdings erst viel später, nämlich zwischen dem 10. und 16. Jahrhundert nach unserer Zeitrechnung.

Die in den letzten Dezennien aus den früher mächtig umwallten Städten zutage geförderten Kunstschätze bestehen vornehmlich aus Grabfunden, die neben oder in den riesigen, als letzte Ruhestatt dienenden Tonurnen entdeckt wurden. Es sind Figuren aus fein gebranntem Ton in menschlicher und tierischer Gestalt, mythische

Mischwesen von teilweise großer Ausdruckskraft. Neben Schmuckstücken aus Eisen, Bronze, Glas und Elfenbein wurden im Mündungsgebiet des Schari auch umfangreiche Stadtanlagen und Befestigungswälle entdeckt.

Lit.: Delange, 1962; Forkl, 1983; Gauthier/Jansen, 1973; Lebeuf, 1962a, 1962b, 1969, 1974; Musée National Tchadien, ca. 1973

Bagirmi

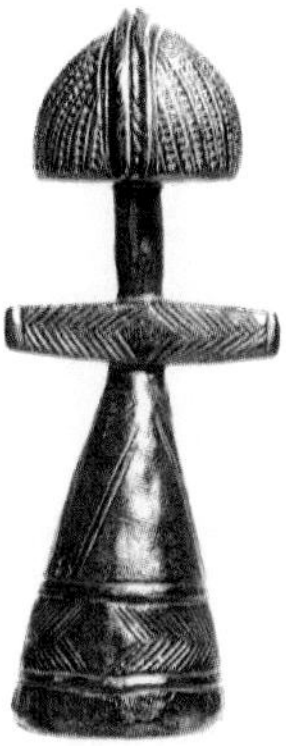

Abb.132
Puppe, Bagirmi,
22 cm

Als kleine Volksgruppe leben die Bagirmi im Tschad, am Ostufer des Schari-Flusses, südöstlich der Hauptstadt N'Djamena. Ihre Geschichte beginnt Anfang des 16. Jahrhunderts, als die aus dem Norden kommenden Kenga die autochthonen Volksgruppen unterwarfen. Kenga und Fulbe schlossen sich damals zusammen, um einem Angriff der Kuka von Fitri entgegenzutreten, und bildeten so den »Staat Bagirmi«. Die Kenga leben jedoch weiter als eigenständige Volksgruppe.

Masken und Figuren sind von den Bagirmi nicht bekannt, doch gibt es kleine stilisierte Holzpuppen mit halbkugelförmigem Kopf und kegelförmigem Leib.

Mumuye/Yakoko

Die Mumuye leben in einem Gebiet südöstlich des Benue, das – ähnlich wie bei den nördlich davon beheimateten Montol, Goemai und anderen nachbarlichen Volksgruppen – seine Stämme relativ lange vor den Missionen des Islam und des Christentums bewahrt hatte. Dadurch konnten noch bis in die sechziger Jahre, als der nigerianische Bürgerkrieg tobte und auch die Kunstschätze Ost-Nigerias nicht verschonte (sie gehörten in Europa und den USA sofort zu den begehrtesten Objekten), die Figuren und Masken der Mumuye ihre Aufgaben im Kult erfüllen. Vor allem die Figuren, weniger die ebenfalls abstrakten Masken, die auch die benachbarten Yakoko verwenden, waren es, die Kunsthändler und Sammler wegen ihrer oft kühnen Konzeption begeisterten. Nach Philip Fry hatten diese Figuren mindestens viererlei Funktionen zu erfüllen: Es oblag ihnen, das Haus zu schützen, dabei fremde Besucher zu begrüßen, sie galten als Gesprächspartner bei der Wahrsagerei, mußten bei Streitigkeiten als Richter fungieren – dabei mußte jeder der Beteiligten die Figur umarmen und schwören, die Figur meldete dann die Lüge – und sollten schließlich zur Krankenheilung dienen.

Lit.: Fry, 1970; Herreman, 1985; Wente-Lukas, 1977

Chamba (Camba), **Dakka**

Als kleine Ethnie leben die Chamba verstreut in zahlreichen kleineren Gruppen im Osten Nigerias, südlich des Benue und den angrenzenden Teilen von Kamerun.

Frobenius berichtete als erster von den *tauwa,* die er auf seiner Reise zu den Chamba kennengelernt hatte. Dies sind kleine bis mittelgroße stabähnliche Figuren, von denen es weibliche – *tau-kendoa* – und männliche – *tau-wandoa* – gibt. Die *tauwa* sind weder Ahnenfiguren noch haben sie bei den Chamba irgendeine Verbinung zum Ahnenkult, sondern stellen Schutzfiguren dar, die vor allem gegen Schlangengift helfen sollen, aber auch bei Erntefesten verwendet werden. Die Bedeutung von Doppelfiguren – mit zwei Körpern und zwei Köpfen, einem gemeinsamen Unterleib aber nur zwei Beinen – ist offenbar ebensowenig geklärt wie die Bestimmung der größeren, teilweise dicken Pfahlfiguren, die in verschiedenen Größen vorkommen. Nach Fardon stellt die hutförmige Kopfbedeckung bei den männlichen (aber auch bei einigen weiblichen) Figuren, die *glans penis* dar.

Abb. 133
Stehende Figur, Mumuye

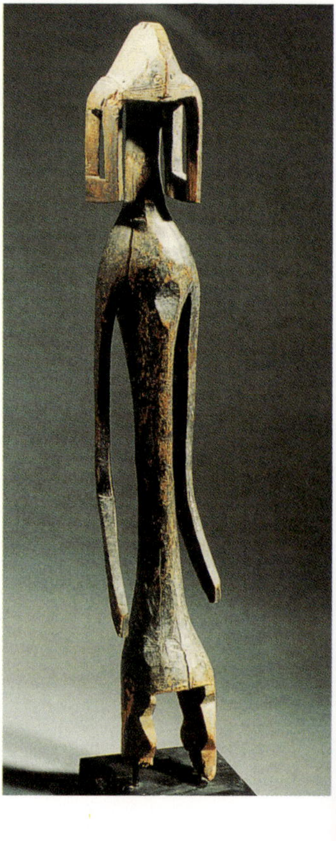

Kunsthistorisch wohl bekannter als diese Figuren der Chamba sind ihre großen, abstrakt gestalteten Tiermasken mit riesigen Mäulern und halbkugeligen Köpfen, die rot (männlich) und schwarz (weiblich) bemalt sein können. Vom Typ her sind dies ähnliche Masken, wie sie die Dakka, in abgewandelter

Form, aber auch die Jukun, Jompre (Kutep), Mumuye und Yakoko verwenden. Bei den Dakka – hier wird die Maske *nassa* genannt – trägt man sie nur bei Beschneidungen, bei der Bestattung des Häuptlings und bei der Bestattung des *Kamina,* des herrschaftlichen Zeremonienmeisters.

Lit.: Fardon, 1990; Frobenius, 1925

Mambila (Nor), **Tigong, Kaka**

Die Mambila leben als kleine Volksgruppe in der Sardauna-Provinz Ostnigerias an der Grenze zu Kamerun, abgegrenzt im Norden von den Jukun, im Süden von den Tigong mit ihren Untergruppen und von den Tikar. Kunsthistorisch bekannt geworden sind die Mambila vor allem durch ihre skurrilen, meist schwarz, weiß und rot bemalten Tiermasken, die trichterartig vorgeschobene Augen, ein weit offenes Maul und meist elegant nach hinten geschwungene Hörner haben. Daneben gibt es meist kleine, seltener große Figuren mit aufgeweckten, staunenden Augen; typisch sind ferner die angewinkelten, verschränkten oder unter dem Kinn sich fassenden Arme und die zickzackförmig gestalteten Beine, die auf die Nachbarschaft der Ethnien Nordnigerias hinweisen. Bei den Figuren handelt es sich entweder um Ahnenfiguren oder um sogenannte Dorfwächter, die in einer Mauernische aufbewahrt werden und zum Teil auch Medizin (meist in einer Öffnung im Rücken) enthalten.

Abb. 134
Weibliche Figur,
Chamba, 51 cm

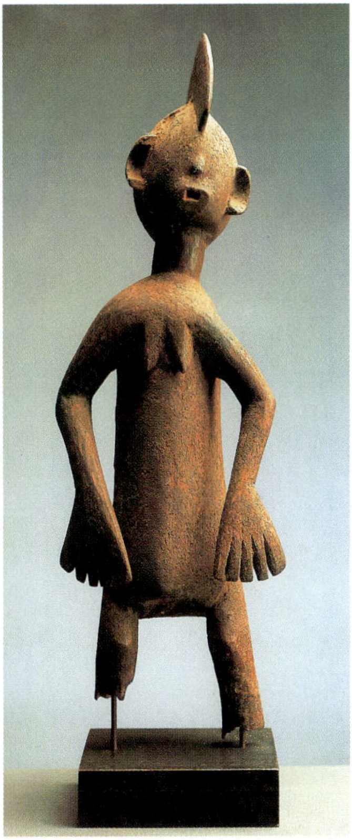

Von den Mambila, Tigong und Kaka kennt man auch Terrakotta-Skulpturen und figurativ gestaltete Gefäße für verschiedene kultische Zwecke, die im Stil den Holzskulpturen entsprechen.

Die Kaka sind eine kleine, zu den Tigong gehörende Volksgruppe, zu denen auch die Mbem, Mbaw und Mfumte gerechnet werden. Sie leben südlich des Donga-Flusses im Kameruner Grasland, in Nachbarschaft zu den Mambila, die jedoch in Nigeria siedeln.

Die Figuren der Kaka zeichnen sich alle durch einen sehr eigenwilligen Stil aus, mit teilweise expressivem Charakter, teilweise ungewöhnlicher Auflösung von Körperformen, wie sie ähnlich bei den Mambila zu beobachten ist. Die bisher bekannten Objekte – in der Regel handelt es sich um männliche Figuren, von denen manche ein Kind auf dem Rücken tragen – sind meist mit einer dicken Rußpatina überzogen.

Lit.: Chilver/Kaberry, 1967; Gebauer, 1979; Northern, 1984, 1986; Schwartz, 1968; Tong, 1967; Vogel, 1981; Wittmer, 1977

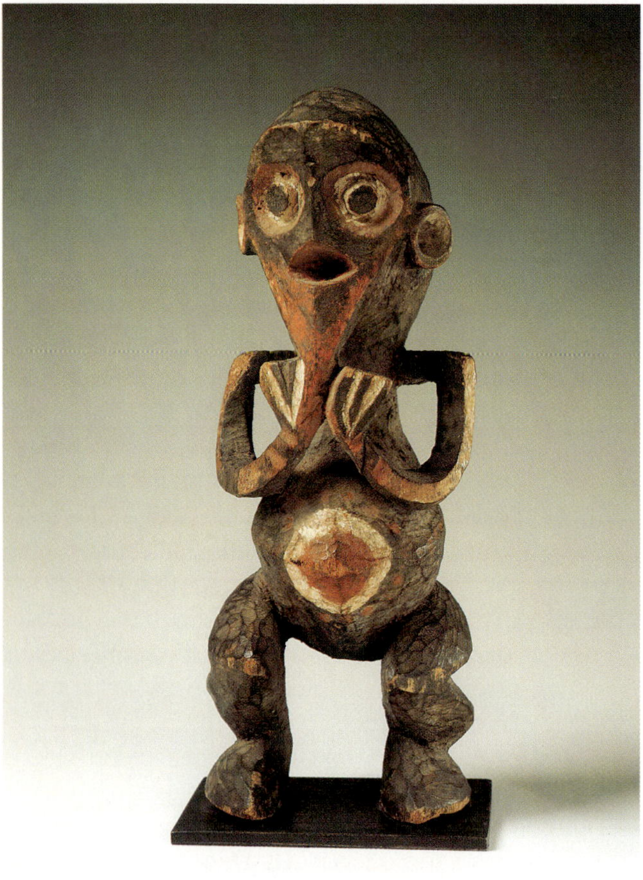

Abb. 135
Figur, Mambila,
27 cm

Abb. 136
Figurengefäß, Kaka oder Mambila

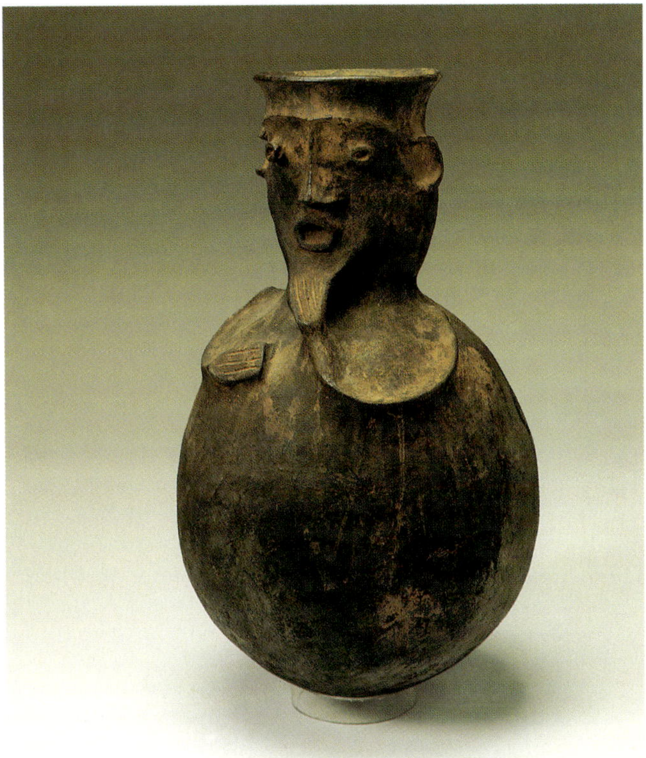

Namchi (Namji, Namdschi)

Die Namchi, ebenfalls eine kleine Volksgruppe, leben im bergigen westlichen Kamerun zwischen Garoua und Kontcha, an der Grenze zu Nigeria. Sie sind bekannt geworden durch ihre mit bunten Glasperlenschnüren, Kaurischnecken und Metallringen geschmückten, abstrakt konzipierten Fruchtbarkeitspuppen. Diese wurden früher in einem eigenen, ebenfalls geschmückten Beutel auf dem Rücken getragen.

Lit.: Savani, 1937; Weidholz, 1943

Tikar

Mit etwa 12 000 Menschen siedeln die Tikar im Osten der Bamum im Grasland von Kamerun; 1911/12 wurden sie von der Thorbecke-Expedition erforscht. Die Kunst der Tikar hat einen eigenwilligen Stil, der vor allem in den lebensgroßen Köpfen mit Pflanzenfaser-Halskrause, die als Tanzaufsätze verwendet werden, zum Ausdruck kommt und keine Parallele im übrigen Grasland hat. Zwar kommen ähnliche Tanzaufsätze bei den Bamum vor und auch der Bronzeguß scheint von den Tikar aus nach Westen weitergetragen worden zu sein, dennoch können die Tikar – nach dem heutigen Stand der Forschung – nicht als alleinige Kulturbringer für das Grasland angesehen werden.

Lit.: Born, 1981; Price, 1979; McCulloch, 1954; Dugast, 1949; Joseph, 1974

Das Kameruner Grasland

Diese bedeutende Kulturregion mit den beiden Haupt-Volksgruppen Bamileke und Bamum liegt im Westen von Kamerun, wobei als Kulturbringer für einige Häuptlingstümer oder »Chefferien« vor allem die vom Nordosten eingewanderten Tikar angesehen werden. Solche Chefferien finden sich im Grasland in großer Zahl, und ihre Häuptlinge hatten die Gepflogenheit, sich bei besonderen Gelegenheiten gegenseitig ihre Masken und Kultgegenstände zu schenken. Dieser Brauch hat – zusammen mit dem gelegentlichen Wandern von Schnitzern – zu einer gewissen Stilverwirrung geführt, so daß es manchmal schwierig ist, den Ursprung eines Objektes zu definieren. Natürlich ist dies nicht die Regel, denn viele Objekte lassen sich problemlos regional eingliedern.

Viele der Büffel- und Antilopenmasken werden der Gegend von Bamenda im nordwestlichen, englischsprechenden Grasland zugeschrieben, die Elefanten-Masken fälschlicherweise der Gegend von Bali-Nyonga, das früher tatsächlich so gut wie keine Schnitztradition besaß. Alle diese Masken sind schwarz gefärbt und haben oft weiß umrandete Augen, wie übrigens auch die vielen, im ganzen Grasland verbreiteten Menschenkopf-Masken in Stülp- und Helmform – nur ausnahmsweise sind sie weiß gefärbt. Sie tragen meist naturalistische Züge, manchmal mit grinsendem Mund und Pausbacken, die angeblich den die Häuptlinge oder den Sultan begleitenden Querhornbläsern nachempfunden sind. Über der eigentlichen Maske, die bisweilen riesige Dimensionen erreicht, erhebt sich bei einigen Stücken ein Aufbau aus Spinnen, Eidechsen oder Figuren; in seltenen Fällen sind die Masken mit Blech beschlagen, häufig dagegen werden Haare und/oder Bart aus echten Haaren gebildet. Besonders interessant sind auch die Totenvogel-Tanzaufsätze aus Holz, die den Babessi zugeschrieben werden.

Ein weiterer wichtiger Bereich der Schnitzkunst sind die sogenannten Porträtstatuen, die von den einzelnen Häuptlingen angefertigt wurden und – oft Ahnengalerien gleich – an den Außenwänden der Häuptlingshäuser aufgestellt waren. Diese königlichen Gedenkfiguren zählen zu den wichtigsten Skulpturen des Kameruner Graslandes und stellen insofern Porträtstatuen dar, als sie in der Regel nach einem Herrscher geschnitzt werden, der gerade den Thron bestiegen hat, d. h., innerhalb der ersten zwei Jahre seines Regnums. Solche Figuren werden dann bei Anlässen wie einer persönlichen Ahnenfeier des Dargestellten, einem Ritual zum Schutze des Stammes, der Fruchtbarkeit der Erde oder auch während größerer periodisch anfallender Feste öffentlich ausgestellt.

Abb. 137
Große Stülpmaske mit Eidechsenaufsatz, Bamileke, 86 cm

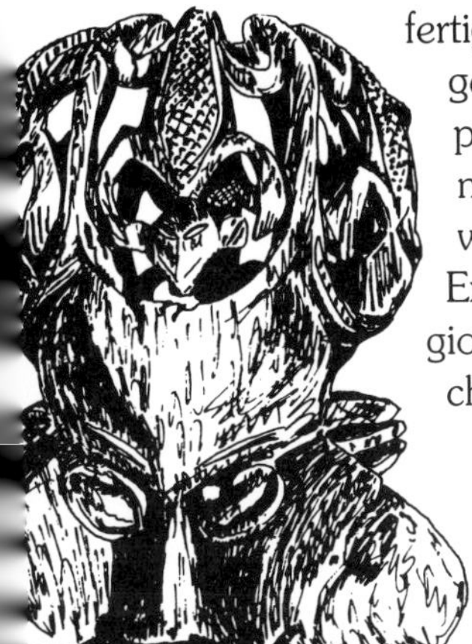

Weit verbreitet sind im Grasland die meist aus Holz gefertigten Miniaturfiguren, *mu po,* wobei die aus der Gegend von Bangwa stammenden eine besonders expressive Form der Gestaltung aufweisen. Sie haben meist Talisman- oder »Fetisch«-Charakter, genauso wie die äußerst seltenen und deshalb nur in einigen Exemplaren bekannten Steatit-Figuren aus den Regionen Batié, Bamunam und Bayangam; diese erreichen meist kaum 15 cm.

Neben den sogenannten Nachtmasken, die aufgrund ihrer großen magischen Kraft nicht auf dem Kopf, sondern auf der Schulter getragen werden, haben die Bangwa eine Reihe von Helmmasken und Tanzaufsätzen, die sie eindeutig als enge Nach-

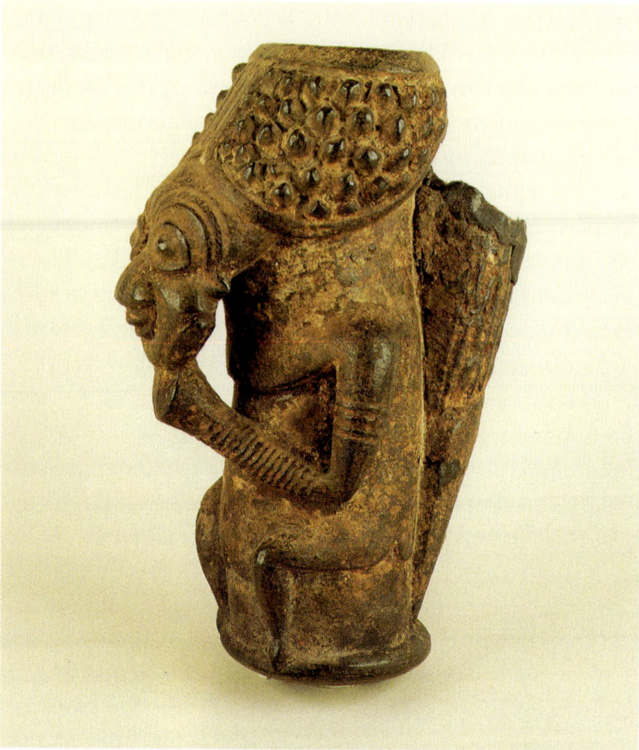

Abb. 138
Pfeifenkopf aus Terrakotta in Gestalt einer sitzenden Häuptlingsfigur, Bamum, 20 cm

barn der Cross-Fluß-Völker ausweisen – ja, die künstlerische Verwandtschaft geht bei diesen Masken-Kategorien so weit, daß die Stücke der beiden angrenzenden Regionen kaum voneinander unterschieden werden können. So verwenden die Bangwa ebenfalls die der Kopfjäger-Tradition zugeschriebenen Tanzaufsätze, die hier »Challenge-Masks« heißen sowie die oft janusköpfigen Helmmasken, die bei ihnen während der Zeremonien der »Royal Society« getragen werden. Und tatsächlich leben die Bangwa mit ihren neun kleinen Chefferien im Einflußbereich sowohl der Regenwald-Kulturen der Cross-Fluß-Region, von der sie einige Geheimgesellschaften samt den dazugehörigen Masken übernommen haben, als auch der Grasland-Kulturen, denen sie Sprache, soziale Organisation und die Vorliebe für Porträtstatuen verdanken. Da sie überdies neuen Ideen und Vorstellungen sehr aufgeschlossen gegenüberstehen, finden sich die Stilrichtungen beider Kulturkreise in vielen Objekten der Bangwa vereint.

Sultan Njoya von den Bamum hat angeblich den Brauch eingeführt, Beamten und Höflingen, aber auch anderen Häuptlingen, als Zeichen seiner Gunst, Tabakspfeifen zu verehren – eine Geste, die rasch im ganzen Grasland Verbreitung fand. Dabei hatte das Pfeifenrauchen, wofür vor Bekanntwerden des Tabaks eine Art Hanf *(cannabis sativa)* verwendet wurde, einen rituellen Hintergrund: Man blies den Rauch über die Felder, um sie fruchtbar zu machen. Die Pfeifen, die heute in großer Zahl und in phantastischen Exemplaren den Touristenmarkt überschwemmen (vor allem in Gelbguß), wurden hauptsächlich aus gebranntem Ton, seltener aus Bronze und Holz, ausnahmsweise auch aus Stein hergestellt. Die

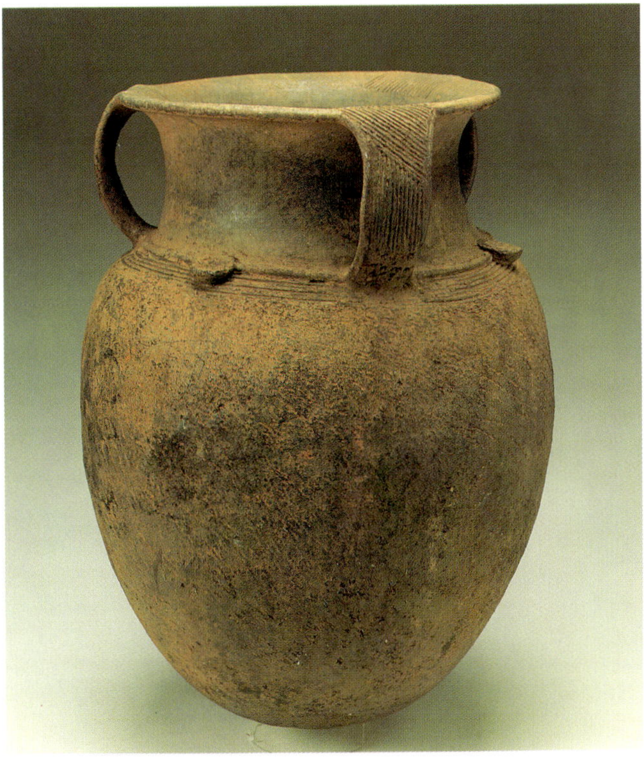

Abb. 139
Großes Terrakottagefäß mit drei Henkeln, Kameruner Grasland

Pfeifenköpfe selbst spiegelten in ihrem Dekor den sozialen Rang ihres Besitzers wider. Lokale Häuptlinge und Mitglieder der königlichen Familie des Sultans hatten menschliche Köpfe oder ganze Figuren auf ihren Pfeifen, deren Habitus und Dekor in etwa auch ihrer wirtschaftlichen und politischen Bedeutung gerecht wurden. Würdenträger von Geheimgesellschaften oder solche, die eine totemistische Beziehung zu einem bestimmten Tier verband, trugen Pfeifen mit den entsprechenden zoomorphen Darstellungen.

Die politisch-soziale Rangordnung zeigt sich auch bei den oft kunstvoll geschnitzten Sitzgelegenheiten im Kameruner Grasland. So waren Karyatidenhocker ausschließlich ein Privileg des Königs oder seiner leiblichen Mutter. Gewöhnliche Mitglieder der Gesellschaft hatten sich mit Hockern aus Palmblattrippen zu begnügen, Arrivierte durften einen geschnitzten Hocker mit einfachem Fuß, Notable einen ebensolchen mit dreigeteiltem Fuß

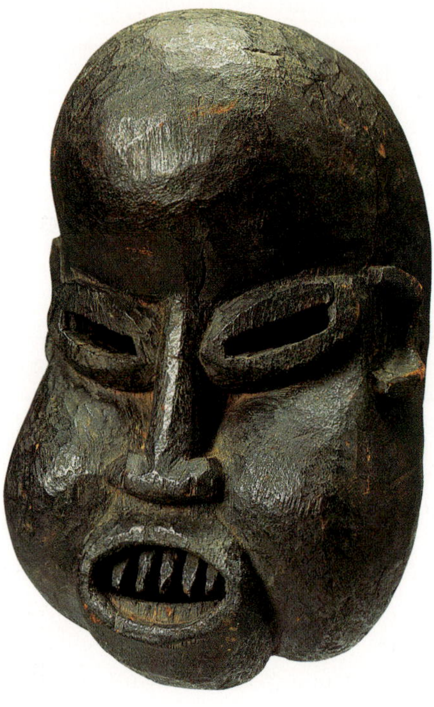

Abb. 140
Gesichtsmaske,
Bamileke, 30 cm

und Schnitzereien verwenden; Hocker mit animalischem Motiv waren ausschließlich für den König reserviert.

Große Verschiedenartigkeit und Lebendigkeit weisen die an den Palästen der Häuptlinge und an Versammlungshäusern angebrachten Eingangspfosten, Supraporten und Kolonnaden auf, die früher alle in der Gegend von Babanki geschnitzt worden sein sollen, oder – wie im Falle Bali-Nyongas – von wandernden Bati-Schnitzern hergestellt wurden. Sie sind meist mit Figuren geschmückt, seltener nur mit Köpfen, und oft schwarz, weiß und rot gefärbt.

In die Kategorie dieser Kunst am Rande des Kunstgewerbes gehören wohl auch die aus gebranntem Ton, seltener aus Holz gefertigten Speiseschalen und Öllampen, die manchmal mit einem Kopf oder auch Figurengruppen geschmückt sind, des weiteren die großen Terrakotta-Behälter für Palmwein, dekoriert mit Schlangen oder mit durchbrochen modellierten Randwülsten.

Lit.: Arnold, 1980; Born, 1981; Brain/Pollock, 1971; Fröhlich, 1979; Geary, 1985, 1988, 1989; Gebauer, 1971, 1972, 1979; Germann, 1910; Harter, 1973, 1986; Hassert, 1917; Koloß, 1977; Lauber, 1990; v. Lintig, 1994; Littlewood, 1954; Marfurt, 1966; Northern, 1973, 1975, 1984; Northern et. al., 1986; Perrois, 1993; Rudy, 1972; Wuhrmann, 1917

Das Kameruner Waldland

Bafo

Zusammen mit den Balong und den Abo wird diese kleine Volksgruppe, die im Zentrum des Kameruner Waldlandes lebt, zu den Kossi gerechnet. Von allen drei Volksgruppen gibt es nur wenige Schnitzereien; einige davon sind im Besitz der Museen für Völkerkunde in Berlin und München. Sie ähneln in Haltung und Ausdruck in gewisser Weise den Skulpturen der Mambila, aber auch denen ihrer Nachbarn, der Kundu. Oft stellen die Schnitzereien Doppel- und Mehrfach-Figuren dar, die dann Rücken an Rücken stehen. Die Masken der Bafo sind sehr streng in ihrer Auffassung und gleichen denen der Basa, die im

Osten der Bafo südlich des Kameruner Graslandes beheimatet sind. Die Tanzaufsätze wiederum sind vermutlich ein Import aus dem Cross-Fluß-Gebiet. Die Bafo haben sie jedoch in stark veränderter Form realisiert und so wurden die in Form und Farbe naturalistischen Tanzaufsätze des Nordens in abstrakte, abgeflachte, schwarz-weiß kontrastierende Scheiben vewandelt.

Lit.: Kecskési, 1982; Krieger/Kutscher, 1960

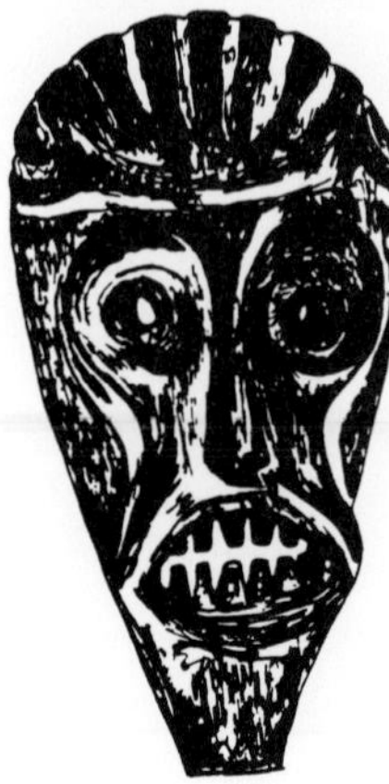

Abb. 141
Maske, Bafo,
31,5 cm

Balong

Wie die Bafo (s. o.) und Abo (s. u.) werden die Balong, eine ebenfalls sehr kleine Ethnie, zu den Kossi gerechnet. Wie diese leben sie im südwestlichen Kamerun östlich von Nkongsamba, südlich des Kameruner Graslandes und südwestlich bzw. nordwestlich (zwei Siedlungsgebiete) der Koko. Die wenigen Belegstücke, die von den Balong existieren, stellen interessante stilistische Bindeglieder zwischen dem Cross-Fluß-Gebiet im südöstlichen Nigeria und den Völkern im südlichen Kamerun, Äquatorialguinea (Rio Muni) und nördlichen Gabun dar.

Lit.: Kecskési, 1987; Krieger, 1965/I

Abb. 142
Große Figur, Kundu,
172 cm

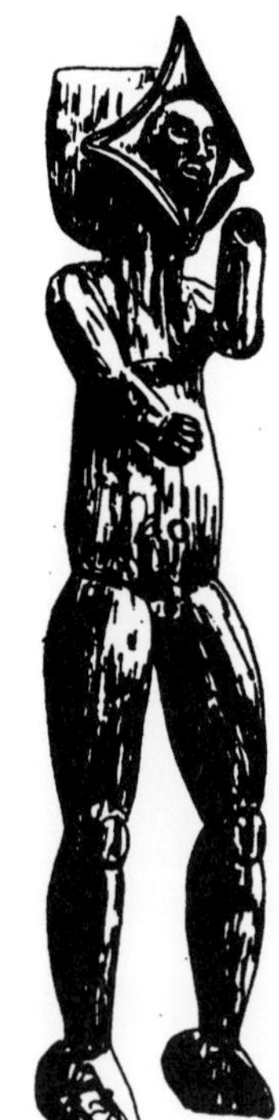

Abo

Die dritte dieser Volksgruppen lebt im Grenzgebiet zwischen Kameruner Waldland und Grasland, westlich der Koko. Von den Abo ist nur eine Büffelmaske bekannt, die ganz im Stil der Masken der Duala geschnitzt ist und die sich im Museum für Völkerkunde in München befindet. Ebenso wie bei den Duala, wird sie auch hier bei den Riten des *Ekongolo*-Bundes verwendet. Die Masken werden mit weißem Kalk bemalt, die dunklen Teile durch Brandmalerei gefärbt.

Lit.: Kecskési, 1982

Kundu

Im äußersten Südwesten von Kamerun im Küstenhinterland leben in zwei Enklaven die Kundu. Das Museum für Völkerkunde in Berlin besitzt einige der sehr seltenen Figuren dieser Ethnie, darunter eine »Große Fetischfigur aus

Holz. Dorf Bonge«, wie die Katalogeintragung von 1899 lautet, und ein »Kleines Idol aus Holz, häufig. Waldland, Bakundu.« (Eintrag 1894). Weitere Angaben, die etwas über die Zweckbestimmung aussagen könnten, fehlen.

Lit.: Krieger, 1965/I

Koko

Auch die Koko siedeln im südwestlichen Kameruner Waldland, und leben dort ebenfalls in zwei Enklaven: östlich von Nkongsamba und östlich der Kossi sowie am unteren Sanga, südöstlich von Duala, dem Hafen und der größten Stadt von Kamerun. Noch in vorkolonialer Zeit wurden die Koko aus dem Inneren von Kamerun in ihre heutigen Wohngebiete abgedrängt. Nur wenige Figuren dieser Volksgruppe sind erhalten geblieben, das Museum für Völkerkunde in München besitzt davon fünf – zwei Figurenpaare und einen Leoparden, die sich stilistisch stark voneinander unterscheiden, wenn sie auch alle dem Pfahlstil zuzuordnen sind. Die Koko gehören zu einer Reihe von Völkern, von denen vergleichsweise nur wenig Belegstücke existieren, die jedoch interessante stilistische Bindeglieder zwischen dem Cross-Fluß-Gebiet im südöstlichen Nigeria und den Völkern im südlichen Kamerun, Äquatorialguinea (Rio Muni) und nördlichen Gabun darstellen.

Lit.: Kecskési, 1982

Basa (Yabassi)

Die Basa – nicht zu verwechseln mit den Bassa von Liberia – leben östlich der Bafo und sind auch unter dem Namen ihres größten Ortes – Yabassi – bekannt. Auch von den Basa sind nur einige wenige, sehr abstrakt konzipierte Figuren und Masken erhalten geblieben – die Figuren mit dreieckigem Kopf, rechteckigem Mund und kreisrunden Augen.

Duala (Douala)

Mit etwa 250 000 Menschen eine vergleichsweise große Volksgruppe, leben die Duala im Südwesten Kameruns nördlich der Sanaga-Mündung und an der Küste um die Stadt gleichen Namens. Vor etwa 200 Jahren wanderten sie unter dem Druck der von Norden her eindringenden Fang aus dem Inland an die Küste, wo sie um 1750 ihr jetziges Gebiet erreicht haben dürften. In der Kolonialzeit spezialisierten sich die einstigen Waldlandbauern auf den Handel und beförderten mit ihren langen Einbaumbooten Sklaven (bis 1841), Palmkerne und Palmöl, Elfenbein und Kautschuk zu den Handelsniederlassungen an der Küste.

Bei den Schnitzarbeiten entstand durch den Kontakt mit den neuen Handelspartnern ein eigenartiger Mischstil, bei dem u. a. europäische Schreinertechnik, die Verwendung bunter Farben und die Verbindung des traditionellen Formenkanons mit europäischen Elementen zur Auswirkung kamen. Dabei verblaßte der Inhalt der traditionellen Religion, die zunächst dem Islam, dann dem Christentum ausgesetzt war, so daß die Maskenkunst verfiel und die Ahnenfiguren verschwanden. Statt dessen wandte man sich der Ausschmückung der nunmehr lebenswichtig gewordenen Paddel und Boote zu, die an den Seiten bemalt und bei Bootsparaden und Regatten mit kunstvoll geschnitzten Vordersteven (»Schnäbeln«) versehen wurden.

Lit.: Born, 1975; Kecskési, 1982

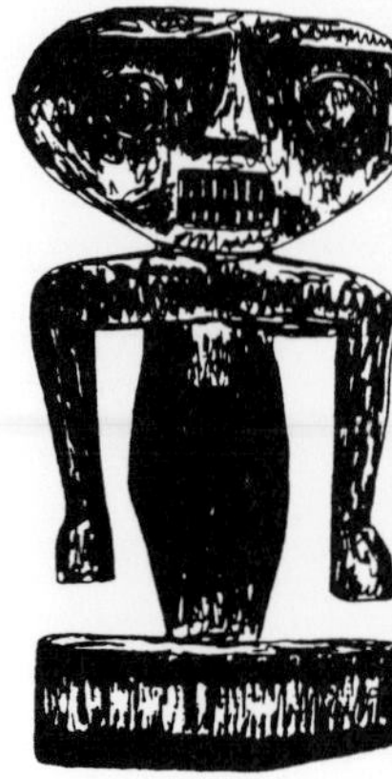

Abb. 143
Abstrakte Figur, Basa, 35 cm

Abb. 144
Hörnermaske, bunt bemalt, Duala, 97,2 cm

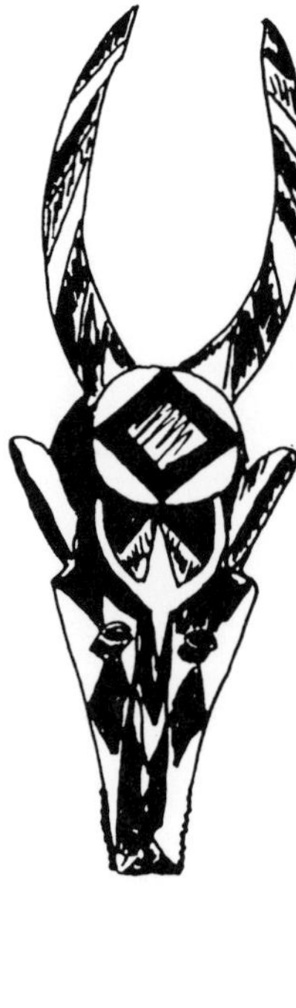

Beti

Beti steht als Sammelbegriff für eine Reihe von Volksgruppen im südlichen Kamerun und nördlichen Gabun, zu denen auch die Fang gehören. In der kunsthistorischen Literatur sind die Beti vor allem durch ihr *abbia*-Spiel bekannt geworden, bei dem aus Nußschalen gewonnene, gravierte Spielsteine verwendet werden.

Lit.: Quinn, 1971; Marfurt, 1970; Reche, 1924

Ngumba

Mit etwa 15 000 Menschen leben die Ngumba im südwestlichen Kamerun südlich des Nyong-Flusses. Sie fertigen streng konzipierte, geometrisch bemalte Masken, die eine gewisse Ähnlichkeit mit denen ihrer östlichen und südöstlichen Nachbarn, den Fang haben (siehe S. 225 ff.).

Das Nordkongo-Gebiet

Dieser kulturelle Großraum stellt einen fast rechteckigen, von West nach Ost verlaufenden Landstreifen dar, im Westen vom Atlantik, im Norden vom Zentralsudan, im Osten vom ostafrikanischen Graben und im Süden von den Flüssen Kouilou, Zaire und Kasai begrenzt. Wie im Zentralsudan findet sich auch hier eine Vielzahl meist kleinerer Volksgruppen, von denen die Fang oder Pangwe, deren Gebiet sich auf die Staaten Kamerun und Gabun verteilt, als die volkreichste gelten dürfte. Die Fang mit ihren, teilweise überlangen, weiß gefärbten Masken der *Ngil*-Gesellschaft und den Wächterfiguren für die Reliquienbehälter, stellen auch die bekannteste Gruppe unter den kunstschaffenden Völkern dieses Gebietes dar. Südlich von ihnen, im Flußgebiet des Ogooué, fertigt eine Reihe von kleineren Ethnien wie die Punu, Shira u. a., die berühmten »weißen Masken«, die mit ihren asiatischen Gesichtszügen mehr an japanischen denn an afrikanischen Ursprung denken lassen. Nordöstlich von diesen Gruppen und östlich von den Fang stellen die Kota nicht minder bekannte Reliquiarwächterfiguren her wie die Fang – allerdings sind diese abstrakt, als Kopffüßer konzipiert und mit Kupfer- oder Bronzeblech beschlagen.

Der sogenannte »Stanley-Pool« im Süden mit den Teke, Bembe und Bwende, gilt ebenfalls als wichtiges Kunstzentrum, wobei sich vor allem die letzten beiden durch eigenwillige Schöpfungen bemerkbar gemacht haben. Dazu gehören die vor allem bei den Bwende verwendeten anthropomorphen »Särge« aus Textilien, *niombo,* die für Häuptlinge und andere einflußreiche Personen hergestellt werden: Es sind wie große Stoffpuppen aussehende Gebilde, die meist mit verschiedenen Emblemen verziert sind und in die der Leichnam vor der Beerdigung eingenäht wird. Die *niombo* erreichen manchmal riesige Ausmaße, vor allem dann, wenn sie – was gelegentlich vorkommt – zwei oder mehr Leichen enthalten.

Während im zentralen Süden dieses Gebietes bereits die Ausläufer des alten Kuba-Reiches berührt werden, finden sich im Westen und Norden, verglichen mit der großen Anzahl hier siedelnder Volksgruppen, nur wenige kunstschaffende Ethnien, die sich inselhaft verteilen. Der Großteil von ihnen fertigt sowohl Masken als auch Ahnen- und Kultfiguren. Als künstlerisch hervorstechend sind hier u. a. die Kwele, Bwaka, Ngbandi, Bongo, Boa, Zande und Mangbetu zu nennen. Ein Großteil dieser Völker ist auch durch die Formschönheit ihrer Waffen – Schilde, Messer, Wurfmesser – bekannt geworden. Im riesigen Regenwaldgebiet im Osten Zaires zwischen den Oberläufen der Flüsse Tshuapa, Lomami, Lualaba, Zaire und Lindi, gibt es ebenfalls eine Vielzahl kleiner und wenige größere Volksgruppen, von denen einige bisher nur teilweise erforscht sind. Als künstlerisch wichtige Ethnien lassen sich hier die Yela, Mbole, Lengola, Komo, Mituku und Rega aufzählen. Erst in jüngerer Zeit, aber auch nur teilweise in bezug auf die künstlerischen Ausdrucksformen der dort lebenden Volksgruppen, konnte die nordöstliche Regenwaldregion, die von den Zaire-Zuflüssen Tshopo, Lindi und Ituri durchzogen wird, erforscht werden. Hier findet sich eine Fülle von Maskentypen, die in ihrer Grundkonzeption eine große Ähnlichkeit untereinander aufweisen – ein Faktum, das durch die häufig gleichartige Bemalung noch gefördert wird –, so daß von einer eigenen Stilregion gesprochen werden kann. Eine Stilregion, die freilich nicht völlig abgeschlossen ist, sondern an ihren Ausläufern die Verbindung zu den nachbarlichen Volksgruppen erkennen läßt (Mbole, Boa, Rega). Als allgemeines Charakteristikum dieser Masken, die sich möglicherweise aus Hautmasken entwickelt haben, kann die weitgehend abstrakte Konzeption sowie deren oben erwähnte Bemalung gelten, die zweifelsohne von der Rindenstoffmalerei der Pygmäen beeinflußt wurde. Die auffallend unterschiedliche Bevölkerungsdichte dieser Pygmäen, die in diesem Gebiet als Urbevölkerung gelten können, nämlich bei den Äquatorialbantu einerseits und den Mongo andererseits, hat zu der Vermutung Anlaß gegeben, daß die ständigen Vorwürfe des

Kannibalismus gegenüber den Äquatorialbantu vielleicht nicht ganz unberechtigt gewesen sind.

Yangere

Die Yangere siedeln im Grenzgebiet der Zentralafrikanischen Republik und Kameruns westlich des Bangui. Sie fertigen große Schlitztrommeln in Tiergestalt und gelten damit als die westlichsten Vertreter einer Reihe von Ethnien entlang den Grenzen von Zaire, der Zentralafrikanischen Republik und des Sudan, bei denen diese Instru-

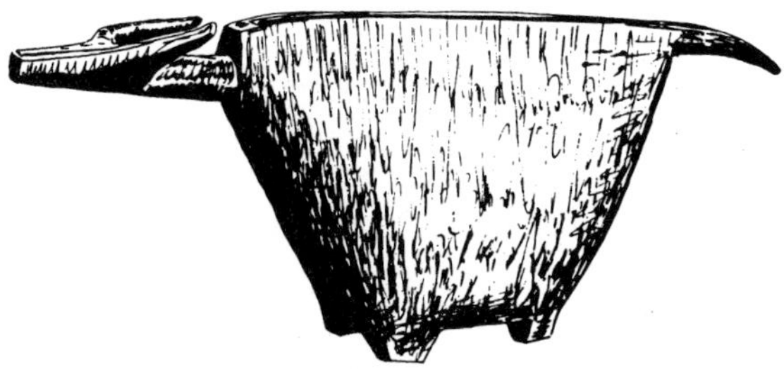

Abb. 145
Schlitztrommel,
Yangere, L. 229 cm

mente vertreten sind: von den Zande und Mangbetu im Osten über die Lobala und Barambo im Westen. Zwar setzt sich diese Tradition auch noch im Kameruner Grasland fort, wo die Schlitztrommeln noch größere Formen annehmen können, jedoch sind sie dort stilistisch anders konzipiert.

Lit.: Brincard, 1989; Geary, 1989; Schildkrout/Keim, 1990

Dzem

Die Dzem leben im südlichen Kamerun an der Grenze zu Gabun. Von ihnen gibt es nur wenige Figuren, die aus hellem Holz im Pfahlstil gearbeitet sind; in ihrer Gesichtsform erinnern sie an die Masken der Kwele (siehe S. 228), einer künstlerisch bedeutenden Untergruppe der Dzem.

Fang (Pangwe, Pahouin)

Als große, zu den Äquatorial-Bantu gehörende Volksgruppe, leben die Fang im südlichen Kamerun und nordwestlichen Gabun sowie in Äquatorialguinea (Rio Muni). Zusammen mit verwandten Gruppen wie den Ntumu, Bulu u. a., siedeln etwa 2 Millionen von ihnen in Kamerun, etwa 350 000 in Gabun, und ungefähr 280 000 in Äquatorialguinea.

Ebenso wie die Masken, die wegen ihrer äußerst subtil gezeichneten Gesichter so begehrt sind, können die Figuren und Reliquiarwächter der Fang als herausragende Beispiele afrikanischer Kunst gelten. Wie bei vielen Völkern der Welt, manifestiert sich auch bei den Ethnien Gabuns die Ahnenverehrung in einem Schädelkult. Bei den Fang werden die Schädel in einem zylindrischen Behälter aus Baumrinde aufbewahrt, dessen Deckel mit einem Kopf oder einer Figur geschmückt wird. Dieses, Rindenschachtel und Kopf oder Figur umfassende Objekt, *bieri (byéri),* dient sowohl innerhalb der Familie als auch bei den Zeremonien der bündischen Organisationen religiösen und magischen Zwecken (benevolent und malevolent). Es versteht sich von selbst, daß eine große Anzahl von Relikten die Kraft eines *bieri* erhöhte, was freilich eine gewisse Ahnenreihe voraussetzte. Wegziehende junge Dorfgründer mußten sich deshalb mit kleinen Stücken des heiligen Gutes begnügen, die ihnen als sakrales »Gründerkapital« mitgegeben wurden. Als Schrein mochten ihnen hierfür auch kleine *bieri* mit entsprechend kleinen Wächterfiguren dienen.

Im wesentlichen kennt man drei unterschiedliche Maskentypen der Fang, von denen der bekannteste der des *tortngil* oder *ngil (ngel)* ist. Die beiden anderen Typen heißen *ekekek* und *ngontang.* Die *ngil*-Maske besteht aus einem manchmal langgezogenen, weiß bemalten Gesicht mit vorgebogener oder auch flacher Stirn, gewölbten Brauen und kleinem Mund. Sie wird oft als der *Ngil*-Gesellschaft zugehörig bezeichnet, mit der sie jedoch in keinem Zusammenhang steht: Der Vertreter des *Ngil*-Bundes bediente sich lediglich eines Umhangs aus Blättern, um seine Anonymität zu gewährleisten. Die *ekekek*-Masken treten als Unholde für eine Geheimgesellschaft auf und sind wesentlich plumper konzipiert; sie werden weiß (Stirn), schwarz-weiß (Gesicht) und ocker (Mund) bemalt. Die *ngontang*-Masken schließlich sind Helmmasken und haben häufig vier oder mehr Gesichter. Sie gelten als Darstellung des Geistes der weißen Frau, eines machtvollen Gespenstes, das die Zauberer aufspürt und sie auf magische Weise bestraft.

Gerade in Gabun hat die Zerstörung der erreichbaren Kultobjekte und Masken, häufig auf Veranlassung der Missionare, dazu geführt, daß heute nur noch vergleichsweise wenige Kunstwerke der Fang erhalten geblieben sind.

Lit.: Alexandre/Binet, 1958; Bolz, 1966; Laburthe-Tolra/Falgayrette-Leveau, 1991; Perrois, 1979, 1985; Perrois/Sierra Delange, 1991; Raponda-Walker, 1962; Tessmann, 1913/II

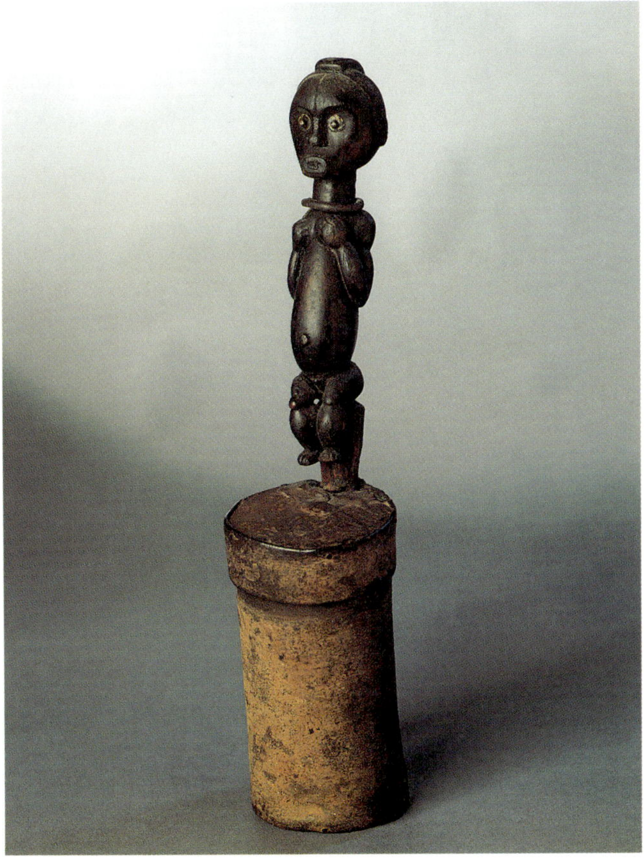

Abb. 146
Kleiner *bieri* mit Rindenbüchse und Schädelrelikten, Fang, 38 cm (Figur: 22 cm)

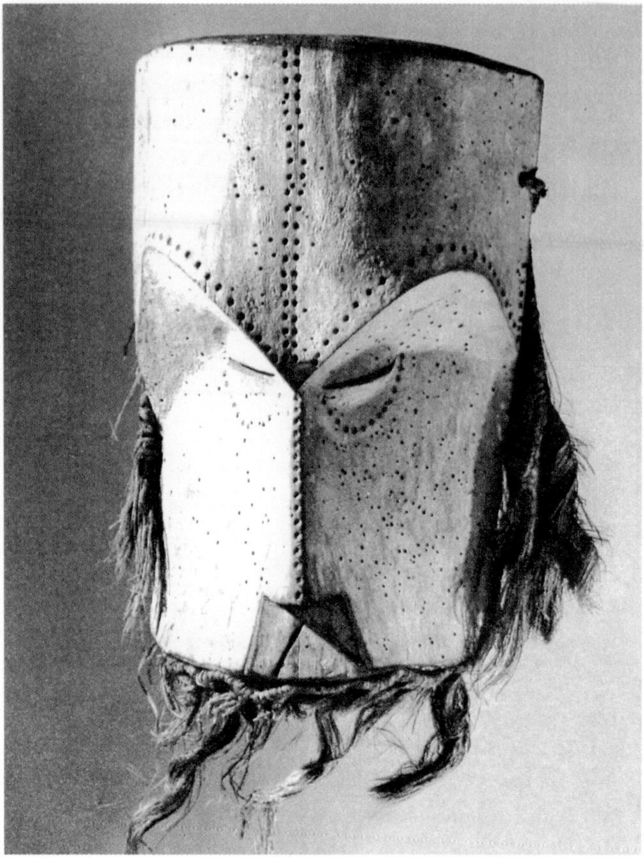

Abb. 147
ngil-Maske, Fang

Kwele

Die Kwele gehören zur Gruppe der Dzem (Njem, Djem) und siedeln zwischen den Flüssen Sangha und Zaire, am Länderdreieck der Volksrepublik Kongo, Kameruns und der Zentralafrikanischen Republik sowie im nordöstlichen Gabun. Offenbar gibt es von ihnen nur wenige Figuren, doch zeichnen sich ihre Masken durch eine gekonnte Linienführung und frappierende Einfachheit aus. Die menschlichen Masken haben meist ein herzförmiges Gesicht, das bei manchen Objekten noch durch ebenfalls herzförmig geschwungenen Hörner unterstrichen wird.

Lit.: Siroto, 1972

Kuyu

Die Kuyu siedeln in der Volksrepublik Kongo in der Nähe der Mündung des Oubangi in den Kongo, südlich der Kwele, in den Tälern des Kouyu und Likouala. In der afrikanischen Kunstgeschichte sind sie vor allem durch ihre reich dekorierten Tanzkeulen, die beim Schlangentanz *Kebe-Kebe* verwendet werden, bekannt geworden. Die eigentliche Keule besteht aus einem wie aufgeblasen wirkenden Kopf, der bunt bemalt ist und den der Tänzer über seinen Kopf hält. Nach dem Tanz wird die Keule in eine ebenso reich dekorierte Figur gesteckt.

Von den Kuyu gibt es auch im selben Stil geschnitzte Stülpmasken, von denen eine besonders große im Museum für Völkerkunde in Frankfurt a. Main aufbewahrt wird.

Lit.: Bénézech, 1988

Kota (Bakota, Kuta)

Mit etwa 70 000 Menschen leben die Kota im Nordosten von Gabun und den angrenzenden Teilen der Volksrepublik Kongo. Ihr Gebiet grenzt im Nordwesten an die Fang, im Norden und Nordosten an die Kwele, im Osten an die Mbete und im Süden und Südosten an die Chamai (Shamaye) bzw. die Teke. Die Kota teilen sich in zwei Hauptgruppen, die Nord-Kota und die Süd-Kota.

Wie bei den anderen Volksgruppen Gabuns, stellt auch bei den Kota der Ahnenkult einen der wichtigsten Grundpfeiler für das religiöse Leben dar, der wiederum die bedeutendste künstlerische Aussage dieser Ethnie hervorgebracht hat: Die Reliquiarfiguren. Ähnlich den Fang pflegen auch die Kota einen Ahnenkult, der sich auf die

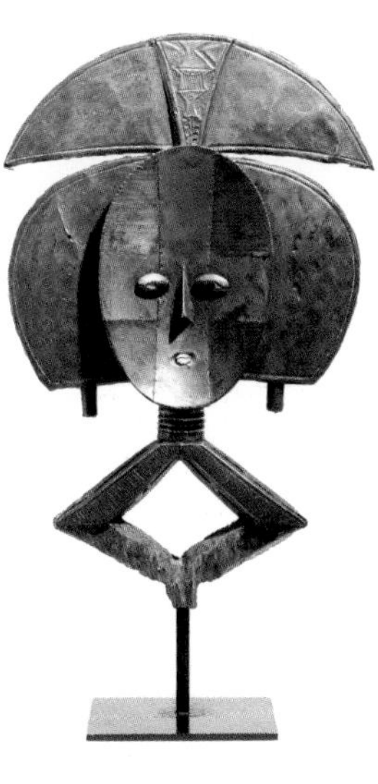

Abb. 148 Reliquiarfigur *mbulu*, teilweise mit Messingblech und -lamellen beschlagen, Kota, 54,6 cm

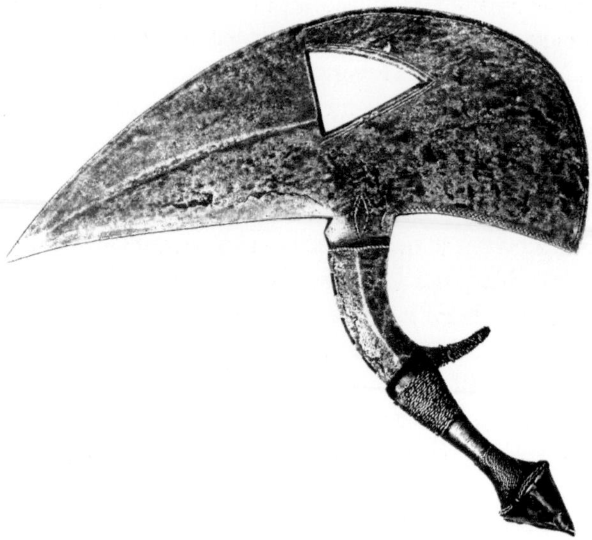

Abb. 149
»Vogelkopfmesser« mit messingbeschlagenem Griff, Kota, 35 cm

Schädelrelikte konzentriert. Zur Aufbewahrung verwenden sie dazu allerdings keine Rindenbüchsen wie die Fang (Ausnahme: Ndomo), sondern Körbe *(ngulu),* die neben den Schädeln noch andere Knochen der Vorfahren und häufig auch Medizin allerlei Art – Tierrelikte, Armreifen, Glasperlen etc. – enthalten. Als Wächter und physisches Erinnerungsmal dieser Reliquien dient wiederum eine Figur, die allerdings – einmalig in der afrikanischen Kunst – eine zweidimensionale Skulptur darstellt. Im Norden, bei den Kota-Mahongwe (Hungwe, Hongwe) sowie im Zentrum bei den Shango sind sie fast ganz mit Lamellen aus Metall beschlagen, während solche bei den übrigen Gruppen der Kota zurücktreten und mehr dem flächigen Metall Platz lassen. Dabei ergibt sich eine Fülle von Stilarten und Zwischenformen, die auch den Reiz dieser Skulpturen mitbegründet hat.

Neben diesen Reliquiarfiguren verwenden vor allem die Nord-Kota des Ivindo-Tales, die Chamai und Mahongwe große, *emboli* genannte Helmmasken, die anläßlich der im Ivindo-Gebiet sehr bedeutungsvollen Beschneidungsfeste auftreten, um Nahrung und Geschenke für die angereisten Gäste zu erbetteln.

Eine Spezialität der Kota sind schließlich die fein geschmiedeten Wurfmesser mit der Kopfform eines Hornraben.

Lit.: Andersson, 1953; Bolz, 1966; Chaffin, 1973; Fischer/Zirngibl, 1978; Perrois, 1979, 1985

Die »Weißen Masken des Ogooué«

Die sogenannten »weißen Masken des Ogooué«, des Flusses, der das Land in einem Bogen von Ost nach West durchzieht, finden bei einer Reihe von Volksgruppen, zum Beispiel den Shira (Eshira), Punu, Lumbo, Tsogho, Njawi (Bandzabi) und anderen Verwendung. Diese Masken – sie werden *mukudji (mukouyi)* oder *okouyi* genannt und mit Kaolin gefärbt –, stellen in der Regel den Geist eines schönen, verstorbenen Mädchens dar, der von Männern auf Stelzen vorgeführt wird. Wegen ihres asiatischen Aussehens (*no*-Masken) ursprünglich allein den Mpongwe an der Ogooué-Mündung zugeschrieben, die vermutlich jedoch nur als Mittler dienten, ist der Ursprung dieser Maskentradition im Inneren des Landes, im Chaillu-Gebirge gesucht worden, von wo sie sich dann später zu den Volksgruppen des Ngounié-Flusses, den Shira, Punu, Tsogho und Lumbo ausgebreitet und dort verfeinert haben soll. Doch sind, wie Ingeborg Bolz in ihrer ausführlichen Studie über diese Masken bemerkt (1966: 157), die zahlreichen Versuche, der Herkunft der weißen Masken nachzugehen, »ein spannendes Kapitel falscher Zuschreibungen«, und sie werden dies wohl auch größtenteils in Zukunft bleiben, da in vielen Gebieten die Kulte längst erloschen sind.

Abb. 150
»Weiße Maske des Ogooué«, den Punu zugeschrieben, 35 cm

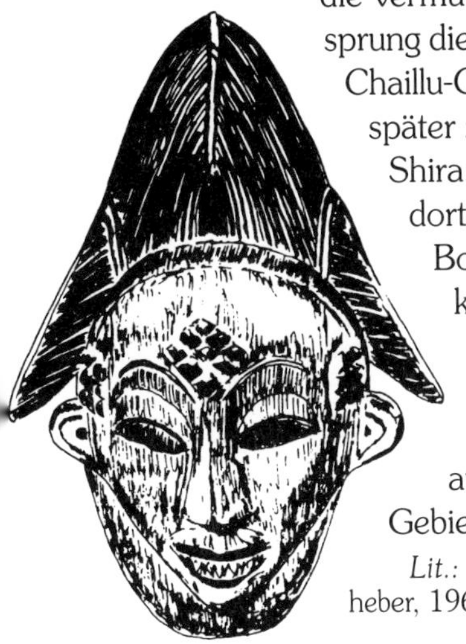

Lit.: Andersson, 1953; Bolz, 1966; Gautier, 1950; Himmelheber, 1960; Perrois, 1969, 1979; Sallée, 1975

Mbete (Ambete)

Als eine zu den Süd-Kota gehörende Volksgruppe leben die Mbete zum Teil im Osten von Gabun und stellen dort mit über 200 000 Menschen nach den Fang und Shira die drittgrößte Ethnie dar, zum Teil siedeln sie aber auch mit

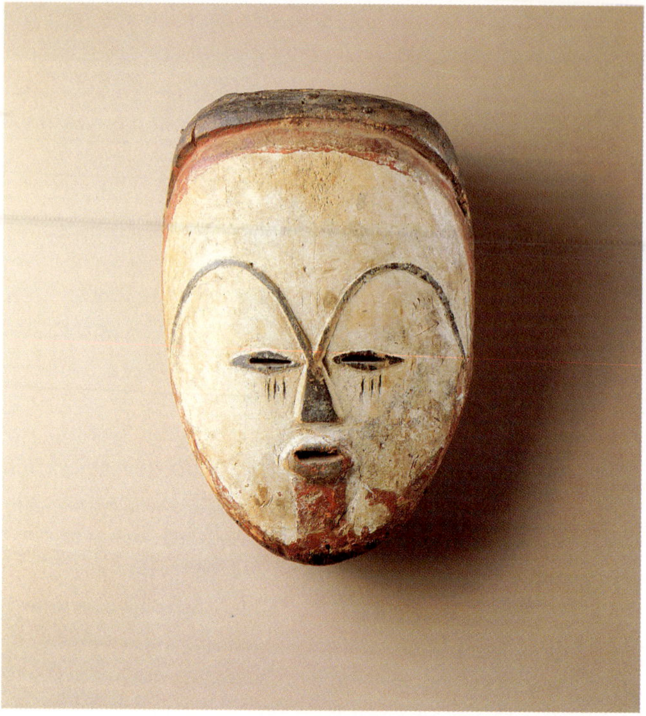

Abb. 151
Maske, Tsogho,
25 cm

einer etwa gleich großen Bevölkerungszahl in der Volksrepublik Kongo. Von den Mbete gibt es Figuren mit einer (oft verschließbaren) rechteckigen Öffnung im Rücken, Büsten, ebenfalls mit einer Öffnung, jedoch an der Unterseite sowie Köpfe. Da der Kult der Mbete längst erloschen ist, bleibt nur zu vermuten, daß es sich um Reliquiarfiguren, ähnlich denen der anderen Ethnien Gabuns (Fang, Kota, Mahongwe) oder aber um magische Objekte handelt.

Lit.: Perrois, 1979

Tsogho (Mitsogo)

Die Tsogho siedeln im zentralen Süden von Gabun, nördlich der Punu und östlich der Shira. Der Ahnenkult der Tsogho konzentriert sich, wie bei den meisten Ethnien Gabuns, auf die Relikte der Vorfahren, die meist in einem Körbchen mit einer Halbfigur oder einem Kopf als Wächter aufbewahrt sind – ein Verfahren, das auch die nachbarlichen Shango im Osten praktizieren. Der Stil der Tsogho-Skulpturen ist ähnlich rundlich gestaltet wie bei den Fang, doch zeichnen sich die Gesichter durch eine starke Betonung der Augenbrauen aus, die häufig einen markanten Doppelbogen beschreiben.

Lit.: Gollnhofer/Sillans, 1965; Perrois, 1979, 1985; Siroto, 1968

Bwaka (Ngbaka), **Ngbandi**

Die Bwaka leben im äußersten Nordwesten Zaires östlich und südöstlich des Oubangui-Flusses, der hier fast rechtwinkelig nach Osten verläuft und die Grenze zur Zentralafrikanischen Republik bildet. Mit ihren Nachbarn, den Ngbandi, Mbanja, Togbo sowie den Boa, Zande und Mangbetu im Osten, gehören sie zu den nördlichsten kunstschaffenden Völkern, dieser, teilweise als »Kongo-Becken« bezeichneten Region.

Abb. 152
Männliche Figur,
Bwaka, 170,5 cm

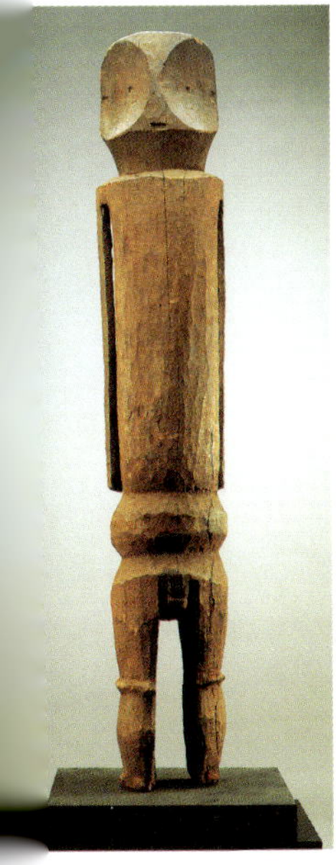

Das höchste Wesen der Bwaka ist *Gale* oder *Gbogboso;* seine Boten, *Seto* und seine Schwester-Frau *Nabo* gelten – wie bei den Ngbandi *(Yangba)* – als Urahnenpaar. Wie bei diesen werden von *Seto* und *Nabo* Figuren geschnitzt, auf Altäre gestellt, täglich beopfert und verehrt. Weiterer Verehrung dient der Ahnenkult Toro, der in einer Hütte von der jüngsten Abstammungslinie gepflegt wird. Die Hütte wiederum wird von einer hölzernen Wächterfigur beschützt. Auch für den *Yanda*-Kult, der in gleicher Weise in der Zentralafrikanischen Republik verbreitet ist, werden hölzerne Figuren geschnitzt.

Die Masken der Bwaka haben große Ähnlichkeit mit denen der nachbarlichen Togbo und Ngbandi und weisen die typische Stirn-Nasen-Tatauierung auf. Sie werden bei den Initiationszeremonien aber auch bei einer bündischen Organisation, die sich der Hexenjagd verschrieben hat, getragen.

Das höchste Wesen der Ngbandi ist *Nzapa* und dessen Bote *Yangba,* der mit seiner Schwester-Frau als Urahnenpaar gilt. Im übrigen entspricht der Ahnenkult der Ngbandi dem der Bwaka.

Lit.: Burssens, 1958, 1962; Felix, 1987; Molet, 1971

Zande (Azande, Niam-Niam)
Mit etwa 800 000 Menschen zählen die Zande zu den ostnigritischen Völkern, die aus dem Nordwesten, vermutlich aus dem Tschadsee-Gebiet in ihre heutige Heimat im Nordosten von Zaire und angrenzenden Teilen des Sudan und der Zentrafrikanischen Republik eingewandert sind. Im Laufe des 18. Jahrhunderts breiteten sich die Zande quer zum Flußlauf des Ubangi und seinen Nebenflüssen aus und verdrängten die hier siedelnden Ngbele und Pygmäen nach Süden zu den Mangbetu. Auseinandersetzungen mit den letzteren führten zur Integration der Mangbetu-Kultur in die Kultur der Zande, umgekehrt wiederum übernahmen kleinere, von den Zande absorbierte Gruppen, wie z. B. die Mani-Gesellschaft, ihrerseits Kultinstitutionen von den Zande.

Die Kunst der Zande ist selten naturalistisch, eher stilisiert und abstrakt. Ihre stilisierten Skulpturen – ebenso wie die immer wiederkehrenden Köpfe auf Instrumenten etc. – haben, zum Unterschied von den nachbarlichen Mangbetu, eine etwas platte Kopfform, manchmal mit spitzem Kinn, manchmal mit breiten Backen. Neben diesen Figuren gibt es auch ganz abstrakte Schöpfungen, die Zauber- und Schutzfunktion erfüllen und der *Mani*-Gesellschaft, einer geheimen Vereinigung mit hierarchischem Aufbau, gehören. Sie heißen wie bei den Ngbandi *yanda,* sind meist aus Holz, gebranntem Ton oder – seltener – aus weichem Stein, und nur der *Bandakpa,* das Oberhaupt des Bundes, darf mit ihnen umgehen.

Wie bei den Mangbetu werden auch bei den Zande die Musikinstrumente künstlerisch gestaltet. Während jedoch die Mangbetu ihre Instrumente meist nur mit Figuren oder Köpfen schmücken, fassen die Zande das ganze Instrument anthropomorph auf.

Die Masken der Zande sind ebenfalls stark stilisiert, teilweise abstrakt und gelten als sehr selten. Sie werden bei der *Mani*-Gesellschaft und bei Beerdigungsfeierlichkeiten verwendet. Vermutlich sind sie zusammen mit dieser bündischen Organisation etwa um 1910 aus der Zentralafrikanischen Republik eingeführt worden.

Abb. 153
Prunkmesser mit eiserner Klinge und Elfenbeingriff, Zande, 39 cm

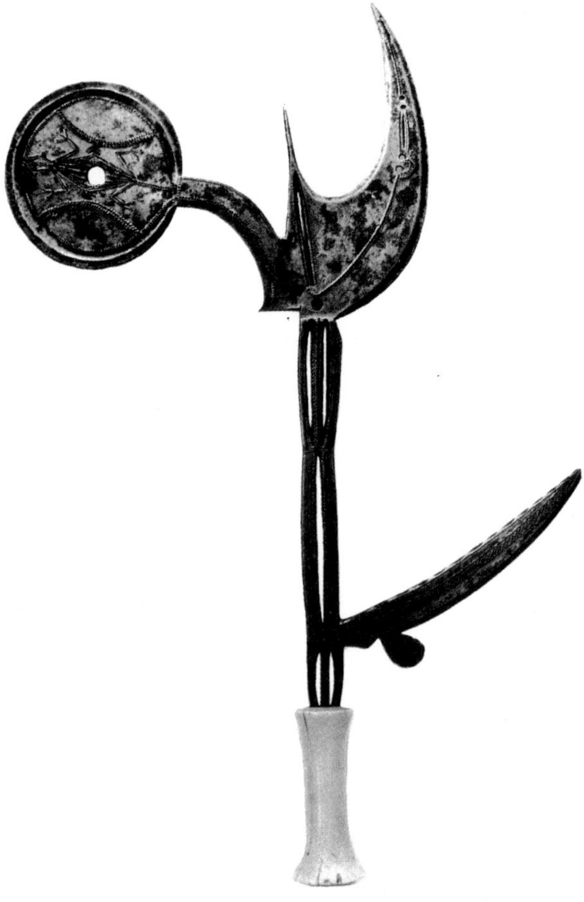

Lit.: Burssens, 1962; Evans-Pritchard, 1937; Felix, 198; Fischer/Zirngibl, 1978; Hutereau, 1922; Plaschke/Zirngibl, 1992; Zirngibl, 1983

Mangbetu

Die Mangbetu leben im nordöstlichen Zaire an der Grenze zum Sudan und der Zentralafrikanischen Republik; zusammen mit den Zande (s. o.) waren sie aus dem Nordwesten als Eroberer in dieses Gebiet gekommen.

Die künstlerische Tätigkeit der Mangbetu konzentriert sich hauptsächlich auf die Gestaltung und Dekoration von

Gebrauchs- und Kultgegenständen wie Messer, Krüge, Dosen, Schilde und Musikinstrumente, weniger auf die Fertigung der deshalb sehr seltenen Figuren, die einzeln oder paarweise als Darstellung der Ahnen gelten. Daneben gibt es Behälter, die aus Rinde gefertigt und als Figur konzipiert oder mit einem Kopf beschnitzt sind. Sie dienten zur Aufbewahrung von Honigwaben und Medizin; auch die übrigen Objekte wurden mit einem Kopf oder als Figur gestaltet. Das – neben der eigenwilligen Körperbemalung – herausragendste Charakteristikum ist die besondere Gestaltung des Kopfes und der Frisur: Noch zu Beginn des Jahrhunderts wurde nämlich bei den Mangbetu der Kopf der Kinder in einer streckenden Form bandagiert, um einen ausgeprägten Hinterkopf, der als vornehm gilt, zu erhalten. Zudem wurde – und wird noch heute – die Frisur bei den Frauen mit Hilfe eines Geflechts kronenähnlich angeordnet.

Interessante Objekte sind die als Sichelmesser bekannt gewordenen Kurzwaffen der Mangbetu, die allerdings mehr als Statuswaffe und Rangabzeichen, denn als funktionale Waffe gedient haben und auch von den Zande verwendet wurden (Evans-Pritchard, 1937).

Lit.: Aghte, 1985; Felix, 1987; Fischer/Zirngibl, 1978; Plaschke/Zirngibl, 1992; Schildkrout/Keim, 1990; van Overbergh/de Jonghe, 1909; Westerdijk, 1975

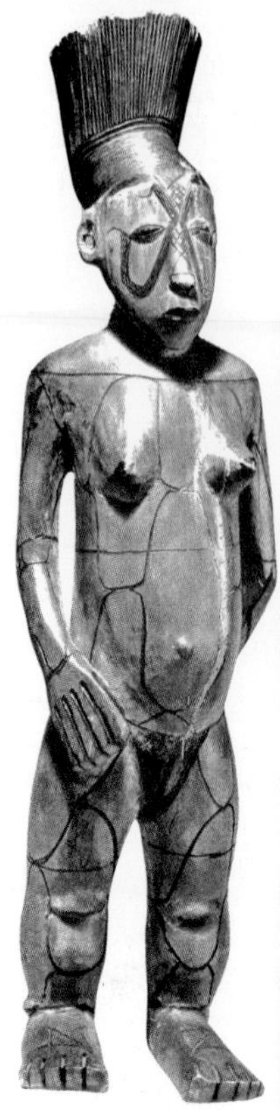

Abb. 154
Weibliche Figur mit Schmuckbemalung, Mangbetu, 48,5 cm

Boa (Ababwa)

Die Volksgruppe der Boa lebt im Norden von Zaire, südlich der Zande. Kunsthistorisch sind sie vor allem durch ihre Masken bekannt geworden, deren frühe Exemplare riesige, ringförmige Ohren aufweisen, scharf geschnitten erscheinen und ein schwarz-weiß betontes Flächenspiel zeigen. Andere, spätere Formen (nach 1950) lassen die riesigen Ohren vermissen, die jedoch weiterhin ringförmig bleiben, auch bei den wenigen, vermutlich der Hexenjagd verpflichteten Figuren. Sowohl bei den Figuren als auch bei den mit beschnitzten Köpfen ausgestatteten Saiteninstrumenten macht sich der künstlerische Einfluß der nördlichen Nachbarn deutlich bemerkbar.

Lit.: Felix, 1987

Abb. 155
Maske, Bongo, 30 cm

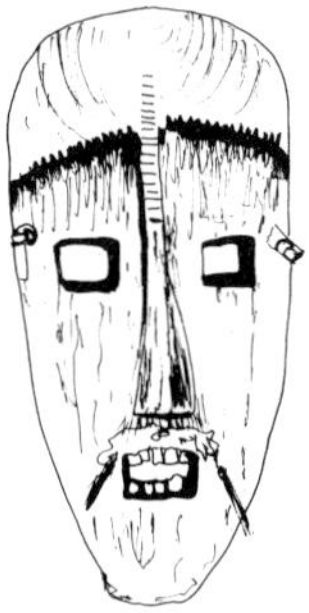

Abb. 156
Grabfigur, *moira goh-gjih*, Bongo, 203 cm

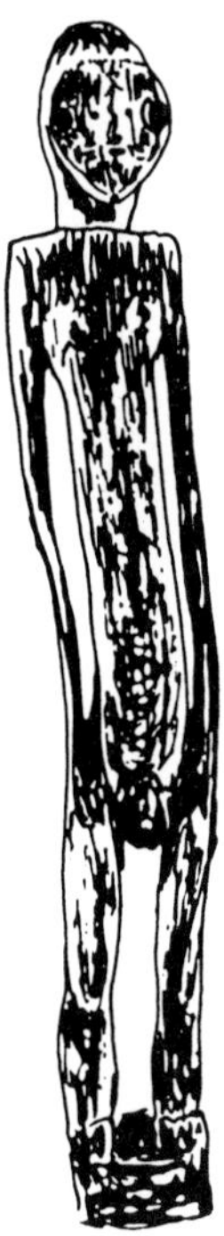

Bongo

Im Sudan, nordwestlich der Bari (siehe S. 305), südlich und südöstlich der Stadt Wau im südlichen Teil der Bahr-el-Ghazal-Niederung, leben die Bongo.

Als Jägervolk bewohnen sie Gebiete, die von der Tsetse-Fliege heimgesucht werden und deshalb nicht von Hirtenvölkern besiedelt sind. Das Vorkommen der Tsetse-Fliege ist die Voraussetzung zum Erhalt eines relativen Wildreichtums in den südlichsten Gebieten, da das Wild hier nicht durch Rinder verdrängt werden kann.

Da die Bongo durch Jagd einen wesentlichen Anteil ihres Lebensunterhaltes bestreiten, spielt der Jagderfolg – vor allem auf gefährliches Großwild, früher auch auf Menschen – verständlicherweise eine bedeutende soziale Rolle. So werden große Jagdtaten mit Verdienstfesten gefeiert und sowohl die rühmlichen Taten als auch die Feste werden nach dem Tode auf Grabmonumenten festgehalten, die – zusammen mit der Totenfeier, in deren Verlauf sie errichtet werden – dem Jäger seinen zu Lebzeiten erworbenen Rang im Jenseits sichern.

Das Museum für Völkerkunde in Berlin besitzt ein Objekt mit dem Katalogeintrag, »Tanzmaske. Bongo«, über deren genaue Verwendung allerdings nichts bekannt ist.

Lit.: Krieger, 1990; Kronenberg/Kronenberg, 1981; Schweinfurth, I, 1874; Seligman & Brenda, 1932

Lokele, Turumbu

Die Lokele, eine kleine eisenverarbeitende Volksgruppe, leben nordwestlich des Zusammenflusses von Lomami und Lualaba, dem späteren Zaire-Fluß. Wie die benachbarten Turumbu fertigten sie bis in die dreißiger Jahre dieses Jahrhunderts speerähnliches Eisengeld, *ngebele* oder *liganda* genannt, das u. a. als Brautpreis oder für den Kauf von Kanus verwendet wurde. Noch um 1910 betrug der Preis für einen männlichen Sklaven 30, für einen weiblichen 40 bis 50, gelegentlich bis zu 100 *liganda*.

Lit.: Crédit Communal, 1992; Quiggin, 1949; Westerdijk, 1975

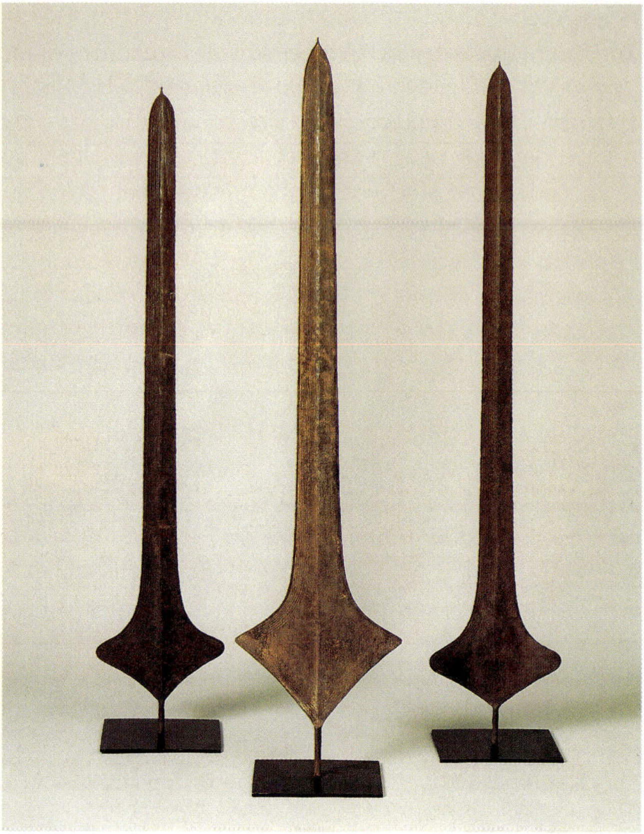

Abb. 157
Eisengeld in Speerform, *liganda*, 170–175 cm

Mbole

Als eine zu den Ngandu gehörende Volksgruppe leben die Mbole mit etwa 150 000 Menschen im nördlichen Zaire am Lomami und seinen Zuflüssen, südwestlich der Stadt Kisangani. Zu ihren Nachbarn im Osten gehören die Lengola und Kumu, im Südwesten die Yela. Neben ovalen, schildförmigen Masken mit abstrakten Gesichtern sind die Mbole hauptsächlich durch ihre Figuren für den *Lilwa*-Bund, der das ganze kulturelle Leben der Gesellschaft bestimmt, bekannt geworden. Es sind dies die sogenannten *okifa*-Figuren, wobei *okifa* so viel wie »gehängt« bedeutet und die entsprechenden Figuren einen Gehängten darstellen, über den *Lilwa* ein entsprechendes Urteil gefällt hat, oder der geopfert werden mußte, damit ein *Lilwa*-Oberhaupt den höchsten Grad des *Lilwa* (*Isoya*) erlangen kann. Neben diesen *okifa* gibt es auch Figuren ähnlichen Stils – jedoch ohne hängende Schultern und Füße –, die Klan-Ahnen darstellen.

Lit.: Felix, 1987; Van Geluwe/Paradijs/Nauts, 1984

Jonga

An den Flüssen Lohale und Tshuapa, südlich der Mbole, lebt diese kleine, zu den Mongo gehörende Volksgruppe im zentralen Zaire. Von den Jonga sind nur einige weni-

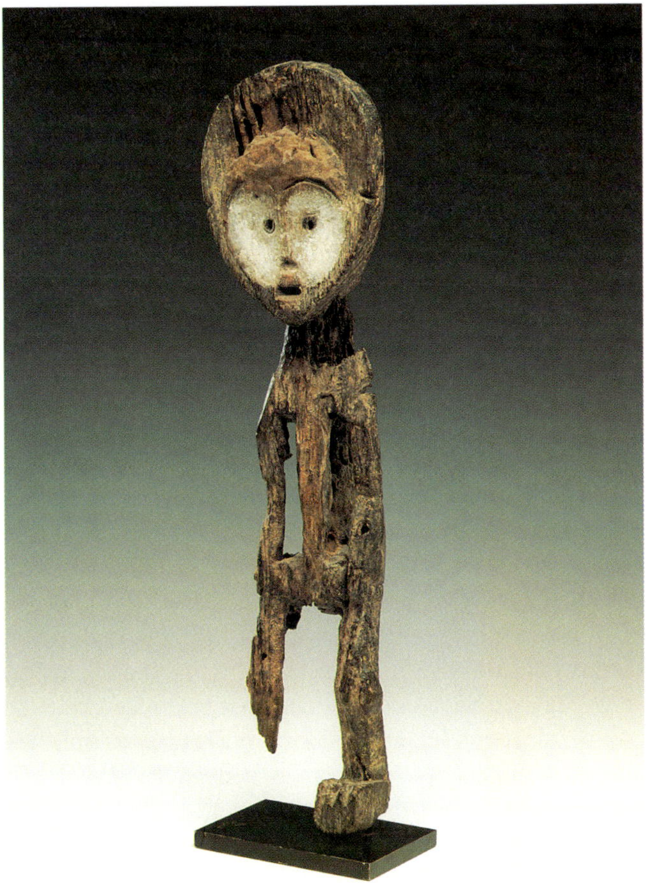

Abb. 158
Figur des *Lilwa*-Bundes, *okifa*, Mbole, 44 cm

ge Figuren und bisher eine Maske bekannt geworden. Sie zeigen alle den gleichen Stil, der in seiner strengen, jedoch sehr sensiblen Art an die Kunst der Tsogho in Gabun (siehe S. 232) erinnert. Als Charakteristikum der Skulpturen, das auch die Maske auszeichnet, kann die halb weiße, halb rote Färbung mit Kaolin bzw. Rotholzmehl gelten, welche die Maske vertikal teilt.

Lit.: Neyt, 1981; Felix, 1987

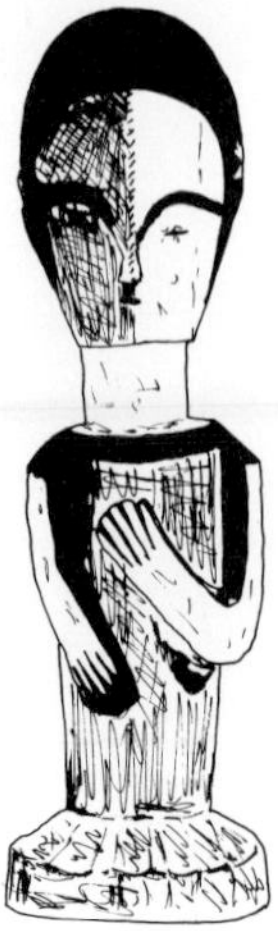

Abb. 159
Figur, Jonga, 52 cm

Mituku (Metoko)

Die Mituku siedeln im östlichen zentralen Zaire an den Flüssen Lilo, Lomami und Lualaba; geographisch gesehen leben sie in Nachbarschaft mit den Mbole im Nordwesten sowie den Lengola, Songola und Rega im Osten und Südosten, mit denen sie auch in künstlerischer Hinsicht verbunden sind. Die meisten Figuren der Mituku erfüllen mehrere Aufgaben und werden im Zusammenhang mit der wichtigen *Kota-* (*Bukota-*) Gesellschaft verwendet, die – ähnlich dem *Bwami*-Bund der Rega – das Zentrum des gesellschaftlichen und politischen Lebens bildet. Insgesamt sind die Skulpturen breiter gestaltet als die der Lengola, denen sie stilistisch jedoch sehr nahekommen und die ihrerseits wiederum starken Rega-Einfluß zeigen.

Lit.: Biebuyck, 1976

Yela

Mit etwa 50 000 Menschen leben die Yela im zentralen Zaire an den Flüssen Tshuapa, Loile und Lomela, südlich der Mbole und nördlich der Kela um die Stadt Ikela. Von den Mbole haben sie die Institution des *Lilwa*-Bundes übernommen und fertigen etwa die gleichen, hierzu notwendigen *okifa*-Figuren. Nach Cornet sind sie lediglich etwas kleiner, weniger ausdrucksstark und teilweise auch weiblichen Geschlechts (die Mbole haben nur männliche). Von den Yela gibt es auch einige wenige, scheibenförmige Masken, die bei der *Ekanga*-Gesellschaft verwendet und in einem Spezialkorb im Versammlungshaus dieser sehr geheimen Institution verwahrt werden.

Lit.: Biebuyck, 1976; Cornet, 1972

Lengola

Wie die Mituku und Kumu sind auch die Lengola, die etwa 100 000 Menschen zählen, aus der Ruwenzori-Region in ihr heutiges Siedlungsgebiet eingewandert. Gleich ihren Nachbarn, vor allem den Kumu, Mituku und Mbole, fertigen die Lengola abstrakte Skulpturen und Masken, die bei den *Bukota-* und *Lilwa*-Gesellschaften verwendet werden. Am bekanntesten ist die große Figur des *Ubanga Nyama*, des Urahnen, die bei der Beerdigung von hochrangigen *Bukota*-Angehörigen sowie bei Initiationen hervorgeholt wird. Sie besteht aus sechs Teilen, die zusammengesetzt werden und ist mit schwarzem Harz und weißen Punkten versehen.

Lit.: Biebuyck, 1977

Abb. 160
Trompete in abstrakter weiblicher Gestalt, *mulimu*, Pere oder Nande, 79,5 cm

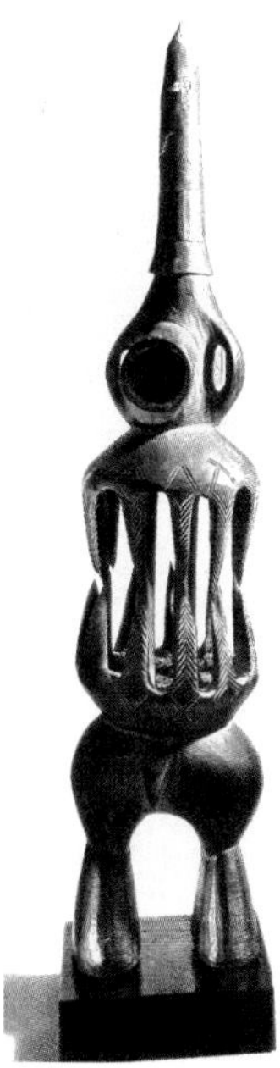

Pere (Bapere)

Die Pere, eine kleine Volksgruppe mit etwa 4000 Menschen, leben im Nordosten von Zaire an den Flüssen Lindi und Libero, zwischen den Kumu im Westen, den Nande im Osten, den Bira im Norden und den Nyanga im Süden. Bei den Pere hat man zwei unterschiedliche Typen von abstrakten Masken gefunden, die möglicherweise auch von ihnen geschnitzt wurden. Daneben gibt es einige wenige Skulpturen, darunter ein abstrakter Vogel und eine eigenartige, anthropomorph geschnitzte Trompete, die eine gewisse Ähnlichkeit mit den bei den Nyanga und Nande verwendeten *mumbira* besitzt.

Lit.: Biebuyck, 1974, 1976, 1986; Herreman, 1991

Ituri (Ituri-Regenwaldgebiet)

Im Nordosten von Zaire erstreckt sich eine große Regenwaldregion, die von den Zaire-Zuflüssen Tshopo, Lindi und Ituri durchzogen wird, und nach dem letztgenannten Fluß Ituri-Gebiet benannt ist. Zwar hatte Schebesta bereits in der ersten Hälfte dieses Jahrhunderts das Gebiet durchforscht und die Ergebnisse seiner Arbeit in mehreren Veröffentlichungen niedergelegt, doch konnten erst in jüngster Zeit durch Vansina und – vor allem in bezug auf die künstlerischen Ausdrucksformen der dort lebenden Volksgruppen und ihre Maskentradition – durch Felix neuere Erkenntnisse gewonnen werden. Erkenntnisse, über die es in der Literatur nur äußerst spärliche Hinweise gab. Zu den wichtigsten Volksgruppen dieser Region gehören die Ndaaka, Lese, Bira, Liko, Byeru, Baali, Mvuba, Nyali, Mbo, Lombi und Bodo. Das Gebiet kennt eine Fülle von Maskentypen, die in ihrer Grundkonzeption eine große Ähnlichkeit untereinander aufweisen – ein Faktum, das durch die häufig gleichartige Bemalung noch betont wird – , so daß von einer eigenen Stilregion gesprochen werden kann. Eine Stilregion, die freilich nicht völlig autark ist, sondern an ihren Ausläufern die Verbindung zu den nachbarlichen Volksgruppen (Mbole, Boa, Rega) erkennen läßt. Als allgemeines Charakteristikum dieser Masken, die sich möglicherweise aus Hautmasken entwickelt haben, kann die weitgehend abstrakte Konzeption sowie deren oben erwähnte Bemalung gelten, die zweifelsohne von der Rindenstoff-Malerei der Pygmäen beeinflußt wurde.

Lit.: Bernatzik, 1939; Felix, 1992; Murdock, 1959; von Rachewiltz, 1965; Schebesta, 1934; Schildkrout/Keim, 1990; Vansina, 1990

Rega (Lega)

Die Rega leben in einem großen Gebiet westlich zwischen den beiden Seen Tanganyika und Kivu. Ihre Kunst konzentriert sich auf kleine Figuren und Masken, die aus Holz, aber auch aus Bein, Elfenbein (Figuren, holzgeschnitzte Figuren sind selten) und sogar Elefantenhaut (Masken) gefertigt werden. Sowohl Figuren als auch Masken dienen ausnahmslos den Riten des *Bwame-* (*Bwami-*) Bundes, dessen weitreichende Funktionen und Reifegrade erst in jüngerer Zeit durch Biebuyck erforscht werden konnten. Die Objekte weisen sehr einfache, jedoch meist gut durchmodellierte Formen auf, und vor allem die Masken bestechen durch ihre harmonische Aufgliederung. Charakteristisch für viele Kunstwerke der Rega sind etwa millimeterstarke Löcher oder – häufiger – ebensogroße Ringe, die in Figuren, Masken und Schmuckge-

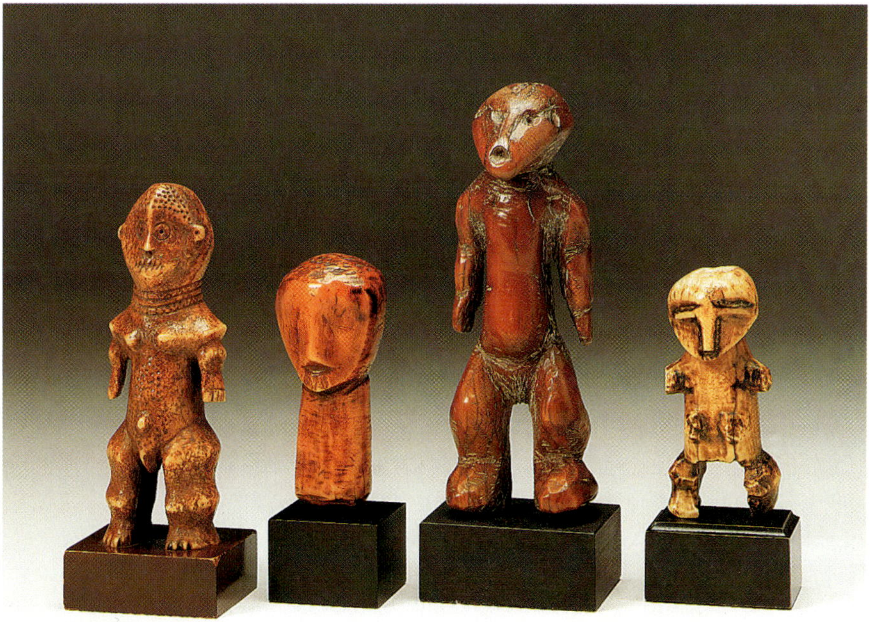

Abb. 161
Elfenbeinfiguren der *Bwame*-Gesellschaft, Rega, 10–17 cm

genstände gebohrt bzw. eingraviert werden; ebenso die völlige, aber gekonnte Verschiebung der Proportionen bei den Figuren, die dadurch teilweise manieristische Züge erhalten. Die Augen werden dabei oft durch Kaurischnecken dargestellt oder in dieser Form geschnitten.

Die Masken der Rega dienen vor allem als Statussymbol und sind Teil der geheimen Zeichen der einzelnen Initiationsklassen. So dürfen nur Männer der *lwa yananio* und *lutumbo lwa kindi* persönlich eine Maske besitzen.

Lit.: Biebuyck, 1972b, 1973a, 1986; Felix, 1989

Das Südkongo-Gebiet

Dieser kulturelle Großraum umschließt fast alle Volksgruppen im südlichen Kongobecken, die eigenständige Staaten bildeten oder doch mit den Staatenbildungen, die für dieses Gebiet charakteristisch sind, eng zusammenhängen. Die Hauptpfeiler stellen dabei die Vili/Kongo, die Kwango-Kwilu-Gruppen, die Kuba, die Luba-Gruppen und die Lunda dar. Politisch gesehen, d. h. staatenbildnerisch, gehören dazu folgende, sich freilich auch kulturell manifestierende Gebiete: die Küstenreiche Loango und Kongo, die Kwango-Kwilu-Region, die sich teilweise dem Zugriff der Staatenbildner in West und Ost entziehen konnte, ferner das Lunda-Reich, das Kuba-Reich und schließlich die großen, weiten Luba-Reiche.

Vor allem die Küstenreiche haben durch ihre Zauberfiguren, die – je nach ihren Attributen – auch als Spiegel- oder Nagelfetische bezeichnet werden, große Berühmtheit erlangt. Ein großer Teil dieser Zauberfiguren wurde im Anschluß an Gebote von Vili- oder Kongo-Königen des 16. und 17. Jahrhunderts, die diese auf Anraten der Missionare erließen, zerstört. Dadurch sind nur wenige der oft grandiosen Kunstwerke erhalten geblieben. Im 18. und 19. Jahrhundert konnten sich die konservativen Kräfte wieder durchsetzen, die weißen Priester wurden vertrieben, und die alte Religion erhielt wieder neue Impulse; die meisten alten Zauberfiguren stammmen deshalb aus dieser Zeit.

Östlich des alten Kongo-Reiches, an den Flüssen Kwango und Kwilu, lebt eine Reihe kleinerer Volksgruppen, deren gesellschaftlich-politische Situation mehr durch bäuerlich-dörfliche Verhältnisse gekennzeichnet ist; lediglich die Yaka, die entlang des mittleren Kwango siedelten, machen eine Ausnahme: Man rechnet sie noch zum Kreis der staatenbildenden Völker. An wichtigen kunstschaffenden Gruppen sind neben diesen Yaka u. a.

die Suku, Holo, Nkanu, Mbala, Huana und Pende zu nennen, wobei Yaka, Suku und Pende als die produktivsten – und deshalb auch als die bekanntesten gelten können. Neben Zauber- und Ahnenfiguren gibt es hier eine Vielzahl der unterschiedlichsten Masken, die aus oft bunt bemaltem Holz, Korbgeflecht und großen Raphiabehängen gefertigt werden. Von den Pende, Huana und Holo sind darüber hinaus sehr kunstvolle Elfenbeinanhänger bekannt, die meist eine Schutzfunktion ausüben.

Die Kunstwerke des sich im Osten anschließenden Kuba-Reiches zählen zu den bedeutendsten Zaires. Die Kuba leben zwischen Kasai und Sankuru und setzen sich eigentlich aus einer Vielzahl kleinerer Volksgruppen zusammen. Dabei nennt sich die Herrscherschicht Bushongo (Bushoong) und rekrutiert sich aus der Untergruppe der Mbala. Die anderen Volksgruppen, die alle entweder unter dem politischen Einfluß zur Zeit der großen Kuba-Reiche oder unter deren künstlerischem Einfluß standen, gruppieren sich um das eigentliche Gebiet der Kuba. So rechnet man zum »Kuba-Komplex«: die Nkutshu mit den Yaelima und Dengese im Norden, die Songo-Meno im Osten und Nordosten, die Lele mit den Wongo im Westen, die Lulua und die Mbagani mit den Kete und Biombo im Süden. Manche dieser Kuba-Gruppen haben dem Kuba-Stil eine eigene Note aufgeprägt und sich künstlerisch profiliert, andere sich wiederum mit Varianten begnügt. Von besonderem kunstgeschichtlichem Interesse sind die Königsporträts aus Holz, von denen einige genau datierbarer Stücke existieren – ein Phänomen, das für Holzplastiken im Bereich der schwarzafrikanischen Kunst äußerst selten ist.

Den Beginn der höfischen Kuba-Kunst sucht man in der Epoche des großen Königs Shamba Balongongo (1600–1620), dem man einen großen Teil der Neuerungen und sozialen Fortschritte zuschreibt, die in diese Zeit datieren. Nach der Überlieferung hat er auch die Kunst der Weberei aus dem Westen (Pende) in sein Reich gebracht – u. a. die berühmten »Kasai-Plüsche«. Auch der Brauch, von jedem lebenden Souverän ein Ebenbild zu schaffen, dem nach dessen Tod bestimmte rituelle Feiern zuteil wurden, wird auf Shamba den Großen zurückgeführt. Nach mündlicher Tradition gab es 122 namentlich bekannte Kuba-Könige, deren Statuen allerdings nur noch zu einem Bruchteil existieren (weniger als ein Dutzend wird als echt angesehen, viele sind spätere Kopien).

Neben diesen Königsfiguren kennt die Kuba-Kunst nur noch relativ wenige Figuren, dafür jedoch eine Reihe verschiedener Masken, die neben Stoff, Holz und Raphiageflechten häufig auch noch Leopardenfelle, Kaurischnecken, Glasperlen und andere Materialien aufweisen. Typisch für die Kunst der Kuba sind darüber hinaus Zeremonialbecher für Palmwein aus kunstvoll geschnitztem Holz in anthropomorpher Gestalt.

Das große Reich der Lunda von Mwata Yamwo, das von einer Luba-Dynastie im 16. Jahrhundert gegründet wurde und dessen Grenzen im Osten bis nach Shaba (Katanga) reichten und im Westen nur noch etwa 300 km von der Atlantikküste entfernt waren, beherrschte bis zum Ende des 19. Jahrhunderts fast alle Zentral-Bantu-Volksgruppen dieses riesigen Territoriums. Heute leben die Lunda in Territorialgemeinschaft mit den Chokwe, denen es zwischen 1885 und 1887 gelungen war, das Lunda-Reich zu erobern, in einem großen Gebiet nördlich und südlich der Grenze zwischen Zaire und Angola sowie in Zambia.

Obwohl die Kunstwerke beider Ethnien vom Stil der Luba beeinflußt sind, tragen sie doch ganz individuelle Züge. Allerdings gibt es zahlreiche Mischformen: weniger in bezug auf die Kunst der Luba als zwischen den Formen der Chokwe und denen der im künstlerischen Einflußbereich der Chokwe stehenden Volksgruppen – Songo, Luena, Ngangela. Der typische Stil der Chokwe ist jedoch klar erkennbar an seinem massigen schweren Charakter und bei manchen Figuren an ihrer dynamischen, fast aggressiven Haltung. Bei den Masken lassen sich vier Typen unterscheiden, von denen zwei aus Holz geschnitzt und zwei aus Rohrgestell gefertigt sind, wobei freilich die Holzmasken, von denen es weibliche und männliche gibt, der künstlerischen Ausdruckskraft mehr Spielraum lassen: Die weiblichen *mwana pwo*-Masken zählen denn auch, wenn sie vollendet geschnitzt sind, zu den begehrtesten Kunstobjekten Afrikas.

Vor einem oder zwei Jahrhunderten, so läßt sich aufgrund der bisherigen Forschung vermuten, muß die Blütezeit des Luba-Reiches, einer mächtigen militärischen Föderation zahlreicher kleinerer Volksgruppen, die im 15. Jahrhundert gegründet wurde, bestanden haben. Sie stellt auch heute noch den größten kulturell verwandten Komplex in Zaire dar.

Die Vielzahl der zur einer Einheit verschmolzenen Volksgruppen hat auch eine ebenso große Vielfalt an Stilformen geschaffen, die zwar alle gemeinsame Züge aufweisen, von denen aber keiner allein repräsentativ für alle gelten kann.

Zu den »lubaisierten« Ethnien zählen u. a. vor allem die Songe im Norden, die Bembe (Bembe II) und Buye im Nordosten sowie die Tabwa und Bemba im Osten und Südosten. Eine Reihe kleinerer Volksgruppen dieses Südkongo-Gebietes läßt sich nicht eindeutig einem der genannten großen Reiche bzw. Ethnien zuordnen, hat sich jedoch im Verlauf seiner jahrhundertealten Geschichte, die durch Spaltungen, Wanderungen und Liaisons mit anderen Gruppen gekennzeichnet ist, ihre Eigentümlichkeit bewahren können. Zu diesen, auch künstlerisch interessanten Gruppen zählen – unter vielen anderen – die Salampasu und Lualwa, die im Gebiet der Lunda/Chokwe leben sowie die Rega (Lega) und andere Gruppen des Maniema-Gebietes.

Vili

Die Vili, eine zu den Kongo (siehe S. 249) gehörende Volksgruppe, leben im Mündungsgebiet des Zaire, als Fürstentum Loango waren sie früher Teil des alten Königreichs Kongo. Im 19. Jahrhundert erstreckte sich ihr Gebiet weit nach Gabun, bis zum Westufer des Ogooué, und dehnte sich nach Süden entlang der Küste bis nach Cabinda aus. Heute beschränkt sich ihr Siedlungsgebiet auf

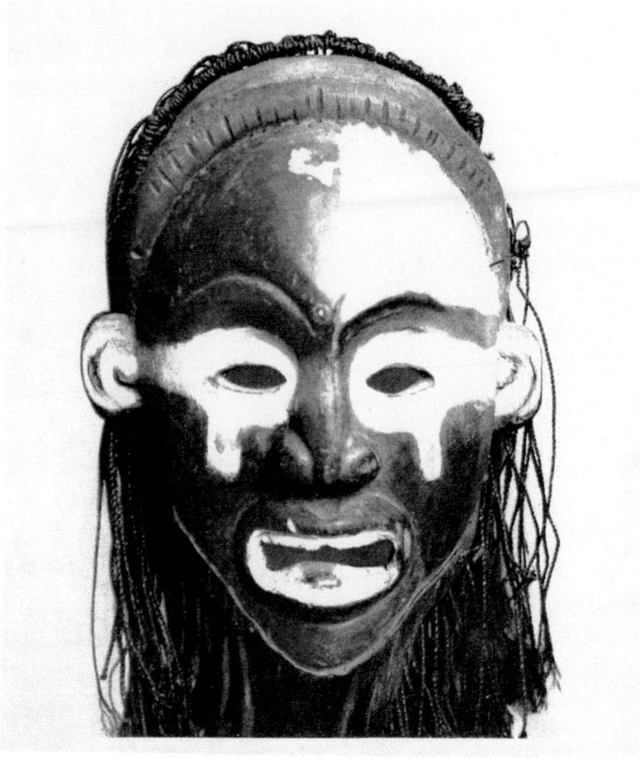

Abb. 162
ndunga-Maske,
Vili

einen Küstenstreifen etwa zwischen den Städten Tchibanga/Mayumba im Norden und Pointe-Noire im Süden.

Stilistisch sind ihre Masken, Skulpturen und Objekte nicht nur mit denen der Kakongo und Woyo, sondern auch mit den Arbeiten der Nachbarn im Landesinneren, vor allem der Yombe, stark verwandt, so daß eine eindeutige Unterscheidung nicht immer möglich ist. Doch zeichnen sich besonders ihre Figuren durch eine große Präzision und starken Realismus aus, der die Unterscheidung zwischen den Kunstwerken der Vili von denen der nachbarlichen Gruppen erleichtert.

Lit.: Cavazzi, 1694; Degrandpré, 1801; Felix, 1987; Krieger/Kutscher, 1960; Lehuard, 1989, 1993a, 1993b; Pechuel-Loesche, 1907

Kongo (Bakongo)
Zu dieser bedeutenden Volksgruppe am unteren Zaire (Kongo) werden die Kakongo, Sorongo, Yombe, Sundi, die Vili und häufig auch die Gruppen des Stanley-Pool gerechnet. In seiner umfassenden Studie über die Kongo hat Lehuard (1989) eine Reihe weiterer Stilgruppen definiert und unterscheidet insgesamt 15 verschiedene Stilrichtungen, die sich im Norden bis nach Gabun (Vili), im Osten bis zu den Lari, westlich von Brazzaville – bisher unter den Teke subsummiert – und im Süden bis weit nach Angola hin erstrecken (Sorongo/Solongo). Dabei umfaßt das Gebiet »Unterer Kongo« vor allem im Osten einen größeren Bereich, als dies geographisch zu rechtfertigen wäre: Hier wird die Grenze bis an die Flüsse Lubwe und Luange verschoben.

Das Gebiet wurde bereits sehr früh, nämlich unter dem Kongo-König Affonso I., der um 1540 dem Reich seine größte Macht und Ausdehnung verschaffte, christianisiert. Allerdings blieb man nicht bei diesem Glauben, sondern wandte sich später wieder der alten Religion zu. Doch dürfte während dieser christlichen Periode, die immerhin etwa zweihundert Jahre währte, eine so starke Hinwendung zu diesem neuen Glauben stattgefunden haben, wie kaum in einem anderen afrikanischen Land, das um diese Zeit missioniert wurde. Als Relikte dieser Gläubigkeit sind die zahlreichen Kreuze, Kruzifixe und Heiligenbilder der Kapuziner anzuführen, die man dort später als Zauberfiguren und -objekte für das Glück beim Jagen, als Symbol der sozialen Autorität oder auch gegen Diebe sowie für das materielle Wohl der Familie verwendete.

Neben Ahnen- oder Gedenkfiguren wurden an der Kongo-Küste verschiedene Skulpturen gefertigt, die eine Bewachungs-, Schutz-, Abwehr-, aber auch Angriffsfunktion erfüllten und meist unter dem Begriff Zauberfigur oder dem heute zum Teil als obsolet empfundenen Begriff »Fetisch« zusammengefaßt werden. Als Besonderheit des Kongo-Gebietes können dabei die sogenannten »Nagel- und Spiegelfetische« gelten. In ihrer Funktion entsprechen sie häufig den Schutz- oder Heiligenfiguren christlicher und anderer Religionen, erfüllen darüber hinaus aber auch gelegentlich malevolente Ziele.

Möglicherweise hat sich um diese Zeit im damaligen Kongo-Gebiet die Kunst der Magie mit Hilfe der Nagelung quasi als weiteres Relikt der Christianisierung und später als teilweiser Ersatz für die nun verschmähte Religion ausgebreitet. Die äußeren Umstände standen nicht dagegen: anders als in Europa, wo solche Künste stete Praxis waren, jedoch immer nur im Verborgenen blühen konnten – der Scheiterhaufen war zu nah – , gab es dort diesbezüglich keinerlei Einschränkungen, und die vielleicht aus Europa importierte Zauberpraxis mit Hilfe der Nagelung konnte überall Eingang finden.

In diesem Zusammenhang ist an die zweite Kategorie der Zauberfiguren zu denken: die sogenannten Spiegelfetische. Ähnlich wie bei den Nagelfetischen sind meist nur Kopf, Hände und Füße ausgearbeitet, der Körper ist grob behauen. In diesem Körper befindet sich ein kleiner, meist viereckiger Kasten, gefüllt mit Medizin, der mit einem Spiegel verschlossen ist. Assoziationen, welche diese Spiegelfetische mit christlichen Reliquiarfiguren, die ja nachweislich um dieselbe Zeit in das damalige Kongo-Gebiet kamen, in Verbindung brachten, sind schon von Baumann artikuliert worden (1940). Palme (1977) hat sich in einer ausführlichen Untersuchung diesem Problemkreis gewidmet. Auch hier könnte also nach der Abkehr vom Christentum die Reliquiarfigur durch den Spiegelfetisch ersetzt worden sein. Möglicherweise aber bestand zwischen beiden Kultobjekten überhaupt keine Substitutionsnotwendigkeit und beide blieben ihrer jeweiligen religiösen Zuordnung verhaftet.

Bei den menschlichen Zauberfiguren wird die Medizin in einer im Leib ausgehöhlten Öffnung untergebracht, dann mit Erde und Pech verschlossen und gelegentlich mit einer Kaurischnecke, einem anderen tierischen Gehäuse oder mit einem Spiegel abgedeckt. Seltener findet sich die Medizin am Rücken, wie dies bei den zoomorphen Figuren meist der Fall ist.

Abb. 163
Mutterfigur
phemba, Yombe

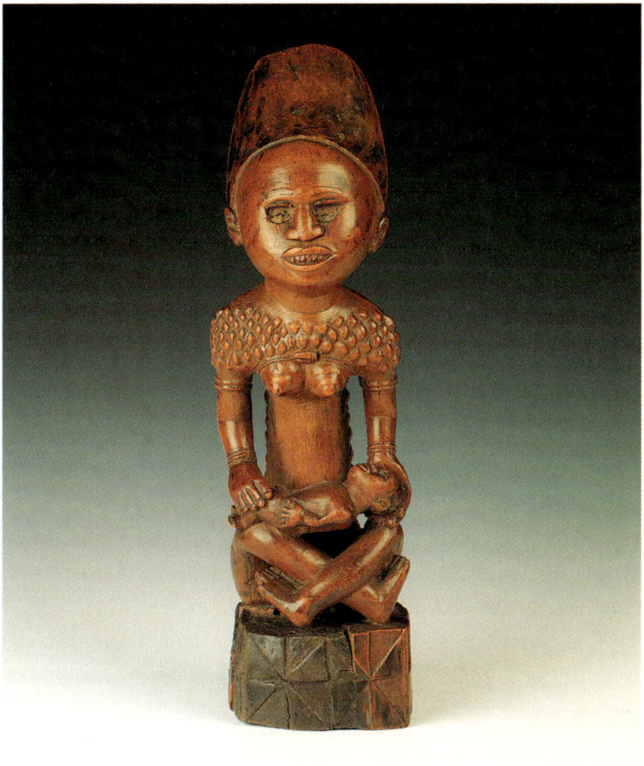

Die zweite große Gruppe der Kongo-Skulpturen stellt Ahnen dar; oft findet sich dabei das Mutter-Kind-Motiv *(phemba)*, aber auch Einzelfiguren kommen häufig vor. Sie unterscheiden sich von den Zauberfiguren vor allem durch die sorgfältige Bearbeitung insbesondere des Körpers der Mutter, wobei auch das kleinste Detail bei der Tatauierung *(zitsamba)* nicht fehlen darf. Ein weiteres Merkmal der Figuren dieser Region ist das generelle Abweichen der sonst fast überall in Afrika eingehaltenen statischen und symmetrischen Darstellungsweise. Diese Tatsache wurde des öfteren dem europäischen Einfluß zugeschrieben, doch zeigen andererseits gerade die *ntadi* (Pl. *mintadi*) genannten Steinfiguren, von denen die ersten bereits Ende des 17. Jahrhunderts nach Europa gekommen sein sollen, eine Bewegung in Ausdruck und Haltung. *ntadi* bedeutet soviel wie wachender Geist, und solche *ntadi*- (oder auch *bitumba*-) Figuren wurden in der Regel auf die Gräber hochgestellter Persönlichkeiten gestellt. Die jeweilige Haltung der Figur drückt dabei verschiedene Emotionen aus.

Ähnliche Figuren, meist aus hellem Holz und oft schwarz, weiß und rot bemalt, werden als Gedenkfiguren in Ahnenschreine – *Nzo a bakulu* – gestellt, die sich als kleine Hütten am Eingang des Dorfes finden. Eine Besonderheit stellen darüber hinaus die Grab-Terrakotten der Kongo dar, die bis in die siebziger Jahre weitgehend unbekannt waren und *diboondo* (Pl. *maboondo*) heißen. Es sind säulenförmige hohle Objekte, entweder rund oder viereckig, in einer durchschnittlichen Größe von 40 cm und einem Durchmesser von 20 cm, teilweise durchbrochen gearbeitet, teilweise als Gefäß mit Deckel und meist mit verschiedenen Motiven versehen.

Die Masken der Kongo sind oft schwarz, weiß und rot bemalt, sehr naturalistisch gestaltet und lassen häufig die Zunge aus dem leicht geöffneten Mund hervortreten.

Lit.: Baumann, 1940; Cavazzi, 1694; Cornet, 1975; Cuvelier, 1946, 1954; Degrandpré, 1801; Duponcheel, 1981; von Gagern, 1971; Gardi, 1986; Kecskési, 1982; Koloß, 1987, 1990; Krieger, I/III, 1965, 1969; Laman, 1957-1968; Lehuard, 1974, 1977, 1980, 1989, 1990, 1993a, 1993b; Lopez, 1597; MacGaffey, 1991; Maes, 1938; Musée des Arts Décoratifs, 1982; Neyt, 1981; Palme, 1977; Schaedler, 1984a; von Sydow, 1954; Thiel, 1980; Thiel/Helf, 1984; Thompson/Cornet, 1981; Volavkova, 1971; Walker Art Center, 1967

Sorongo (Solongo)

Die Sorongo leben am Mündungsgebiet des Zaire, auf beiden Seiten des Flusses und an der Küste von Banana bis Ambrizete in Angola. Stilistisch sind ihre Masken, Skulpturen und Objekte nicht nur mit denen der Kakongo und Woyo im Norden, sondern auch mit den Gruppen im Landesinneren, vor allem der Yombe stark verwandt, so daß eine eindeutige Unterscheidung nicht immer möglich ist. Als Besonderheit der Sorongo können in Tiefre-

Abb. 164 Zauberfigur (»Nagelfetisch«) *nkisi/nkonde*, Augen aus Porzellan, Eisenteile, Yombe, vermutlich aus dem Chiloango-Tal, 118 cm

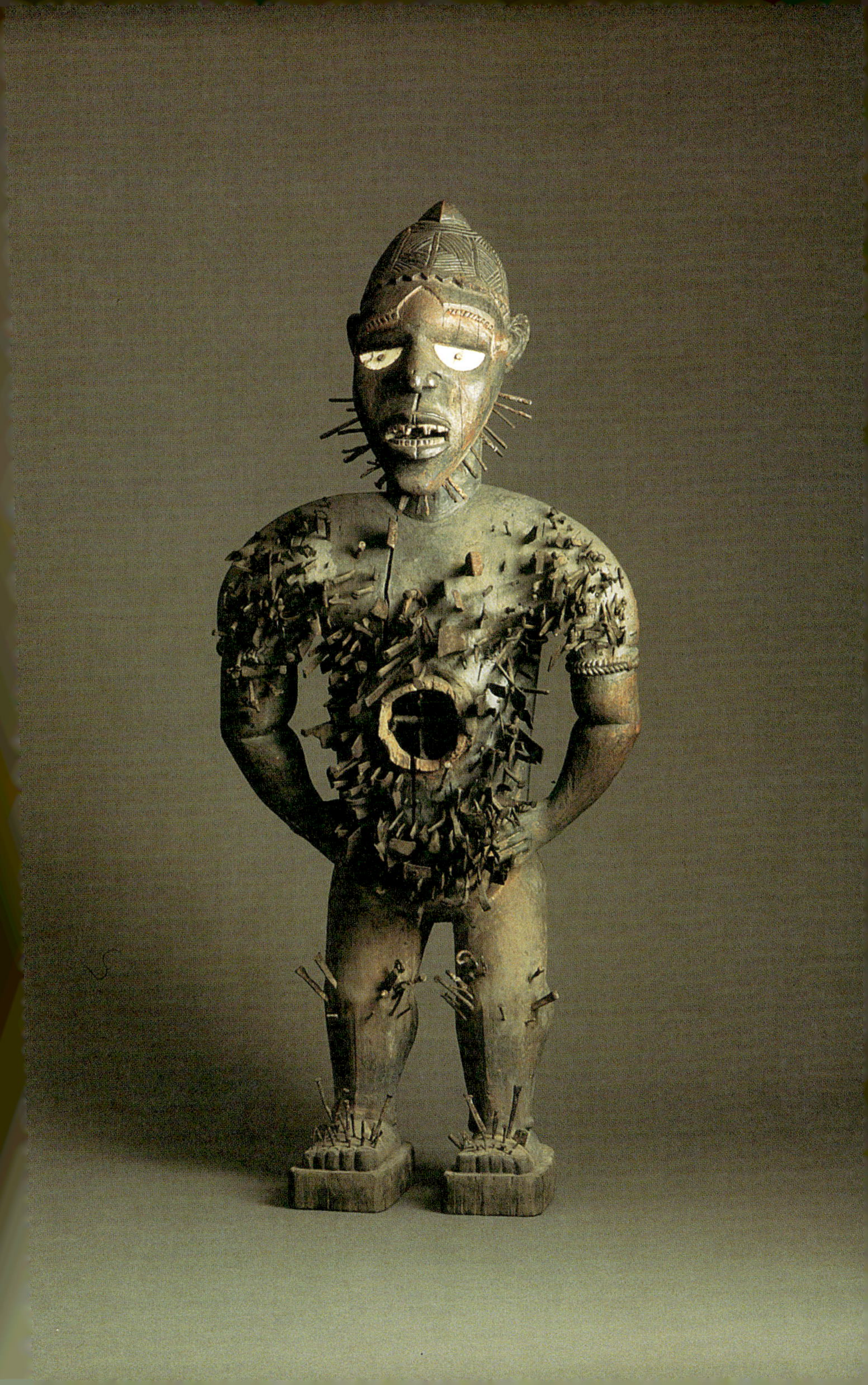

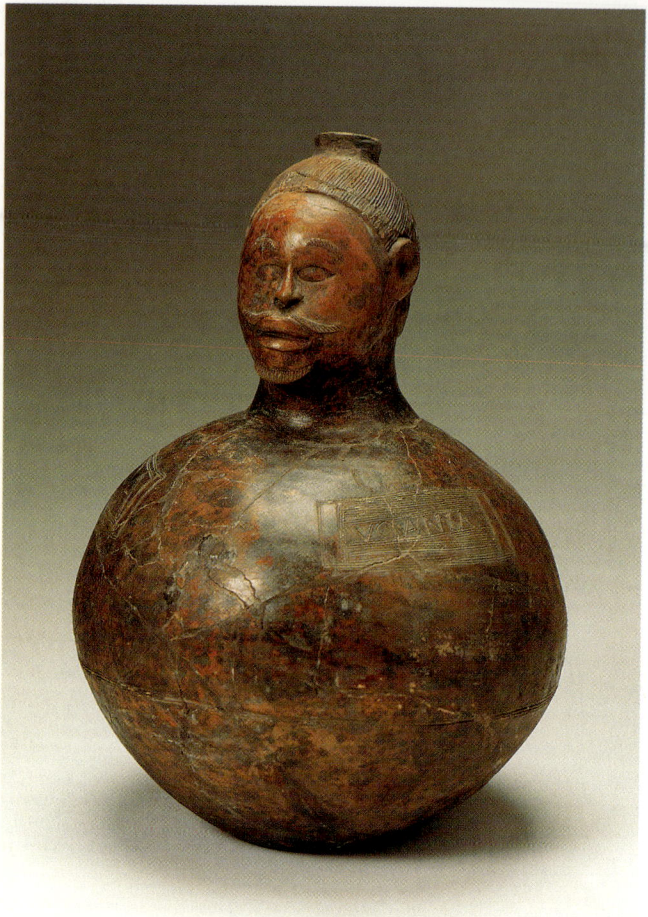

Abb. 165
Gefäß mit aufmodelliertem Männerkopf; Arbeit des Voania Muba, Woyo, 42 cm

lief skulptierte Steinplatten gelten, die auf Gräber gestellt wurden und möglicherweise europäisch beeinflußt sind.

Lit.: Felix, 1987; Lehuard, 1989

Woyo

Diese, zu den Kongo gehörende Gruppe, lebt am Mündungsgebiet des Zaire und bevölkert dort fast den ganzen westlichen Teil der Enklave Cabinda; auf zairischem Gebiet erstreckt sie sich etwa bis nach Boma. Als Besonderheit der Woyo gelten Sprichwort-bezogene Objekte, so z. B. mit bestimmten Motiven oder Szenen beschnitzte

Deckel auf Speisetöpfen, mittels derer dem Ehepartner eine sonst nicht leicht zu bewerkstelligende Mitteilung »überbracht« werden kann.

Ein Keramik-Künstler der Woyo, Voania Muba, der im letzten Viertel des 19. und bis zum Beginn des 20. Jahrhunderts lebte, ist nur dadurch bekannt geworden, daß er seine Arbeiten signierte – ein Arzt soll ihm die Buchstaben seines Namens beigebracht haben.

Lit.: Felix, 1987; Lehuard, 1989; Stößel, 1984

Bembe (Bembe I), **Bwende**

Die Bembe im südöstlichen Kongo (Republik), die zum Stanley-Pool und im weiteren Sinne auch zum Kongo-Gebiet gerechnet werden, sind nicht zu verwechseln mit den Bembe im Osten von Zaire (Bembe II, siehe S. 286 f.). Ihr Hauptsiedlungsgebiet liegt zwischen den Orten Sibiti im Nordwesten, Mfwati im Süden und Mouyondzi im nördlichen Zentrum, das auch als Hauptstadt gilt, doch breiten sie sich auch noch weiter nach Osten bis in die Vorstädte von Brazzaville aus. Das Siedlungsgebiet der Bwende verläuft im Grenzgebiet zwischen Zaire und der Republik Kongo und erstreckt sich in groben Zügen südwestlich von Brazzaville zwischen den Flüssen Niari und

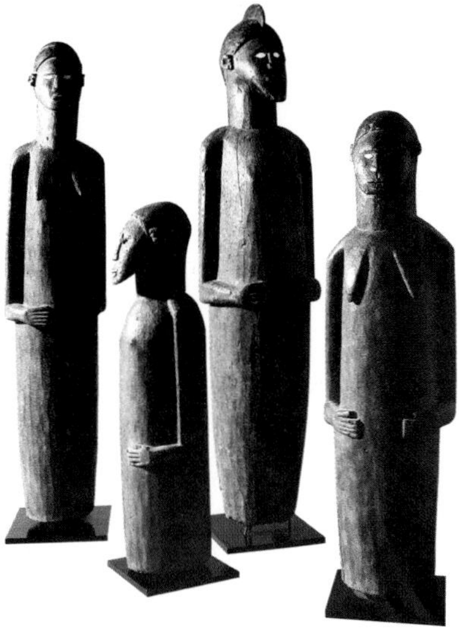

Abb. 166
Anthropomorphe Trompeten, Bembe

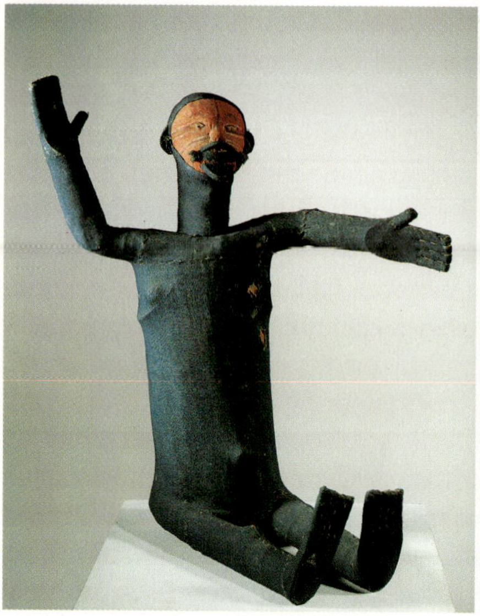

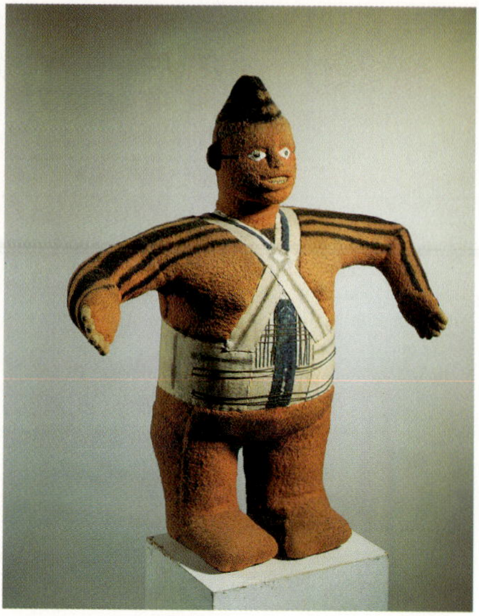

Abb. 167
Links: Stoffpuppe *muzidi*, Stoff, verschiedene Materialien, Bembe, 54,5 cm

Abb. 168
Rechts: Stoffpuppe *niombo*, Stoff, verschiedene Materialien, Bwende, 63 cm

Zaire; es wird begrenzt von den Orten Kingoyi und Mfwati im Westen, Mindouli im Norden sowie von Luozi, Manyanga und Boko im Süden.

Die Hauptstadt der Bembe, Mouyondzi, war früher das Zentrum der Schnitzwerkstätten und auch der Händler der entsprechenden Zaubermittel, um die *biteki* (Statuetten) mit Kraft zu füllen. Bei der Mehrzahl der Bembe-Figuren handelt es sich tatsächlich um Statuetten, große Skulpturen kommen äußerst selten vor. Sie haben einen eigenen unverkennbaren Stil, die häufig langgestreckten, tonnenförmigen Körper sind alle sehr sorgfältig geschnitzt (besonders markant zeigen sich die kunstvollen und zahlreichen Tatauierungen) und oft mit eingelegten Muschel- oder Glasperlenaugen versehen. Ihrer Bestimmung nach sind es Ahnen- oder Zauberfiguren – bei den letzteren befindet sich die Medizin in der Afteröffnung und William Fagg hat sie deshalb als »Krypto-Fetische« bezeichnet.

Die Figuren der Bwende – Masken sind nicht bekannt – haben im Ausdruck und in der Konzeption große Ähnlichkeit mit denen ihrer Nachbarn im Norden und Osten, den Bembe und den Teke, doch liegt ihr Charme gerade in dieser Mischform begründet, die bei einigen Figuren die Charakteristika beider Volksgruppen harmonisch vereint.

Ebenso wie die Dondo, Kamba, Sundi und Bwende westlich bzw. südlich von ihnen (Volksgruppen, die alle zum Stanley-Pool-Gebiet gerechnet werden), verwenden auch die Bembe relativ große, anthropomorphe Trompeten, deren Mundstück auf dem Rücken der Figur angebracht ist, so daß die Instrumente beim Spielen hochgehalten werden müssen – in der Art, wie man Kinder hochhält, damit sie z. B. über eine Mauer sehen können. Die Instrumente, die manchmal auch phallischen Charakter haben, werden bei kultischen Handlungen der Ahnenverehrung gespielt, wobei die Musik »bi-witi« genannt wird – ein Ausdruck, den man auch im südlichen Gabun bei den Fang und Tsogho für den Ahnenkult verwendet. Die Trompeten heißen bei den Bembe *nsiba*, bei den übrigen Volksgruppen, die diese Instrumente verwenden, *ludi*.

Eine Besonderheit nicht nur des Stanley-Pool-Gebietes, sondern Schwarzafrikas überhaupt, dürften die bei den Bwende und Bembe verwendeten anthropomorphen »Särge« oder Ahnenfiguren aus Textilien sein. Man nennt sie bei den Bwende *niombo* und bei den Bembe *muzidi*, und sie werden für Häuptlinge und andere einflußreiche Personen hergestellt. Dies sind wie große Stoffpuppen aussehende Gebilde, die meist mit verschiedenen Zeichen (Klansymbole, kosmische und magische Zeichen) versehen sind und in die der Leichnam (Bwende) oder Relikte von ihm (Bembe) eingenäht wird. Einige dieser Objekte erreichen riesige Ausmaße (Höhen bis zu 3 m, Umfang bis zu 4 m), besonders dann, wenn sie – was gelegentlich vorkommt – zwei oder mehr Leichen enthalten. Die Begräbniszeremonien, die langer Vorbereitungszeit bedürfen, werden musikalisch von den oben erwähnten anthropomorphen Trompeten begleitet. Die *muzidi* der Bembe unterscheiden sich vor allem in zwei Punkten von den *niombo* der Bwende: durch ihre sitzende Haltung und durch ihre farbliche Gestaltung.

Die *muzidi* wurden nicht aus einfarbigem rotem Stoff hergestellt, wie die *niombo,* sondern meistens aus gewöhnlichen Gebrauchsstoffen.

Lit.: Duponcheel, 1981; Kecskési, 1982; Krieger, I/III, 1965, 1969; Laman, 1957-1968; Lehuard, 1973, 1974, 1980, 1989, 1990; Raikat, 1990; Söderberg, 1975; Szalay, 1986; Widman, 1972

Lari (Lali/Kongo)
Die Lari, eine zur Kulturregion des Stanley-Pool, im weiteren Sinne auch zu der des Kongo-Gebietes gehörende Volksgruppe, sind vor nicht allzu langer Zeit aus dem eigentlichen Kongo-Gebiet an der Küste in die heutige Republik Kongo umgesiedelt, wo sie teilweise unter den Teke im Gebiet um die Städte Brazzaville, Mayama, Kinkala und Linzolo am rechten Ufer des Zaire leben. Die Lari dürfen nicht mit den zu den Teke gehörenden Lali verwechselt werden. Stilistisch sind ihre Masken, Skulpturen und Objekte nicht nur mit denen der Teke im Norden und Osten, sondern auch mit denen der anderen Nachbarn des Stanley-Pools, der Bembe, Sundi und Bwende im Westen und Südwesten stark verwandt, so daß eine eindeutige Unterscheidung nicht immer möglich ist.

Lit.: Duponcheel, 1980; Lehuard, 1974, 1989

Teke
Als eine zum sogenannten Stanley-Pool gehörende Volksgruppe leben die Teke im südlichen Teil der Volksrepublik Kongo und stellen dort mit etwa 650 000 Menschen ungefähr ein Viertel der Bevölkerung des Landes, siedeln in geringerer Zahl jedoch auch in angrenzenden Teilen Zaires. Von allen Untergruppen der Teke, vor allem jedoch von den Fumu und Tsaayi wurden – und werden zum Teil noch heute – Zauber- und Schutzfiguren in großer Zahl verwendet. Sie dienen als Schutzpatron für die Jagd, gegen Krankheit und bösen Zauber. Die Figuren tragen ihre Medizin meist in einem von Lehm und Stoff umgebenen, häufig walzenförmigen Kästchen auf dem Leib, das je nach Bestimmung unterschiedliche Ingredienzen enthält: Bei den Schutzfiguren für die neugebore-

Abb. 169
kidumu-Maske,
Teke-Tsaayi, 32 cm

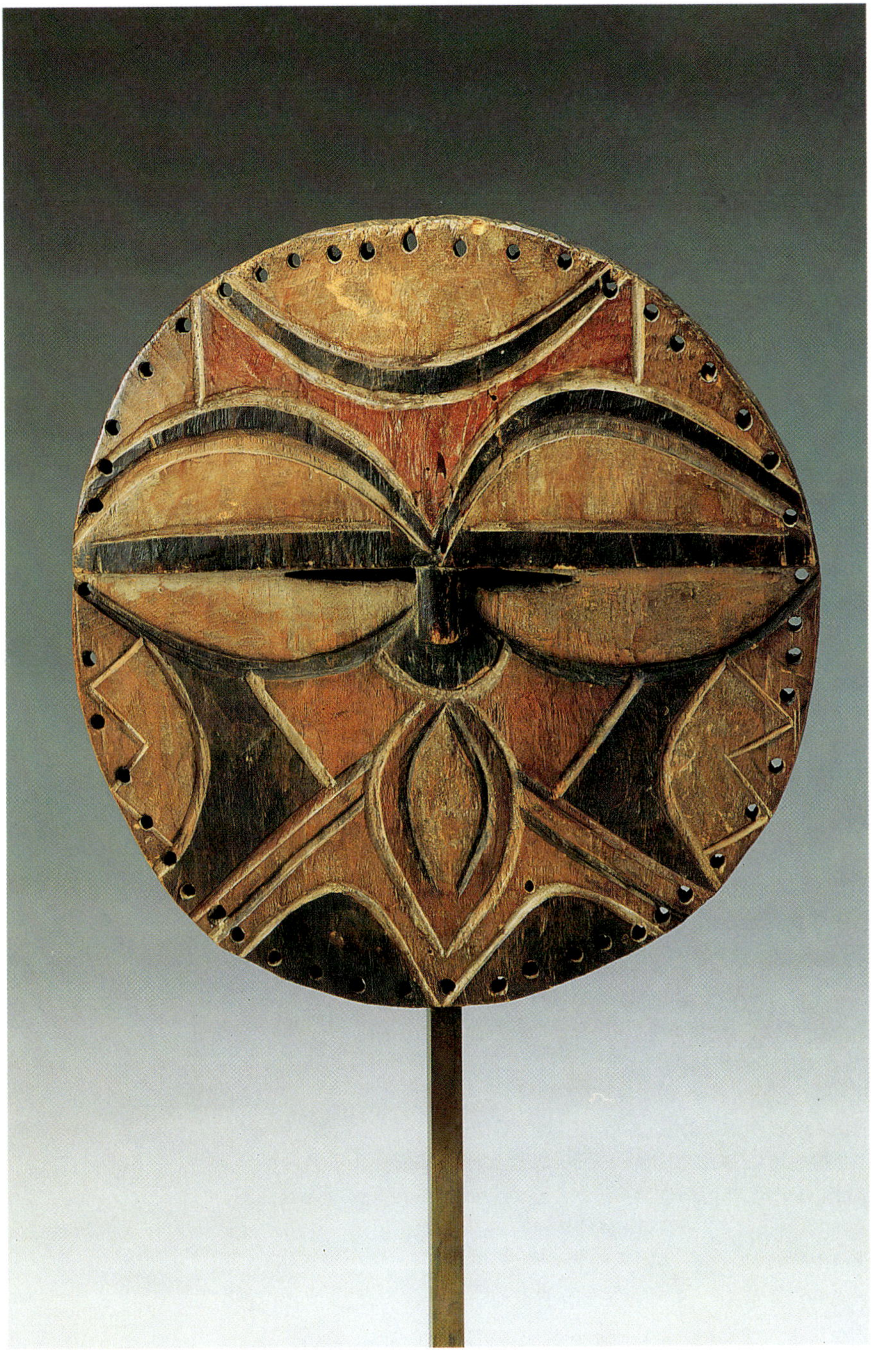

nen Kinder, die bereits während der Schwangerschaft geschnitzt werden, ist es z. B. ein Teil der Nabelschnur, welcher der Figur einverleibt wird (der andere Teil wird in der Hütte an einer bestimmten Stelle vergraben). Manche der Figuren haben weiche Linien und deshalb große Stilähnlichkeit mit denjenigen der Bembe (I), andere jedoch tragen die typischen, strengen Züge mit kantigen Gesichtern und parallelen Tatauierungen.

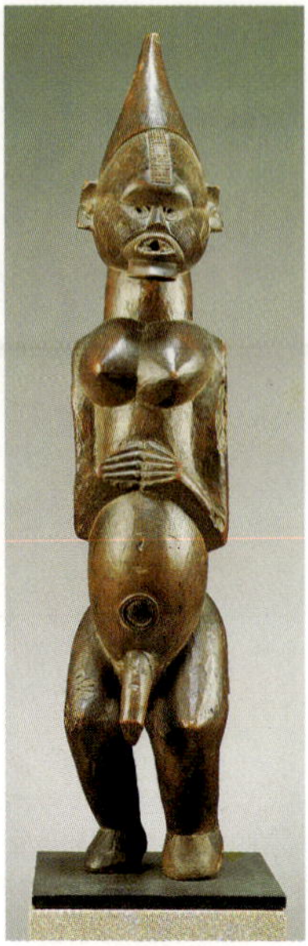

Abb. 170
Männliche Figur *buti*, Teke, 67 cm

Einen interessanten Maskentyp verwenden die Teke-Tsaayi bei ihrem *Kidumu*-Kult. Marie-Claude Dupré, die sich in mehreren Veröffentlichungen mit dieser Maske beschäftigt hat – ein Typ, der bis dahin als völlig unerforscht galt –, konnte nicht nur dessen vermutliches Entstehungsdatum – etwa 1860 – nachweisen, sondern sogar die sozio-politische Funktion des *Kidumu* nachvollziehen. So erhielt die *Kidumu*-Bewegung in den Jahrzehnten nach der »Erfindung« der Maske durch einen Eisenschmelzer im Nordwesten des Tsaayi-Landes einen großen Aufschwung, und es wird berichtet, daß oft bis zu zwanzig Masken gleichzeitig auftraten; diese kamen aus verschiedenen Gegenden und wetteiferten miteinander im Tanz. Auf diese Weise wurde der politische und soziale Zusammenhalt zwischen den sonst isolierten und autonomen Regionen gestärkt: Der Sklavenhandel blühte noch, ebenfalls der Handel mit Gummi und Elfenbein, und eine große Zahl von Zuwanderern aus dem Norden kamen, um im reichen Tsaayi-Land zu siedeln – hier konnte *Kidumu* die übernatürlichen Kräfte der Erdherren zur Schau stellen.

Lit.: Duponcheel, 1980; Dupré, 1981, 1984, 1988, 1990, 1991; Lehuard, 1974, 1996

Nkanu (Bankanu)

Mit etwa 5000 Menschen siedeln die Nkanu im südwestlichen Zaire, an der Grenze zu Angola, westlich der Yaka. Ihre Masken und Skulpturen haben große Ähnlichkeit mit denjenigen ihrer Nachbarn, vor allem mit den Objekten der Yaka und Zombo. Eine Besonderheit stellen lediglich die hochreliefierten Paneele dar, die in den Initiations-

Abb. 171
Kleine Zauberfigur mit magischem Paket; Tierfell, Knochen, Schnecken u. a. Beiwerk. Zombo, 15,5 cm

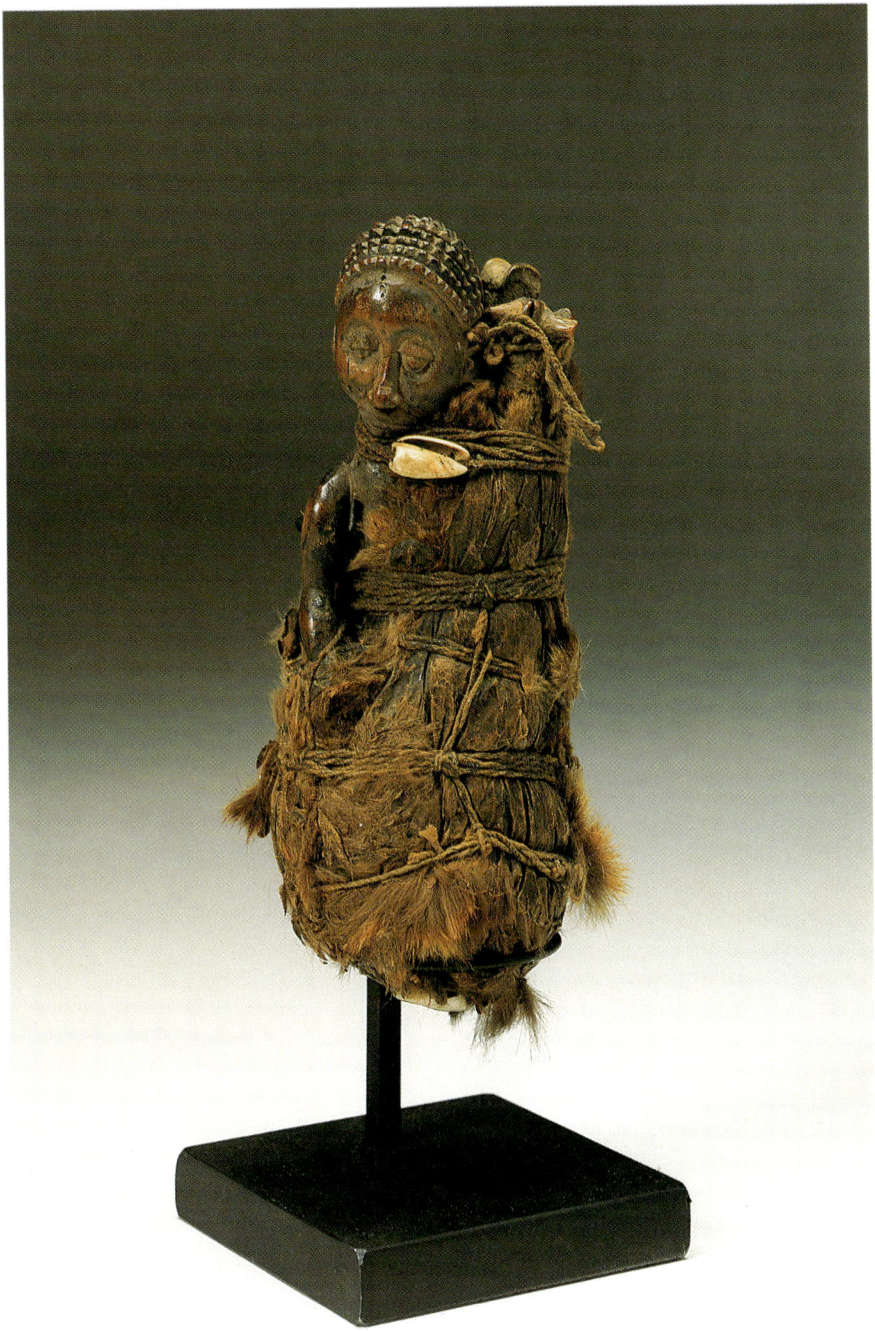

häusern angebracht sind und eine Höhe von etwa einem Meter erreichen. Die plastisch herausgearbeiteten Figuren stellen meist Vögel, Schlangen oder Schildkröten dar, die Muster geometrische Gebilde in den Farben Rot, Weiß und Gelb.

Lit.: Bastin, 1994/95; Biebuyck, 1975/I; Lema Gwete, 1993

Zombo

Die Zombo sind eine kleine, mit den Sosso und Nkanu gelegentlich (Lehuard, 1989) zu den Kongo gerechnete Volksgruppe, die zu beiden Seiten des Inkisi-Flusses im Grenzgebiet zwischen Zaire und Angola lebt. Im Norden haben sie als Nachbarn die Nkanu, im Osten erstreckt sich ihr Gebiet bis zu den Yaka. Ihre Zurechnung zu den Kongo ist eher historisch denn künstlerisch gerechtfertigt: Als Teil des Mbata-Königreiches schlossen sich die Zombo freiwillig dem Kongo-Reich an, fielen später jedoch wieder ab. Nach den Jaga-Kriegen wurden sie »yakaisiert« und zahlten für einige Zeit wieder Tribut an das Kongo-Reich. Im späten 18. Jahrhundert machten sie sich vom Mbata-Reich unabhängig, gliederten sich Yaka-Gruppen an und gründeten ihre Hauptstadt in Maquela do Zombo.

Die wenigen bekannten Figuren zeigen zwar noch Einflüsse des Kongo-Gebietes, doch kommt vor allem in ihrer Maskentradition, die sich vollkommen vom Kongo-Gebiet distanziert, ihre Nähe zur Yaka-Kultur deutlich zum Ausdruck.

Lit.: Bastin, 1994/95; Felix, 1987; Lehuard, 1989

Yaka, Suku

Mit etwa 80 000 Menschen bewohnen die Suku, zusammen mit ihren westlichen Nachbarn, den Yaka, die etwa 300 000 Menschen zählen, ein fast rechteckiges Gebiet im südwestlichen Zaire, das im Westen von den Flüssen Lubisi und Cugho und im Osten vom Kwenge-Fluß begrenzt wird. Yaka und Suku berufen sich auf einen gemeinsamen Ursprung und teilen auch gemeinsame Institutionen bezüglich des Häuptlingswesens, der Wahrsagerei, der Behandlung von Krankheiten und der Initiation der jungen Männer, die alle ihren Niederschlag in den künstlerischen Äußerungen dieser beiden Gruppen finden. Aufgrund dieser Gemeinsamkeiten sind sich viele der Masken, Figuren und Gerätschaften sehr ähnlich, doch gibt es zahlreiche stilistische Unterschiede, welche ein bestimmtes Objekt eindeutig als der einen oder anderen Gruppe zugehörig ausweisen. So verwenden beide Gruppen die großen *kakungu*- und *kazeba*-Masken, die jedoch nur bei den Suku besonders ausdrucksvoll erschei-

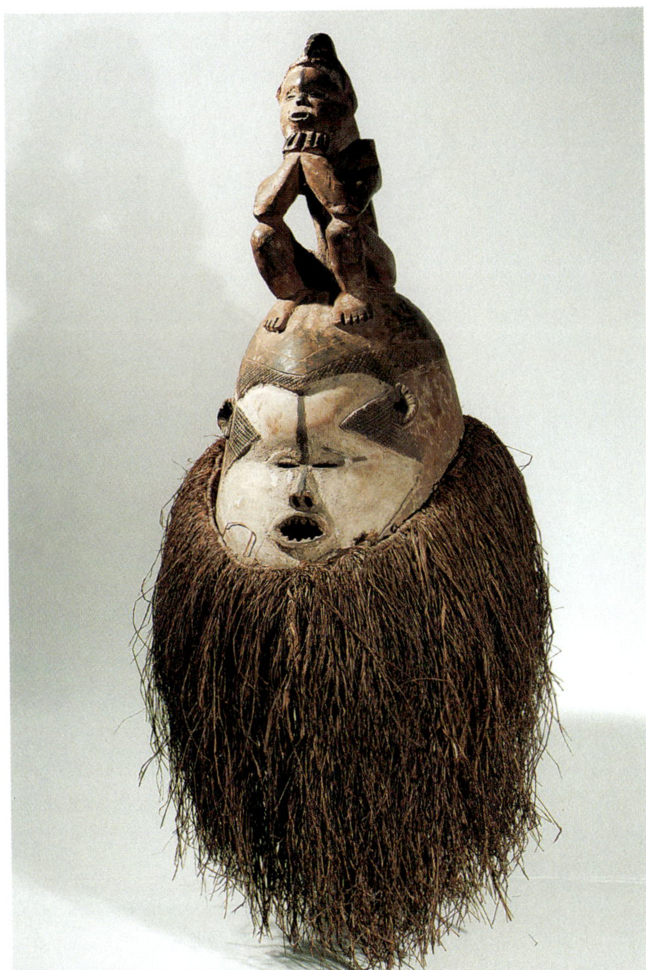

Abb. 172
Helmmaske *hemba*,
Suku, 48 cm

nen, ebenso wie die Helmmasken *hemba,* die meist von einem Tier oder einer Figur bekrönt werden und bei den Yaka weniger bekannt sind. Umgekehrt zeigen die Initiationsmasken der Yaka, die verschiedene Bezeichnungen führen, eine schier endlose Variationsbreite. Sie sind meist sehr klein gehalten, dicht von Raphiarüschen umschlossen und haben phantasievolle, früher aus Raphiagewebe, heute aus Stoff gefertigte Aufbauten, die etagenförmig oder pagodenförmig spitz zulaufen und/oder auch mit Tieren, Figuren oder Figurengruppen, die häufig auch erotische Motive beinhalten, gekrönt sein können.

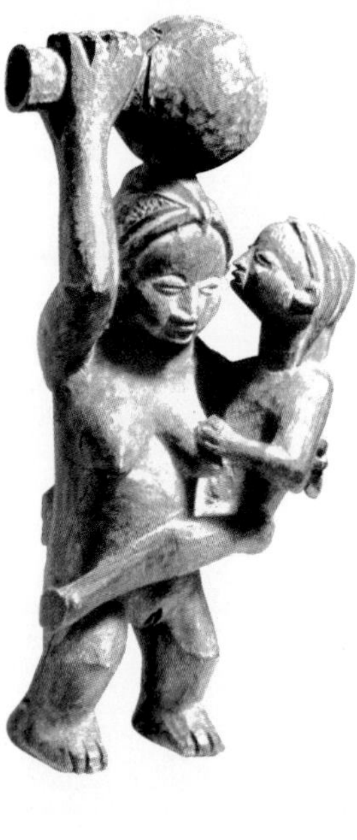

Abb. 173
Mutterfigur, Mbala, 32,5 cm

Bei den Figuren beider Gruppen fällt die starke Betonung der häufig nach vorne gezogenen Schultern und die dadurch bedingte oft kümmerlich wirkende Gestaltung der Brustpartie auf, was sich besonders bei den Figuren der Suku bemerkbar macht.

Ein wesentliches Unterscheidungsmerkmal sowohl der Figuren als auch der Masken ist die Gestaltung der Nasenspitze, die nur bei den Yaka mehr oder weniger stark nach oben gerichtet ist und gelegentlich hakenähnliche Formen annehmen kann. Dieses Kriterium, die Yaka-»Himmelfahrtsnase«, war früher vielfach oft der einzige Anhaltspunkt, die Objekte – vor allem die Figuren – der Yaka von denen der Suku zu unterscheiden.

Lit.: Adelman, 1975; Bastin, 1994/95; Biebuyck, 1985; Bourgeois, 1984

Holo

Beiderseits des Oberlaufs des Kwango im Grenzgebiet zwischen Zaire und Angola lebt die kleine Volksgruppe der Holo, mit etwa 10 000 Menschen. Im Lauf ihrer Geschichte, die sich ins 16. Jahrhundert zurückverfolgen läßt, als ihre Königin Nzigra sie von der angolanischen Küste in ihr heutiges Gebiet führte, waren die Holo einer Reihe von Einflüssen ausgesetzt, die sich deutlich in ihren Skulpturen und Masken ausdrückt. So zogen die Pende durch ihr Gebiet, die Kongo brachten ihnen das heilige Kaolin, sprachlich sind sie mit den Chokwe verwandt und ihre Maskeraden schließlich haben sie von den Yaka übernommen.

Von den Skulpturen der Holo sind vor allem die Statue der Königin, kultische Figuren und die als »Holo-Rahmen« bekannten Relikte der christlichen Missionare *nzambi,* die in eigenen Häusern – *nzo santu* – aufbewahrt werden, zu nennen. Daneben gibt es Helmmasken, die von den Yaka und Suku beeinflußt scheinen, Büffelmasken und Miniaturmasken.

Lit.: Neyt, 1982

Abb. 174
Amulett aus Knochen, Huana, 8,4 cm

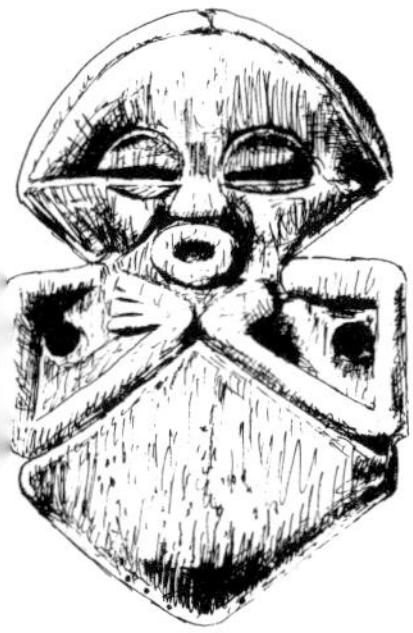

Yanzi (Yansi, Yay, Yey)

Die Yanzi sind eine Volksgruppe im südwestlichen Zaire (ihre Bevölkerungszahl wird zwischen 40 000 und 250 000 angegeben), die zwischen dem Kwango-Fluß im Westen und dem Kamtsha im Osten, nördlich der Mbala lebt. Ihre Sprache ist eng verwandt mit der ihrer Nachbarn im Osten, den Dzing bzw. der im Südosten, den Mbuun, und sie gelten als die ersten Siedler auf dem größten Teil des Territoriums, das sie jetzt bewohnen.

Die Kunst der Yanzi konzentriert sich auf Figuren – Masken sind unbekannt –, doch scheint es schwierig, einen einheitlichen Stil zu definieren, da viele Objekte von umliegenden Ethnien oder auch durchziehenden Händlern erworben wurden.

Lit.: Biebuyck, 1985; Thiel, 1963, 1971, 1972

Mbala (Bambala)
Heute teilweise verstreut unter anderen Volksgruppen leben die Mbala mit etwa 60 000 Menschen im südwestlichen Zaire. Neben einigen wenigen, weiß gefärbten Helmmasken kennt man von den Mbala vor allem Figuren in verschiedener Gestalt, so z. B. Trommler, Mütter in verschiedenen Stellungen usw. Sie alle gehören zum Schatz des Häuptlings und heißen allgemein *pindi.* Daneben gibt es Figuren von Häuptlingen, Zauberfiguren und verschiedene kultisch verwendete Geräte wie Äxte, Becher, Flöten u. a.

Lit.: Bourgeois, 1988; Felix, 1987; Herreman, 1991

Huana (Hungana, Hungaan)
Die Huana, eine kleine Volksgruppe mit wenigen tausend Menschen im westlichen Zaire, leben in kleinen Siedlungen unter den Mbala, Pindi, Yanzi, Tsong, Ngongo (nicht Kuba/Ngongo!), Pende, Mbuun und Kwese zwischen den Flüssen Kwilu und Wamba, aber auch am rechten Ufer des Kwilu und am Djuma. Sie sind die einzige Ethnie in dieser Region, die große Figuren (d. h. über einen Meter) schnitzt. Diese gelten als Ahnenfiguren und tragen meist eine Frisur aus drei kammartigen Schöpfen und häufig eine Anzahl kleinerer Figuren um den Leib. Von den Huana sind neben anderen kleinen Kultgeräten (Äxte, Stäbe, Messer) vor allem diese kleinen Amulette aus Elfenbein und Bein bekannt geworden, von denen es fünf verschiedene Typen gibt: Vier davon sind zweidimensional und zeigen einen oder zwei Köpfe, die Frontal- oder Profilansicht einer Figur und schließlich eine vollplastische Figur.

Lit.: Biebuyck, 1985; Engwall, s. d.; Krieger, 1965, I

Abb. 175
Gesichtsmaske,
Kwese

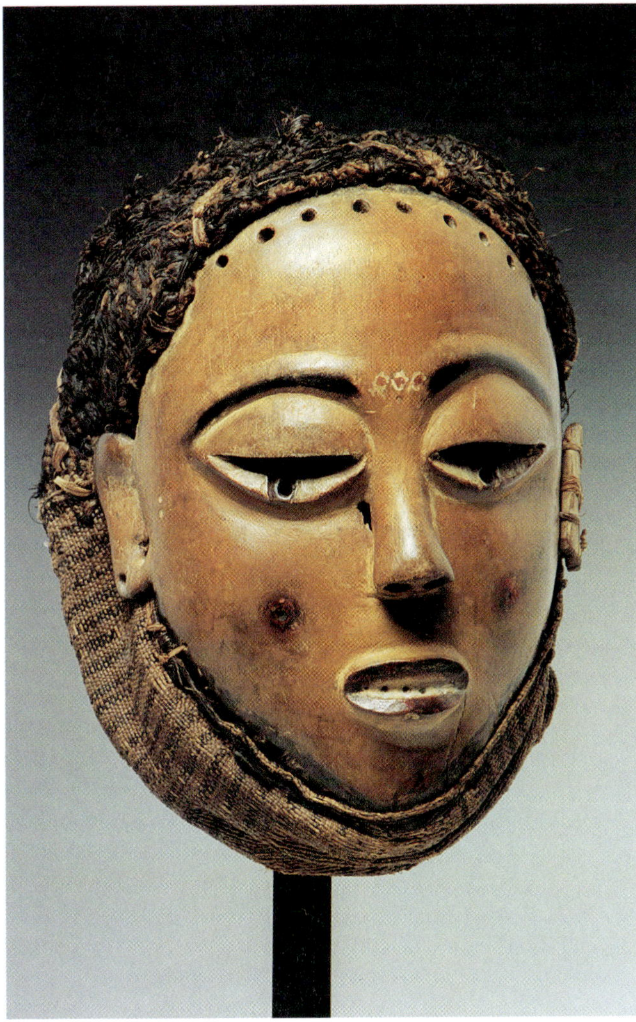

Kwese

Die Kwese leben ebenfalls im Südwesten von Zaire, an den Flüssen Kwenge, Djari, Kwilu und Lutshima. In ihren künstlerischen Äußerungen sind sie hauptsächlich von den Pende, Mbala und Suku beeinflußt.

Lit.: Felix, 1987

Pende (Bapende)

Der Loange-Fluß teilt die Pende in zwei Hauptgruppen: in die westlichen, am Kwilu, südöstlich der Mbala, auch Pende Kwango genannt, und die östlichen, am linken Ufer des Kasai, in Kontakt mit den Kuba, auch als Pende Kasai bezeichnet. Am bekanntesten sind die Masken der westlichen Pende, die bei den Initiationsriten verwendet werden und von denen es eine Reihe unterschiedlicher Typen gibt: den Verrückten, den jungen Flirt, den Epileptiker, den Wahrsager oder den langbärtigen Alten. Daneben gibt es *dikoko*, *ikhoko* oder *buya* genannte Anhängermasken, meist aus Elfenbein, aber auch aus Holz und Metall. Figuren der Pende sind selten, tragen aber die gleichen Züge wie die Masken und kommen hauptsächlich im nordwestlichen Pende-Land vor.

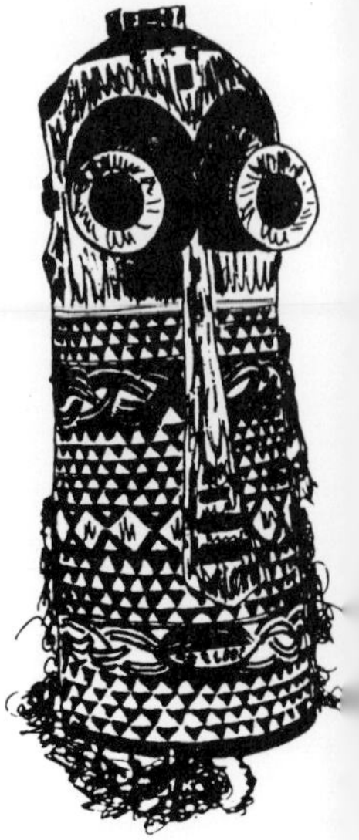

Abb. 176
Helmmaske *phumbu a mfumu*, Ost-Pende, 74,9 cm

Die östlichen Pende, deren Masken eine manchmal kühn abstrakte Gestaltung zeigen, sind durch einige wenige Frauenstatuen aus Holz, die man in die Hütte des Häuptlings stellte, bekannt geworden; diese trugen Objekte, welche dessen geheime Charakterzeichen symbolisierten. Daneben gibt es große Figuren, die auf dem Dach der Häuptlingshütte (*gisendu* – sie gilt als heiliger Ort, weil dort das Geheimnis seiner Würde ruht) angebracht waren und die Hauptfrau des Häuptlings darstellten. Die

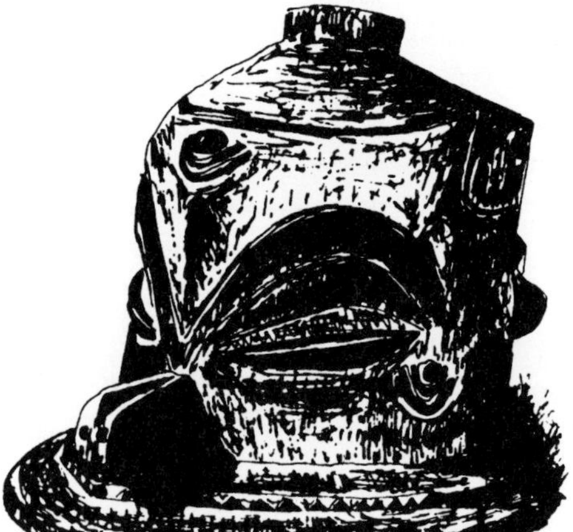

Abb. 177
Helmmaske *giphogo*, Ost-Pende, 27 cm

Figuren tragen in der Rechten das Amtsbeil des Königs, in der Linken einen Ritualbecher, in jüngerer Zeit auch ein Kind auf dem Arm. Darüber hinaus gibt es noch skulptierte, mit Figuren beschnitzte Paneele, die den Eingang des Häuptlingshauses schmücken.

Die Masken der östlichen Pende fallen – wie erwähnt – im Vergleich mit denen der westlichen Pende durch ihre Abstraktion auf und zeichnen sich ebenfalls durch eine große Variationsbreite aus. So gibt es die Helmmaske, *giphogo,* mit tellerartig vorspringendem Bart und die einer großen Röhre gleichende *phumbu a mfumu*-Maske mit Tubusaugen und langer Nase, wie die meisten Masken mit schwarz-weißen Dreiecksornamenten dekoriert. *giphogo* heißt aber auch ein anderer, sehr häufiger Maskentyp mit dreieckigem oder tropfenförmigem Gesicht, auf das Figuren, Hörner oder messerförmige Objekte angeschnitzt sind.

Lit.: de Sousberge, 1958; Munamuhega, 1975; Petridis, 1993

Bushoong (Bushongo)
Im 16. Jahrhundert gegründet vom legendären Shyaam a-Mbul a-Ngwoong (Shamba Balongongo, Shamba der Große), dem man einen großen Teil der Neuerungen und sozialen Fortschritte zuschreibt, die in diese Zeit datieren, stellen die Bushoong den Herrscher-Klan der Kuba (siehe S. 275) im südlichen Zentrum von Zaire. Auch der Brauch, von jedem lebenden Souverän ein Ebenbild zu schaffen, dem nach dessen Tod bestimmte rituelle Feiern zuteil werden, wird auf Shamba den Großen zurückgeführt. Ursprünglich zu den Mongo gehörend, dürften die Bushoong in der Zeit zwischen dem 10. und 15. Jahrhundert aus dem Norden gekommen sein, den Sankuru überschritten haben und in ihr heutiges Gebiet eingewandert sein, das zunächst von den Twa und Kete besetzt war. Es wird im Südwesten, Süden und Südosten von den Flüssen Kasai, Lulua und Lombele begrenzt, im Nordosten ein kurzes Stück vom Lekipu. Die östliche Grenze wird in groben Zügen bestimmt vom Zusammenfluß des Mwanzangoma bis etwa zum Mittellauf des Lombelo.

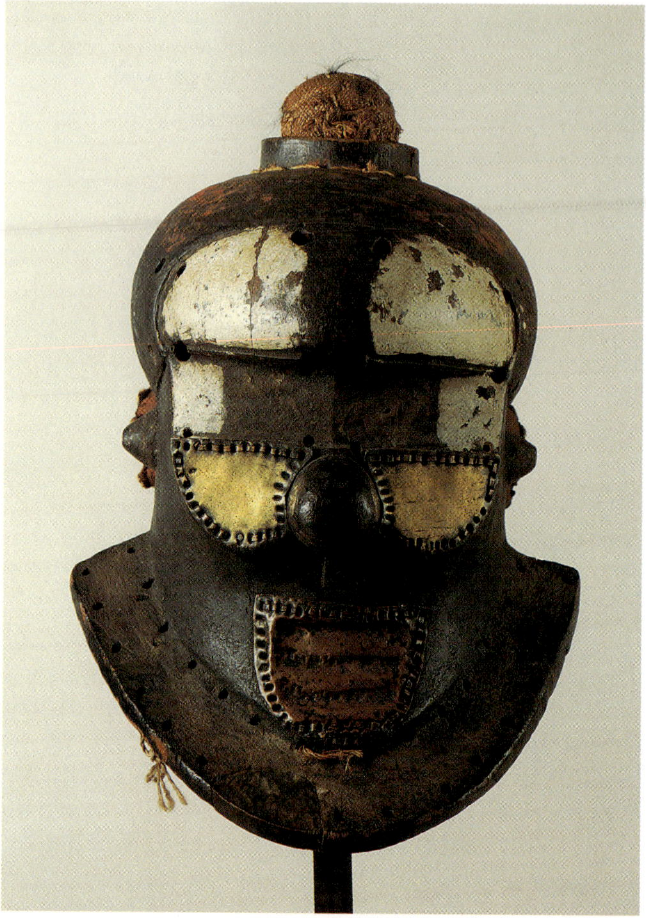

Abb. 178
Maske *bwoom*, Holz, Kupfer- und Messingblech; 38 cm

Abb. 179
Raphia-Wickeltuch *ntshakabwiin* mit Plüschfond, auf dem regelmäßige Blöcke mit Schlingbanddessin, umgeben von Dreiecksmustern, aufgestickt sind.
Um dieses Mittelteil (*mbom*) läuft eine Bordüre mit schwarzem Winkelmuster, in die an der schmalen Schauseite sowie in der Mitte der beiden Längsseiten grüne und braune rechteckige Blöcke eingestickt sind. Die Bordüre ist wiederum mit einer braunen und einer naturfarbenen Einfassung versehen.
Kuba-Bushoong, 74 × 70 cm

Nach verschiedenen Kämpfen mit anderen Klanen und Gruppen konnten sich die Bushoong als Führungsmacht behaupten und haben ein nun bereits 400 Jahre existierendes Reich geschaffen, das (inklusive der Bushoong) zwanzig Volksgruppen umfaßt.

Es sind vor allem die Königs-Porträts aus Holz *(ndop)*, die den Kuba-Stil so bekannt gemacht haben, aber auch alle die anderen Objekte der Hofkunst, die stets künstlerisch mit geometrischen Motiven beschnitzt werden und ausschließlich für den König, seine Familie und seinen Hofstaat reserviert sind. Alle Könige sind im »Schneider-

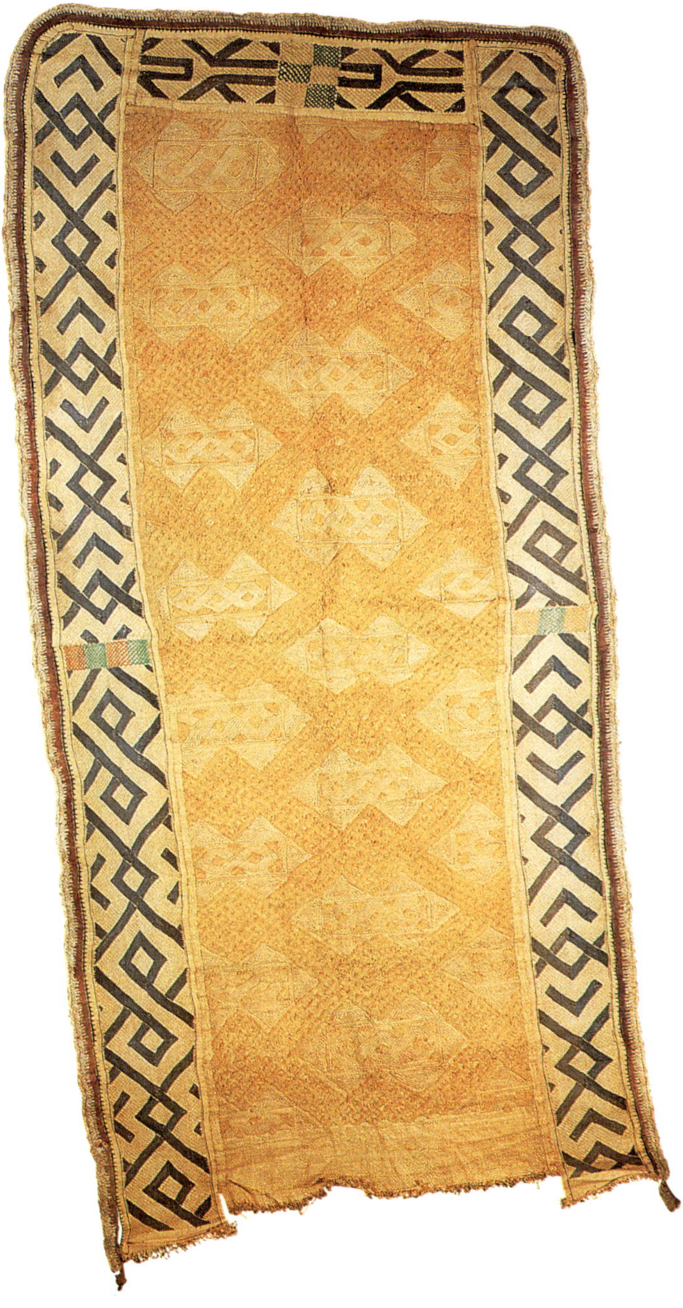

sitz« dargestellt und sitzen auf mehr oder weniger hohen, ornamentierten, oft mit Emblemen versehenen Sockeln. Der Kopf ist meist überproportional ausgebildet und alle tragen die königliche Mütze, eine Art Barett, das oft mit Kaurischnecken verziert ist.

Jeder König entwirft bei Amtsantritt sein eigenes Emblem, das bestimmte geometrische Motive enthält und dann auf allen Geräten, auf Bechern, Trommeln, Schachteln, ebenso wie auf den Raphia-Geweben des Hofes erscheint. Gerade mit den Geweben verbindet sich eine rituelle Einbindung in das kulturelle Leben, wie sie kaum bei einem anderen webenden Volk zu finden ist. Der ausgeprägte Sinn für Formen und Muster, in Verbindung mit dem technisch-künstlerischen Hintergrund, ermöglicht es dem höfischen Zeremoniell, auch entsprechende Kleiderordnungen aufzubauen. Diese Kleiderordnungen beziehen sich auf mehrere Faktoren wie Material, Farbe, Zutaten, Importstoffe und in der Regel nicht auf das Alltagsleben, sondern auf wichtige rituelle Anlässe. Besonders bekannt sind in diesem Zusammenhang die sogenannten »Kasai-Plüsche« geworden, deren immer wieder neue Mu-

Abb. 180
Wickeltuch in Dreieckspatchwork (Mittelteil) *ntshakishyeen* aus teilweise gefärbtem Baumrindenstoff mit Raphiabordüre in Schlingbandmuster, Kuba-Bushoong, ca. 190 × 65 cm

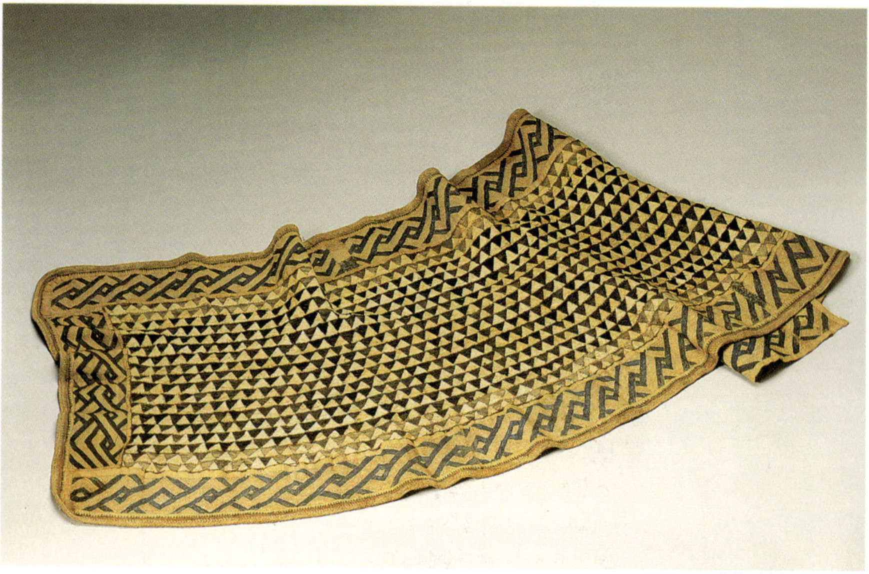

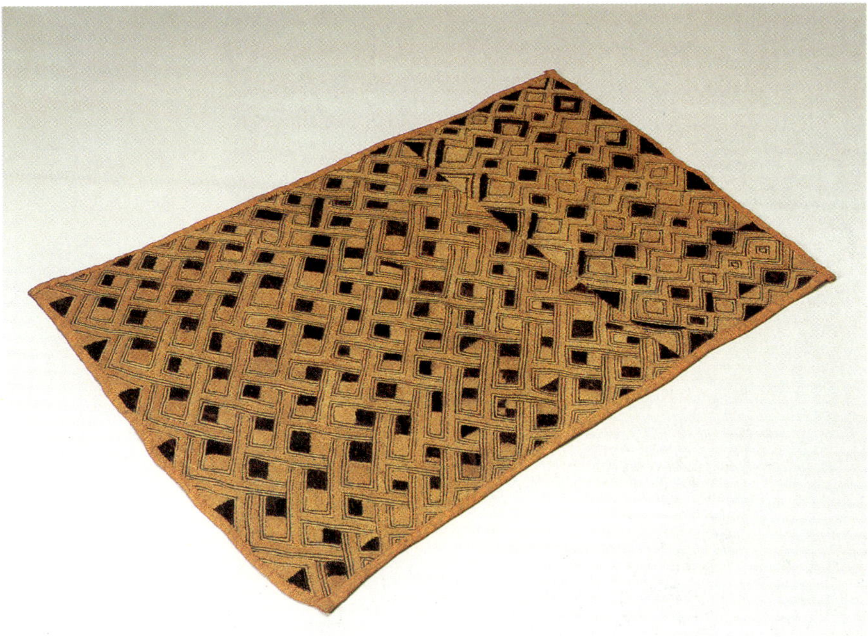

Abb. 181
Raphia-Plüschgewebe, teilweise schwarz gefärbt, mit geometrischen Motiven, Kuba-Shoowa, 67 × 47 cm

ster und ihr Vexierspiel gelegentlich Anlaß zu Vergleichen mit Paul Klees Arbeiten gegeben haben. Das »Weben und Sticken« soll ebenfalls durch Shamba den Großen eingeführt worden sein, nachdem er es von den Pende gelernt hatte (welche die Kunst ihrerseits angeblich von der Küste mitgebracht hatten). Als Wickelschurze werden in der Regel nur die aneinandergenähten langen Raphiagewebe getragen; die eher quadratischen, bei denen die Länge der Raphiafaser das Maß von Länge und Breite bestimmt (50 bis 60 cm), waren früher vor allem auf die Verwendung bei Beerdigungen beschränkt und weniger als Attribut für Kleider gedacht. Insbesondere die Shoowa (Bashobwa, Bashoobo), die um die Mitte des 17. Jahrhundert ins Kuba-Reich integriert wurden, haben diese quadratische Variante perfektioniert.

Außerhalb dieser höfischen Kunst gibt es bei den Bushoong vergleichsweise nur wenige Skulpturen (allerdings auch aus Eisen), die – wie bei den Nachbarvölkern – dem Ahnenkult oder dem Medizinzauber dienen. So sind auch

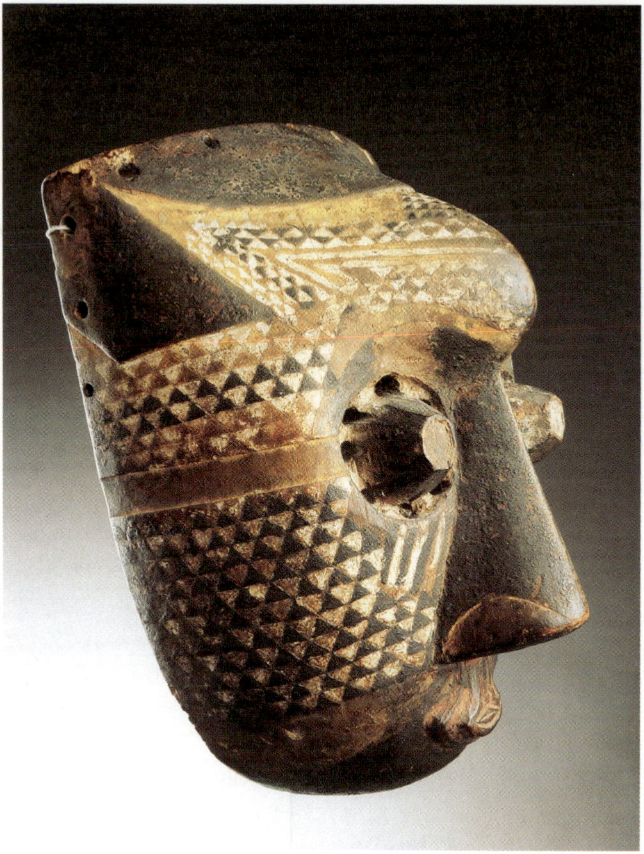

Abb. 182
Chamäleon-Maske *pwoom itok*, Kuba-Ngeende

die wenigen Masken-Typen – abgesehen von den Initiationszeremonien, bei denen es etwa zwanzig verschiedene Masken-Typen gibt – auf die Veranstaltungen bei Hofe konzentriert. Am bekanntesten ist die *bwoom- (mboom-)* Maske, die oft mit Blech beschlagen und mit Perlen und Kaurischnecken verziert ist; der Typ *ngady amwaash* dagegen ist ganz mit Streifen und Dreiecksmustern bemalt, wobei von der Stirne über Nase und Mund ein breites, mit bunten Glasperlen besetztes Band läuft.

Lit.: Adams, 1978; Claerhout, 1976; Cornet, 1975, 1982, 1993; Mack, 1980; Meurant, 1986; Neyt, 1981; Rosenwald, 1974; Schaedler, 1987; Stritzl, 1971a, 1971b; Torday/Joyce, 1911; Vansina, 1972, 1978

Kuba, Kuba-Komplex

Im 16. Jahrhundert sind die Kuba im zentralen Zaire von Norden an den Sankuru eingewandert und haben die dort lebenden autochthonen Pygmäen integriert. Unter der Herrscherschicht der Bushoong (siehe S. 269 f.), die sich an die Spitze einiger umliegender Volksgruppen setzte, gelangte das Reich zu bedeutender Ausdehnung und Macht. Von den Sklavenzügen vergleichsweise verschont, erreichte die Kuba-Föderation ihre Blütezeit in der zweiten Hälfte des 19. Jahrhunderts; 1884 gelangten die ersten Europäer in das Kuba-Reich, in das gegen Ende des 19. Jahrhunderts die Nsapo einfielen, so daß viele Volksgruppen flohen.

Die anderen Ethnien, die alle entweder unter dem politischen Diktat der Bushoong zur Zeit der großen Reiche oder unter deren künstlerischem Einfluß standen, gruppieren sich um das eigentliche Gebiet der Kuba mit dem Zentrum Mushenge. Dies sind u. a. die Gruppen Ngeende, Pyaang, Ngongo und Shoowa. Im weiteren Sinne rechnet man zum sogenannten »Kuba-Komplex« die Kutshu mit den Yaelima und Dengese im Norden, die Songo-Meno im Osten und Nordosten, die Lele mit den Wongo im Westen, die Lulua und die Mbagani mit den Kete und Biombo im Süden. Manche dieser Volksgruppen haben dem Kuba-Stil eine eigene Note aufgeprägt und sich künstlerisch besonders profiliert, andere wiederum sich mit Varianten begnügt.

Lit.: Adams, 1978; Claerhout, 1976; Cornet, 1975, 1982, 1993; Mack, 1980; Meurant, 1986; Neyt, 1981; Rosenwald, 1974; Schaedler, 1987; Stritzl, 1971a, 1971b; Torday/Joyce, 1911; Vansina, 1972, 1978

Abb. 183
Trommel, Lele,
101 cm

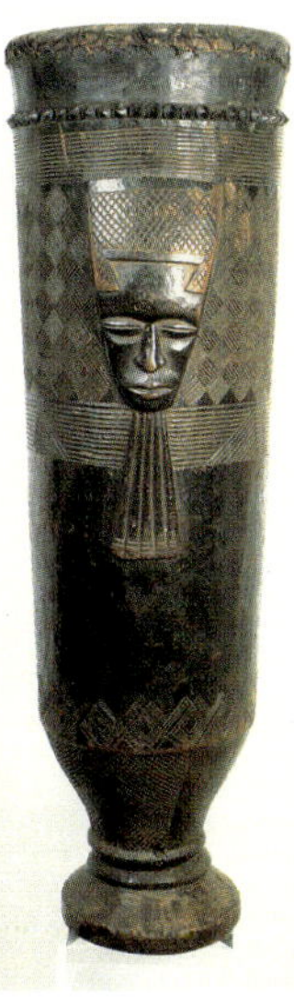

Dengese (Ndengese, Ndengsh)

Wie die Bushoong selbst, leben auch die Dengese als kleine Volksgruppe im zentralen Zaire, um den Ort Dekese am Lukenye-Fluß, nördlich der Kuba. Kunstgeschichtlich sind vor allem die nur in drei Exemplaren (Tervuren, Zürich) noch existierenden Königsfiguren hervorzuheben, die meist sitzend, mit Stummelbeinen, vollkommen mit

Narbentatau bedeckt und mit typischer »Kuba-Frisur« dargestellt werden; letztere beinhaltet jedoch einen zylindrischen, vertikal aufstrebenden Knoten – Zeichen eines *Etotshi,* d. h. Mitglied des gleichnamigen Bundes hochgestellter Persönlichkeiten. Die Figuren, *isikimanji,* erhalten Kraft und Kleidung des toten Königs und werden bei der Inthronisation des neuen Königs mit entsprechenden Feierlichkeiten überführt. Daneben gibt es noch männliche und weibliche Ahnenfiguren, figural geschnitzte Trinkbecher wie bei den Bushoong sowie anderes Kultgerät.

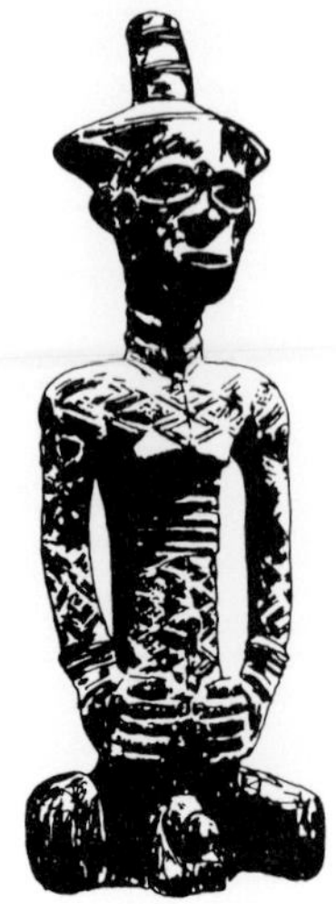

Abb. 184
Königsfigur,
Dengese, 68 cm

Die Plüschgewebe, welche die Dengese ähnlich wie die Kuba (Kuba/Shoowa) fertigen, zeichnen sich durch einen blassen, lilafarbenen Untergrund und weniger dichte Plüschstruktur aus.

Lit.: Cornet, 1976; Neyt, 1981; Vansina, 1954

Lulua (Bena Lulua)

Der Name Lulua gilt als Sammelbegriff für autonome Volksgruppen im Süden von Zaire, die mit etwa 300 000 Menschen westlich der Stadt Kananga leben, mit den Kete im Norden und Süden, den Pende im Westen und den Songe im Osten als Nachbarn.

Obwohl die Lulua noch zum Einflußbereich des Kuba-Reiches gehören, haben sie sich jedoch in ihrer künstlerischen Gestaltung von diesen distanziert. Dies hat vor allem historische Gründe: Die Lulua sind der Abstammung nach vermutlich Luba-Kasai und wanderten mit diesen im 18. Jahrhundert in ihre neue Heimat östlich des Kasai-Flusses, als sie von den Luba-Katanga vertrieben wurden.

Die verschiedenen Einflüsse, denen die Lulua im Laufe ihrer Geschichte ausgesetzt waren, spiegeln sich auch im Stil ihrer Kunst wider, der Elemente der Kuba, Pende und Chokwe erkennen läßt. Obwohl die Lulua keine eigentliche Maskentradition haben, gibt es einige wenige, ihnen zugeschriebene Masken, die sich meist durch eine betonte konkave Augenpartie auszeichnen. Neben großen Kriegerfiguren, die auch im Feld mitgeführt wurden, sind es vor allem die kleinen persönlichen Schutzfiguren, die man von den Lulua kennt; sie heißen *lupfingu* oder *mbulenga* und werden von den Frauen unter dem Gürtel getragen, der den Wickelschurz hält.

Lit.: Timmermans, 1966

Nsapo (Nsapo Nsapo, Sapo Sapo, Zappo Zap)
Die Nsapo (nicht zu verwechseln mit den Sapo, die zu den Kru gehören) sind eine kleine Volksgruppe im südlichen Zentrum von Zaire. Sie waren ursprünglich Teil des Songe-Beneki-Klans (dessen Häuptling war Nsapo-Sap), der – zusammen mit anderen Songe-Klanen – 1884 durch arabische Händler und deren einheimische Alliierte aus der Heimat vertrieben wurde und sich zunächst im Gebiet der Sanga als neue Heimat niederließ. Dort gesellten sich Splittergruppen von anderen Völkern, etwa von den Lulua oder (vermutlich) den Chokwe zu ihnen. Erst um 1925 zogen die Nsapo aus dem Matamba-Gebiet in die Gegend um Luluabourg, um sich hier endgültig bei den Lulua anzusiedeln.

Lit.: Fagg, 1984b; Felix, 1987; Timmermans, 1962; Torday/Joyce, 1922

Abb. 185
Maske, vermutlich vom Typ *kibwabwabwa*; sie tritt in Krisenzeiten auf – so nach mißglückten Jagden oder bei allgemeiner Sterilität der Frauen, Mbagani, 31cm

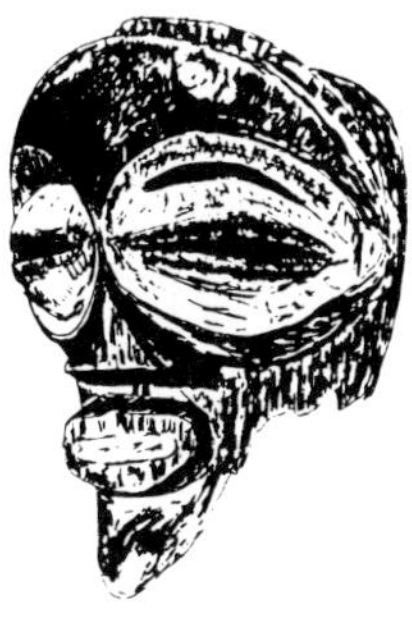

Mbagani (Binji)
Mit etwa 50 000 Menschen siedeln die Mbagani im südlichen Zaire im Grenzgebiet zu Angola. Sie sind vor allem durch ihre oftmals sehr unterschiedlich gestalteten Masken bekannt geworden, welche die Einflüsse der sie umgebenden Gruppen, z. B. der Lulua, Chokwe und Dinga, von denen sie abstammen, zum Ausdruck bringen. Als gemeinsame Charakteristika können ein dreieckiges oder tropfenförmiges Gesicht mit spitzem Kinn, ein rechteckiger Mund und eine große, konkav gestaltete Augenumrahmung gelten.

Lit.: Ceyssens, 1993; Neyt, 1981

Biombo (Bena Biombo)
Die Biombo, eine kleine Volksgruppe mit etwa 5000 Menschen, leben im südwestlichen Zaire an den Flüssen

Lulua und Kasai. Sie stammen von den Kete-Kuba ab, wanderten aber im Zuge der Bushoong-Ausdehnung nach Westen und Süden, wo sie zunächst mit den östlichen Pende in Kontakt kamen. Nach einigen Auseinandersetzungen zogen sie jedoch weiter nach Osten und siedeln heute am Zusammenfluß von Kasai und Lulua, wo sie mit den Luba zusammenleben.

Die Geschichte ihrer Wanderung spiegelt sich im Stil ihrer Kunst wider, die deutlich einen Einfluß der östlichen Pende zeigt, im Kern jedoch Kete-Kuba-Charakter besitzt. Von den Biombo gibt es meist janusförmige (männlich/weiblich) beschnitzte Pfosten, die in den Dörfern stehen und offenbar nicht genau definierte Funktionen (Ahnenkult/Geisterdarstellung) erfüllen. Bekannter sind jedoch die Masken der Biombo, die den Kete-Masken sehr ähnlich sehen, wie diese ebenfalls eine Bemalung mit schwarz-weißen Dreiecks-Mustern auf rotem Grund aufweisen und Schlitzaugen oder auch Chamäleon-Augen (*muluala*-Maske) haben können. Sie werden als Helmmasken oder Gesichtsmasken mit ausladendem Kopfteil geschnitzt und sind häufig mit Federn, Raphiabärten, und Tierfell geschmückt.

Lit.: Felix, 1987; Himmelheber, 1960

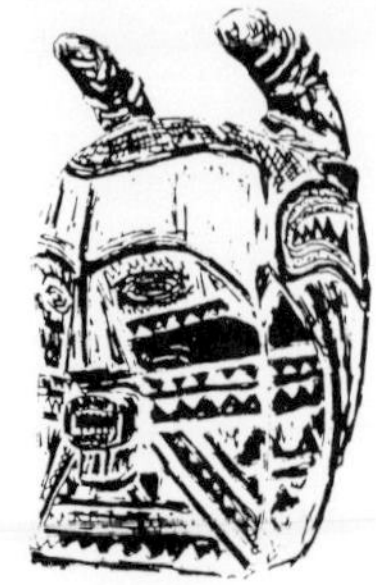

Abb. 186
Tetela-Maske, 43,2 cm

Abb. 187
Mutterfigur, Antilopenhorn, Schlangenhaut, Kupfernägel und -blech, Pflanzenfasern, Leder, Stoff, Kaurischnecken, 42 cm. Mutterfiguren sind bei den Songe äußerst selten.

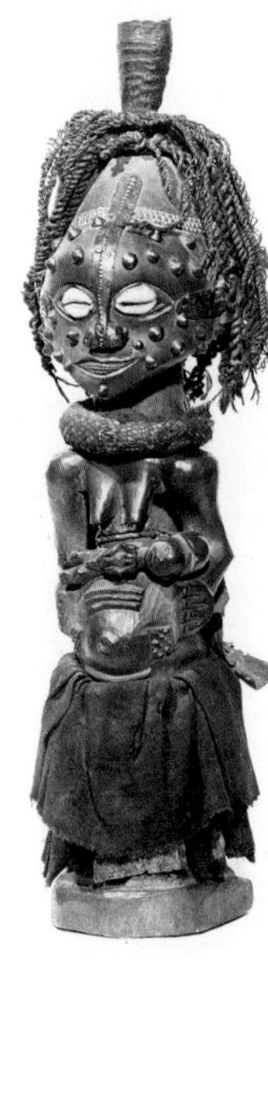

Tetela

Diese, zu den Mongo gehörende kriegerische Volksgruppe im zentralen Zaire, läßt sich künstlerisch in die nördlichen, der Mongo-Kultur des Regenwaldes, und in die südlichen, der Songe-Kultur der Savanne zugewandten Tetela einteilen. Masken und Skulpturen zeigen dementsprechend auch verschiedene Ausdrucksformen: Die Figuren des Nordens sind streng schematisiert und ähneln denen der anderen Völker der Mongo-Kultur, z. B. der Yela, Mbole oder Jonga, während die Figuren des Südens denen der Songe zum Verwechseln gleichen. Die Masken des Nordens sind relativ einfach konzipiert, die des Südens zeigen oft ganz eigenwillige Konstruktionen mit turmartigen Aufbauten oder Hörnern, stets vollkommen mit markanten, schwarz-weiß gefärbten kurvilinearen Ornamenten geschmückt – zweifellos ein Einfluß der Kifwe-be-Masken der Luba und Songe.

Lit.: Felix, 1987; Fischer/Zirngibl 1978; Murdock, 1959; Plaschke/Zirngibl, 1992

Songe (Songye)
Die große Volksgruppe der Songe lebt im Südosten von Zaire, nördlich der Luba und südöstlich der Kuba und Tetela, an den Flüssen Sankuru, Lubi, Lubilash, Lufebu, Lubengule und Lomami. Mit den Luba teilen die Songe den gleichen mythischen Ahnen Kongolo, und auch die künstlerischen Äußerungen der beiden Völker weisen viele Gemeinsamkeiten auf, was sich besonders in der Thematik der häufig gleichen Sujets zeigt: Stehende Figuren, Karyatidenhocker und Masken. Letztere werden von beiden Ethnien (bei den Songe ausschließlich) bei den Zere-

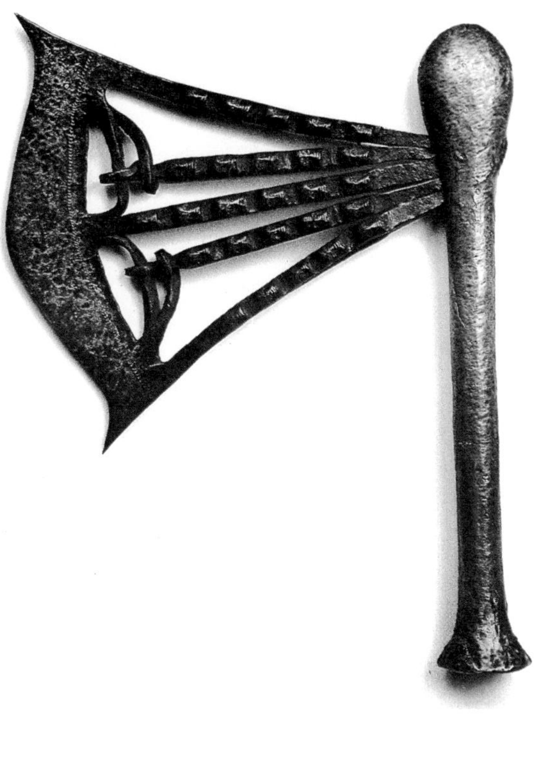

Abb. 188
Zeremonialaxt mit 52 Köpfen und kupferummanteltem Griff, Songe, 53 cm

monien der *Kifwebe*-Gesellschaft verwendet, ebenso wie die mit einer Maske beschnitzten Schilde. Neben den *kifwebe*-Masken sind es vor allem die teilweise großen Zauberfiguren, welche die Songe bekannt gemacht haben. Sie stellen meist Männer dar und sind reichlich mit Medizin versehen, die sich oft in einem oder mehreren, aus dem Kopf herausragenden Tierhörnern befindet, aber auch im Körper untergebracht sein kann. Häufig sind sie mit Kupfernägeln und/oder -blech beschlagen und tragen Lendenschurze aus Stoff oder Tierfell. Um den Leib und den Hals hängen manchmal Ketten aus Glasperlen und Schnüre aus Schlangenhaut sowie weitere Medizin in Beuteln. Ein typisches Merkmal ist die eigenwillige Gestaltung des Mundes, die häufig die Form einer liegenden »8« hat, aber auch einen nach oben zeigenden Bogen beschreiben kann. Die Augen werden vielfach durch eingesetzte Kaurischnecken dargestellt.

Vor allem im Westen des Songe-Landes gibt es die gelegentlich mit mehreren Köpfen oder Figuren geschmückten Zeremonialbeile, die aus gedrehtem Eisen gefertigt und oft mit Schlangenhaut und Kupferblech umwickelt sind.

Lit.: Cornet, 1975; Felix, 1987; Fischer/Zirngibl, 1978; Hersak, 1986, 1993; Maes, 1924; Mestach, 1985; Plaschke/Zirngibl, 1992; Zirngibl, 1983

Abb. 189
Anhängerfigürchen aus Elfenbein, Luba, 8,8 cm

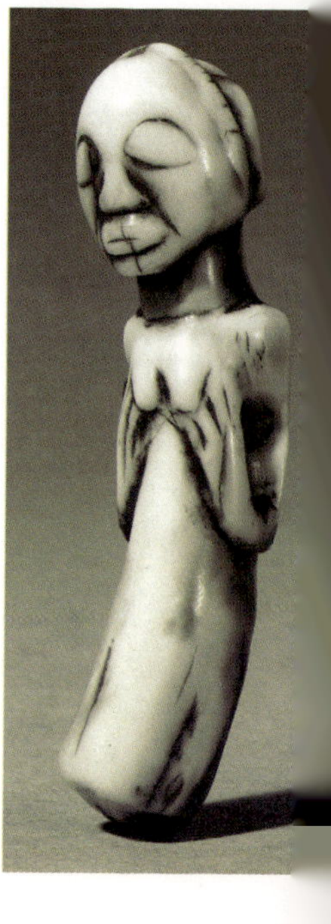

Luba

Mit 18 Prozent und über 5 Millionen Menschen stellen die Luba die größte Volksgruppe in Zaire. Vor einem oder zwei Jahrhunderten muß die Blütezeit des Luba-Reiches, einer mächtigen militärischen Konföderation zahlreicher kleiner Gruppen, die im 15. Jahrhundert gegründet wurde, bestanden haben. Das Luba-Reich stellt auch heute noch den größten kulturell verwandten Komplex in Zaire dar. Die Vielzahl der zu einer Einheit gewordenen Volksgruppen hat auch eine ebenso große Vielfalt an Stilformen geschaffen, die zwar alle gemeinsame Züge aufweisen, von denen aber keiner alleine als repräsentativ für alle gelten kann.

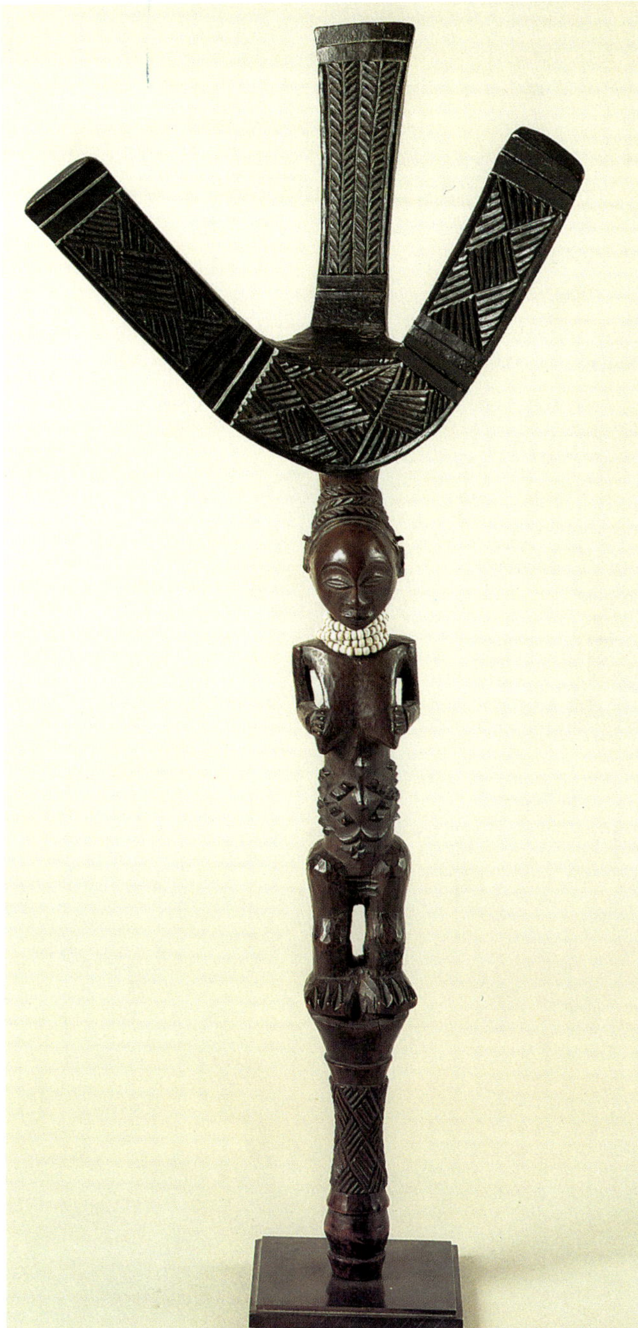

Abb. 190
Bogenhalter, Luba

Gemeinsam ist allen Figuren der Luba die Weichheit der Linien und die besonders sorgfältige Gestaltung des Kopfes und der Frisur, die meist schwergewichtig nach hinten orientiert ist. Meist handelt es sich um Ahnenfiguren, geschnitzt in einer Art idealisierenden Naturalismus, mit halb oder ganz geschlossenen Augen, die wie im Traum versunken scheinen. Berühmtheit haben die Hocker der Luba erlangt, die von einer oder zwei Figuren karyatidenartig getragen werden. Auffallend im Vergleich zu anderen Ethnien Zaires ist die häufige Darstellung von Frauen und dagegen seltene Darstellung von Müttern und

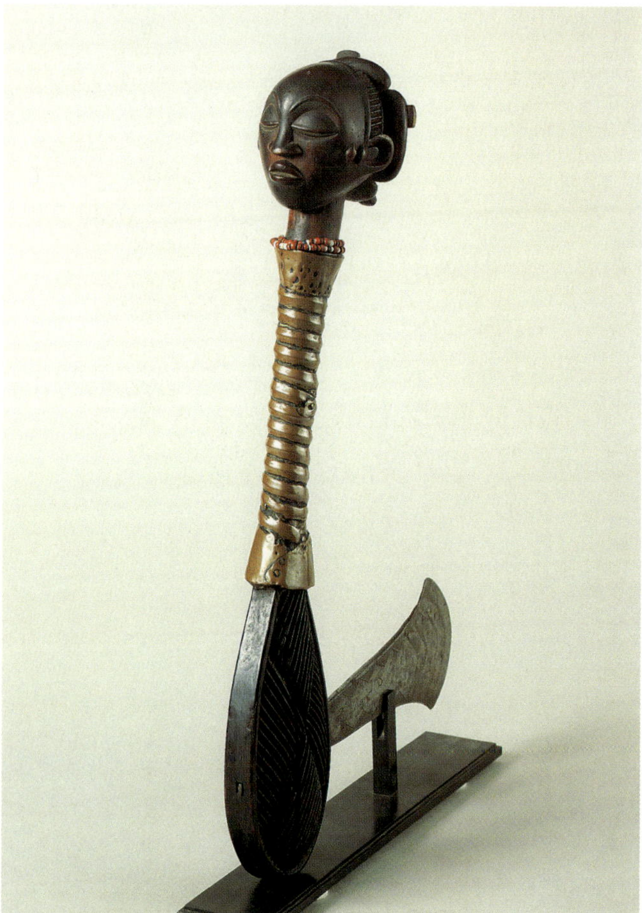

Abb. 191
Zeremonialaxt, *kibiki*, Eisen, Kupferumwicklung, 41 cm

Abb. 192
Gefäß aus rötlich geschlämmter Terrakotta mit aufmodelliertem Kopf, Luba, 35 cm

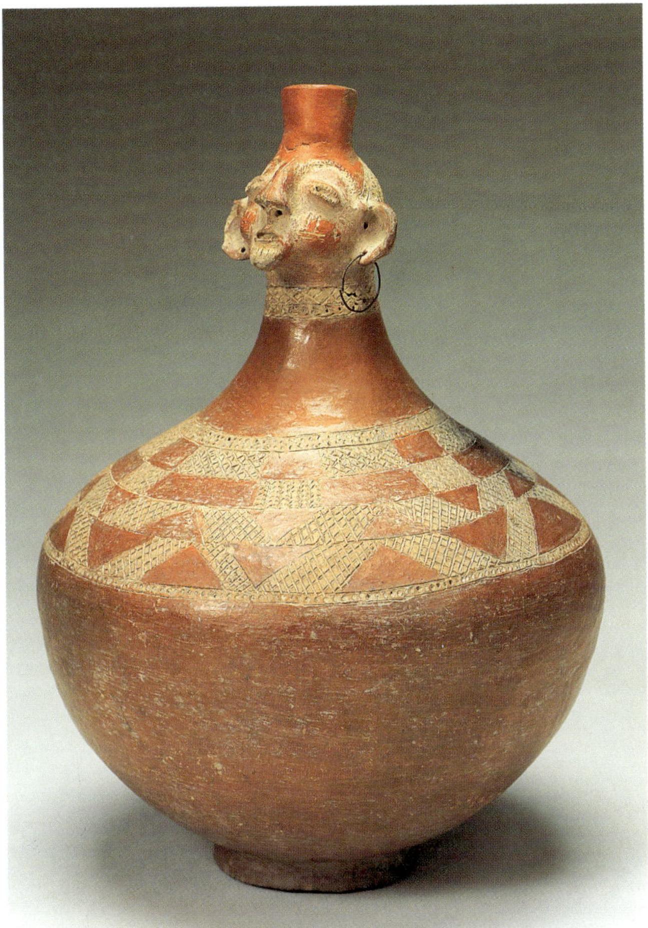

Männern sowie die häufige Darstellung von Schüssel- und Becherträgerinnen.

Auch die Masken der Luba kennzeichnet die besondere Weichheit der Formen, sie sind jedoch weit seltener anzutreffen als die Figuren. Eine Besonderheit der Luba-Kunst sind neben den figürlich beschnitzten Zeremonialbeilen, und den schalentragenden Bettlerinnen- oder *kabila*-Figuren, die als Bogenhalter bezeichneten gabelförmigen Gegenstände, deren Schaft meist als Figur ausgebildet ist. Sie dienten zum Aufhängen des Bogens oder der Pfeile und waren zugleich, ebenso wie die Zeremonialbeile, Würdezeichen des Königs.

Lit.: Agthe, 1983; Felix, 1987; Flam, 1971; Neyt, 1981, 1993 ; Nooter Roberts/Roberts, 1996

Hemba

Die Hemba leben mit etwa 100 000 Menschen im östlichen Zaire, östlich des oberen Zaire (Lualaba) und östlich von Kongolo. Der Luika-Fluß, der von Ost nach West fließt und in den Zaire mündet, teilt sie in die südlichen und nördlichen Hemba. Im Süden schließen sich die Luba-Hemba an, deren Kunst, wie die Bezeichnung vermuten läßt, einen Mischstil zwischen Luba und Hemba darstellt.

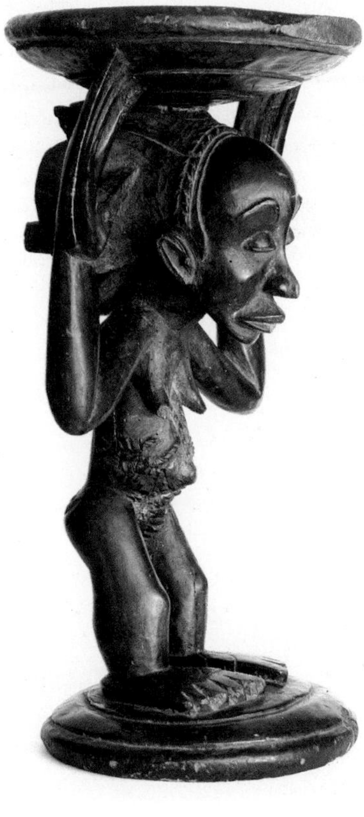

Abb. 193
Karyatidenhocker; dem Meister von Buli zugeschrieben, Hemba, 58 cm

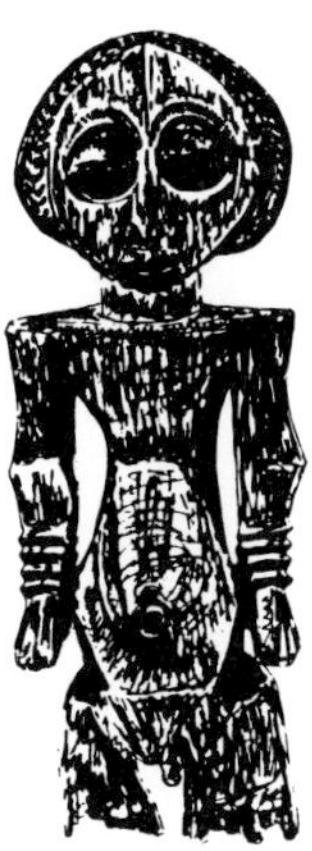

Abb. 194
Ahnenfigur, Buye, 79,4 cm

Die Skulpturen der Hemba zählen zu den bedeutendsten Kunstwerken Schwarzafrikas; es sind vor allem Ahnenfiguren, *singiti,* die Kriegsfürsten, Gründer von Königsfamilien oder lokale Häuptlinge darstellen und in kleinen Hütten aufgestellt werden. Hinzu kommen teilweise janusköpfige Dorfwächterpfosten, kleine, ebenfalls janusförmige Zauberfiguren, *kabeja,* mit einer Öffnung im Kopf für Medizin, Doppelbecher, Zeremonialstäbe, Karyatidenhocker, Zeremonialäxte und andere Kultgeräte. Dabei lassen sich verschiedene Stile unterscheiden – man zählt insgesamt elf –, die regional, d. h. von den einzelnen Häuptlingstümern bestimmt werden. Als die drei wichtigsten gelten der Stil der südlichen Niembo, der Stil der Niembo am Luika und der der nördlichen Hemba. Ein weiterer Stil läßt sich einem Künstler und seiner Schule zuordnen: Der Stil des »Meisters von Buli«, von dem bisher nur weniger als zwanzig Objekte bekannt sind.

Sehr selten sind ebenfalls die Masken der Hemba, von deren Existenz man erst in den siebziger Jahren erfuhr – vermutlich wegen ihrer sakralen Eigenschaft. Hier sind es vor allem die Affenmasken, *so'o,* oder bekannter unter ihrem Suaheli-Namen *soko mutu*, die zuerst in Übersee bekannt wurden.

Lit.: Maurer, 1991; Neyt, 1977; Neyt/de Strycker, 1972; Neyt, 1993

Buye (Buyu, Boyo)

Als kleine Volksgruppe mit nur etwa 20 000 Menschen leben die Buye im östlichen Zaire, westlich des Tanganyika-Sees zwischen den Bembe (Bembe II) im Osten und den Bangubangu im Westen. Die Buye haben den benachbarten Bembe, für die sie auch schnitzen, eine Reihe von kultischen Institutionen vermittelt. Diese Tatsache und der Umstand, daß man offenbar viele Figuren bei den Bembe kaufte, die tatsächlich von den Buye stammten, haben dazu geführt, daß noch bis in die sechziger Jahre Figuren und Masken beider Volksgruppen als »Bembe« bezeichnet wurden. Die Verwirrung wird nicht geringer, wenn man weiß, daß auch die Bembe früher gute Schnitzer waren und nur allmählich diese Tätigkeit den Buye – und hier wiederum den Sikasingo (Kasingo, Basikasingo), einem Klan der Buye – überlassen haben.

Ihr Stil verrät deutlich den Einfluß der Luba, zu deren nordöstlichen Nachbarn sie gerechnet werden können.

Die Skulpturen wurden vor allem zu Ehren der königlichen Toten geschaffen, so z. B. die Ahnenfigur des Adessa, Enkel des aus Shaba (Katanga) stammenden Erobererkönigs Babuye. Neben diesen Figuren gibt es die ebenfalls bei den Bembe verwendeten *kalunga*-Janusköpfe, wie dort in verschiedenen Größen und ebenso meist weiß und rot gefärbt, von Karyatiden getragene Häuptlingsthrone, eine Vielzahl von magischen Halbfiguren, meist mit großen runden Öffnungen im Kopf zur Aufnahme von Medizin sowie andere Kultgegenstände. Masken sind sehr selten, meist handelt es sich um die *kalunga*-Tanzaufsätze wie bei den Bembe, doch gibt es auch Gesichtsmasken, die Rega-Bembe-Ähnlichkeit haben, sich aber dennoch durch die typische kantige Augenpartie der Buye ausweisen.

Lit.: Biebuyck, 1981; Felix, 1987; Neyt, 1981

Bembe (Bembe II)

Diese, zu den Rega gehörende Volksgruppe lebt am nordwestlichen Ufer des Tanganyika-Sees (in kleinen Gruppen auch in Burundi). Die Identität der Bembe war lange Zeit unklar, da sich eine Reihe kleiner Volksgruppen, die zum Teil gemeinsam gewandert waren, das Gebiet teilten. So ist der figurale Stil der Bembe mehr dem Luba-Komplex im Süden verwandt, während die Masken ihre Charakteristika aus dem Äquatorial-Regenwaldgebiet beziehen.

An Masken und Tanzaufsätzen verwenden die Bembe verschiedene Formen, die meist stark abstrahiert und häufig weiß und rot gefärbt sind. Als die bekanntesten Skulpturen können die Tanzaufsätze oder »Glockenmasken«, *alunga,* gelten, die einen Waldgeist darstellen und bei der Jagd und Ahnenverehrung verwendet werden. Sie bestehen eigentlich nur aus vier sternförmig angelegten, schwarz und weiß gefärbten Augen, sind jedoch nicht zu verwecheln mit *kalunga*-Skulpturen, die nur janusköpfig, jedoch ähnlich konzipiert sind und in verschiedenen Größen vorkommen – von wenigen Zentimetern bis zu einem halben Meter. Die Gesichtsmasken können zwei Augenpaare haben, wie die Wahrsage-Maske *elanda,* brettartig mit oder ohne Hörner und mit Eulenaugen versehen für die Beschneidungszeremonien, oder auch tropfenförmig wie die *emangungu*-Maske, die nur bei einer der *Butende*-Initiationsfeiern, der *Butende bwa 'eluba* und hier auch nur bei einigen Bembe-Gruppen verwendet wird.

Lit.: Biebuyck, 1972, 1981, 1986/II; Felix, 1989; Neyt, 1981; Sieber/Rubin, 1968

Abb. 195
emangungu-Maske, bei den *Butende bwa 'eluba*-Initiationsfeiern verwendet, Bembe, 23 cm

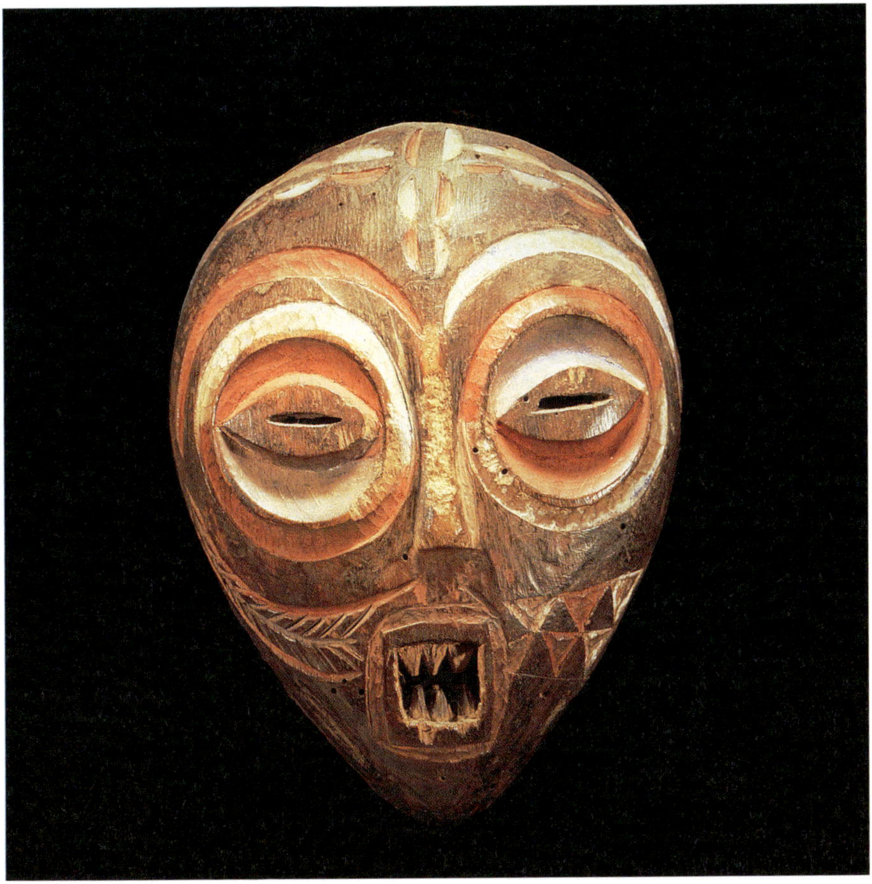

Holoholo

Die Holoholo leben zu beiden Seiten des mittleren Tanganyika-Sees (in Zaire um Kalemie). Nur wenige Skulpturen und Zeremonialstäbe mit Figuren sind von ihnen bekannt. Ihr Stil entspricht ihrer geographischen Lage zwischen den beiden »Kunstwelten«: In ihm vereinigen sich sowohl Stilelemente des östlichen Zaire als auch Tansanias. Die Körper sind vergleichsweise naturalistisch konzipiert, die Gesichter zeichnen sich durch besonders schmale Augen und einen vorgeschobenen Mund mit ebenso schmalen Lippen aus.

Tabwa (Batabwa), Bemba

Diese beiden Volksgruppen sind von verschiedenen Kulturkreisen beeinflußt, die geographisch durch den afrika-

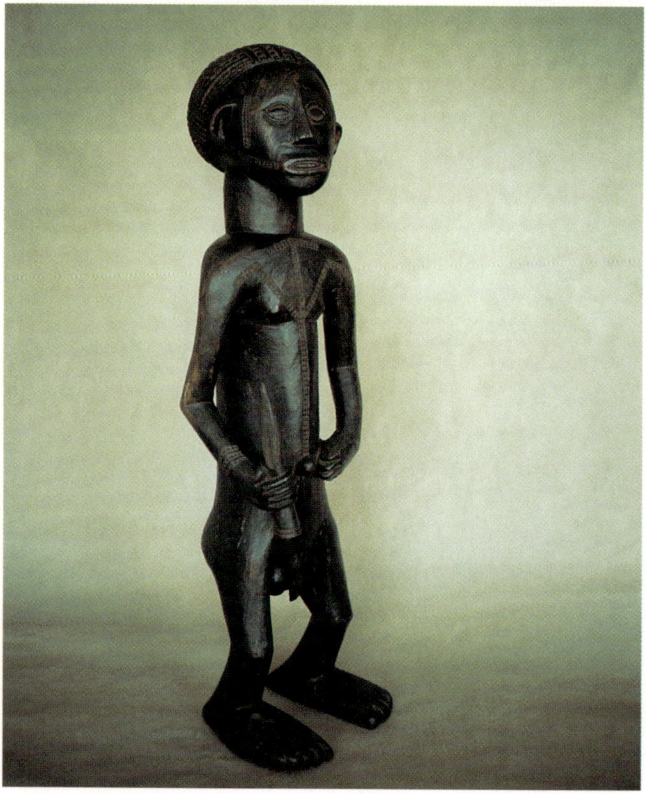

Abb. 196
Männliche Figur mit Messer aus dem Schatz von König Kazembe, Tabwa

nischen Graben getrennt sind. So läßt sich einerseits ein starker Luba-Einfluß aus dem Nordwesten feststellen, andererseits eine gewisse Verwandtschaft mit den Völkern im Osten und Norden, wie den Fipa, Nyamwezi u. a.

Tabwa

Die Tabwa sind eine kleine, zu den zentralen Bantu gehörende Volksgruppe, die im Südosten von Zaire am Südwestufer des Tanganyika-Sees lebt und zwischen dem 16. und 19. Jahrhundert aus dem Norden und Osten eingewandert ist. Der Stil der Tabwa-Kunst spiegelt die geographische Lage am ostafrikanischen Graben wider und ist auch kennzeichnend für die Nachbarn im Westen und Südwesten, die Bemba und Rungu: Sowohl Einflüsse aus dem Luba-Bereich als auch aus dem Osten, von den Fipa und Nyamwezi, sind unverkennbar. Dies zeigt sich besonders an den Figuren, die für die Ahnen, für magische Zwecke oder als Puppen geschnitzt werden. Als Charakteristikum können dabei gerade gepunktete Linien gelten, die sowohl auf dem Gesicht als auch auf dem Körper erscheinen. Daneben gibt es Häuptlingsthrone mit hohen, anthropomorph gestalteten Lehnen, wie sie die Nyamwezi, Luguru und andere Gruppen in Tansania kennen sowie – seltener – Karyatidenhocker und eine Reihe Geräte, z. B. Löffel, Spateln, Nackenstützen, Musikinstrumente, Kämme, Fliegenwedel, Blasebälge u. a., die alle mehr oder weniger den eigenwilligen Tabwa-Stil erkennen lassen.

Neben Stülpmasken, wie sie ähnlich auch die Makonde verwenden, sind von den Tabwa vor allem die Büffelmasken bekannt geworden, deren Hörner manchmal an Vogelschwingen erinnern.

Lit.: Felix, 1987; Maurer/Roberts, 1986

Bemba

Vermutlich noch vor dem 17. Jahrhundert sind die zu den zentralen Bantu zählenden Bemba aus dem Norden in ihre heutige Heimat im südöstlichen Zaire an die Ufer der Seen Mweru und Tanganyika und ins angrenzende Sambia eingewandert, wo auch der größte Teil der etwa 150 000 Menschen um die Stadt Kasama lebt.

Die Kunst der Bemba zeigt große Ähnlichkeit mit der ihrer Nachbarn, den Rungu und Tabwa, die wie sie im Grenzgebiet zwischen Zaire und Sambia leben.

Unter den Figuren gibt es ein mythologisches Ahnenpaar, das in Schreinen verehrt wird, magische Figuren *insunchi,* die wie im Luba-Hemba-Bereich große runde Öffnungen im Kopf für Medizin enthalten, Darstellungen von Zwillingen, die vom Überlebenden gepflegt werden, und schließlich Regalia des Häuptlings, u. a. bestehend aus einem Kryatidenhocker, der Figur eines früheren Häuptlings, auf einem Hocker stehend, aus einem Würdestab und einem Bogenhalter. Die Würdestäbe sind meist mit Figuren und Köpfen beschnitzt. Die Masken zeigen naturalistische Züge und werden – als menschliche Gesichter – von der *Butwa*-Gesellschaft verwendet, Tiermasken dagegen von Jägerbünden.

Lit.: Felix, 1987

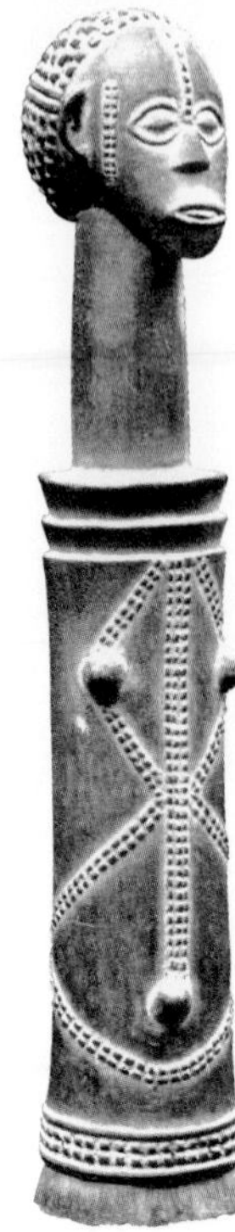

Abb. 197
Puppe, Bemba,
23 cm

Mbundu (Ovimbundu)

Die Mbundu (nicht zu verwechseln mit den Mbunda und Bunda) leben im südwestlichen Angola, mit dem Benguela-Plateau als geographischem Mittelpunkt. Mit etwa 3,2 Millionen und 37 Prozent der Gesamtbevölkerung bilden sie die größte Ethnie des Landes.

Die Nachbarschaft der Chokwe im Osten läßt sich bei den Kunstwerken der Mbundu nicht leugnen (diese wurden lange Zeit auch für Erzeugnisse der letzteren gehalten), doch neigen sie generell mehr zum Naturalismus und sind – mit wenigen Ausnahmen – auch nicht so ausdrucksstark. Bei den wenigen Skulpturen handelt es sich oft um Mutterfiguren, aber auch um Pfeifen, Zeremonialstäbe und Statuetten – heilige Objekte der alten Mbundu-

Häuptlinge, die in den darauf dargestellten Mädchenfiguren *Nana Yakoma,* die Wächterin des heiligen Feuers verkörpern sollten.

Lit.: Bastin, 1969, 1994/95

Chokwe (Badjok, Quicos usw., Murdock, 1959, zählt 26 Schreibweisen), **Lunda**

Die Chokwe sind eine der bedeutendsten Volksgruppen im östlichen Angola. Viele Chokwe leben heute auch in Zaire und Zambia, doch ihre Kunst blühte im frühen 16. Jahrhundert im Zentrum Angolas, hauptsächlich in Häuptlingstümern (»Chefferien«), die von Lunda-Noblen gegründet worden waren. Die Kunst beider Völker, Lunda und Chokwe, weist ganz ähnliche Züge auf, so daß man auf der Suche nach den künstlerischen Ausdrucksformen im Reich des berühmten Mwata Yamvo oft versucht war, Chokwe-Arbeiten für solche der Lunda zu halten, vor allem, wenn sie aus Lunda-Dörfern stammten –

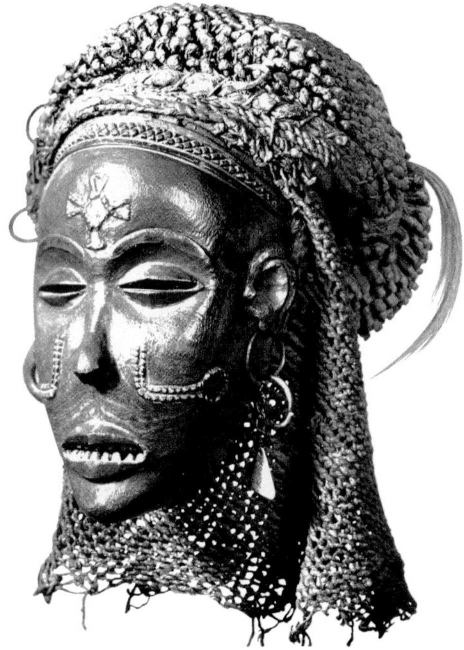

Abb. 198
Mädchenmaske
pwo (mwana pwo),
20,5 cm

ein Umstand, der häufig zu der irreführenden Bezeichnung »Lunda-Chokwe« geführt hat. Tatsächlich dürfte jedoch die hohe Kunst dieses Gebietes, wenn auch von nachbarlichen Gruppen (vor allem Luba, siehe S. 280 ff.) beeinflußt, von den Chokwe herrühren – die Lunda waren vergleichsweise weder in der Holzschnitzkunst noch in anderen handwerklichen Fähigkeiten sehr talentiert. Neben der erwähnten Tatsache, daß – nach der Invasion des westlichen Lunda-Imperiums – in kleinen, im Chokwe-Gebiet isolierten Häuptlingstümern Objekte im Stil der Chokwe gefunden wurden, mag zur Verwirrung der Umstand beigetragen haben, daß die Lunda von den Chokwe nicht nur deren Schnitztechniken übernommen haben, sondern auch gewisse Verhaltensweisen und Bräuche. Aber auch die übrigen, im künstlerischen Einflußbereich der Chokwe stehenden Volksgruppen, wie z. B. die Songo, Luena und Ngangela schnitzen in ganz ähnlichen Stilformen, so daß auch hier eine Unterscheidung oftmals schwerfällt.

Der typische Stil der Chokwe ist jedoch meist klar erkennbar an seinem massigen, schweren Charakter, und bei manchen Figuren an ihrer dynamischen, fast aggressiven Haltung. Die Schnitzkunst konzentriert sich dabei vor allem auf Darstellungen des Häuptlings oder Königs in verschiedenen Positionen sowie auf den Kulturheros Tshibinda Ilunga, weibliche Figuren sind seltener. Die Arme und die besonders großen Hände sind oft frei geschnitzt und befinden sich dann vor der Brust. Trotz ihrer betonten Massigkeit wirken die Figuren nicht plump oder klobig; sie sind auch stets fein geschnitzt.

Bei den Masken der Chokwe lassen sich vier Typen unterscheiden, von denen zwei aus Holz geschnitzt und zwei aus Rohrgestell gefertigt sind, das mit Rindenstoff bespannt ist. Die Holzmasken stellen einen männlichen und einen weiblichen Geist dar. Der männliche Geist – *cihongo* – symbolisiert Kraft und Reichtum. Seine Maske trägt einen, die ganze Breite einnehmenden, die Zähne zeigenden Mund und einen weit nach vorne ausladenden Bart. Die andere Holzmaske – *pwo (mwana pwo)* – stellt den weiblichen Ahnen dar und spendet den Zuschauern Fruchtbarkeit. Nebenbei erfüllt die *pwo*-Maske auch eine erzieherische Aufgabe: Die Tänzer bewegen sich graziös in den Hüften und lehren so die Mädchen, sich vornehm und elegant zu bewegen. Die *pwo*-Maske hat weiche, verklärte Gesichtszüge und wurde früher möglicherweise bei Initiationsriten verwendet.

Bei den mit Rindenstoff bespannten Masken gibt es die fast zwei Meter hohe *tshikuna,* mit hohem, spitz zulaufendem Aufsatz; sie ist die Inkarnation des guten und

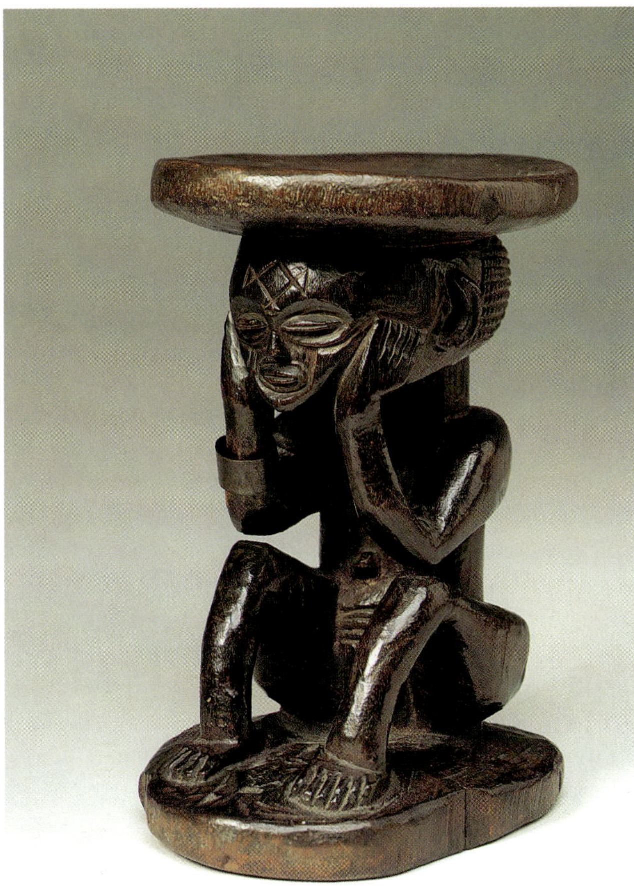

Abb. 199
Häuptlingshocker, Chokwe

mächtigen Schutzgeistes, der die Fruchtbarkeit spendet, aber auch das Jagdglück beeinflußt. Der weit bekanntere Typ jedoch ist die *tshikungu*-Maske mit dem kühn geschwungenen, breit ausladenden Kopfschmuck *tshihongo*, den auch die Königsstatuen tragen. Sie symbolisiert den Ahnen des Erdherrn und damit das heilige Recht des Herrschers.

Lit.: Bastin, 1968/69, 1978, 1982, 1993; Crowley, 1972; Instituto, 1985

Lualwa (Lwalu, Lwalwa)
Mit etwa 20 000 Menschen leben die Lualwa im Grenzgebiet zwischen Zaire und Angola westlich des Kasai. Ihr künstlerisches Schaffen ist sowohl von den Salampasu, von denen sie zeitweise beherrscht waren sowie von den Kete, von denen sie vermutlich abstammen, als auch von den wiederum ihnen verwandten Dinga (Kongo-Dinga) beeinflußt. Ceyssens bezeichnet die Lualwa als Lwalu, während Felix die Lwalu als Untergruppe der Lualwa ansieht.

Bekannt insbesondere als Hersteller von Masken mit riesigen Nasen, die teilweise bereits über der Stirn ansetzen, gibt es bei ihnen nur wenige abstrakte Figuren, deren Köpfe ähnliche Züge tragen wie die Masken. Von diesen lassen sich – wiederum nach der Form der Nase, die sich auf bestimmte Vögel bezieht – vier Typen unterscheiden, die alle beim *Bangongo*-Tanz und bei der Initiation der *Bangongo*-Mitglieder verwendet werden: Drei männliche und eine weibliche, wobei die weibliche Maske eine etwas feinere, kurze Nase trägt, die nicht über die Stirn hinausragt und sich hauptsächlich durch eine quer zum Gesicht laufende, angeschnitzte Frisur auszeichnet. Darüber hinaus kennt man von den Lualwa auch mit Kupfer beschlagene Masken.

Lit.: Ceyssens, 1993; Felix, 1987; Timmermans, 1967

Salampasu (Asalampasu, Basalampasu)
Diese Ethnie siedelt mit etwa 60 000 Menschen im südlichen Zaire, an der Grenze zu Angola, an den Flüssen Lu-

Abb. 200
Maske; Metall,
Pflanzenfasern,
Luena, 31,5 cm

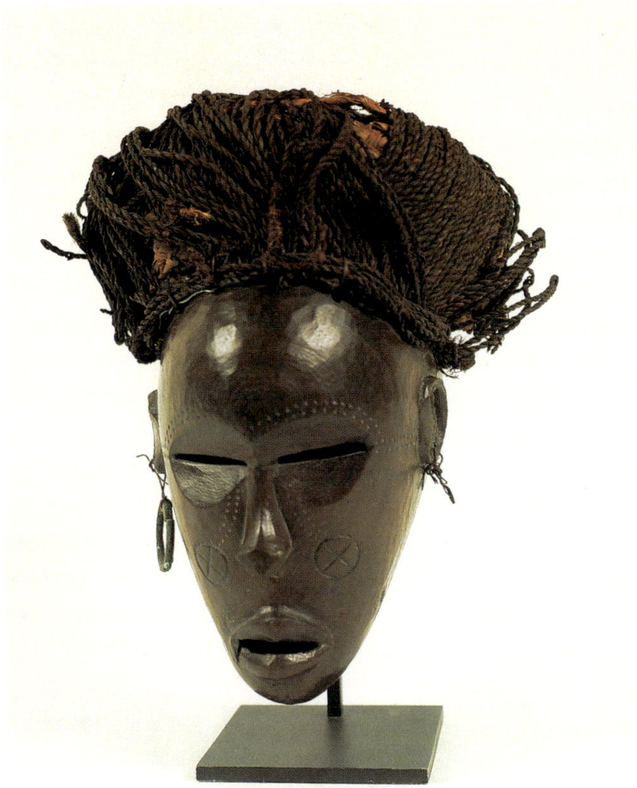

lua, Lueta und Kapalekese. Die Salampasu sind vor allem durch ihre besonders suggestiven Masken bekannt geworden. Diese fallen durch ihre Einfachheit und die Kugeln aus Korbgeflecht auf, die – als Andeutung der Frisur bzw. des Bartes – über der Stirn angebracht sind bzw. an Zöpfen oder Schnüren vom Kinn herabhängen. Neben einer stark vorgewölbten Stirn und einer häufig fast kegelförmigen Nase haben die Masken meist einen aggressiven, die Zähne zeigenden Mund. Sie sind generell aus schwarz, weiß oder rotbraun gefärbtem Holz (*kasangu*) und werden manchmal mit Streifen aus Kupferblech beschlagen (*mukinka*), was eine höhere Rangordnung im *Ibuku*-Bund, der das kultische Leben bestimmt, bedeutet;

andere Masken werden aus Pflanzenfasern hergestellt. Die Figuren der Salampasu – Ahnenfiguren und kleine weibliche Figuren für den Fruchtbarkeitskult – sind meist rudimentär geschnitzt und werden oftmals rot gefärbt.

Lit.: Bruyninx, 1993

Luena (Lovale, Lwena)

Die Volksgruppe der Luena ist mit etwa 80 000 Menschen im Grenzgebiet zwischen Angola, Zambia und Zaire beheimatet, wobei nur ein kleiner Teil von ihnen in Zaire, der Rest in Zambia und Angola lebt. Ihre Bezeichnung in Angola verdanken sie dem gleichnamigen Fluß, im Nordwesten Zambias kennt man sie als Lovale.

Masken und Figuren der Luena sind meist honigfarben bis rotbraun, gelegentlich mit schwarzer Bemalung. Es gibt allerdings relativ wenige Figuren, die meisten stellen verstorbene Häuptlinge, beschützende Geister (weiblich), schwangere Frauen oder Mütter dar. Wie bei den Chokwe kennen die Luena auch den Geist des schönen Mädchens als Maske – *linya pwo* – , ebenso die Maske des Verrückten, die *cizaluke,* die der *mungenda*-Maske der Chokwe entspricht.

Neben Zauber- und Schutzfiguren, den Wahrsagekörbchen *ngombo yaluseka* mit kleinen Figuren, gibt es eine Reihe von Prestigeobjekten und Machtsymbolen, z. B. Würdestäbe, Fliegenwedel, Kämme, Häuptlingshocker und -stühle sowie mit Figuren beschnitzte Spatel für die rituelle Maniok-Austeilung. Bei den Luena töpfern auch die Männer, ihre Produkte sind Figuren sowie *mulonda (mulondo)* genannte kugelförmige Wassergefäße, die mit einem Kopf auf dem zylindrischen Hals abschließen; der Mund dient als Ausguß.

Lit.: Antunes Cabrita, 1954; Bastin, 1969; McCulloch, 1951

Ost- und Südafrika

Neben der christlichen Kunst Äthiopiens, die sich besonders in der Baukunst, der Malerei und in Silberarbeiten manifestiert, sind vor allem die Steinsetzungen der nichtchristlichen Völker dieses Gebietes, z. B. der Gurage, Gudji, Sidamo, Darassa u. a. zu nennen, aber auch die Grabstelen der Konso, Gato und kleinerer Völkerschaften im Süden Äthiopiens an der Grenze zum Sudan, bzw. an der Küste Kenias, sowie ihre interessanten Stühle und Schilde. Einen besonderen Kulturrraum stellt darüber hinaus die Kunst Tansanias und Mosambiks dar.

Äthiopien

Äthiopien hieß ursprünglich »Land der Schwarzen« (»äthiopisch«, von den Griechen geprägt, svw. »verbranntes Gesicht«). Die Geschichte Äthiopiens ist in einer altsemitischen, vom Sabäischen Südarabiens abgeleiteten Sprache, dem *Ge'ez* verfaßt, die heute noch von der äthiopischen Geistlichkeit als Kirchensprache verwendet wird und die so alt wie die griechische Sprache ist. Die Bezeichnung »Abessinien« – abgeleitet von Halaschat –, die Äthiopien bis 1941 trug, war der Name für semitische Bevölkerungsgruppen, die zwischen dem 7. und 3. Jahrhundert v.d.Z. oder schon früher aus dem südwestlichen Arabien über das Rote Meer nach Afrika gezogen waren. Auf sie gehen indirekt auch die »schwarzen Juden«, die Falascha oder Beta Israel zurück (siehe S. 304), die in der Gegend von Gondar bis zu ihrer Evakuierung während des äthiopischen Bürgerkriegs lebten. Ihnen verdanken wir ganz eigenwillige, doch stark an die vorislamische Vergangenheit erinnernde Tonskulpturen.

Von den Kunstwerken des vorchristlichen Äthiopiens sind nur wenige Zeugnisse erhalten, obwohl Aksum mit seinem Hafen Adulis (3. Jahrhundert) das damals bedeutendste Stadtzentrum Äthiopiens, auf halbem Wege zwischen dem Indischen Ozean und der hellenistischen Welt, sicherlich auch ein Zentrum der Kunst gewesen sein dürfte: Die Könige von Aksum waren mächtige Herren, die Goldmünzen prägen ließen, griechisch sprachen und Feldzüge bis in den Sudan führten. Ezana, erster König von Aksum, begründete das christliche Äthiopien und zerstörte 335 das sudanesische Königreich Kusch, vermutlich identisch mit Meroe. Man nimmt heute an, daß dieses Ereignis für die Kunstgeschichte Afrikas von einiger Bedeutung war, wenn auch eine einwandfreie Spurensicherung nicht gewährleistet ist: Die letzten Vertreter der kuschitischen Dynastie dürften vor den Truppen Ezanas nach Westen, nach Kordofan und dem Darfur geflohen sein und im Inneren Afrikas, mindestens bis zum Tschadsee, ihre Kultur verbreitet haben – eine mediterrane Kultur, die sie wiederum von Ägypten geerbt hatten. Der gedachte kulturelle Anschluß nach Westafrika läßt sich dabei über das Volk der Yoruba (siehe S. 138 ff.) im heutigen Nigeria konstruieren, deren Ursprung der mündlichen Überlieferung zufolge im ersten nachchristlichen Jahrtausend eben in jener Gegend zwischen Tschad und Oberägypten liegt, in der auch die Wiege der schwarzen Rasse vermutet wird.

Lit.: Bertaux, 1966

Äthiopische Architektur

Die Geschichte der äthiopischen Architektur geht auf das vorchristliche aksumitische Reich zurück, das von den Sabäern gegründet wurde – einem Volk aus Südarabien, das vom Westufer des Roten Meeres herübergekommen war und sich etwa zwischen dem siebten und dritten Jahrhundert v. d. Z. im Hochland des heutigen Nordäthiopien niederließ. Bis zum 5. Jahrhundert war Aksum die Hauptstadt des äthiopischen Reiches. Aus dieser Zeit stammen Reste von Palästen und Grabanlagen, steinerne Throne, Sarkophage u. a., vor allem aber die etwa 130 großen, künstlerisch und architektonisch bedeutenden Stelen: turmhausartige, in Stockwerke gegliederte Monolithe aus Trachyt. Der größte (33,3 m lang) liegt zerbrochen in Aksum, ein 23 m hoher wurde nach dem Abessinienkrieg in Rom aufgestellt (Piazza Porta Capena); der einzige heute noch stehende ist 21 m (nach Helfritz 23 m) lang.

Die Bekehrung des aksumitischen Reiches zum Christentum, etwa um 330 durch Frumentios, einen schiffbrüchigen Griechen bewirkt, und von König Ezana

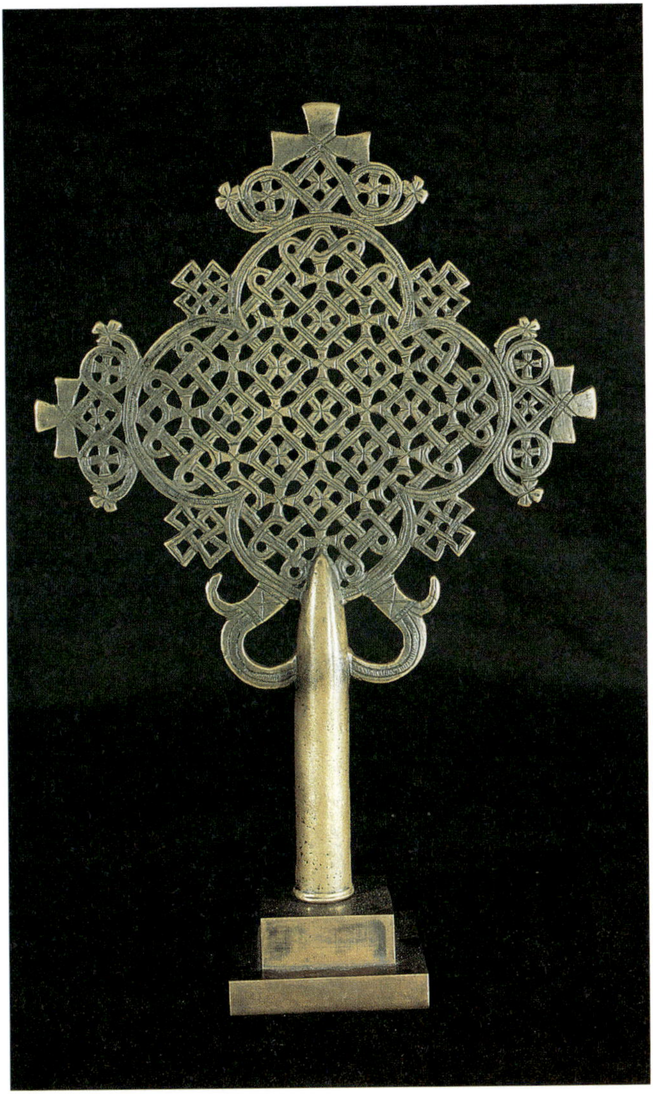

Abb. 201
Vortragekreuz,
Messing, 35,5 cm

durchgeführt, war der Anlaß zur Errichtung von Klöstern und Kirchen, etwa ab dem sechsten oder siebten Jahrhundert, als das Klosterwesen festen Fuß gefaßt zu haben scheint. Von diesen frühen Bauten sind allerdings nur noch einige wenige, meist in ruinösem Zustand, vorhanden. Sie zeigen den typisch aksumitischen Baustil aus Stein und Holz, wie er durch Ausgrabungen bei den vorchristlichen Palastbauten Aksums nachgewiesen wurde. Dieser Baustil findet sich nur in Äthiopien und muß daher als eigene Schöpfung gelten. So können die oben angeführten Stelen als Vorläufer der berühmten Monolith-Kirchen gelten, die in das zwölfte und dreizehnte Jahrhundert datieren. Um das zehnte Jahrhundert hatte der Verfall des aksumitischen Reiches eingesetzt und die politische Macht verlagerte sich langsam südwärts in das Landesinnere des Horns von Afrika, welches nun schon zum Großteil die christliche Kultur übernommen hatte. Eine neue Dynastie, die der Zagwé – kuschitische, christianisierte Agau (Agäw) von Lasta – gründete ein bedeutendes Reich in dieser Provinz, das sich wahrscheinlich vor allem auf das Gebiet des heutigen Wollo erstreckte. Der bedeutendste Herrscher dieser neuen Dynastie war sicherlich Lalibela, der Ende des zwölften Jahrhunderts regierte, und dem die Errichtung der Felskirchen zugeschrieben wird, von denen noch elf erhalten sind. Sie liegen verborgen in der Erde und werden erst vom Rand einer Schlucht aus sichtbar. Die Kirchen wurden z. T. als Monolith aus dem Gestein herausgehauen und vom übrigen Fels durch einen Schacht getrennt. Der freiliegende Felsblock wurde bearbeitet und erhielt Türen, Fenster und andere Details durch Herausarbeiten aus dem Gestein.

Die frühe profane Architektur Äthiopiens manifestiert sich wohl am deutlichsten im Palastbezirk der von Kaiser Fasil (Fasalidas, Fasilädäs) – er regierte von 1632 – 1667 – gegründeten neuen Hauptstadt Gondar in der Provinz Begemder (bis 1855). Das von einer hohen Mauer umgebene Areal umfaßt etwa 70 000 qm und besteht aus Palästen in typisch äthiopischer Bauweise mit Anlehnung an die der portugiesischen Bauten in Gorgora und Guzara.

Äthiopische Kunst

Die Kunst des *kaiserlichen und christlichen* Äthiopien offenbart sich – abgesehen von Malerei und Architektur – fast ausschließlich in den sakralen Geräten und Objekten der Kirchen, wie Kreuzen aus Metall und Holz in verschiedenen Größen (als Hals- Hand- oder Vortragekreuze) und in den Regalien der Kaiser, vor allem in deren Kronen. Diese haben Ähnlichkeit mit den Kronen, die der Klerus bei kirchlichen Festlichkeiten trägt.

Äthiopische Malerei

Die traditionelle Malerei betätigt sich ausschließlich im christlich-religiösen Rahmen, wobei in früheren Zeiten vor allem Kaiser, Fürsten und Adlige die wichtigsten Auftraggeber für die den Klöstern angeschlossenen Skriptorien waren.

Neben den Illustrationen für die heiligen Schriften war das Ausmalen von Kirchen das wichtigste Betätigungsfeld der Maler. Ursprünglich direkt auf den Stein oder auf eine Grundierung aus Kalkmörtel aufgetragen, wurden die Bilder später auf Baumwollstoff gemalt und auf die Wand geklebt; seit dem 19. Jahrhundert gibt es vermehrt jedoch auch gerahmte Bilder, die man an die Wände hängt.

Lit.: Aksum-Expedition, 1913; Biasio, 1989; Brus, 1975; Buxton, 1968; Chojnacki, 1973; Fisseha/Raunig, 1985; Helfritz, 1966, 1972; Heuglin, 1868; Jäger, 1966a, 1966b; Kaltenbrunner, 1993; Kamil, 1975; Leroy, 1968; McKay, 1974; Moore, 1973; Raunig, 1975; Thiel/Helf, 1984

Die *nichtchristliche* Kunst Äthiopiens setzt nach heutigen Erkenntnissen im fünften oder vierten Jahrhundert v. d. Z. ein durch Zuwanderer aus dem Reiche Saba in Südarabien und manifestiert sich in monumentalen arabischen Schriftzeichen. Diese frühe Periode der sogenannten voraksumitischen Kultur wird auch als »äthiopisch-südarabische« Periode (Erhardt) oder als »sabäisch-äthiopische« (Leclant) bezeichnet. Es folgt eine »Zwischenperiode« vom dritten vorchristlichen Jahrhundert bis über das zweite Jahrhundert, bei der das südarabische Element vom äthiopischen bereits so weit assimiliert wurde, daß sich die Kultur Nordäthiopiens nicht mehr mit der jenseits des Roten Meeres identifizieren läßt. Als Kriterium für die Datierung gilt dabei der sich an der Wende vollziehende Wechsel von den übergroßen Schriftzeichen Südarabiens in eine Kursivschrift. Die Zwischenperiode endet mit der Herrschaft Aksums.

Bauwerke, Stelen, Keramiken usw. wurden sowohl im Bereich des eriträischen Hochplateaus wie im westlich anschließenden Hochland bis Aksum ausgegraben. An bildhauerischen Arbeiten sind neben den erwähnten Stockwerksstelen vor allem eine 65,5 cm hohe Kalkstein-

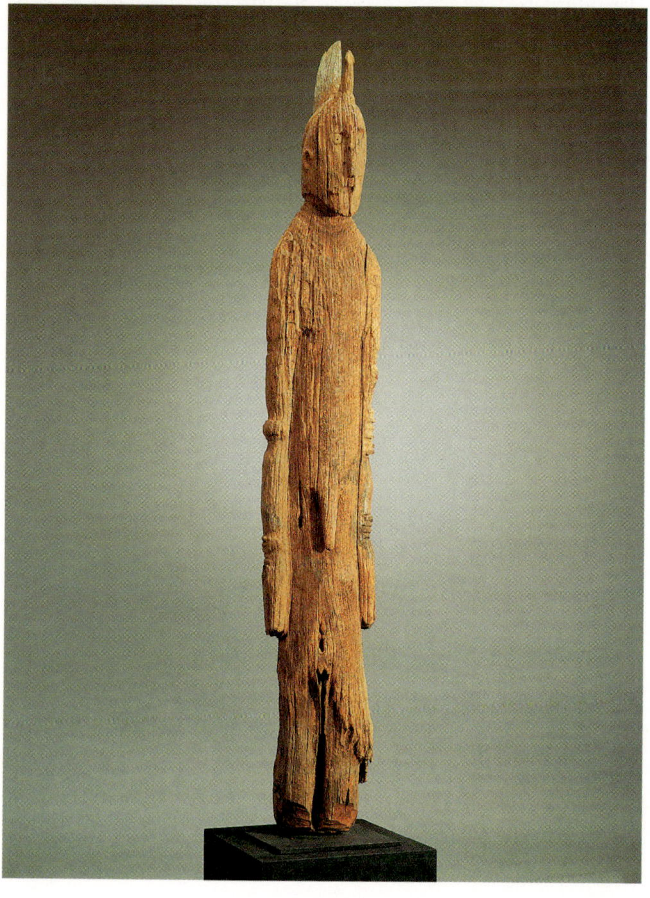

Abb. 202
Grabdenkmal mit *kalatscha*, Konso, 174,2 cm

statue mit Teilen eines Altars der äthiopisch-arabischen Periode, die sogenannte »Göttin von Addi Galamo«, zu nennen, die in der Nähe des gleichnamigen Ortes in der Tigreprovinz gefunden wurde, ferner eine 80 cm hohe, sitzende weibliche Statue und ein steinerner Thron in Form eines Baldachins, die man bei Ausgrabungen in Haoulti-Melazo entdeckte – beide zwischen zwei unmittelbar benachbarten Tempeln. Neben den Ruinen, in denen man bei Grabungen Weihealtäre, Votivtafeln, kleine Skulpturen von Tieren und Menschen fand, trägt ein Hügel aufrecht stehende Reste zahlreicher Monolithe, die dem Gebiet den Namen Haoulti (= Stele) gaben.

Nichtchristliche Kunst hat sich ebenfalls bei den Volksgruppen im Süden und Südwesten des Landes ausgeprägt. So gibt es bei den Arussi bedeutende Grabmäler in Form reliefierter Platten aus Stein, die den ebenfalls in Stein gehauenen Verstorbenen umgeben. Im Gebiet der Gurage, einer semitisch-sprechenden Ethnie nordwestlich der Galla und südlich der heutigen Hauptstadt Adis Abeba (Addis Abeba), hat man vorgeschichtliche Megalithen, sogenante Menhirstatuen, mit reliefierten Darstellungen entdeckt; ebenso weiter südlich bei den Darassa (Darasa) und Gudji. Deren Steinsetzungen haben jedoch Stelen-Charakter und können mit denen der Akwanshi aus dem Ekoi-Gebiet Ost-Nigerias verglichen werden, da sie wie diese einem Phallus menschliche Züge verleihen – oder umgekehrt, einen Menschen als Phallus interpretieren.

Die *Holzschnitzkunst* im nichtchristlichen Äthiopien konzentriert sich im wesentlichen auf Gedenkstätten, die von den Gato und Konso im Südwesten des Landes in Gestalt von pfahlförmigen Figuren für bedeutende Personen und für die vom Verstorbenen getöteten Feinde hergestellt werden. Während die Gato Stelen ausschließlich für die Toten schnitzen, werden sie bei den Konso auch bereits zu Lebzeiten der betreffenden Person, manchmal von dieser selbst, hergestellt und mit den Attributen ausgestattet, die ihre gesellschaftliche Stellung kennzeichnet. Hierzu gehört vor allem der phallische Stirnschmuck *ka-*

latscha, ein Würde- und Töterzeichen, das den ausgeprägten Phalluskult vieler äthiopischer Ethnien auszeichnet.

Lit.: Azais/Chambard, 1931; Erhardt, 1966; Haberland, 1963; Jensen, 1936, 1959; Leclant, 1968; Straube, 1963; Wohlenberg, 1936

Falascha (Beta Israel)
Die Falascha, die »schwarzen Juden » sind eine kleine Volksgruppe in Äthiopien, die einen vortalmudischen jüdischen Glauben praktiziert (Mischna und Talmud sind ihnen nicht bekannt). Ihre Bezeichnung kommt vermutlich

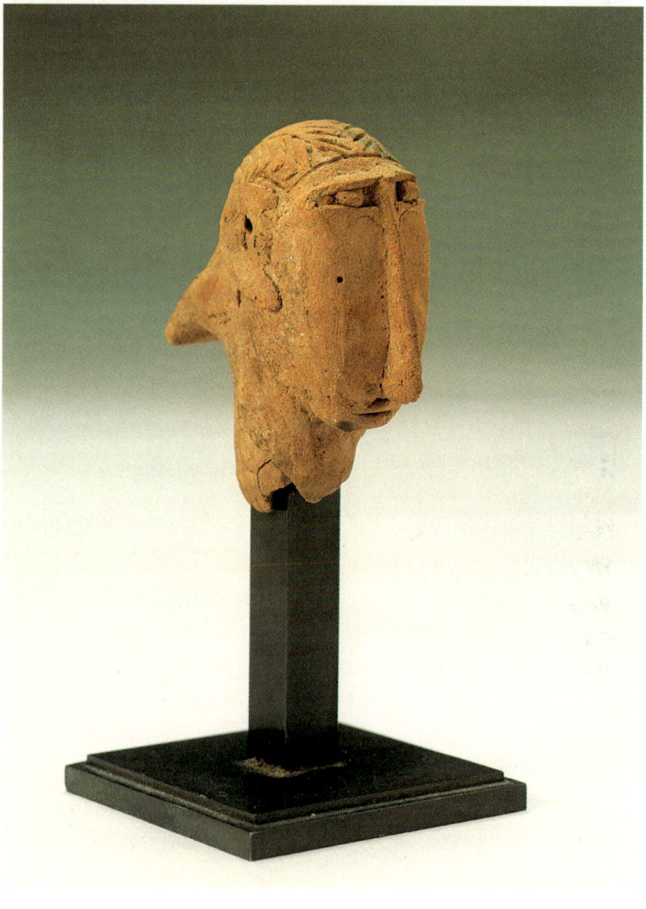

Abb. 203
Kleiner Terrakotta-Kopf, Falascha, 8 cm

vom äthiopischen Verbum fäläsä = auswandern. Der größte Teil von ihnen, die westlich, nördlich und östlich des Tana-Sees lebenden Falascha, wurde während des Bürgerkriegs nach Israel ausgeflogen. Ethnisch gesehen sind sie vermutlich keine Juden, sondern ein Segment der frühen Agau-Bevölkerung, zum Judentum durch jemenitische Juden bekehrt. Sabäer aus Südarabien waren es auch, die nach Äthiopien einwanderten, die Agau verdrängten oder absorbierten und zwischen dem 7. und 3. Jahrhundert v. u. Z. das aksumitische Reich gründeten. Deshalb ist es nicht verwunderlich, daß der Kunststil der Falascha, der sich in kleinen Köpfen und Figuren aus Terrakotta äußert, dem Stil früher Skulpturen von der arabischen Halbinsel entspricht; auch ein aus aksumitischer Zeit entdeckter Kopf, vielleicht als Amphorenstöpsel verwendet (Helfritz, 1972), zeigt diesen Stil.

Lit.: Cassiers, 1971; Hammerschmidt/Rauschenbach, 1966; Helfritz, 1972; Leslau, 1969; Philips 1995

Dinka

Die Dinka, eine bedeutende Volksgruppe nordöstlich der Bongo (siehe S. 237) im Gebiet des oberen Weißen Nil (Bahr el-Jebel), werden zusammen mit den Schilluk und Nuer zu den wichtigsten Ethnien des südlichen Sudan gerechnet. Seit Jahren sind sie in kriegerische Auseinandersetzungen mit dem arabischen Norden verwickelt.

Neben pfahlförmigen Figuren, wie sie ähnlich u. a.von den Bongo, Bari, Gato oder Konso verwendet werden, fertigen die Dinka auch tropfenförmige Schilde, aus Antilopenhaut geschnitten und mit Punkt-Punzierungen geschmückt sowie die sogenannten Stockschilde.

Lit.: Krieger/Kutscher, 1965/69; Plaschke/Zirngibl, 1992

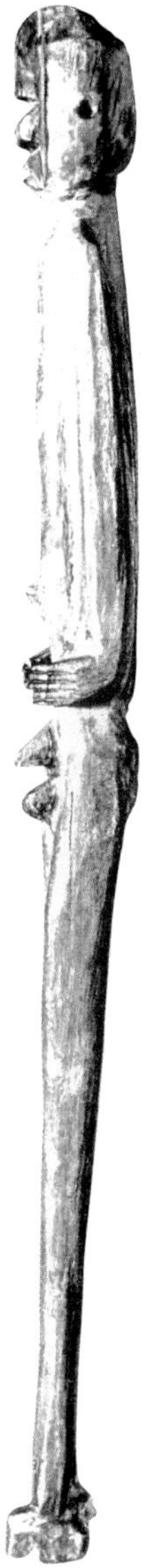

Abb. 204
Männliche Figur,
Dinka, 57 cm

Bari

Im südwestlichen Sudan, nördlich der Stadt Juba, in den sumpfigen Regionen des oberen Weißen Nil, lebt die kleine Volksgruppe der Bari. Bis heute sind von ihren Skulpturen, die zwar als Ahnenfiguren gelten, deren Funktion jedoch umstritten ist, weniger als etwa fünfzig bekannt.

Die meisten von ihnen wurden bereits im vorigen Jahrhundert nach Europa gebracht und fanden den Weg in die Museen von Berlin, Leningrad, London, Paris, Venedig und Wien. Typisch für die Bari-Skulpturen, die sich jedoch durch unterschiedliche Stilformen auszeichnen, ist eine für Pfahlplastiken eigentümliche, einfache Gestaltung des Körpers: mit steif wirkenden, gelegentlich auch kurz abgewinkelten Armen und einem kugeligen oder kegelförmigen Kopf. Es gibt Typen mit scheibenförmigen Ohren sowie Typen mit einer riesigen dreieckigen Nase und großem, rechteckigem, die Zähne zeigenden Mund; die meisten zeigen akzentuiert geschnitzte Geschlechtsteile.

Lit.: Bonin, 1979; Heymer, 1990; Seligman/Brenda, 1928

Abb. 205
kigango-Grabpfosten, Giryama, Kenia, 145 cm

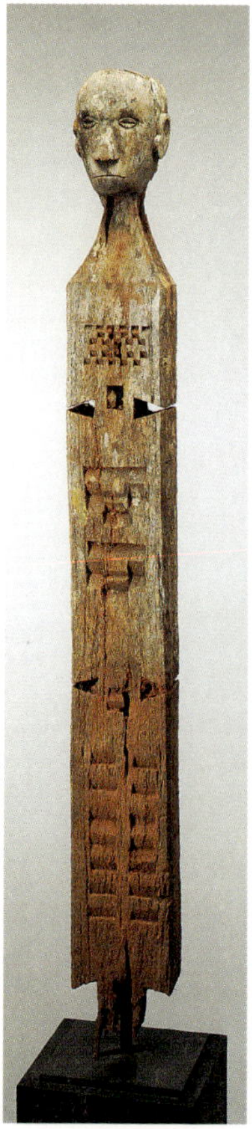

Giryama

Die Giryama werden zu den Nyika gerechnet und leben – zusammen mit den Duruma, Digo und Mijikenda (Mijikende), Kambe, Ribe, Kauma, Chonyi, Jibana, Rabai – entlang dem Küstenstreifen von Kenia. Wie alle Nyika-Gruppen (Ausnahmen: Digo, Duruma) fertigen auch die Giryama stelenförmige Gedenkpfosten, die *vigango* (Sing. *kigango*) heißen und in der Regel nur für einflußreiche alte Leute, meist Mitglieder der *Gohu*-Gesellschaft (Giryama), errichtet werden. Diese Tradition läßt sich fast im ganzen Osten des Kontinents, vom südlichen Äthiopien (Gato, Konso), über den Sudan (Bongo) bis nach Madagaskar verfolgen. Dabei können bei den Nyika zwei Hauptgruppen der *vigango* unterschieden werden: säulenähnliche, mit vollplastischem Kopf beschnitzte Gedenkpfosten sowie brettförmige, mit reicher Kerbschnittornamentik ausgestattete, die einen scheibenförmigen flachen Kopf haben. Erstere erinnern in ihrer Konzeption stark an die Objekte der erwähnten südäthiopischen Völker, die letzteren zeigen den starken Einfluß der Suaheli-Kultur in ihrer Ornamentik.

Lit.: Adamson, 1975; Brown, 1972; Kecskési, 1982; Koloß, 1974; Wolfe III, 1986

Karagwe

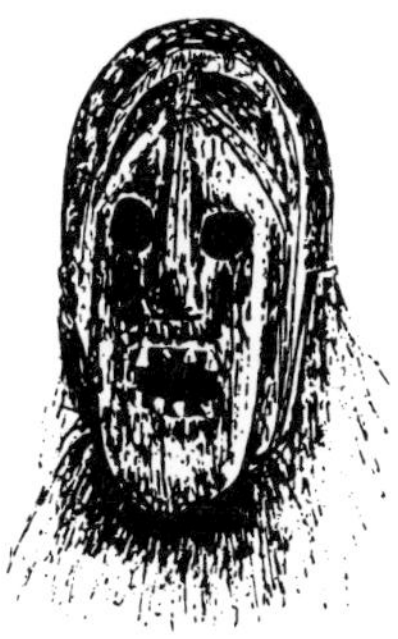

Abb. 206
Maske, Holz, Affenfell, Zähne, Ziba, 26 cm

Im sogenannten Zwischenseengebiet sowie im Gebiet des heutigen Uganda unterwarfen von Norden einwandernde Hirtenvölker (Hima u. a.) die hier ansässigen bäuerlichen Bantu-Gruppen und gründeten einige große Reiche, die Dynastien der Hinda.

Lediglich von einem dieser Staaten, der Hinda-Dynastie Karagwe, gibt es eiserne und aus Kupfer getriebene Tierfiguren, deren genaue Herkunft allerdings nicht bekannt ist. Sie stammen aus der Schatzkammer des Sultans von Karagwe, Rumanika, die Stanley 1876 aufgenommen hat; einige befinden sich heute im Linden-Museum Stuttgart. Der Staat Karagwe, der am Südwestufer des Victoriasees lag, erstreckte sich in etwa auf das Gebiet der Haya, Nyambo und Ziba, von denen es auch abstrakt gestaltete Masken mit rechteckigen Mündern, runden Augen, eingesetzten echten Zähnen und weißer Bemalung gibt; Bart und Augenbrauen sind oft aus Tierfell gestaltet.

Lit.: von Gagern/Koloß/Lohse, 1974; Meurant, 1994

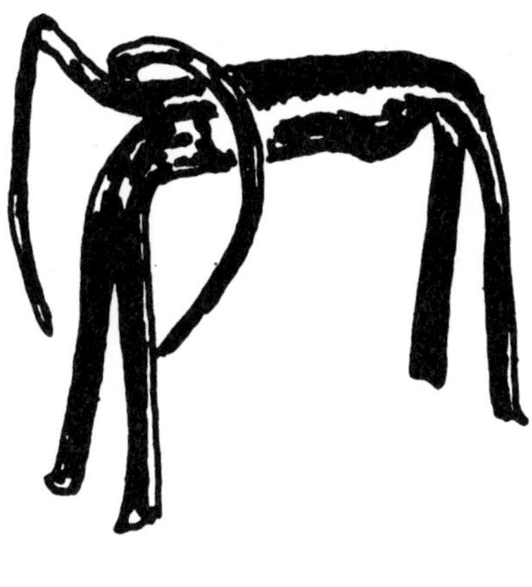

Abb. 207
Stierfigur aus Eisen, Karagwe, L. 24 cm

Jiji

Die Jiji, eine kleine Volksgruppe am nördlichen Ostufer des Tanganyika-Sees, südlich von Burundi, haben vermutlich keine Masken, dafür aber Figuren geschnitzt, von denen einige wenige erhalten sind. Sie zeigen überraschenderweise eine große Stilähnlichkeit mit den Figuren der Tabwa, die am entgegengesetzten Ende des Tanganyika-Sees, nämlich am Südwestufer leben. Das Völkerkunde-Museum in München besitzt eine Skulptur, die vermutlich einen rituellen Schulterritt darstellt.

Lit.: Kecskési, 1982

Nyamwezi

Zusammen mit den Sukuma, Sumbwa, Kimbu, Gala und Konongo stellen die Nyamwezi mit über einer halben Million Menschen die bedeutendste Volksgruppe in Tansania; die eigentlichen Nyamwezi werden auf etwa 220 000 Menschen geschätzt. Sie leben in den westlichen und zentralen Landesteilen und sind um die Mitte des 19. Jahrhunderts vor allem als Elfenbeinhändler bekannt geworden, die sich mit den Arabern verbündet hatten. An lange Märsche und schwere Lasten gewöhnt, hatten sie im Gebiet der Seen und Hochebenen bis Katanga (Shaba-Provinz des heutigen Zaire) ein eigenes Handelsystem entwickelt, über das die Waren den arabischen Händlern zugeführt wurde. Für kurze Perioden haben Nyamwezi-Herrscher auch kleine Machtzentren geschaffen. Dieser zeitweilige Aufstieg fand seinen künstlerischen Niederschlag in den z.T. wohl aus dieser Zeit stammenden Thronen und Figuren, die sich meist durch eine glatte glänzende Oberfläche auf dunklem Holz auszeichnen. Die Figuren haben häufig einen kleinen, zugespitzten Mund und kleine runde Augen, in denen gelegentlich Glasperlen sitzen. Wie andere Gruppen in Tansania, benutzen auch die Nyamwezi Antilopenhörner als magische Objekte; ob deren Ursprung allerdings bei ihnen zu suchen ist, läßt sich nicht nachweisen.

Lit.: Bertaux, 1966; Blohm, 1933; Felix, 1994; Leurquin/Meurant, 1990a; Meur, 1994; Plaschke/Zirngibl, 1992

Abb. 208
Medizinhorn, mit einer Kopfskulptur verschlossen; Nyamwezi

Bende (Kawende)

Die Bende leben als kleine Volksgruppe im Westen Tansanias um und westlich der Stadt Mpanda, der Endstation

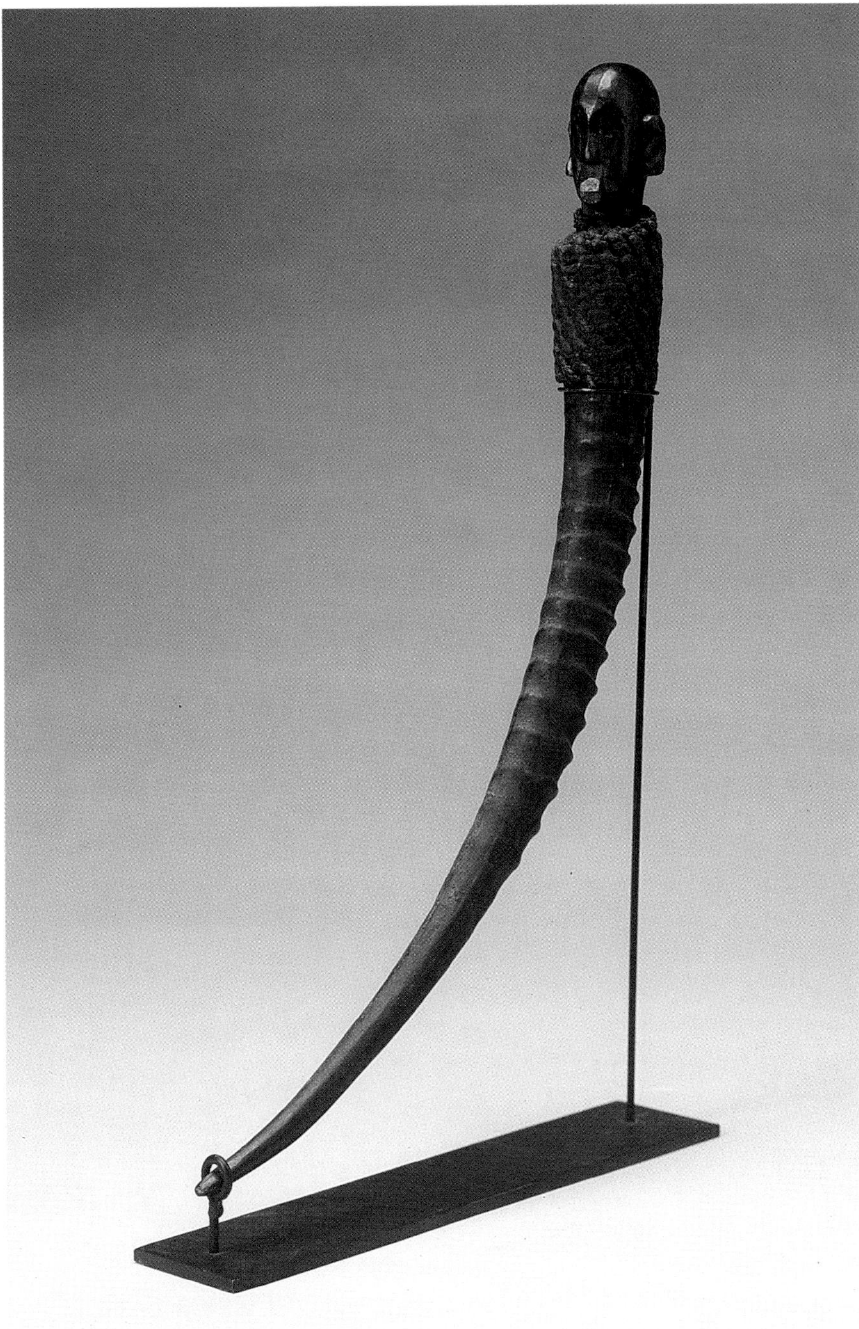

der Eisenbahnlinie von Kaliua. Es sind nur wenige Figuren von ihnen bekannt, Masken von den Bende gibt es keine. Das Museum für Völkerkunde in Berlin besitzt vier Figuren, von denen drei ganz eindeutig die stilistischen Merkmale der Tabwa/Tumbwe auf der anderen Seite des Tanganyika-Sees aufweisen (diese wiederum sind beeinflußt von den Luba). Die vierte Figur zeigt einen völlig anderen Stil und war offenbar wesentlich länger in Gebrauch. Interessant hierbei ist die Katalogangabe: »Holzfigur weiblich. Wenn ein Sultan starb, so wurde aus Urua [westlich des Sees, d. Verf.] eine solche Figur geschickt, über derselben wurde ein Sklave geschlachtet. Die Figur wurde mit den Figuren ... [d. h. den oben erwähnten, d. Verf.] in einer Rundhütte liegend gefunden. Wabende (Utongwe).« (Krieger, 1990: 104). Es bleibt nur zu vermuten, daß es sich bei den aus Urua »herübergeschickten« Figuren nicht auch um die bisher offenbar einzige als Bende anerkannte Figur handelt, sondern um eine eigenständige Arbeit.

Lit.: Krieger, 1990

Jita

Die Jita sind eine kleine Volksgruppe, die am Ostufer des Victoria-Sees lebt und auch als Timba oder Jita-Sukuma bezeichnet wird. Das Linden-Museum in Stuttgart besitzt eine interessante Figur dieser Ethnie und das Museum für Völkerkunde in Berlin eine Trogzither. Beide Objekte zeichnen sich durch die zahlreichen eingesetzten Zöpfe als Frisur aus, doch finden sich sonst nur wenig stilistische Gemeinsamkeiten. Ob es sich bei der Figur tatsächlich um eine Arbeit der Jita handelt, scheint nicht sicher, denn sie wurde in Mwanza, also am Südufer des Sees bei den Sukuma und offenbar nicht bei den Jita gefunden. Zwischen den beiden gibt es auch ethnische Unterschiede: Die Jita werden zu den Shashi und damit zum sogenannten East Nyanza Cluster gerechnet, die Sukuma dagegen zum sogenannten Nyamwezi-Cluster.

Lit.: Meurant, 1994; Murdock, 1959

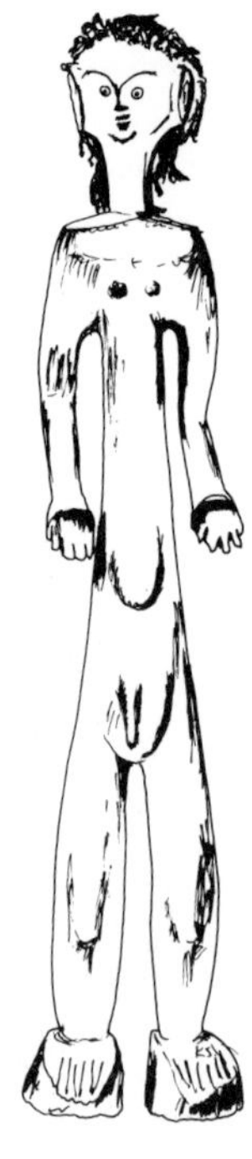

Abb. 209
Figur, den Jita zugeschrieben; 52 cm

Sukuma

Mit etwa 3,5 Millionen Menschen stellen die Sukuma die weitaus größte Volksgruppe in Tansania. Sie leben südöstlich des Victoria-Sees zwischen Mwanza und Shinyanga und sind vor allem durch ihre teilweise unbeholfen geschnitzten Gliederpuppen bekannt geworden, die dadurch – je nach Schnitzer – oft eine unfreiwillige Komik oder einen besonderen Charme erhalten. In jüngerer Zeit hat man den Sukuma auch eine Reihe von Masken zugeschrieben, von denen die meisten ebenfalls sehr grob und kantig zubehauen sind, wodurch sie teilweise aber auch eine besonders starke Ausdruckskraft erzeugen. Weniger bekannt sind die Tonfigürchen, von denen einige das Museum für Völkerkunde in Berlin aufbewahrt; der besonders betonte Steiß bei manchen dieser Figuren ist auch bei anderen Skulpturen Ost- und Südostafrikas zu beobachten (z. B Makonde).

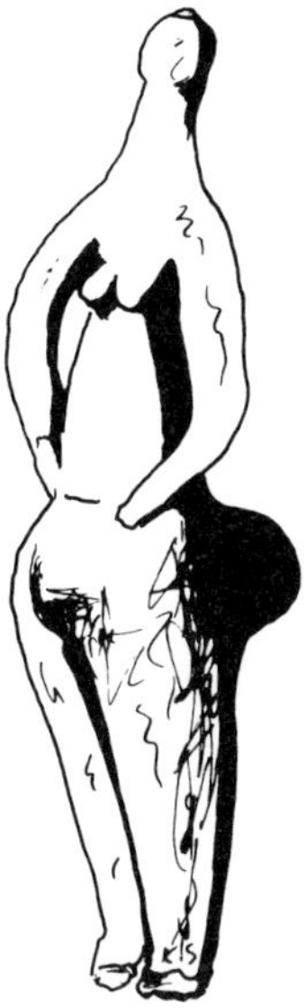

Abb. 210
Weibliche Figur aus grauem Ton, Sukuma, 22,9 cm

Abb. 211
Hockerfigur, Shambala, 61 cm

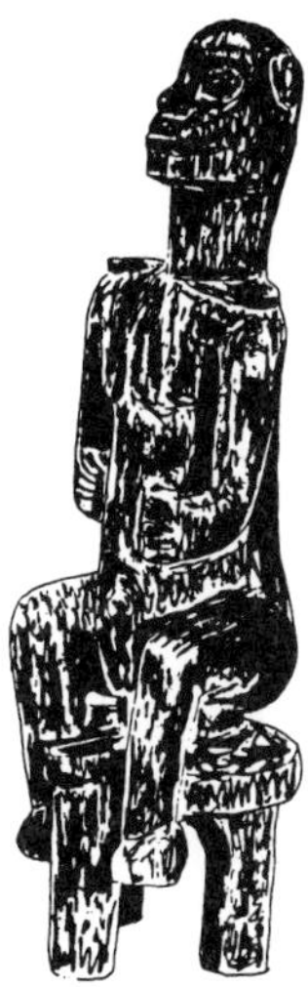

Shambala (Shambaa)

Die Shambala sind eine bedeutende Volksgruppe mit über 500 000 Menschen, die in den Usambara-Bergen im Osten Tansanias, nördlich der Zigula, und westlich der Digo und Bondei lebt. Von den Shambala gibt es nur wenige, ihnen zugeschriebene Figuren, die auch ganz unterschiedliche Stiltypen zeigen. Wie bei anderen Ethnien in Nordost-Tansania und Kenia gibt es bei den Shambala ebenfalls Tonfigürchen, oft mit Stoff umwickelt und mit Medizin versehen, die bei der Knaben- und Mädcheninitiation verwendet werden sowie figürliche Tonpfeifen, und noch bis zur Jahrhundertwende stellten ihre Schmiede längliche Schilde mit seitlichen Einbuchtungen aus Nashornhaut her. Zeremonialstäbe, Fliegenwedelgriffe und Medizinstöpsel werden ihnen ebenfalls zugeschrieben, doch handelt es sich möglicherweise auch um Auftragsarbeiten an Schnitzer benachbarter Ethnien, da auch hier teilweise starke Stilunterschiede zu bemerken sind.

Lit.: Cory, 1966; Krieger, 1990; Meurant, 1992a; Plaschke/Zirngibl, 1992

Zigula (Zigua)

Die Zigula siedeln an der nordöstlichen Küste Tansanias gegenüber der Insel Zanzibar, nördlich der Kwere und Doe. Außer diesen werden noch die Bondei, Luguru und Nguru (Ngulu) zum sogenannten Zigula-Cluster gerechnet. Von den Zigula gibt es vergleichsweise wenig verbürgte Holz-Objekte: u. a. werden eine grob geschnitzte Maske mit Tierfell und eine grob geschnitzte Figur im Mu-

Abb. 212
Paar Tonfiguren, Zigula

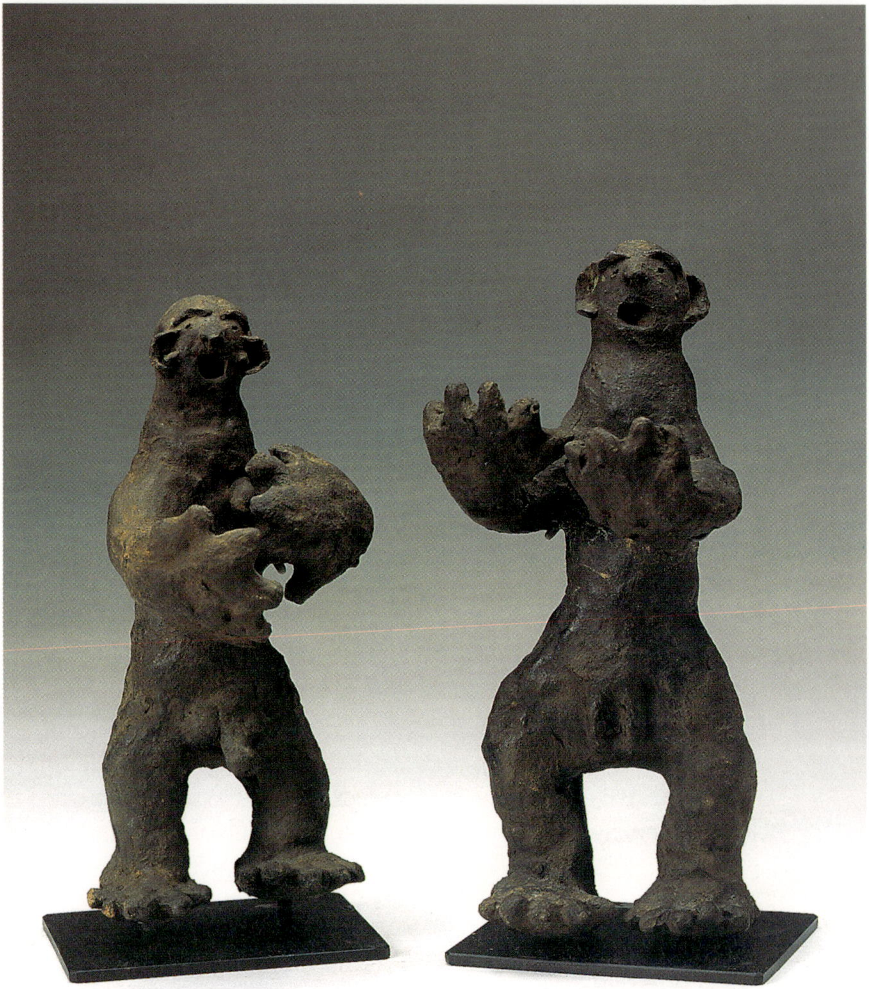

seum für Völkerkunde in Berlin aufbewahrt. Doch gibt es eine Reihe ausdrucksstarker Tonfigürchen, die bei der Knaben- und Mädcheninitiation verwendet werden. Auch sollen einige der in Ostafrika (Zwischenseengebiet, Tansania) verbreiteten Trog- oder Schalenzithern mit figürlichem Aufbau von ihnen gefertigt sein.

Lit.: Brincard, 1990; Cory, 1966; Krieger, 1990; Meurant, 1992a, 1994; Murdock, 1959; Wegner, 1984

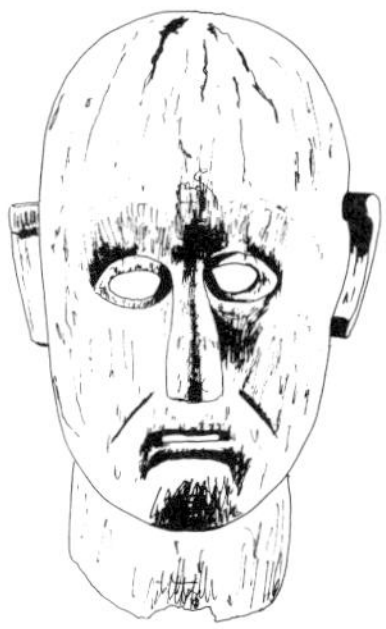

Abb. 213
Große Maske, den Kwere zugeschrieben; 46 cm

Kwere

Gegenüber der Insel Zanzibar, an der Küste von Tansania, lebt die kleine Volksgruppe der Kwere. Wie ihre südlichen Nachbarn, die Zaramo, oder die Doe im Norden, fertigen sie ebenfalls die kleinen, *mwana hiti* genannten Rumpffiguren, die einzeln oder angeschnitzt an verschiedenen rituellen Gegenständen, Musikinstrumenten u. a. vorkommen. Gelegentlich zeigen die Köpfe dieser Figuren stärker ausgearbeitete Gesichter und die parallelen Frisurenkämme sind dominierender dargestellt. Doch können solche Unterschiede ebenso »Schnitzer« und nicht »ethnisch« bedingt sein. Auch große Masken werden den Kwere zugeschrieben; sie haben angeschnitzte Hälse und zeigen im Unterschied zu den meisten anderen Masken dieses Gebietes etwas weichere Züge.

Lit.: Felix, 1990, 1994; Koloß, 1974; Krieger, 1990; Leurquin/Meurant, 1990a; Nooter, 1994

Abb. 214
Hochlehniger Hocker, Doe; 111 cm

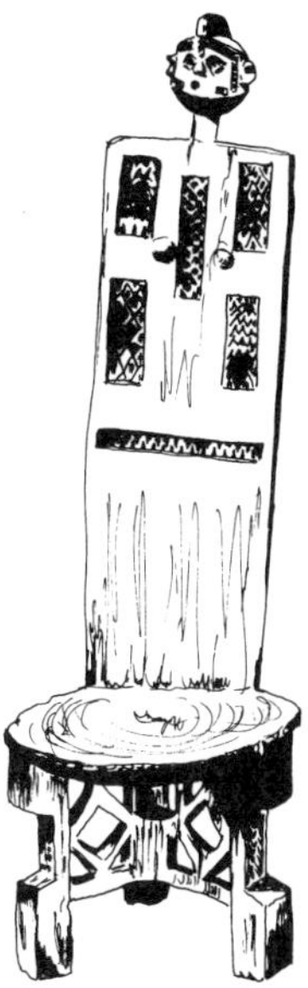

Doe

Die Doe sind ebenfalls eine kleine Volksgruppe an der Küste Tansanias, gegenüber der Insel Zanzibar. Wie ihre südlichen Nachbarn, die Kwere und Zaramo, verwenden die Doe die kleinen, *mwana hiti* genannten Rumpffiguren. Auch ein hochlehniger Hocker ist von den Doe bekannt. Er befindet sich heute in einer Privatsammlung in München.

Lit.: Felix, 1990, 1994; Koloß, 1974; Krieger, 1990; Nooter, 1994

Zaramo (Saramo)
Mit über 500 000 Menschen zählen die Zaramo, die um die Hauptstadt Dar es Salaam in Tansania leben, zu den bedeutendsten Volksgruppen Tansanias. Am bekanntesten sind von ihnen, ebenso wie von den nachbarlichen Kami, Kwere und Doe, die kleinen, *mwana hiti* genannten Figürchen, die bei den Initiationszeremonien der Mädchen, aber auch bei anderen rituellen Gelegenheiten verwendet werden: so z. B auf einem Hocker als Ahnenfigur, als Medizinstöpsel auf einer Kalebasse, als Fruchtbarkeitsfigur, als Oberteil eines Grabpfostens oder Würdestabes usw. *mwana hiti*-Figuren können auch einen hochlehnigen Hocker oder die in Tansania und im Zwischenseengebiet häufig gebräuchlichen Trog- oder Schalenzithern schmücken. Stilistisch sind sie meist etwas abstrakter und strenger gestaltet als die der nachbarlichen Ethnien, die oft stärker ausgearbeitete Gesichter zeigen. Da sie zweigeschlechtlich konzipiert sind – als Phallus geschnitzt, jedoch weiblich als Figur –, können sie auch ein Ahnenpaar symbolisieren. Sie werden oft mit echten Haaren und kleinen Glasperlen als Augen oder als Ohrschmuck versehen, sind jedoch selten auch als Figur ausgearbeitet.

Lit.: Felix, 1990, 1994; Koloß, 1974; Krieger, 1990

Zanzibar (Sansibar)
Die Tansania vorgelagerte Insel im Indischen Ozean wurde nach der Überlieferung von Hamza, einem Fürsten des arabischen Sultanats von Oman gegründet, der nach einem Aufstand um 695 als Unterlegener mit seinen Gefolgsleuten das Land verließ. Im Verlauf der nächsten Jahrhunderte dürfte sich eine als Shirazi-Suaheli-Kultur zu bezeichnende Mischkultur herausgebildet haben, die auch heute noch das Kennzeichen dieser Insel bildet. Es ist eine rassische Mischung aus den oben erwähnten Arabern aus Oman, den um 975 unter Ali ben Sultan al-Hassan ben Ali nach Ostafrika eingewanderten Persern aus Schiras (den Schirasi, Shirazi) und von eingeborenen Afrikanern aus dem Festland. Die Shirazi gründeten die

ersten festen Städte entlang der ostafrikanischen Küste, u. a. Kilwa-Kisiwani, eine Handelsmetropole, von der aus sie zwischen dem 10. und 16. Jahrhundert vor allem den Goldhandel bis zum Monomotapa-Reich in Zimbabwe beherrschten.

Nur wenige Baudenkmäler dieser Kultur (Suaheli-Architektur) existieren noch heute, und auch von den kunsthandwerklichen Erzeugnissen wie etwa bemalten Kacheln, geschnitzte Türeinfassungen oder Türen sind nur noch wenige Relikte vorhanden.

Lit.: Bertaux, 1966; Elkiss, 1973; Ghaidan, 1971, 1973; de Vere, 1974.

Makonde, Lydenburg

Die Makonde sind mit etwa 200 000 Menschen eine vergleichsweise kleine, jedoch künstlerisch die bekannteste Volksgruppe Ostafrikas. Sie leben an der Küste im Südosten Tansanias und im angrenzenden Mosambik mit den Yao im Westen, den Mwera und Matumbi im Norden, sowie den Makua im Süden und Westen als Nachbarn, mit denen sie auch die künstlerischen Inspirationen weitgehend teilen. Vorläufig ist es deshalb äußerst schwierig, einzelne Stilunterschiede zu definieren, da offenbar auch viele Objekte aus der näheren oder weiteren Nachbarschaft übernommen oder sogar gehandelt wurden; die hier als »Makonde« erläuterten Kunstwerke könnten deshalb ebenso von einer der anderen Ethnien stammen.

Einigen wenigen Figuren der Makonde – viele von ihnen befinden sich in Museen – steht eine Fülle von Masken gegenüber, von denen man zwei Haupttypen unterscheidet. Eine meist klein geschnitzte Gesichtsmaske, mit oder ohne Lippenpflock, sowie eine häufig naturalistisch geschnitzte Helmmaske, vielfach aus leichtem Holz. Daneben gibt es einige Übergangsformen zwischen Gesichts- und Helmmasken, wie sie auch aus anderen Gebieten Afrikas bekannt sind (vor allem aus Nigeria). Beide Typen, Gesichts- und Helmmaske, kommen mit Narbentatauierungen und echten Haaren vor, wobei die Schmucknarben durch Flecken und Streifen von Bienenwachs mit den Fingern aufgetragen und die Haare durch kleine Einschnitte mit Hilfe eines stumpfen Gegenstandes eingetieft werden.

Es gibt Miniaturmasken mit Schutzfunktion, Masken mit menschlichen Gesichtern der verschiedensten Typen – Makonde mit negroiden Zügen, Fremde, Araber, Europäer, »Shetani« mit übergroßen Ohren, Krankheitsmasken (Gesichtslähmung) und eine Reihe von Tiermasken. Die meisten dieser Typen kommen sowohl in Holz als auch in Terrakotta (s. u.) vor.

Interessant dabei ist, daß – abgesehen von einigen Terrakottamasken – in den letzten Jahrzehnten fast ausschließlich Helmmasken nach Übersee gelangten; die in Europa und den USA existierenden Gesichtsmasken stammen größtenteils aus alten Sammlungen und finden sich vornehmlich in (deutschen und portugiesischen) Museen.

Neben diesen Haupttypen von Masken gibt es Leibmasken oder Brustplatten, ähnlich denjenigen der Yoru-

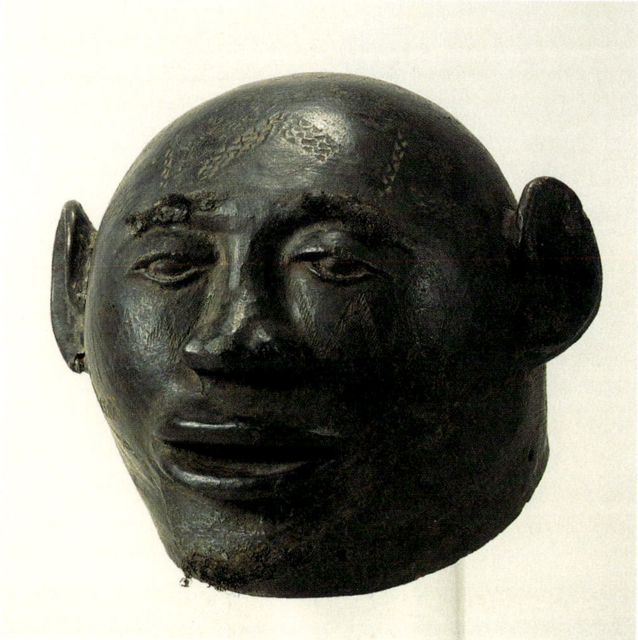

Abb. 215 Terrakotta-Helmmaske; echte Haare, Makonde

Abb. 216
Helmmaske, teilweise rötlich gefärbt; echte Haare, Makonde, 29 cm

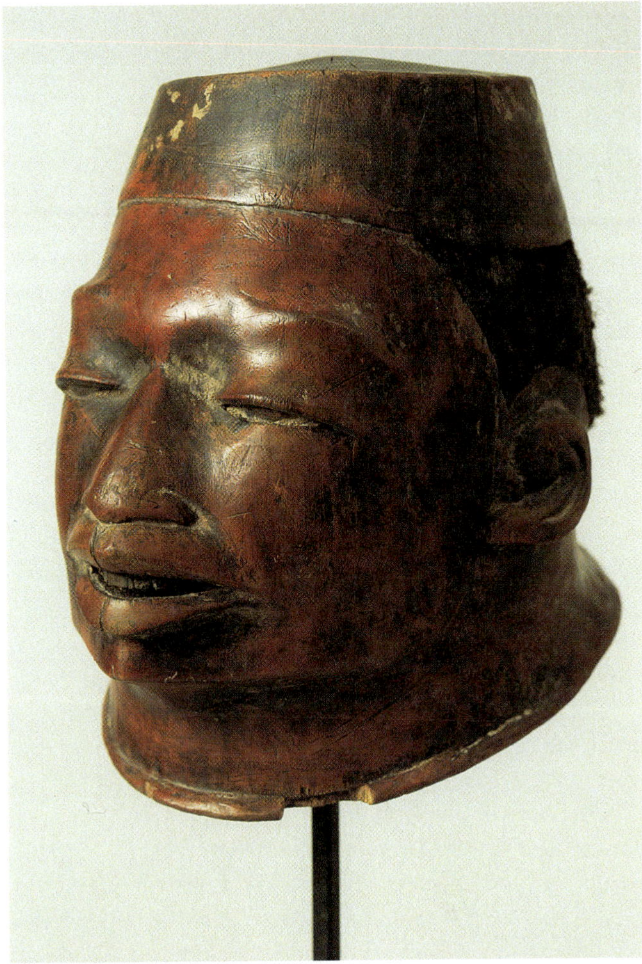

ba, jedoch nur in weiblicher Form. Sie sind ebenfalls meist mit Tatauierungen versehen und symbolisieren angeblich die Legende vom ersten Mann der Schöpfung, der eine Holzfigur schnitzte; daraufhin erwachte diese zum Leben und wurde seine Frau. Sehr selten sind Sexualmasken, die nur das männliche oder weibliche Geschlechtsteil zeigen und mit echten Haaren versehen sind.

Eine Besonderheit stellen die Masken der Makonde aus Terrakotta dar. Sie waren noch bis vor kurzer Zeit völlig unbekannt und sind deshalb auch in der Literatur ein Novum. Vermutlich stellen sie das weibliche Gegenstück zu den Masken der männlichen Initiation dar, denn die Frauen führen die Initiation der Mädchen durch und töpfern die Masken, zu denen auch Leibmasken gehören. Wahrscheinlich wurde aber hier eine Tradition von Terrakotta-Masken fortgesetzt, wie sie in Südafrika anhand von Ausgrabungen festgestellt werden konnte. Dabei handelt es sich um sieben Helmmasken, die einigen Terrakotta-Helmmasken der Makonde, besonders des rudimentären Typs, sehr ähneln. Sie wurden in Lydenburg, im östlichen Transvaal, gefunden, auf etwa das 6. Jahrhundert n.d.Z. datiert und gelten als die bislang frühesten Skulpturen der afrikanischen Eisenzeit südlich des Äquators. Die Tatsache, daß man bisher von den Terrakottamasken der Makonde nichts wußte, ist vielleicht dadurch zu erklären, daß man mit ihnen im Unterschied zu den Holzmasken – nicht tanzte und sie deshalb vor den Augen der Forscher verborgen blieben, zudem es sich ja auch um einen weiblichen Kult handelt. Tatsächlich sind einige von ihnen sehr alt, und es liegt die Vermutung nahe, daß die Terrakottamasken bereits vor den Holzmasken existiert haben.

Ebenso wie die Gesichtsmasken, befinden sich auch die meisten freistehenden traditionellen Figuren in (deutschen und portugiesischen) Museen, nur wenige noch in Privatsammlungen. Dabei handelt es sich fast ausschließlich um weibliche Figuren – männliche Figuren sind selten – mit und ohne Lippenpflock, einige in der sogenannten »Tanzhaltung« – wie die bekannteste ihrer Art aus dem Linden-Museum Stuttgart. Über ihre Verwendung ist nichts bekannt, da sie jedoch überwiegend aus schwerem Holz geschnitzt sind, scheint es möglich, daß sie bereits für den Handel hergestellt wurden (Blesse, 1994).

Bereits seit Beginn des Jahrhunderts schnitzen die Makonde nämlich auch für den Souvenirmarkt sowie für den modernen Kunstmarkt, die sie beide sowohl mit naturalistischen Genre-Figuren des afrikanischen Alltags, mit sogenannten »Lebensbäumen«, aber auch mit surrealistisch geprägten Skulpturen und Dämonenfiguren (»shetani«, von arab. »Teufel«) beliefern. Beide Typen werden häufig aus Ebenholz hergestellt und waren bereits in mehreren Galerien und Museen in Europa und den USA in Spezialausstellungen zu sehen.

Doch auch in der traditionellen Schnitzkunst erschöpft sich die Fertigkeit der Makonde nicht allein in Masken. Künstlerisch gearbeitete Hocker, Zeremonialstäbe, Musikinstrumente u. a. zeugen von ihrem diesbezüglichen

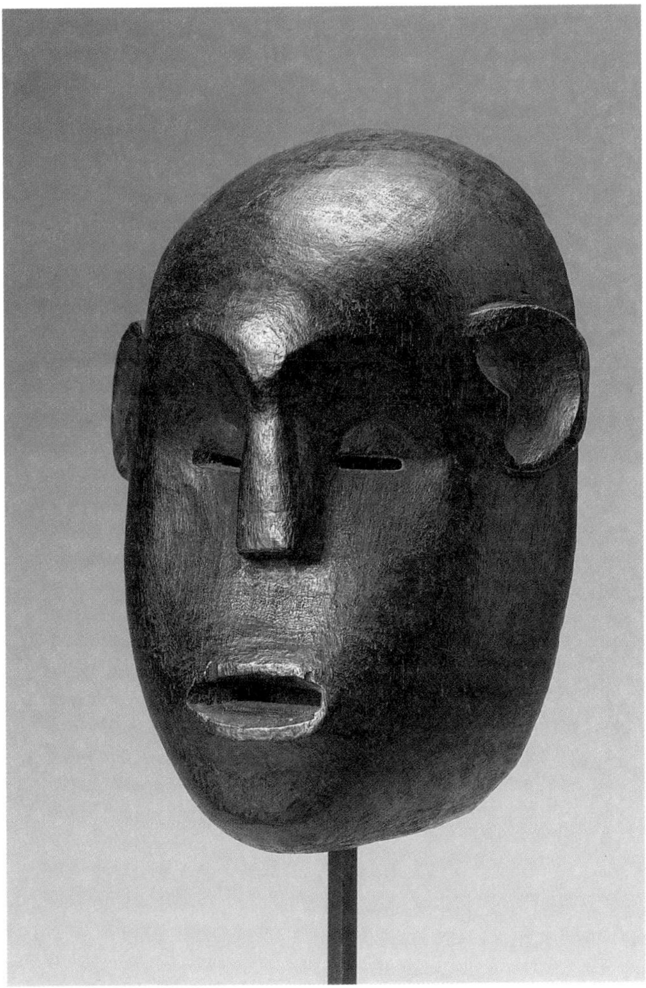

Abb. 217
Gesichtsmaske, den Makua zugeschrieben

Können – nicht zu vergessen die *mtete* genannten kleinen Behälter zur Aufbewahrung von Schnupftabak, Schießpulver und Medizin.

Lit.: Blesse, 1989, 1994; Castelli, 1990; Dias/Dias/Guerreiro, 1964-1970, Fouquet, o. J.; Grohs, 1989; Hartmann, o. J.; Iwalewa, 1986; Leurquin/Meurant, 1990b; Meurant, 1992a, 1992b; Mohl, 1977; Soares, 1989; Wembah-Rashid, 1971, 1989

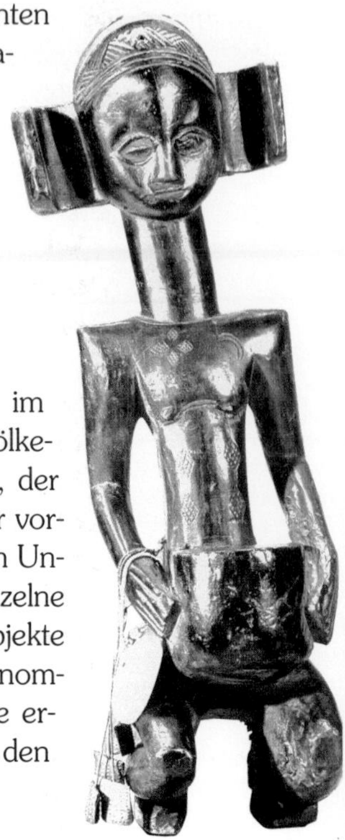

Abb. 218
Weibliche Figur,
Rotse, 56,5 cm

Makua

Zusammen mit den Lomwe machen die Makua im Nordosten von Mosambik etwa die Hälfte der Bevölkerung des Landes aus. Die Kunstwerke der Makua, der Mwera und der Makonde zeigen – nach dem bisher vorhandenen Material zu urteilen – untereinander kaum Unterschiede. So ist es vorläufig äußerst schwierig, einzelne Stile zu definieren, da offensichtlich auch viele Objekte aus der näheren oder weiteren Nachbarschaft übernommen oder gehandelt wurden; die bei den Makonde erläuterten Kunstwerke könnten deshalb auch von den Makua oder einer der anderen Ethnien stammen.

Lit.: Blesse, 1994; Krieger, 1990

Rotse (Barotse, Lozi)

Die Rotse, eine Volksgruppe mit etwa 700 000 Menschen, leben im westlichen Sambia am Oberlauf des Zambezi. Sie standen lange Zeit im Einflußbereich der Lunda-, Chokwe-, Luena-Kultur, die sich in ihrer Blütezeit bis weit über den östlichen Zambezi erstreckte. Besonders die Kunst der Rotse zeigt diesen Einfluß, der an den seltenen Figuren deutlich wird, sich aber auch an Gebrauchsgegenständen wie Schüsseln, Löffeln und dergleichen manifestiert, die oft mit fein geschnitzten Tieren und menschlichen Figuren verziert sind.

Lit.: Baumann, 1940

Mbunda (Ambunda, Mambunda, nicht zu verwechseln mit den Mbundu im südwestlichen Angola und den Bunda im südwestlichen Zaire)

Die Mbunda siedeln im Grenzgebiet zu Angola im äußersten Westen von Sambia und in angrenzenden Teilen von Angola. Zu ihnen zählen die Mbalango und die unter den Rotse (Lozi) lebenden Old Mbunda, die zu den Mashi gerechnet werden.

Wie bei vielen andere Gruppen im Lunda-Chokwe-Ngangela-Gebiet treten bei den Mbunda und Old Mbunda die Maskengestalten des *Makisi* (*makishi*; Sing. *likisi*) auf.

Dabei gibt es 18 verschiedene Kostüme für die Maskengestalten und 22 verschiedene Masken, jedoch nur eine aus Holz – die *sachihongo;* sie stellt den Jäger mit Pfeil und Bogen dar.

Während sich bei den Mbunda und Old Mbunda die

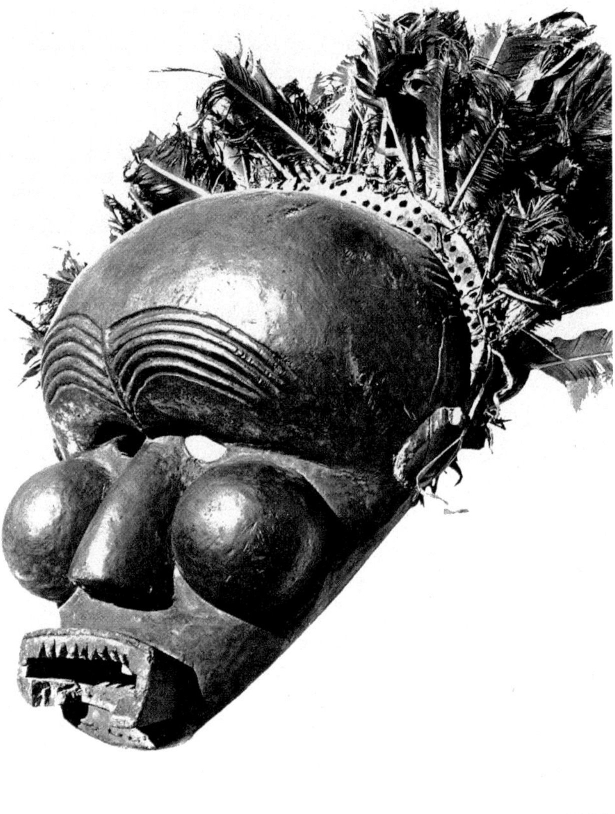

Abb. 219
sachihongo-Maske der Mbunda, 51 cm

Zielsetzung beim *Makisi*-Tanz unterscheidet (rituell bzw. kommerziell), lassen sich die *sachihongo*-Masken der Mbunda von denen der Mbalango stilistisch trennen: Die Mbunda verwenden Masken mit stark aufgeblähten, oft kugelförmig gestalteten Backen, die Mbalango eingefallen scheinende Hängebacken.

Lit.: Holub, 1881/II; Vrydagh, 1977, 1990, 1993

Shona

In ihrer traditionellen Kunst ist diese Volksgruppe, die in Zimbabwe lebt, vor allem durch die formschön geschnitzten Nackenstützen bekannt geworden. Die moderne Kunst der Shona konzentriert sich neben Holzplastiken und Gemälden hauptsächlich auf Skulpturen aus Seifenstein und Serpentin.

Lit.: Descargues, 1979; Polakoff, 1972; Schaedler, 1990

Zimbabwe (Great Zimbabwe)

Zimbabwe gilt als eine der bedeutendsten Ruinenstätten Schwarzafrikas. Im gleichnamigen Simbabwe (Zimbabwe) gelegen, wurde sie vor über hundert Jahren von Carl Mauch beschrieben, nachdem sie von einem Jäger kurz zuvor entdeckt worden war.

Inzwischen hat man nahezu hundert Ruinen zwischen Zambezi und Limpopo gefunden – Reste von Tempeln, Festungen, Minen, Kellern und sogar Thermen. Zimbabwe selbst, die berühmteste Ruinenanlage (Great Zimbabwe), nach der die ganze Kultur benannt wurde, liegt etwa 20 km südöstlich von Fort Victoria im felsigen Hügelland Simbabwes.

Obwohl die früheste Besiedlung des Landes mit Ackerbautreibenden Bantu-Gruppen bereits vor 500 n.d.Z. abgeschlossen war, liegt die Blütezeit von Zimbabwe, der die imposanten Bauwerke zu verdanken sind, zwischen 1075 und 1440 – Daten, die sich aufgrund von Radiocarbon-Messungen und der Bestimmung von importierten Glasperlen, persischer Fayence und chinesischem Porzellan, das sich in den Ruinen fand, ergaben.

Plastische Kunstwerke wurden nur spärlich zutage gefördert: sechs kunstvoll stilisierte Vögel und Vogelmenschen aus Steatit, Steinschalen mit Relief, hölzerne Schalen und Tierkopfvasen zur Aufbewahrung von Herrscherreliquien. Den Zusammenhang mit orientalischen Regionen der Anliegerstaaten des Indischen Ozeans verraten vor allem die kunstvoll gearbeiteten Tierdarstellungen (Rhinozeros usw.) aus purem Goldblech, wie sie Ausgrabungen von Fouché Mitte der dreißiger Jahre in Mapungubwe ans Tageslicht brachten.

Lit.: Bent, 1896; Fouché, 1937

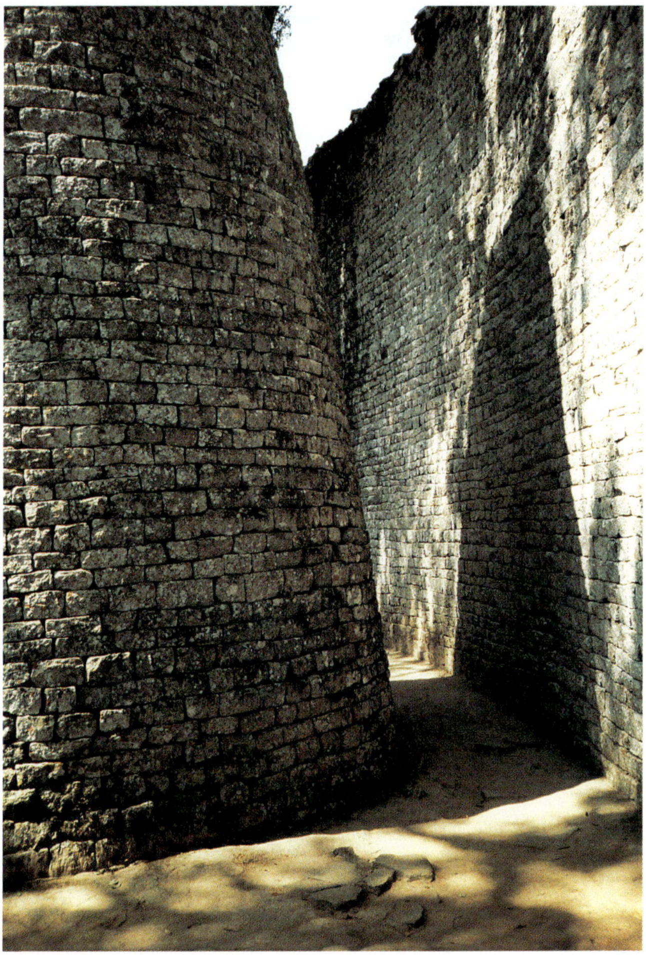

Abb. 220
Great Zimbabwe,
Turm und große
Mauer

Nguni, Ndebele, Ngoni, Tembu, Zulu

Zur Zeit der Entdeckung Südafrikas hatten die Nguni – die südlichste Bantu-Gemeinschaft Afrikas – das heutige Natal besetzt und waren tief in das Kap der Guten Hoffnung vorgedrungen – auf Kosten der Buschmänner, mit denen sie sich vermutlich stark vermischten, denn alle Nguni-Sprachen enthalten die für Khoisan-Sprachen typischen Klick-Laute. Doch wanderten die Nguni schon vor einigen hundert Jahren, d. h. mindestens seit ihrer Bekanntschaft mit den Europäern, auch nach Norden, wo sie wieder andere Bantugruppen verdrängten. Aufgrund dieser Aufspaltungen werden heute drei »Cluster« von Nguni unterschieden: die Nguni, die Ndebele und die Ngoni. Als Nguni bezeichnet man die im Lande verbliebenen Gruppen, wobei die Pondo, Tembu und Xosa als südliche Nguni und die Swazi und Zulu als nördliche Nguni gelten. Ein Teil der Ndebele ist ins heutige Simbabwe aufgebrochen und hat dort auf Shona-Territorium 1838 einen eigenen Staat errichtet, andere haben sich schon zweihundert

Abb. 221
Gruppe von Ndebele-Frauen, 1891

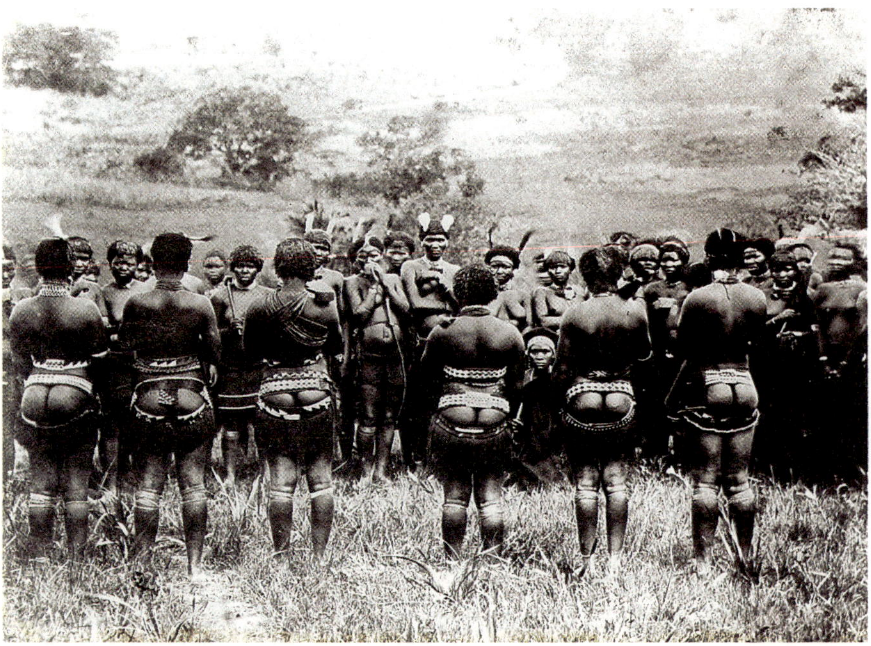

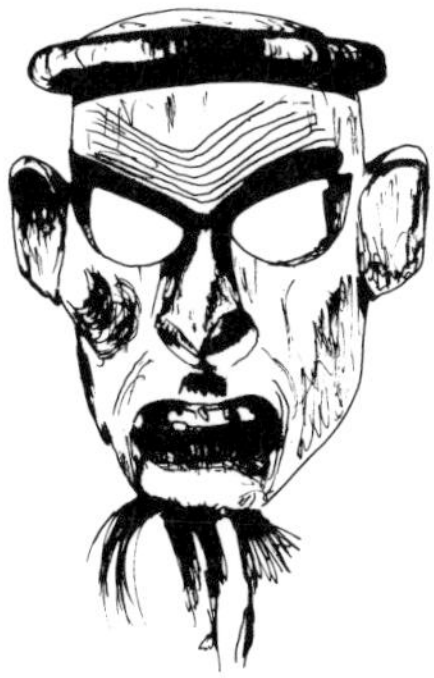

Abb. 222
Maske, Tembu,
27 cm

Jahre früher bei den Sotho in Transvaal niedergelassen. Als Ngoni schließlich werden jene Nguni bezeichnet, die als gemischte Zulu-Abkömmlinge um 1820 aus Natal vor König Shaka flohen, plündernd nach Norden zogen und auf dem Weg eine Reihe ethnischer Elemente wie Sotho, Swazi, Thonga u. a. mitnahmen. In der Nähe des Victoria-Sees angelangt, wandten sie sich wieder südwärts, um sich in ihren heutigen Siedlungsgebieten im südlichen Tansania, Malawi und Simbabwe niederzulassen.

Die Ndebele sind in Übersee vor allem durch ihre bunt bemalten Häuser sowie durch ihre Perlarbeiten, mit denen sie sich schmücken, bekannt geworden. Von den Ngoni gibt es eine Reihe formschöner Nackenstützen. Neben geometrischen Motiven werden dabei oft abstrakt gestaltete Tiere als stützendes Element verwendet.

Den Tembu, einer zu den südlichen Nguni gehörenden Volksgruppe, die zusammen mit den Xosa mit über acht Millionen Menschen die bedeutendste Ethnie Südafrikas stellt, kann bisher offenbar nur eine Maske zugeschrieben werden. Sie trägt den für die ranghohen Zulu typischen Kopfring.

Die Kunst der Zulu beschränkt sich auf wenige Figuren, Würdestäbe und Stöpsel für Medizinbehälter sowie auf Perlarbeiten und die teilweise mannshohen Schilde aus halb gegerbter Rinderhaut.

Lit.: Brottem/Lang, 1973; Courtney-Clarke, 1986, 1990; Jolles, 1994; Murdock, 1959; Plaschke/Zirngibl, 1992

Madagaskar

Die Insel im Südosten des afrikanischen Kontinents wird von über 12 Millionen Menschen bewohnt und hat durch die frühe Einwanderung indonesischer Völker ein eigenwilliges Gepräge erhalten. So überwiegt vor allem im Zentrum des Landes, das hauptsächlich von den Merina, der größten Bevölkerungsgruppe beherrscht wird – die auch die Ober- und Mittelklasse stellen – deutlich das malaiische Element, das von arabischen und indischen Einflüssen durchmischt ist. So stellt sich Madagaskar, obwohl von großer Homogenität in sprachlicher und kultureller

Hinsicht, ethnisch als im wesentlichen malaiisch (mongolisch) dar, mit einer starken arabischen (kaukasischen) Überlagerung und einer vergleichsweise kleinen Bantu-(negroiden) Komponente.

Die historische Entwicklung dieser ethnischen Mischung ist bis heute nicht eindeutig geklärt, doch scheint die Theorie einer vor der malaiischen Einwanderung unbewohnten Insel die wahrscheinlichste. Etwa nach 900 dürften sich dann heterodoxe Araber, u. a. aus Oman und Yemen, die vor den sich an der ostafrikanischen Küste ausbreitenden orthodoxen Sunniten flüchteten, im östlichen Madagaskar niedergelassen haben. Ihnen folgten die weiter expandierenden Sunniten, die sich im Nordwesten niederließen, um Handel zu treiben und das Land zu kolonisieren. Sie brachten eine große Anzahl von Sklaven mit – zum Verkauf an die Madegassen und für die eigene Landwirtschaft. Die Ankunft der Portugiesen um 1500 beendete die arabische Herrschaft, bis sich Briten und Franzosen um Madagaskar bemühten. 1896 behielten die letzteren mit der Besetzung der Insel die Oberhand.

Diese ethnische Mischung zeigt sich auch in den künstlerischen Äußerungen des Landes, die sich – abgesehen von christlichen und islamischen Elementen – vor allem in den Grabdenkmälern der Insel manifestieren. Diese verbinden figürliche Darstellungen im einfachen Rundstil mit eindrucksvollen geometrischen Ornamenten, die deutlich dem afro-arabischen (Suaheli-)Formenschatz anzugehören scheinen. Diese *aloala* (»Schatten des Todes«) genannten Grabpfosten, die etwa zwei bis vier Meter hoch sind, wurden auf die *valavato,* die großen Grabanlagen der vornehmen Klane gestellt. Die *valavato* waren Kultstätten, die nur mit Erlaubnis des Familienoberhauptes und nur im Gebet und unter Libationen (Trankspenden) betreten werden durften. Die ruhelose Seele des Verstorbenen fand in den *aloala* ihren Wohnsitz, wo sie durch Opfergaben besänftigt und geehrt werden konnte.

Die wichtigsten Volksgruppen, denen die Herstellung

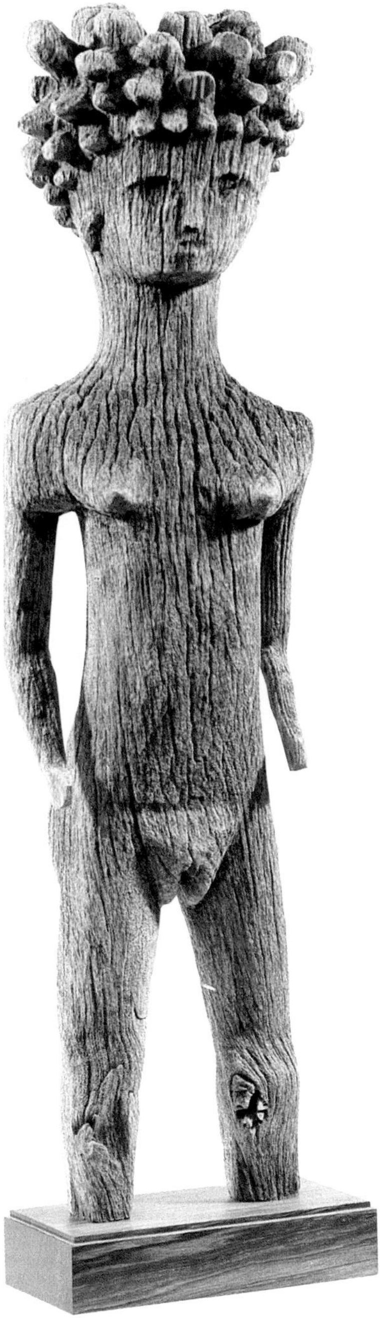

Abb.: 223
Figuratives Teilstück eines *aloala*-Grabpfostens, Madagaskar, 85 cm

der *aloala* zugeschrieben wird und die auch die stärksten Bantu-Elemente tragen, sind die Tsimihety und Sihanaka im Norden sowie die Antandroy und Mahafaly im Süden; letztere exportierten ihre *aloala* auch zu ihren Nachbarn im Norden, den Sakalava, Bara und Betsileo.

Wie aus frühen Berichten über Madagaskar hervorgeht, war die Weberei bereits im 17. Jahrhundert hoch entwickelt, und man verwebte Seide, Bast, Raphia und Baumwolle. Die bekanntesten Produkte dieser Weberei sind die sogenannten *lamba mena* (*lamba* = Umschlagtuch, *mena* = rot), die bereits in den frühen Quellen angesprochen wurden. Es sind rituelle Gewebe, die man ausschließlich als Leichentücher verwendet. Sie sind zugleich die feinsten Tücher, und sie wurden früher auch stets aus rot gefärbter Seide hergestellt. Die heutigen *lamba mena* zeigen auch andere Farben – deren Zusammenstellung vorher mit einem Astrologen abgesprochen wird – und sind, um sie von den allgemein auf der ganzen Insel gebräuchlichen *lambas* zu unterscheiden, meist mit einer Bordüre versehen, die entweder durch eingearbeitete Silberperlen, aber auch durch Zierschüsse hergestellt sein kann. Solche *lamba mena* werden hauptsächlich von den Betsileo, den Merina sowie von den Tanala und Hova, die alle im zentralen Hochland leben, gefertigt. Offenbar als einzige Volksgruppe in Madagaskar stellen die Sakalava auch Gewebe mit *ikat*- Färbetechnik her.

Lit.: Catat, 1894; Heidemann, 1937; Leuzinger, 1970; Molet, 1965; Murdock, 1959; Picton/Mack, 1979

Abb. 224
Tanzaufsatz *egungun,* Yoruba, 27 cm

Ratschläge für Sammler

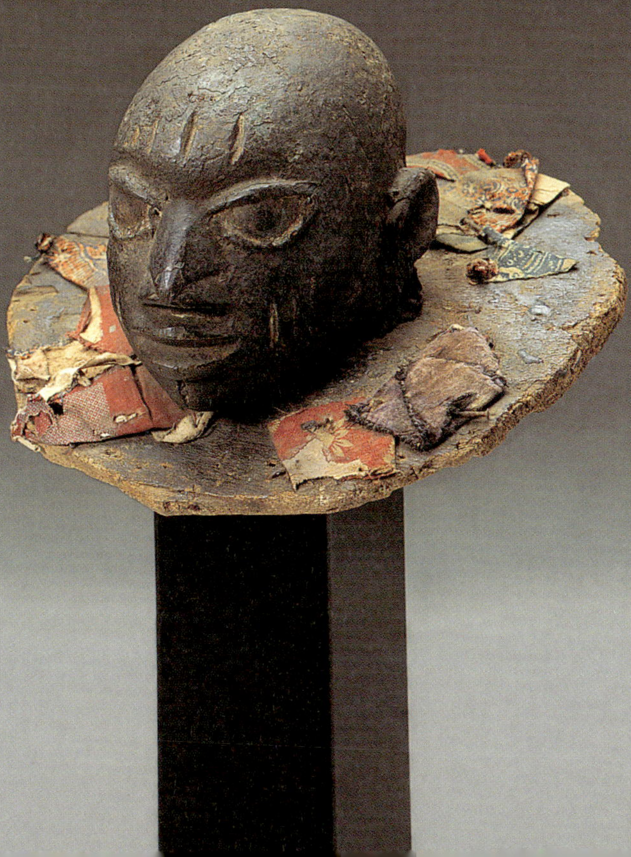

Qualitätskriterien von Werken afrikanischer Kunst

Wie in allen Bereichen des Kunsthandels gibt es auch auf dem Gebiet der afrikanischen Kunst bestimmte Kriterien, welche die Qualität eines Objektes – und damit seinen Preis – bestimmen.

Echtheit

Was gilt bei afrikanischer Kunst als »echt«? Welche Kriterien müssen erfüllt sein, um ein Stück einwandfrei als das bezeichnen zu können, was der Kunstliebhaber von ihm erwartet?

Im Gegensatz zu fast allen anderen Kulturkreisen, deren Produkte im Handel auftauchen und damit – nach Art ihrer Beschaffenheit – juristische Relevanz besitzen, spielt das Alter von Gegenständen der sogenannten primitiven Kunst (also auch der afrikanischen), um sie als »echt« bezeichnen zu können, zunächst keine Rolle. Der juristische Begriff von Antiquitäten, die, um als solche zu gelten, mindestens 100 Jahre alt sein müssen, ist bei afrikanischen Kunstgegenständen – wie bei den sogenannten »Ethnologica« überhaupt – nicht anwendbar. Zum einen gibt es wegen der Vergänglichkeit von Holz, das in Afrika meist als Material verwendet wird, nur verhältnismäßig wenige Stücke, die dieses Alter überschritten haben, und zum anderen bestehen in vielen Gebieten noch die traditionellen Glaubensvorstellungen, was bedeutet, daß sich die kultischen Gegenstände weiterhin in Gebrauch befinden (sie wären also in der Gegenwart bereits »antik«).

Nach dem oben gesagten könnte man versucht sein, eine Maske, die in Afrika von einem afrikanischen Schnitzer – und zwar dem traditionellen der entsprechenden Volksgruppe – sowie aus dem dafür rituell bestimmten Holz gerade fertiggestellt wurde, als zweifelsfrei »echt« zu bezeichnen. Tatsächlich ist sie das jedoch keineswegs – jedenfalls nicht in dem hier notwendigerweise eng zu fassenden Begriff »echt«.

Denn wenn bei anderen »Antiquitäten« Zeit und Ursprung maßgebend sind, um sie als »echt« bezeichnen zu können, so tritt bei afrikanischen Kunstwerken für die Zeit – das Alter spielt, wie eingangs erwähnt, für diese enge Definition zunächst keine Rolle – ein anderer ausschlaggebender Faktor hinzu: die Zweckbestimmung des Objekts. Dies bedeutet, daß eine Zauber- oder Ahnenfigur, eine Maske tatsächlich für den ihr im Rahmen des Kultes zugedachten Zweck hergestellt wurde – und nicht etwa für Touristen oder den Kunstmarkt.

Rein theoretisch würde dieser Beurteilungsfaktor auch genügen – in der Praxis jedoch wird man auf ein ergänzendes Beurteilungsmoment nicht verzichten können, nämlich die tatsächliche Verwendung im Kult, d. h. die Spuren dieser Verwendung als Kriterium für die Bezeichnung »echt«.

Die Problematik läßt sich vielleicht am Beispiel von Schnitzern aus einigen Gegenden erläutern, in denen einerseits der Kult noch gepflegt wird, andererseits aber bereits wegen der künstlerischen Qualität der Stücke ein Angebotsmangel auf dem Kunstmarkt herrscht. Hier fertigen die Schnitzer vom Typ her oft identische Stücke für zwei verschiedene Auftraggeber: einmal für die Volksgruppe (Priester, Häuptling, Individuum etc.) zur Verwendung im Kult und einmal für den Händler zur Veräußerung auf dem Kunstmarkt. Beide Stücke sind, wenn sie vom Schnitzer kommen, in bezug auf ihre Authentizität vollkommen gleich – und doch wird eines der Objekte, sobald es kultisch verwendet wird, »echt«, das andere ist zunächst eine Kopie, die dann zur Fälschung wird, wenn man sie mit vorgetäuschten Trage- oder Gebrauchsspuren versieht.

Auch anhand der sogenannten Auftragsexemplare läßt sich der Begriff »echt« bei afrikanischer Kunst umreißen. Obwohl es sich bei diesen, streng genommen ebenfalls um Kopien im oben dargelegten Sinne handelt, liegen sie gewissermaßen im Grenzfeld der Beurteilung – hier allerdings ausnahmsweise vorausgesetzt, es handelt sich um belegte (das bedeutet schriftlich fixierte) alte Stücke.

So besitzt fast jedes der früh gegründeten Völkerkunde- oder Misssionsmuseen Europas und Amerikas sowie auch einige Privatsammlungen eine mehr oder weniger große Zahl nachweislich vor Beginn der Massenproduktion für den Tourismus hergestellter Objekte afrikanischer Kunst. Sie unterscheiden sich in nichts von den übrigen »echten« Stücken – mit einer einzigen Ausnahme: sie sehen meist so neu aus, als wären sie eben geschnitzt worden und sind lediglich mit einer »europäischen« Staub-Patina, die sich im Laufe der Jahrzehnte gebildet hat, bedeckt. Von den ersten Portugiesen, die an den Küsten Afrikas an Land gingen, bis zu Handelsleuten, Kolonialbeamten und Missionaren, brachten viele diese »Auftragsexemplare« mit. Ob es sich dabei tatsächlich um Stücke handelt, die in Auftrag gegeben wurden, um sie als Kuriosum von der weiten Reise mitzubringen – die Bezeichnung »Kunst« für diese Objekte hätte damals niemand in den Mund genommen – , oder aber um solche, die bereits für den entsprechenden Kult hergestellt waren und nur vor der Verwendung verkauft oder verschenkt wurden, ist heute nur in seltenen Fällen nachzuweisen und auch lediglich von theoretischem Interesse. Maßgebend ist für die heutige Betrachtungsweise, die sich hier – wenn auch aus anderen Aspekten – mit der afrikanischen Auffassung der Identität von Kult und kultischem Objekt deckt, daß ein Gegenstand tatsächlich im Kult verwendet wurde – womit zugleich eine Definition von »echt« im Bereich afrikanischer Kunst gegeben ist.

Ungeachtet ihres zweifelsohne hohen historischen Wertes als Belegstücke – allerdings auch nur dann, wenn man Herkunft und Verwendungsart einwandfrei nachweisen kann – sind deshalb diese Auftragsexemplare nicht oder nur mit großen Einschränkungen als »echt« zu bezeichnen. In ihrer »Echtheit« verhalten sie sich etwa so wie »Stilmöbel« zu antiken Möbeln aus der entsprechenden Epoche.

Da mit wenigen Ausnahmen (z. B Voodoo-Kulte in Amerika) afrikanischer Kult nur in Afrika und nur im entsprechenden engeren Kulturbereich gepflegt wird, läßt sich auch das sonst bei Antiquitäten erforderliche Ursprungskriterium hier ganz vernachlässigen.

Die Frage nun, ob ein afrikanischer Kunstgegenstand tatsächlich im Kult verwendet wurde, also die Bezeichnung »echt« verdient, hängt demnach letztlich vom Beweis der entsprechenden Behauptung ab. Unabhängig von der sonstigen Qualität eines Stückes wird generell die Überzeugungskraft dieses Beweises (Gebrauchs-, Tragespuren, Patina, »Originalreparaturen« etc.) auch im Preis honoriert. Fehlen diese Beweise oder sind sie unglaubwürdig, so scheidet im allgemeinen das betreffende Objekt aus der Vorstellungskategorie »Afrikanische Kunst« aus und wird zum reinen Dekorationsgegenstand. Selbstverständlich sagt die nachgewiesene und sich vielleicht sogar besonders deutlich manifestierende Echtheit allein nichts über den Wert eines Objektes aus: Ein gutes Dekorationsstück kann viel teurer sein als ein Gegenstand, der lange Zeit im Kult verwendet wurde – auch in Afrika gab und gibt es noch gute und weniger gute Schnitzer.

Im Falle der oben erwähnten »Auftragsexemplare«, die hier nur sehr bedingt als »echt« angesehen wurden, liegt es allein beim Käufer, ob er die mangelnden Gebrauchs- oder Tragespuren durch Herkunftszeugnisse, wie z. B. nachweislich alte Sammlungen etc. als hinreichend ersetzt ansehen will oder nicht. Gelegentlich erzielen Auftragsstücke aus Gegenden, die schon in früher Zeit, d. h. in der Regel vor dem Ersten Weltkrieg, den Europäern die afrikanische Kunst näherbrachten, wie Gabun (die »weißen Masken des Ogooué« der Puno, Lumbo u. a., die Masken der Fang) oder die Elfenbeinküste (Skulpturen und Masken der Baule, Senufo u. a.), Spitzenpreise auf internationalen Auktionen, wenn sie aus berühmten, alten Sammlungen stammen. Fehlt jedoch einem Objekt ein solches Pedigree, wird sich der Sammler bei einem späteren Verkauf immer die fehlenden Abnutzungsspuren entgegenhalten lassen müssen.

Fälschungen

Wie lassen sich Fälschungen erkennen? Es versteht sich von selbst, daß, nachdem Trage- und Gebrauchsspuren als Echtheitskriterien gelten, versucht wurde – und auch heute noch versucht wird –, diese Spuren zu imitieren, d. h. Objekte zu fälschen oder zu verfälschen. Nicht in diese Kategorie der Fälschungen fallen alle neu gearbeiteten Gegenstände, bei denen nicht versucht wurde, den Eindruck zu erwecken, das betreffende Stück sei für den Kult gemacht *und* auch in diesem verwendet worden, hier handelt es sich, wie oben bereits dargelegt, um reine Dekorationsstücke, die jedoch nicht Gegenstand dieser Betrachtung sein können.

Wie auf allen Kunstgebieten, hat man auch in Afrika erst begonnen zu fälschen, nachdem für die Kunstgegenstände dieses Kontinents die steigende Nachfrage nicht mehr allein durch das bestehende Angebot befriedigt werden konnte, so daß für die Objekte höhere Preise gezahlt werden mußten. Je höher der zu erzielende Preis, um so größer auch die Mühe, die es sich lohnt zu investieren. Dabei verwischen sich an den jeweiligen Enden der Wertskala die Grenzen: Bei den billigen Stücken ist der Unterschied zwischen einem reinen Dekorationsobjekt und einem gefälschten minimal – er drückt sich vielleicht lediglich darin aus, daß das erstere frisch gebeizt aussieht, während das letztere in die Erde zur Aufnahme von Schmutz und Termitenspuren gelegt wurde. Bei den teuren Stücken dagegen verwischt sich umgekehrt manchmal die Grenze zwischen falsch und echt durch die geschickte Fälschung derart, daß es großer Erfahrung bedarf, sie zu erkennen.

Welche Materialien werden gefälscht?

Da der Großteil afrikanischer Kunstgegenstände aus Holz gefertigt ist, nimmt auch dieses Material hier den wichtigsten Platz ein. Für den Laien-Sammler manchmal schwer, für den geübten in der Mehrzahl der Fälle einfach zu erkennen, sind die zahlreichen Tricks, dort Trage- und Gebrauchsspuren vorzutäuschen, wo sie je nach Beschaffenheit und Zielsetzung des Gegenstandes eigentlich zu sein hätten.

So werden Gesichtsmasken an der Innenseite, wo Nase und Backen beim Tanzen reiben, glatt poliert, mit falschen Schweißspuren versehen, oder man behandelt die ganze Innenseite mit einer Substanz, die das »Abgegriffensein« vortäuschen soll. Gelegentlich werden alte Gefäße an ihrer Außenseite mit dem entsprechenden Maskengesicht »ausgestattet« – die Innenseite hat dann tatsächlich glaubwürdige »Tragespuren«. Entsprechendes gilt für die Stülpmasken und Tanzaufsätze. In vielen Fällen wird das Holz nachgedunkelt, um altes Material zu imitieren. Eine sehr gleichmäßige Behandlung der Innenseite einer Maske ist ebenso verdächtig wie dicke »Opferkrusten« auf der Außenseite – obwohl selbstverständlich auch echte Masken diese Merkmale tragen können und in Ausnahmefällen keine Tragespuren, sondern, wie z. B. die »Nacht-Masken« der Bangwa in Kamerun, lediglich eine Rußpatina aufweisen.

Auch an Figuren ist eine zu gleichmäßige Oberflächenpatina suspekt, insbesondere, wenn es sich um die erwähnte Opferkruste handelt; diese kann schwarzbräunlich (Blut etc.) oder weiß-gelblich (Hirsebier etc.) sein. Neben dieser (falschen) Opferpatina, die freilich in der Regel nur bei Objekten von Volksgruppen auftritt, die einen entsprechenden Kult pflegen, wird in gleicher Weise eine Patina imitiert, die sich durch das Herumtragen oder Pflegen (einölen, »ernähren«, oder versorgen mit Rotholzmehl u. a.) ergibt. Die sogenannten Fetischfiguren werden häufig durch – im wahrsten Sinne des Wortes – »falschen Zauber« ergänzt, indem man ihnen allerlei Fellteile, Federn, Haare, Tierhörner, Stoffetzen oder Metallteile anklebt bzw. umhängt.

Eine kleine Hilfe beim Erkennen von Fälschungen bringt in jedem Falle die genaue Betrachtung eines Stückes im Hinblick auf dessen Zweckbestimmung und der daraus notwendigerweise resultierenden Abnutzungsspuren. Als solche gelten selbstverständlich keine Termitengänge, die in kürzester Zeit von den dazu angesetzten Tieren herzustellen sind. Vielmehr muß darauf geachtet werden, ob eine Maske so überhaupt getragen werden konnte, wie dies z. B. die entsprechenden abgenutzten Stellen glaubhaft machen sollen; vor allem, ob das Alter von Innen- und Außenseite in etwa übereinstimmt (siehe z. B. S. 335: ehem. Gefäß als Maske): eine jahrzehntelang getragene Maske wird die Tragespuren auch auf der Außenseite erkennen lassen. Eine allerdings nicht immer einwandfreie Kontrollmöglichkeit stellen die meist am Rande von Gesichtsmasken und einigen Stülpmaskentypen angebrachten Löcher zur Befestigung der Maske am Kopf oder dem übrigen Maskenanzug dar: Solche müssen nicht unbedingt vorhanden und wenn, dann auch nicht unbedingt ausgewetzt sein; – die Masken können möglicherweise anders befestigt oder (seltener) nur herumgetragen worden sein.

Bei den Figuren, die regelmäßig umhergetragen oder beopfert werden (persönliche Schutzfiguren, Wahrsagefiguren etc.), sind die entsprechenden Spuren auch meist ohne weiteres feststellbar: In keinem Fall dürfen sie eine überall gleichmäßige Patina aufweisen – man faßt solche Figuren in der Regel immer an der gleichen Stelle an und sie werden in der Regel auch nur aus einer Richtung beopfert. Da neues Holz sich oft verrät (Gewicht, auftretende Risse), verwendet man häufig altes, wurmstichiges oder von Termiten angenagtes Holz. Hier lassen vielfach die Holzwürmer das Machwerk erkennen: Da diese ihre Freßgänge nie an der Oberfläche entlang führen (wie jedoch z.T. die Termiten), läßt sich eine Fälschung leicht nachweisen, wenn an einem Gegenstand (hervorgerufen durch das Schnitzen) solche Gänge an der Oberfläche erscheinen (Ausnahmen: wenn dicke Patina oder Stoffteile das Holz lange verdeckt haben).

Eine Besonderheit im Zusammenhang mit altem Holz, die nur noch in den Grenzbereich der Fälschungen gehört (es handelt sich eigentlich um Verfälschungen), ist das Verschönern alter, verwitterter Skulpturen. Dabei werden in die durch den Verwitterungsprozeß unkenntlich gewordenen Gesichter der Figuren neue Konturen geschnitzt, welche die Stücke wieder kommerzialisierbar machen.

Bei der Anfertigung von Kultgegenständen aus Holz, insbesondere von Masken, ist der Schnitzer sehr oft aus rituellen Gründen an die Verwendung einer bestimmten Holzart gebunden. Fälscher haben diesbezüglich keine Rücksicht zu nehmen und können ein ihnen genehmes Holz verwenden. Sie sind außerdem in der Regel nicht über solche Details informiert, wenn sie aus einer anderen Volksgruppe stammen. Hier ist ein Nachweis zwar einwandfrei, aber nur durch einen Holzfachmann in Zusammenarbeit mit einem Ethnologen zu erbringen.

Ein häufiger Fälschertrick besteht in der mutwilligen Beschädigung eines Objekts und seiner anschließenden kunstvollen (aber sichtbaren) Reparatur, die den Eindruck erwecken soll, besonders liebevoll vorgenommen worden zu sein: Hier wird die sogenannte »Originalreparatur« (s. u.) vorgetäuscht, die auch den letzten Zweifler davon überzeugen soll, hier handle es sich um ein wichtiges Kult-Stück, bei dem man auch eine aufwendige Reparatur nicht scheute, um es weiterhin zu gebrauchen.

Neben Holz wird aber auch in allen anderen Materialien gefälscht, die im Bereich der afrikanischen Kunst verwendet werden: Metall (Messing, Bronze, Kupfer, Eisen, Zinn/Zink-Legierungen, Gold, Silber), Elfenbein und Bein sowie Stein und Ton.

Anders als bei Holz, bei dem der erfahrene Sammler doch in der Mehrzahl der Fälle eindeutig »gut« von »böse« unterscheiden kann, wird eine Prüfung zweifelhafter Stücke auf ihre Echtheit bei den oben angeführten Materialien sich als vergleichsweise schwierig erweisen. Auch neuere technische Methoden (Radiocarbon, Thermolumineszenz) kommen entweder nur bei Ausgrabungen zum Zuge, die ein bestimmtes Mindestalter erreicht haben müssen, sind darüber hinaus teuer und schließlich nur für Holz und Elfenbein (Radiocarbon mit Toleranzen von +/– 100 Jahren) sowie Terrakotten (Thermolumineszenz mit Toleranzen von +/– 20 Prozent, teilweise auch noch im

Entwicklungsstadium) anwendbar. Die Legierungen von Bronzen und Gelbgüssen (Messing) geben nur Aufschlüsse innerhalb einiger alter Kunstepochen wie Benin etc. bezüglich der Herkunft des Metalls (Afrika oder Europa) und über diese Daten Hinweise auf die Schaffensperioden. Bei jüngeren Bronze- und Gelbgußarbeiten dagegen wurden alle möglichen Legierungen verwendet, so daß eine Datierung ausgeschlossen ist. Lediglich bei Stücken, die eine Patina aufweisen, läßt sich mit Hilfe naturwissenschaftlicher Methoden feststellen, ob diese Patina alt, also »gewachsen« ist, oder ob man sie künstlich aufgetragen hat (etwa mit Hilfe von Säuren, kochendem Öl, Schwefelleber etc.). Als ebenso schwierig erweist sich eine technische Prüfung bei Steinen – die Steine selbst sind sicherlich alle sehr alt ... Nur wenn sich die Steine lange Zeit im Freien befunden haben (wie beispielsweise die »Akwanshi« im Ekoi-Gebiet von Nigeria) ist es möglich, aus der Verwitterung der oberen Schicht einen Hinweis auf den Zeitpunkt der Bearbeitung zu erhalten.

Andere Prüfungen nach dem Augenschein, z. B. aufgrund der Oberfläche, sind etwas aufschlußreicher, doch erfordern sie eine noch genauere Kenntnis der ethnographischen, sprich: kultischen und historischen Voraussetzungen, die zum Entstehen eines Kunstwerkes geführt haben und die anschließend auch die ausgewiesenen Echtheitszeugnisse (in Gestalt von Abnutzungsspuren etc.) erhärten können. Gerade weil bei diesen Materialien eine exakte Prüfung schwerfällt, werden sie oft als bevorzugte Basis für Imitationen und Fälschungen verwendet.

Die rein technischen Überlegungen zur Aufdeckung einer Fälschung müssen – wenn sie nicht ausreichen – oft von stilistischen Erörterungen ergänzt werden. Ein auf anderen Kunstgebieten erworbenes Stilgefühl genügt für den Laien vielfach auch hier – sonst muß es durch stetiges Vergleichen in der Literatur und durch den Besuch von Museen langsam erarbeitet werden.

Da eine Maske oder eine Skulptur in der Regel um so höhere Preise erzielt, je schöner oder seltener sie ist, ist jeder Fälscher bemüht, der einen oder anderen Maxime möglichst nahezukommen – oder beide sogar zu vereinen. Immer verdächtig sind deshalb ausgefallen schöne Stücke, von denen nur wenige aus den Museen bekannt sind. Oft geht der Fälscher dann so weit, die Maske oder Skulptur noch schöner, (für westliche Augen) noch »afrikanischer« zu machen, als das entsprechende Vorbild je sein könnte. Wenn das betreffende Objekt dann noch im Preis einigermaßen erschwinglich scheint, verschließt die Begeisterung dafür und die Vorstellung, endlich auch ein »Museumsstück« erwerben zu können, oft die Augen vor jeder kritischen Betrachtung. Gerade bei besonders günstig scheinenden Objekten ist es deshalb besser, sich auch bei geringfügigen Zweifeln (»5 Prozent Zweifel genügen«) durch Hinzuziehen eines Fachmanns, durch eigenes kontemplatives Abwarten sich weiterer Argumente – pro und contra – zu versichern. Hat sich ein bereits erworbenes Stück dann einmal als nicht echt erwiesen, bleibt als Trost die Gewißheit, daß Sachkenntnis – der allerbeste Schutz vor Fälschungen – am gründlichsten durch schlechte Erfahrung, durch das bekannte »Zahlen von Lehrgeld« erworben wird.

Ein wirklich echtes und gutes Objekt – gleich welcher Kunstrichtung – teilt sich schließlich auf einer Ebene mit, die deskriptiv nicht erfaßbar ist. Alle erstklassigen Kunstwerke verfügen über eine eigene Ausstrahlung, ein eigenes Flair, das die Spontaneität des Künstlers, seine Seele, erahnen lassen – ein Kriterium, das gefälschten Stücken, bei aller Akribie auch im Detail, vollkommen fehlt.

Ästhetik

Nur ungern läßt sich der zu sehr mit der europäischen Vorstellungswelt verstandene Begriff »Ästhetik« auf Werke afrikanischer Kunst anwenden. Zu viele kulturgeschichtlich bedingte Assoziationen scheinen sich hier in den Weg zu stellen, die jedoch zum großen Teil in der Subjektivität des Begriffes Ästhetik liegen – Subjektivität hier auf europäische Kulturhorizonte bezogen. Letztlich sind aber doch sie maßgebend, denn zunächst einmal sieht heute, mit wenigen Ausnahmen, nur der Westen (und auch hier nur ein kleiner Teil) afrikanische Kunst als Kunst an, weil für den Afrikaner der Begriff Kunst – angewendet auf die traditionelle afrikanische Kunst (und nur von ihr ist hier die Rede) – als Abstraktum nicht existiert. Vielmehr ist er für ihn, wenn er noch gläubig ist, lebendiger Kult, manifestiert als tatsächliche Verkörperung eines Ahnen, eines Geistes, und wenn er nicht mehr gläubig ist, ein vielleicht bespottetes, verachtetes Relikt aus vergangenen Tagen.

Das Geheimnis, afrikanische Kunst zu schätzen, sie vielleicht sogar zu lieben, liegt nicht in der Kenntnis ihrer kulturellen Zusammenhänge, es liegt vielmehr ausschließlich in der persönlichen Erfahrung mit ihr. Wir können – und brauchen auch nicht – afrikanische Kunst mit afrikanischen Augen sehen. Die Objekte, die wir hier als Kunst betrachten, »Artefakte der materiellen Kultur«, sind nichts anderes als aus einem großen rituellen oder kultischen Ensemble herausgelöste Teile, meist eingebettet in religiöse Handlungen und begleitet von Musik, Tanz, Beopferung und Mystik. Zur »Kunst« werden sie erst durch uns, wenn wir sie als solche klassifizieren. In Afrika sind sie – mit wenigen Ausnahmen – alles andere als das. Auch die frühchristliche Kunst war für die Gläubigen nicht Kunst im heutigen Sinn, sondern kultisches Gerät oder – im Falle von Fresken oder Gemälden – Verständnishilfe für die größtenteils illiteraten Kirchgänger. Die heute oft in bezug auf die Kunst der Dritten Welt vorgebrachte Klage, man dürfe deren sakrale Gegenstände nicht aus ihrem Umfeld entfernen und in Museen stellen, läßt sich natürlich in gleichem Maß auf die christliche Kunst anwenden.

Es ist zweifellos interessant, wissenswert und für den Sammler afrikanischer Kunst ein belebendes Additivum seiner Leidenschaft, den kultischen Hintergrund einer Maske, einer Zauber- oder Geisterfigur zu erfahren und zu versuchen, sich damit auseinanderzusetzen. Zum wirklichen Verständnis afrikanischer Kunst werden solche Informationen nur zu einem kleinen Teil und nur in solchen

Bereichen beitragen, die nicht das ureigenste, innerste Wesen betreffen. Vermutlich wird nur derjenige in der Lage sein, des tatsächlichen vollen Gehalts eines Objekts teilhaftig zu werden, der im entsprechenden Kult aufgewachsen, in der Regel also ein Angehöriger der entsprechenden Volksgruppe ist; für ihn ist allerdings das Wort Kunst, im westlichen, im Sinn von l'art pour l'art verstandenen Begriff, ein Fremdwort.

Ein dem stärker ausgebildeten Spieltrieb des westlichen Menschen zuzuschreibendes Phänomen ist es, Hintergründe, Zusammenhänge und Verhaltensweisen anderer Kulturen zu beobachten und zu versuchen, sie »wissenschaftlich« zu erfassen und zu beschreiben. Beim Versuch allerdings, fremdes Denken zu verstehen, muß die Wissenschaft deshalb versagen, weil sie selbst eine eigene, hier also westliche Kategorie ist und nur innerhalb ihrer eigenen Parameter arbeiten kann.

Abgesehen von diesen speziell akademischen Besonderheiten, läßt darüber hinaus ein ganz anderer Umstand das kultische Beiwerk eines Objektes bei der Beurteilung seiner künstlerischen Qualität in den Hintergrund treten. Die Frage nämlich, zu welchem Zweck eine Maske oder eine Figur geschaffen wurde, sagt über den qualitativen Wert selbstverständlich gar nichts aus – genausowenig wie die Zweckbestimmung bei einer alpenländischen Votivgabe oder bei der Auftragserteilung für eine christliche Heiligenfigur. Es ist umgekehrt eher so, daß durch zu große Detailkenntnis – ein bei manchen Ethnologen zu beobachtendes Phänomen – das Auge für die künstlerische Ausdruckskraft eines Objektes allzu leicht getrübt wird. So kann das vielleicht äußerst seltene materielle Zeugnis eines möglicherweise bereits obsoleten Kultes, ausgeübt von einer kleinen Volksgruppe, ethnologisch höchst wertvoll, doch künstlerisch völlig uninteressant sein. Ein künstlerisch aufgeschlossener Mensch hat hier häufig den Vorteil der unbefangenen Urteilskraft im Vergleich zur vorbelasteten, vielleicht sogar »verbildeten« des Ethnologen.

Natürlich darf ethnologische Unwissenheit nicht künstlerische Unerfahrenheit ersetzen. Afrikanische Kunst – will sie beurteilt und auch geschätzt werden – erfordert mehr als nur flüchtige Betrachtungsweise, vermutlich auch mehr als andere europäische oder außereuropäische Kategorien. Dies liegt größtenteils in der unendlichen Vielfalt der Ausdrucksformen begründet, welche die afrikanische Kunst auszeichnet, und die sich nicht nur innerhalb einer Kunstregion, sondern sogar noch innerhalb einzelner Volksgruppen manifestiert. Neben dieser Vielfalt der Kunstformen ist es auch die für westliche Augen ungewohnte Konzeption, die verblüfft: Hier wird ein neues, vielfach in Proportionen und Form-Spannungen sich abspielendes Denken erforderlich. Denn allzu leicht akzeptiert man das Ungewohnte, das Fremde als Qualität nur wegen seiner Eigenschaft als solcher. Darüber hinaus läßt auch häufig die offenbar lange kultische Verwendung, sichtbar an »Patina« oder Verwitterung, ein positives Urteil an die Stelle eines negativen treten. Ähnlich verhält es sich mit einem Phänomen, das afrikanische Kunst mit Kunstkategorien teilt, deren Produkte durch Ausgrabungen ans Licht gebracht werden: Was heute als Meisterwerk einer Volksgruppe gerühmt wird, kann morgen von einem Objekt in den Schatten gestellt werden, das erst jetzt ans Tageslicht kam oder von einem, das noch vor kurzem im Kult verwendet wurde. Ausnahmen hiervon sind einige Kulturen wie Ife oder Benin, über die gewissermaßen ein Œuvre-Katalog vorliegt, oder Gegenden, die seit Dezennien kaum mehr produktiv sind (z. B. Kongo-Küste, Gabun).

Afrikanische Kunst ist im wesentlichen religiöse Kunst. Aber nicht jedes religiöse Objekt ist Kunst. Das gilt für einen gotischen Altar genauso wie für eine Hindu-Plastik, eine nordamerikanische Maske oder eine afrikanische Zauber- oder Schutzfigur. Alle Objekte religiöser Kunst sind, wenn sie aus ihrem kultischen Rahmen entfernt, also profaniert werden, zunächst neutrale Gegenstände. Ob sie zu »Kunst« werden, entscheidet sich später, und zwar mit Hilfe eines konventionellen Konsenses aller Interessierten oder am Kunstgeschehen Beteiligten. – Eine Entscheidung freilich, die unmöglich stets objektiv sein kann, die vielmehr mit dem Odium von Willkür, Mode Manipulation und Spekulation belastet ist, besonders wenn es um Qualitätskategorien geht, die an den Übergängen zum sogenannten Kunsthandwerk liegen, oder um solche, bei denen sich noch kein Qualitätskonsens bilden konnte, weil die Objekte noch zu unbekannt sind. Doch wird ein Objekt nicht zur Kunst oder verliert seine »Kunst-Qualität«, nur weil es innerhalb seines religiösen Rahmens (Ahnenaltar, Initiationstanz, Kirche oder Tempel) oder außerhalb desselben, etwa in einem Museum oder einer Ausstellung präsentiert wird. Denn wieweit es überhaupt von den jeweils an den kultischen Handlungen Beteiligten als Kunstobjekt angesehen wurde oder nicht, spielt in diesem Zusammenhang keine Rolle. Für die Ausübung der kultischen Handlung, das Opfer, das Gebet, war und ist diese Frage nicht relevant – Kruzifix oder Ahnenfigur sind nicht deshalb weniger verehrenswert, weil der Verehrende etwa mit der künstlerischen Qualität des Kultobjekts nicht einverstanden ist. Daher ist das kultische Ensemble, in das ein Kunstwerk eingebettet ist, für seine Beurteilung als solches nur von untergeordneter Bedeutung, d. h. lediglich von kunsthistorischem oder ethnologischem Interesse. Eine »Gesamtschau«, ein gleichzeitiges emotionales Erleben von Kunstwerk und dem in ihm eingebetteten kultischen Rahmen wird wohl kaum oder vielleicht nur für einige wenige Menschen möglich sein – zuviel Abstraktion wird hier vom Gläubigen, zu viel Frömmigkeit vom Kunstadepten verlangt.

Es ist also im wesentlichen dem westlichen Kunstliebhaber überlassen, sich von einem im Laufe der Jahrhunderte vielleicht sogar für absolut gehaltenen Ästhetik-Begriff zu lösen und sich in einen anderen hineinzuleben, will er versuchen, die afrikanische Kunst zu verstehen. Oder wird man einwenden können, daß es eigentlich gar keiner Umorientierung bedarf? Weil nämlich die absolute Ästhetik in jeder Art von Kunst existiert – wenn es sich tatsächlich um Kunst handelt; man muß sie nur sehen. Man muß sie nur sehen können, sofern man nicht »verbildet« wurde. Dann wäre also gar keine Umorientierung notwendig?

Trotz dieser definitorischen Unzulänglichkeiten lassen sich auch im Bereich der afrikanischen Kunst wenn auch keine Ästhetik-Normen aufstellen, so doch Tendenzen aufzeigen, die in die eine oder andere Richtung weisen, wobei es in diesem Zusammenhang unerheblich erscheint, ob afrikanische Kunst dem ästhetischen Rahmen des Abendlandes zu entsprechen hat oder nicht. Diese Frage, die zugegebenermaßen im Zusammenhang mit afrikanischer Kunst angesichts vieler beopferter Kultobjekte immer wieder auftaucht, kann hier unbeantwortet bleiben. Da die Liebhaber afrikanischer Kunst in der Regel aus dem Abendland kommen, wird dieser Rahmen – ob bewußt oder unbewußt – zweifelsohne eine der Orientierungsgrößen bei der Beurteilung darstellen. Relevant ist hier – bei der Beurteilung der Maßgeblichkeit von Qualitätskriterien – lediglich, ob die Ästhetik eines Stückes die Qualität – und damit den Preis beeinflußt.

Im Extremfall kann ein Gegenstand um so mehr gewinnen, um so »unästhetischer« er wird; dies hängt mit der unterschiedlichen Einstellung des Sammlers gegenüber afrikanischer Kunst zusammen, wie sie sich bereits bei der Definition der Echtheitskriterien dargestellt hat: ein Gegenstand muß im Kult verwendet worden sein. Was liegt hier näher, als die Zeugnisse dieser Verwendung, wie z. B. die Spuren der Beopferung mit Hühnerblut, Hirsebrei etc. etc., zu honorieren? Im erwähnten Extremfall, am einen Ende der Sammlerskala, ist ein Objekt nur interessant, wenn es über und über bedeckt ist von einer dicken Opferkruste, so daß oft vom eigentlichen Schnitzwerk so gut wie nichts mehr zu sehen ist, während am anderen Ende dieser Skala nur die »Ästhetik« zählt. Dabei hängt die Frage, ob ein Stück beopfert sein soll, sein muß, natürlich vom jeweiligen Kult, vom Typ und der Bestimmung dieses Gegenstandes ab: eine »Akua-ba«, die Fruchtbarkeitspuppe der Ashanti, die normalerweise im Gewand getragen und nur selten beopfert wird, hat auch nur selten eine Opferkruste – ebenso wie eine »Blolo-bla«- oder »Blolo-bian«-Figur der Baule (die oder der frühere Partner/in eines Menschen im Jenseits der Baule) verliert, wenn sie zu sehr beopfert wurde. Umgekehrt hat eine Songe-Zauberfigur viel mehr Reiz, wenn sie reichlich mit Zauber-Ingredienzen versehen, oder eine »Kono«-Maske der Bambara, wenn sie von einer dicken Opferkruste bedeckt ist. Was für das eine Objekt zu viel und nicht erwünscht, kann für ein anderes zu wenig sein. Das Ideal liegt in den meisten Fällen in dem Bereich, in dem die Gebrauchs- und Beopferungsspuren diejenige Grenze nicht überschreiten, an der die künstlerische Konzeption des Stückes beeinträchtigt wird. Und letztlich kann auch hier gelten, was im Zusammenhang mit der Echtheit eines Stückes gesagt wurde – daß sich ein wirklich gutes Objekt dem Geübten – der seinen »sechsten Sinn« zu entwickeln verstanden hat – fast immer mitteilt, und in diesem Falle entfernen sich dann auch wohl die Normen der Ästhetik vom Subjektiven und nähern sich dem Absoluten.

Pflege, Erhaltung – Reparaturen, Restaurierung

Wie oben ausgeführt, sind Originalpatina, Gebrauchsspuren, erhaltenes Beiwerk etc. für die Beurteilung eines Objektes afrikanischer Kunst von besonderer Bedeutung, da sie als Beweis für die lange Verwendung im entsprechenden Kult gelten können. Und da dieses Moment im Vergleich zu anderen Sammelgebieten, wie z. B. im Bereich europäischer Kunst, auch im Zusammenhang mit der Echtheit eines Objektes eine große Rolle spielt, ist die Erhaltung des Originalzustandes bei afrikanischen Kunstgegenständen (wie übrigens auch bei allen anderen der sogenannten »Primitiven Kunst«) besonders wichtig. Masken, Figuren und anderes Kultgerät dürfen deshalb keinesfalls mit irgendwelchen Präparaten oder Detergenzien gereinigt werden. Zulässig sind freilich das Abstauben und das Entfernen von Termiten- und anderen Insektennestern, -larven u. ä., soweit dabei die Patina nicht beschädigt wird; ebenso das Entfernen von Erdresten und Versinterungen bei Terrakotten, sofern dies nicht Kratzspuren hinterläßt. Andererseits darf man an einer Maske oder Figur in diskreter Weise Löcher zum Befestigen an einem Ständer, zum Aufhängen oder zur Montage auf einem Sockel anbringen.

Was das Beiwerk betrifft, so sollte man hier besonders behutsam vorgehen, beispielsweise an Figuren (meist handelt es sich dabei um sogenannte »Zauberfiguren«) alle Attribute wie Federn, Ketten, Tierhörner etc. belassen und Beschädigungen vermeiden.

Raphia- oder anderer Stoffbehang an Masken oder Figuren (z. B. Lendenschurze), der eventuell den einzelnen Sammler stört, oder Rolle und Achse bei Webrollenhaltern können, falls keine Beschädigungen dabei entstehen, im allgemeinen entfernt werden; bestimmte Maskentypen (wie etwa die der Yaka, Suku u.a.) büßen allerdings stark an Ausdruckskraft ein, wenn dieses Beiwerk fehlt. Auf jeden Fall sollte das ganze entfernte Material sorgfältig aufbewahrt werden, um es bei einem eventuellen Verkauf des Objektes parat zu haben.

Die übrige Pflege afrikanischer Kunstgegenstände entspricht der Pflege der entsprechenden Materialien in anderen Gebieten, sie sollten weder zu starker Sonneneinstrahlung und Hitze noch zu großer Feuchtigkeit ausgesetzt werden; vor allem Elfenbein, aber auch bestimmte Holzarten sowie relativ junges Holz sind bei Hitze stark gefährdet. Es versteht sich von selbst, daß Objekte von etwaigem Holzwurm- und anderem Schädlingsbefall zu befreien sind; bei kleinen Gegenständen läßt sich dies meist zu Hause mit Hilfe eines Insektenvernichtungsmittels (Vergasen im Plastiksack) bewerkstelligen, bei größeren sollte man eine Schädlingsbekämpfungsfirma zuziehen.

Unter »Reparatur« versteht man im allgemeinen nur das Wiederzusammenfügen von zerfallenen oder gebrochenen Gegenständen, das Flicken von Geweben, das Kitten von Scherben etc., wobei die Reparatur als solche mehr oder weniger sichtbar bleibt, während unter einer »Restaurierung« (»Restauration«) sowohl das Kaschieren einer etwa vorgenommenen Reparatur als auch die Ergänzung der zerstörten oder verlorenen Teile eines Kunstgegenstandes zu verstehen ist.

Auch läßt sich – wiederum nach Zielsetzung – zweierlei unterscheiden: Die Wiederherstellung eines beschädigten Gegenstandes zur Wiederverwendung im Kult oder aber zur Erzielung eines höheren Preises beim Verkauf. Im ersteren Fall handelt es sich fast immer um die Reparatur eines Gegenstandes durch die Mitglieder einer Volksgruppe, der Familie etc. mit dem Ziel, das entsprechende Objekt weiterhin im Kult verwenden zu können – kurz, um eine sogenannte »Originalreparatur«. Abgesehen von reinen Gebrauchsgegenständen ist hierbei fast immer die dem entsprechenden Objekt innewohnende, durch langes Verwenden im Kult gewachsene »Kraft« – die ja nicht verlorengehen soll – für die Entscheidung zur Reparatur ausschlaggebend. Gerade die Zweckbestimmung der Reparatur – gewissermaßen ein Beweis für die

»Kraft« dieses Stückes – macht sie auch für den westlichen Sammler wertvoll, er wird bei Bewunderern seiner Objekte voller Stolz auf diesen Tatbestand hinweisen. Es versteht sich von selbst, daß eine solche Reparatur die Ästhetik eines Stückes nicht wesentlich beeinträchtigen darf, soll diese nicht an Wert verlieren.

Anders verhält es sich mit der Wiederherstellung eines Gegenstandes, nachdem dieser die Sphäre seines Wirkens verlassen hat, d. h. wenn er kommerzialisiert wird – sei es in Afrika oder in anderen Kontinenten. Handelt es sich hier wiederum um eine Reparatur im oben verstandenen Sinne, ergeben sich keinerlei Probleme; das betreffende Stück verliert so gut wie gar nicht an Wert. Ebensowenig kann hier die Praxis zur Diskussion stehen, Restaurierungen als solche kenntlich zu machen – eine Übung, wie sie heute von fast allen Museen jeglicher Kunstrichtung gepflegt und auch als einzig zulässige von vielen Sammlern gefordert wird. Hier sind die fehlenden Teile durch anderes Material oder andere Farbgebung erkennbar vom noch erhaltenen Kunstwerk unterschieden, so daß der Besucher von Museen oder auch der interessierte Sammler eindeutig über den mehr oder weniger fragmentarischen Zustand eines Objektes orientiert ist. Dieser »puristischen« Auffassung stehen verständlicherweise oft ästhetische Überlegungen von Sammlern entgegen, die ein Kunstwerk eben nicht »ergänzt sehen«, sondern es in seiner (vermeintlichen) Ganzheit auf sich wirken lassen wollen, selbst wenn mit dieser Maxime gewisse, für das Auge bestimmte Täuschungen in Kauf genommen werden müssen.

Wie weit nun solche Restaurierungen noch vertretbar sind, ist weitgehend Auffassungssache. Abgesehen von der juristischen Komponente – auf Restaurierungen muß beim Verkauf hingewiesen werden – ist sicherlich dort die Grenze des Zulässigen überschritten, wo die ursprüngliche Konzeption eines Kunstwerkes zwangsläufig dadurch verfälscht werden muß, daß der Restaurator diese »mangels Masse« nicht mehr erfassen kann. An einigen Beispielen läßt sich vielleicht die Problematik verdeutlichen:

Zweifelsohne wird eine Tiermaske nicht verfälscht, wenn man ein abgebrochenes Horn erneuert, eine Ahnenfigur nicht, wenn man ihr ein Auge, ein Ohr, einen Fuß oder gar einen Arm ergänzt – vorausgesetzt, die Pendants der fehlenden Teile sind vorhanden, und vom Typ des Kunstwerkes her kann Symmetrie unterstellt werden.

Umgekehrt ist die Grenze des Erlaubten sehr wohl überschritten, wenn einer Figur ein ganz neuer Kopf oder – bei einer Mutterfigur – ein neues Kind angeschnitzt wird. So einfach die Entscheidung bei diesen Extremfällen wird, so problematisch erweist sie sich in den Grenzfällen, wo die ursprüngliche Konzeption zwar aufgrund von vergleichbaren Exemplaren durchaus erahnt, jedoch nicht eindeutig aus symmetrischen Originalresten des Objektes nachgewiesen werden kann. In solchen zweifelsträchtigen Situationen ist wohl anzuraten, eine Restaurierung zu unterlassen.

Zusammenfassend läßt sich sagen, daß Restaurierungen grundsätzlich zulässig und auch nicht unbedingt wertmindern sind, vorausgesetzt allerdings, die Konzeption eines Kunstwerkes wird nicht beeinträchtigt (was das Vorhandensein von symmetrischen Originalresten bedingt); vorausgesetzt auch, die Restaurierungen erstrecken sich nicht auf wesentliche Teile (ein halber Kopf oder ein halber Körper dürften zweifellos ein »Zuviel« bedeuten) und sie werden schließlich (außer bei Geringfügigkeiten, wie Füllen von Wurm- oder Termitenlöchern etc.) auch nicht verschwiegen.

Der Markt für afrikanische Kunst

Da den Wertvorstellungen in der sogenannten primitiven Kunst – und hier vor allem in der afrikanischen – ganz andere Parameter zugrunde liegen als den Kunstkategorien der westlichen Kunst, bedarf es einer intensiven Beschäftigung mit dem Marktgeschehen auf diesem Gebiet, um sich eine einigermaßen gesicherte Orientierung zu verschaffen.

Warum werden bei zwei Masken oder Figuren des gleichen Typs für die eine das Tausendfache der anderen bezahlt? Abgesehen von der Problematik, die Wertbegriffen im Zusammenhang mit Kunst generell inhärent ist, lassen sich für die afrikanische Kunst doch besondere Kriterien erarbeiten, die über solche rein künstlerischer Art – die es streng genommen als objektive Parameter ja eigentlich gar nicht gibt – hinausgehen. Im Gegensatz zur modernen Kunst, bei der es in der Gegenwart unmöglich scheint, endgültig über Qualität zu entscheiden – hier fehlt uns der zeitliche Abstand – , läßt sich bei der afrikanischen Kunst doch vieles aus der scheinbar unüberschaubaren Masse von Arbeiten herausfiltern, das mit dem Prädikat »Kunst« belegt werden kann. Hier haben wir den Abstand – natürlich ist es diesmal kein zeitlicher, sondern ein kultureller. Und sowohl Sammler als auch Kunstkritiker dürfen mit ihren »westlichen Augen« darüber entscheiden, was in der afrikanischen Kunst »Kunst« ist, und was nicht. Das ist durchaus legitim, denn der Kunstbegriff, wie wir ihn verstehen, ist ja westlichen Ursprungs. Um zu ihrem Urteil zu kommen, legen die »Adepten« der afrikanischen Kunst, wie wir sie hier vereinfachend nennen, Maßstäbe an, die sie sich im Laufe der Jahre mit ihrem geistigen Auge erarbeitet haben. Sie müssen hier auf vielen »Bandbreiten« synchron mit anderen Kunstliebhabern und Interessenten »arbeiten« (denn sonst gäbe es keinen Konsens) und ihre Kennerschaft schließlich in der richtigen Aufsummierung dieser Kriterien manifestieren.

Die Geschichte des Marktes für afrikanische Kunst beginnt bereits im 16. Jahrhundert, als europäische Fürstenhöfe von afrikanischen Handwerkern Kunstwerke aus Elfenbein herstellen ließen. Es waren die sogenannten afro-portugiesischen Elfenbeinarbeiten, die noch heute in einigen Museen und wenigen Privatsammlungen zu bewundern sind. »Portugiesisch« deshalb, weil als erste die Portugiesen entlang der Westküste Afrikas fuhren und dort Handelsstationen errichteten. Die Mehrzahl dieser Werke – etwa 100 Objekte – wurden von Sapi-Schnitzern, den Vorfahren der Sherbro, Bullom, Temne und Kissi im heutigen Sierra Leone gefertigt. Etwa 68 Objekte stammen darüber hinaus von den Bini, die wohl im Stil der Igbesanbhan, der Zunft der Holz- und Elfenbeinschnitzer von Benin, ausgebildet waren. Bei all diesen Objekten handelt es sich um Salzgefäße, Löffel, Gabeln, beschnitzte Elfenbeintrompeten (Olifanten) und Griffe für Dolche oder Messer, die dann an europäische Höfe geschickt wurden, wo sie die fürstlichen Kunst- oder Raritätenkammern bereicherten.

Neben den Potentaten als Hüter der Schätze fremder Kulturen traten im 17. Jahrhundert aber auch private Sammler wie der Ulmer Kaufmann Christoph Weickmann auf; die Reste seiner Sammlung – er war in Konkurs geraten – sind noch im Ulmer Museum zu besichtigen. Doch kann man bei diesen frühen Erwerbungen afrikanischer Kunst nur bedingt von einem Markt im engeren Sinne sprechen. Ein solcher hat sich erst Ende des vorigen Jahrhunderts, im Zuge der Kolonisation des afrikanischen Kontinents entwickelt. So läßt sich bereits von dieser Zeit an, etwa bis zum Ersten Weltkrieg, von einer regelrechten Hausse des Sammelns auf privater, vor allem aber auf musealer Ebene sprechen. Die einzelnen Museen in Europa und den USA traten in einen regelrechten Konkurrenzkampf ein, um für ihre Institute möglichst viele Objekte aus dem sich mehr und mehr erschließenden Afrika zu gewinnen. Als Akquisiteure fungierten damals Abenteurer, Händler und Kolonialbeamte, insbesondere aber auch Forscher, die ihre Expeditionen hauptsächlich durch den Verkauf von Sammlungsobjekten an Museen oder Händler finanzierten. So verkaufte die Firma Umlauff in Hamburg im Jahre 1912 fast 2000 Objekte afrikanischer Kunst, die Leo Frobenius auf seiner ersten Reise in den damaligen Kongo gesammelt hatte, an das University Museum in Philadelphia.

Eine wichtige Belebung erfuhr der Markt auch durch die Kriegsbeute, die von den Feldzügen gegen die Ashanti im heutigen Ghana oder von der sogenannten Strafexpedition nach Benin Ende des vorigen Jahrhunderts mitgebracht worden war.

Ein Großteil dieser Kunstwerke wurde über Händler, wie die bereits erwähnte Firma Umlauff in Hamburg, die Firmen Oldman und Webster in London oder Arthur Speyer in Berlin und später Julius Konietzko in Hamburg an die Museen und einige wenige Privatsammler verkauft. Häufig wurden die Erwerbungen erst durch großzügige Spenden von anthropologisch oder künstlerisch interessierten Mäzenen ermöglicht. Diese haben entweder selbst gesammelt und ihre Erwerbungen an Museen übereignet, wie in Zürich Eduard von der Heydt, oder sie haben auch selbst an Expeditionen teilgenommen und sowohl Mitgebrachtes als auch bei Händlern Gekauftes dem Museum überlassen, wie der bekannte Professor Hans Meyer in Leipzig.

Waren es für die Museen zunächst generell Ethnographica – »Kunst« natürlich mit eingeschlossen – so verstärkte sich das bereits vor dem Ersten Weltkrieg beginnende Interesse an der afrikanische Kunst als »Kunst« danach deutlich – vor allem zunächst in den Kreisen der Avantgarde. Die in diesem Zusammenhang oft bemühten Künstler wie Derain, Picasso und Vlaminck sollen hier stellvertretend für viele noch einmal genannt werden. Diese Tendenz, afrikanische Kunst jetzt auch als »Kunst« zu sehen, zeigte sich vor allem in der zunehmenden Zahl der Ausstellungen »Primitiver Kunst«, machte sich aber auch auf dem nun mehr und mehr aufkommenden Markt in Gestalt von neuen Galerien und öffentlichen Versteigerungen bemerkbar. Im Vergleich zu anderen europäischen Ländern, die noch bis über die Mitte des Jahrhunderts Kolonien besaßen, wie Frankreich, Großbritannien oder Belgien, spielte sich jedoch das Sammeln afrikanischer Kunst in Deutschland nach dem Ersten Weltkrieg in äußerst bescheidenem Rahmen ab. Die »Primitive Kunst« als sammelwürdige Kategorie war hier zunächst auf einen relativ kleinen Kreis beschränkt. Abgesehen von der Schwierigkeit, künstlerisch »Fremdes«, »Nicht-Heimisches« zu akzeptieren, scheint es vor allem die Anonymität künstlerischen Schaffens gewesen zu sein, die hier störend wirkte – und zum Teil noch heute wirkt. Sicherlich gibt es auch in Afrika bei einigen Volksgruppen »beurkundete« Künstler, wie z. B. Areogun of Osi bei den Yoruba, Sikire Kambire bei den Lobi oder den »Meister von Buli« bei den Hemba. Aber dies ist nicht die Regel, sondern die Ausnahme.

Der überwiegende Teil afrikanischer Kunst ist dagegen anonym geschaffen worden. Zu dieser Anonymität, die die afrikanische Kunst mit einem großen Teil der außereuropäischen Kunst teilt, gesellt sich als weiteres Element das oben erwähnte Faktum des »Fremden«, des »Beziehungslosen«. Gerade dieser Aspekt hatte für Deutschland, das vergleichsweise nur relativ kurze Zeit eigene Kolonien besaß, eine besondere Bedeutung, während für andere europäische Länder, die weiterhin Kolonien hatten, die Produkte des schwarzen Erdteils Zeugnisse der Verbundenheit mit den Menschen in den Kolonien darstellten. Sicherlich war dieser Aspekt der engen Beziehung der ehemaligen Kolonialländer zur afrikanischen Kunst nicht der einzige. Hinzu kam, wie in anderen Ländern auch, eine gefühlsfreie Hinwendung zur afrikanischen Kunst. Doch ist der Zugang zur Auseinandersetzung im wesentlichen erst durch die dauernde Konfrontation mit den Objekten der anderen Welt erschlossen worden. In Deutschland hat die relativ kurze Zeit der Kolonialgeschichte jedoch nicht ausgereicht, ebenfalls jene Initialzündung hervorzurufen, die den Künstlern der Avantgarde wiederum die Vermittlerrolle aufdrängte, die sie unbewußt durch die Akzeptanz und Übersetzung afrikanischer Kunst in ihre Werke übernahmen, oder die sie einfach kopierten: Waren es doch nicht zuletzt die Wechselwirkungen zwischen den Werken der Avantgarde und der afrikanischen Kunst, die erst das »Sehen« ermöglichten.

Hinzu kam, daß auch für eine etwaige Nostalgie-Affinität, wie sie die anderen Kolonialländer diesbezüglich erlebt hatten, die Kolonien für Deutschland ziemlich ungünstig lagen: Togo, Tanganjika und Deutsch-Südwestafrika, das heutige Namibia, waren und sind ausgesprochen kunstarm im Vergleich zu den ehemaligen belgischen, französischen und englischen Kolonien; eine Ausnahme bildet lediglich Kamerun, das deswegen auch in deutschen Museen und den wenigen privaten Sammlungsrelikten der kolonialen Epoche reichlich vertreten ist.

Inzwischen hat sich einiges geändert, und auch in Deutschland konnte sich ein langsam aber stetig wachsender Markt für afrikanische Kunst etablieren. Bereits zu Beginn der sechziger Jahre eröffneten einige Händler neben den wenigen alten Geschäften zaghaft kleine Galerien für afrikanische Kunst, oft in Verbindung mit übriger »Primitiver Kunst« oder mit Erzeugnissen der Moderne, und seit den späten siebziger Jahren gibt es auch in Deutschland regelmäßig Spezialversteigerungen afrikanischer Kunst.

Das zu Beginn begeisterungsfähige, aber doch unkritische Publikum, das allzu häufig bereitwillig von ausländischen Händlern oder herumreisenden afrikanischen Studenten das abnahm, was in Frankreich oder Belgien absolut niemand mehr kaufen wollte, ist in den letzten zwei Jahrzehnten qualitätsbewußter geworden. Die Sammler haben sich im Laufe der Jahre mit Hilfe von Literatur, in Ausstellungen und Museen, und nicht zuletzt bei den wenigen Händlern informiert. Der Blick über die Grenzen zur Erweiterung des künstlerischen Horizontes hat sicherlich nicht unerheblich dazu beigetragen, daß die deutschen Sammler heute in ihren Ansprüchen den Kollegen im übrigen Europa und den USA in nichts nachstehen.

Dieser kurze Überblick hat bisher fast ausschließlich

nur eine Seite des Marktes, nämlich die Nachfrageseite beleuchtet. Wie stellt sich nun der Markt für afrikanische Kunst von der Angebotsseite, also von Afrika aus betrachtet, dar?

Die mit dem Erwerb afrikanischer Kunst, auf welche Art auch immer, in Zusammenhang gebrachten und negativ belasteten Begriffe, »Kolonialismus« und »Fremdes Kulturgut« sollen hier ausgeklammert werden. Der erstere Themenkreis ist mehr politischer Natur und – ebenso wie der zweite – nicht auf Afrika beschränkt. Hier wurde von meiner Seite angesichts der kontinuierlichen Schuldzuweisungen an Europäer bereits für eine »negative Gleichberechtigung« mit anderen Völkern dieser Erde plädiert. Mit der zweiten Problematik – »Rückführung von Kulturgütern« – habe ich mich ebenfalls an anderer Stelle auseinandergesetzt (in: Kunst & Antiquitäten, 5/90: 16-20). Dieser Themenkreis ist vielleicht gerade heute wieder aktuell, angesichts der vergeblich versuchten Rückführung von Kunstschätzen, die im Zweiten Weltkrieg in die damalige Sowjetunion verbracht wurden. In bezug auf Afrika ist diese Problematik jedoch zu vernachlässigen, denn – abgesehen vom bereits erwähnten Benin-Feldzug und dem Biafra-Krieg der sechziger Jahre, als die Soldaten der nigerianischen Armee den Osten und Südosten des Landes plünderten und die Kunstschätze anschließend nach Kamerun gelangten – der Großteil der in Europa und den USA angebotenen Werke afrikanischer Kunst wurde durch regulären Handel erworben.

»Regulärer Handel« heißt in diesem Zusammenhang, daß Objekte afrikanischer Kunst – bei den Objekten handelt es sich fast ausschließlich um religiöse Kunst – generell von ihren Eigentümern verkauft werden. Eigentümer können dabei Privatpersonen, eine Familie, ein Klan, eine bündische Organisation, der Häuptling oder auch die ganze Volksgruppe sein. Wie in allen Ländern der Welt gelangt selbstverständlich auch durch Diebstahl, seltener durch Raub, Kunst aus Afrika auf den Markt; greift man die Täter – fast immer gehören sie einer anderen Volksgruppe an und sind oft kleine Akquisiteure der großen

Händler –, ist ihr Leben meist besiegelt. In französischen Gebieten heißt es dann nach einem solchen Vorfall lakonisch »Il a mangé la sauce« – d. h., er ist vergiftet worden.

In der Regel erfolgt der Verkauf eines Objektes beim Übertritt in eine andere Religionsgemeinschaft – Islam, Christentum, einheimische, meist synkretistische Religionen –, aber auch, wenn ein Kultgegenstand wertlos geworden, seine Kraft verloren hat, oder wenn äußerste wirtschaftliche Not die Veräußerung gebietet.

»Regulärer Handel« heißt weiterhin, daß heute nur ganz wenige Objekte von europäischen Händlern, von Sammlern oder Touristen direkt von den Eigentümern gekauft oder eingetauscht werden. Im Unterschied zur frühen Kolonialzeit, als tatsächlich europäische Händler, Forscher oder Kolonialbeamte direkt mit Häuptlingen über Objekte verhandelten – für Deutschland kann hier als herausragendes Beispiel Kamerun gelten, wo über Sultan Njoya und andere Potentaten zahlreiche Objekte in die Museen gelangten –, wird afrikanische Kunst heute fast ausnahmslos über ortsansäßige Händler erworben. Wiederum der Großteil dieser Händler stammt aus alten afrikanischen Handelsfamilien, wobei sich einige Volksgruppen bereits seit Jahrhunderten in diesem Beruf profiliert haben. Hierzu zählen z. B. die Wolof im Senegal, die sowohl dort als auch in der Elfenbeinküste operieren, wo ihr großer Markt noch heute auf dem Plateau von Abidjan angesiedelt ist. Als wahrscheinlich wichtigere Händlergruppe können jedoch die Hausa gelten, deren Heimat zwar in Nordnigeria liegt, die aber ganz Westafrika mit Gegenständen afrikanischer Kunst bedienen. Schließlich lassen sich die Malinke mit ihren nicht weniger bedeutenden Händlerfamilien anführen, die vor allem in Mali leben, mit den Zentren Bamako und Mopti, aber nicht nur in ganz Schwarzafrika arbeiten, sondern auch – und hier wohl in größerer Zahl als die anderen Gruppen – in Europa und den USA, wo sie Geschäfte betreiben – sei es in eigenen Galerien oder privat in der Wohnung.

Zu diesen afrikanischen Händlern hat sich etwa seit den achtziger Jahren eine kleine Schar europäischer

Händler verschiedener Nationen gesellt, die, oft liiert mit einheimischen Frauen, das angenehme Leben in den Tropen mit ihrem Handel finanzieren, wobei ihnen das gelegentliche Widerstreben der von Europa und den USA angereisten Händler gegenüber afrikanischen Handelsusancen zugute kommt.

Nach wie vor ist Abidjan an der Elfenbeinküste eine Drehscheibe des Handels mit westafrikanischer Kunst geblieben: Die Lebensbedingungen sind für Europäer angenehm, die Infrastruktur samt Exportfazilitäten einigermaßen intakt, die diesbezüglichen Unannehmlichkeiten zu anderen Handelsstädten afrikanischer Kunst, wie Bobo-Dioulasso, Ouagadougou, Bamako, Mopti, Douala oder Kumasi vergleichsweise gering. Lediglich Lome in Togo und das benachbarte Cotonou in Benin konnten sich in jüngerer Zeit mit Abidjan messen, vor allem, weil diese Städte für die über die grüne Grenze aus Nigeria kommenden Objekte günstiger liegen. Was Abidjan, Lome und Cotonou für Westafrika bedeuten, sind Kinshasa, Bujumbura und – in neuester Zeit – Daressalaam für Zentral- bzw. Ostafrika. Auch hier haben sich neben afrikanischen Händlern einige Europäer etabliert, seit die Kunst Ostzaires bzw. Ostafrikas neu entdeckt bzw. »en vogue« geworden ist.

Nach diesen, mehr oder weniger skizzenhaften Erläuterungen der Gegebenheiten des Marktes auf der Nachfrage- und Angebotsseite interessiert nun die aktuelle Situation. Welche Tendenzen lassen sich definieren, welche Stringenzen, welche Impulse sind zu erwarten?

In gewisser Weise ist heute eine Spaltung des Marktes hervorgerufen worden, vor allem durch die stets wachsende Flut von Erzeugnissen – Fälschungen und Kopien –, die heute nicht nur in den klassischen Kunstgebieten Afrikas die Nachfrage befriedigt, sondern auch in Gegenden, die keine derartige Tradition aufweisen. Die Objekte werden in großer Zahl entweder auf Spezialauktionen oder auch als Anhängsel an »Varia«- oder »Asiatika«-Auktionen angeboten, häufig vermischt mit echten, aber meist nur ethnographisch interessanten oder qualitativ minderwertigen Objekten. Da sie im Vergleich zu echten, hochwertigen Kunstwerken meist nur einen Bruchteil dieser kosten, sind sie sowohl bei Einsteigern, den oft bemühten »jungen Sammlern«, als auch bei künstlerisch interessierten, nur Dekorationsobjekte suchenden Käufern beliebt: Während eine bedeutende Reliquiarfigur der Fang aus Gabun auf einer Versteigerung ohne weiteres die Millionengrenze überschreiten kann, ist eine gute Fälschung bereits für einige hundert Mark zu haben. Ähnliches gilt für andere Kategorien.

Dieser Markt dürfte sich auch in Zukunft ständig ausweiten, denn der große exotische Dekorationswert ist bei vergleichbaren Preisen in anderen Kunstkategorien kaum zu erzielen. In gleicher Weise wird sich der Markt der engagierten, jedoch nur mit mäßigen Mitteln ausgestatteten Sammlern vergrößern. Sie rekrutieren sich oft aus Künstlern, aber auch aus mittleren und höheren Angestellten sowie Beamten, die in ihrer Mußezeit sich ernsthaft mit afrikanischer Kunst auseinandersetzen und sich im Laufe der Zeit ein respektables »Insiderwissen« angeeignet haben. Sie sammeln meist nach ästhetischen Gesichtspunkten, gelegentlich fällt ihr Augenmerk auch auf seltene ethnographische Belegstücke, die der eigentliche Kunstsammler ignoriert. Das Preisniveau, das dieser Kreis in der Regel für ein neu zu erwerbendes Objekt nicht überschreiten wird, liegt bei DM 10 000,– meistens jedoch weit darunter, d. h. DM 2000,– gelten für den Durchschnittssammler oft als oberstes Limit.

Ein ganz anderer, zwangsläufig sehr kleiner Kreis, setzt sich aus ebenfalls meist sehr engagierten, doch auch vermögenden Sammlern und Sammler/Händlern zusammen, die häufig bereits in anderen Kunstkategorien – meist moderner Kunst – versiert sind, selbst als bedeutende Künstler gelten oder aber ihrer generellen Kunst-Aufgeschlossenheit nicht die exotische Pointe versagen wollen. Das Ziel ihrer Leidenschaft sind die sogenannten Spitzenstücke, deren Wert in der Regel kaum unter DM 50 000,– anzusetzen ist, aber auch die Millionengrenze übersteigen kann. Beispiele hierfür sind Objekte aus der

Rasmussen-Sammlung in Paris, die 1979 bei Loudmer aufgelöst wurde. Rasmussen war einer der bekanntesten Sammler/Händler nach dem Zweiten Weltkrieg.

Wie bei der bekannten Richter-Skala für Erdbeben, so ist hier nach oben alles offen, und so kam auch der stolze Preis von DM 6 Millionen, der für eine 1990 bei Sotheby's in New York versteigerte Königinnenfigur der Bangwa aus Kamerun erzielt wurde, einem Erdbeben gleich. Doch dieser Kreis ist, wie erwähnt, verständlicherweise klein, und zwischen der einen Kategorie der weniger begüterten, aber ebenso engagierten Sammler und der zuletzt angesprochenen klafft eine große, nur selten ausgefüllte Lücke. Diese Lücke müßte eigentlich durch das ebenfalls als groß zu erwartende Mittelfeld ausgefüllt werden. Es ist das Feld für gute, echte Objekte afrikanischer Kunst, die zum Teil vor ein oder zwei Jahrzehnten noch zur ersten Qualität gerechnet, aber von »noch besseren« Stücken in jüngster Zeit überflügelt wurden. Es ist die große Zahl der Objekte der zweiten und dritten Qualität, die zwar in Afrika auch immer seltener wird, für die einen Sammler aber zu teuer, für die anderen nicht gut genug ist. Die Ergebnisse der Auktionen in den letzten Jahren unterstreichen diesen Trend sehr deutlich: Die Preise für gute Mittelware stagnieren und lassen sich nur bei ausgefallenen Provenienzen, bei häufig dokumentierten Stücken, nach oben dirigieren. Das hat aber zur Folge, daß immer weniger Sammler, die ihre Sammlung gerne »durchforsten« möchten, um mit einer Neuerwerbung eventuell auch in die Spitzenkategorie vorzustoßen, bereit sind, ihre Objekte auf den Markt zu geben, weil sie dafür nicht den erwarteten Gegenwert erhalten.

Empfehlungen zur Anlage einer Sammlung

Beim Kauf von Kunstgegenständen erhebt sich zwangsläufig die Frage nach ihrer Wertbeständigkeit. Häufig werden Kunstgegenstände anderen Formen der Kapitalanlage wie Wertpapieren, Sparkonten, Aktien, Immobilien etc. gegenübergestellt. Solche Vergleiche sind meist fragwürdige Unternehmungen, denn mit beiden Anlagekategorien – hier Wertpapier, Immobilie, da Kunst – verbinden sich doch zu unterschiedliche Assoziationen bezüglich der Realisierbarkeit solcher Transaktionen in bestimmten zeitlichen Abfolgen. Um es vorweg zu nehmen: Wer regelmäßig Einkünfte aus seiner Anlage beziehen möchte und erwartet, jederzeit seine Investitionen wieder in bares Geld umwandeln zu können, sollte keine Kunstgegenstände kaufen. Wer dagegen bereit ist, in großen Zeiträumen zu denken und seine Investitionen gewissermaßen »auf Eis zu legen«, der ist wahrscheinlich gut beraten, Kunst zu erwerben und kann sich so leichter ein Vermögen schaffen als mit mancher anderen Anlage.

Dabei versteht sich eigentlich von selbst, daß nur Stücke der oberen Qualitätskategorie dafür geeignet sind, solche »thesaurischen« Funktionen zu übernehmen; mittlere und untere Kategorien unterliegen, wie bereits ausgeführt, nur geringen Wertsteigerungen. Auf der Strecke bleiben häufig auch die zu »ethnologischen«, weil oft unattraktiven Werke, deren Wertzuwachs meist nur die Geldentwertung wettmacht. Das gleiche gilt für zu große Objekte, die sich oftmals nur schwer in das Interieur einer Wohnung integrieren lassen – ein wichtiger, doch vielfach vernachlässigter Aspekt! Solche Stücke komplettieren zwar eine Sammlung, machen sie oft zur «gewachsenen Kollektion«, verleihen ihr den »individuellen Charakter«, sind jedoch langfristig gesehen wahrscheinlich keine sehr gewinnbringenden Investitionen.

Qualitätvolle, »ästhetische« Objekte afrikanischer Kunst

dagegen – es müssen nicht unbedingt Spitzenstücke sein – dürften sich auch in Zukunft als große ökonomische Trümpfe erweisen; abgesehen davon, daß auch nur sie den echten Sammler auf Dauer begeistern werden. Es sind die Stücke, die er nur ungern wieder hergibt – es sei denn, für sehr, sehr viel Geld ... Vorzugsweise eignen sich zur langfristigen Kapitalanlage aber auch Stücke mit Provenienzattributen, d. h. Kunstwerke, die aus anerkannten Privatsammlungen stammen, in seriösen Publikationen veröffentlicht sind oder sogar in Museen ausgestellt waren. Je länger die Liste solcher Nachweise, um so unzweifelhafter ist in der Regel ein derartiges Objekt für einen neuen Erwerber und um so höher ist auch der Preis, der sich für solche Objekte erzielen läßt. Fehlen derartige Attribute, muß dies kein Nachteil sein, vorausgesetzt, die Echtheit und Qualität der Stücke ist über jeden Zweifel erhaben. Sie können gelegentlich auch als sogenannte »jungfräuliche Objekte«, also solche, die noch nicht auf dem Markt bekannt sind, besonders begehrt sein.

Der Umfang von Sammlungen, die als Wertanlage gedacht sind, sollte ein gewisses Mittelmaß weder wesentlich unter- noch überschreiten. Da es sich bei afrikanischer Kunst um einen relativ kleinen Markt handelt, ist dessen Aufnahmefähigkeit zu berücksichtigen. Spitzenstücke, wenn sie eine gewisse Anzahl überschreiten, machen sich bei einer simultanen Veräußerung oft gegenseitig Konkurrenz; in gleicher Weise wirkt eine zu große Menge guter Stücke. Da sich ganze Sammlungen in der Regel am schnellsten und unkompliziertesten über Auktionshäuser absetzen lassen, ist an ein Sortiment zu denken, das den Anforderungen einer Auktion in ökonomischer Hinsicht enstpricht – nicht zu viel, nicht zu wenig, einige Spitzenstücke, und im übrigen »für jeden etwas«.

Es soll jedoch an dieser Stelle wiederholt werden, daß kurzfristiges Umschlagen des »Kunstkapitals« meist mit Verlusten verbunden ist – wo bliebe auch der Kunsthandel, wenn ein heute gekauftes Stück morgen zum selben oder gar höheren Preis verkauft werden könnte. Vor allem bei Objekten der unteren Wertkategorien kann es manchmal viele Jahre dauern, bis der Einkaufspreis wieder erzielt wird. Als Trost bleibt dann der bekannte Ausspruch eines Händlers anläßlich der entsprechenden Klage eines Sammlers: »...und die Freude, ein solches Stück zu besitzen und es zu betrachten, ist Ihnen nichts wert?«

Und in der Tat sind doch Kunstwerke, anders als Aktien oder Kontoauszüge, nicht nur Gegenstand einer ökonomischen Reflexion, sondern – so ist jedenfalls zu wünschen – auch einer geistigen: Das stupide Aufrechnen von Börsenkursen, Vergleichen von Indices etc. ist als alleinige Zukunftsvorsorge, als ökonomische Handlungsbasis zur versuchten Gewinnmaximierung den gehobenen Ansprüchen kulturbewußter Menschen nicht würdig. Lediglich als risikoverteilendes Moment, als Ausgleichskomponenten mögen solche Anlagen akzeptabel sein.

Karten

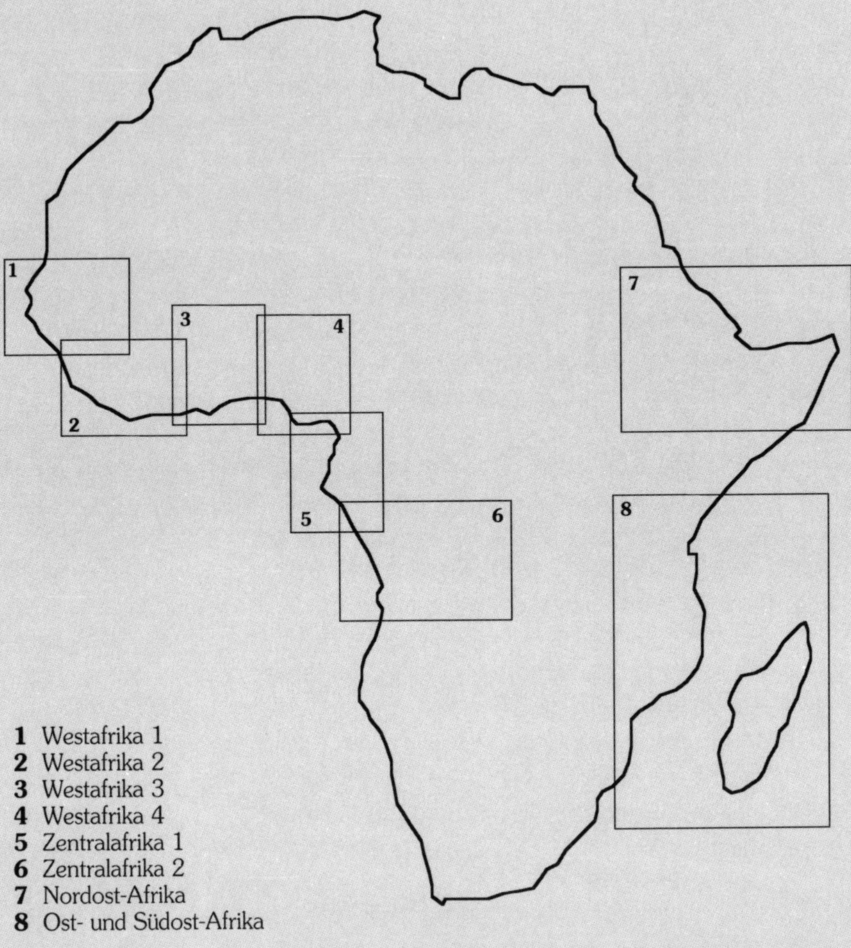

1 Westafrika 1
2 Westafrika 2
3 Westafrika 3
4 Westafrika 4
5 Zentralafrika 1
6 Zentralafrika 2
7 Nordost-Afrika
8 Ost- und Südost-Afrika

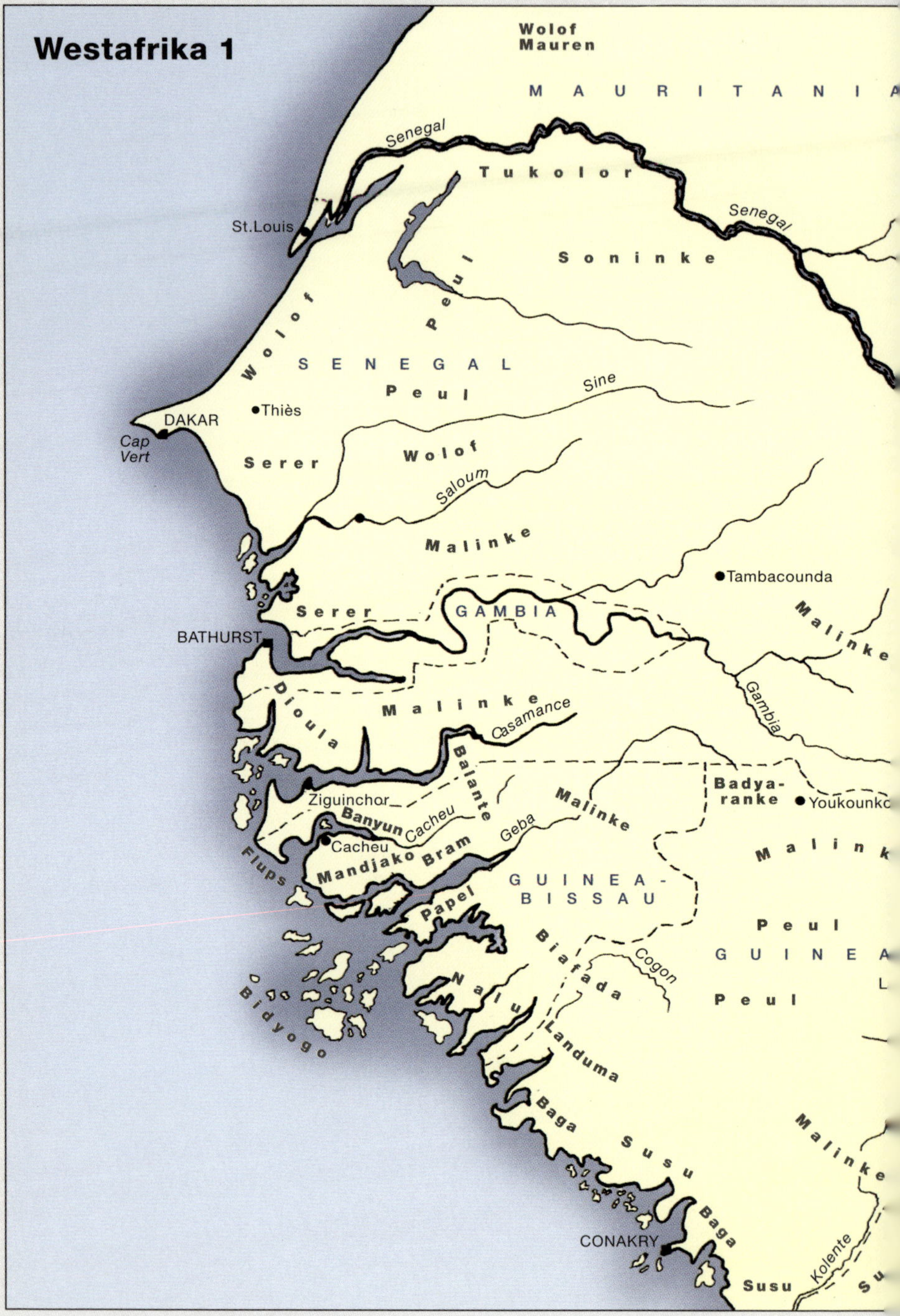
Westafrika 1
Wolof
Mauren
MAURITANIA
Senegal
Tukolor
St.Louis
Senegal
Soninke
Peul
Wolof
SENEGAL
Peul
Sine
Thiès
DAKAR
Cap
Vert
Serer
Wolof
Saloum
Malinke
Tambacounda
Serer
GAMBIA
Malinke
BATHURST
Dioula
Malinke
Casamance
Gambia
Balante
Badya-
ranke
Youkounkc
Ziguinchor
Banyun
Cacheu
Malinke
Cacheu
Geba
Flups
Mandjako
Bram
GUINEA-
BISSAU
Papel
Peul
GUINEA
Biafada
Cogon
Nalu
Peul
Bidyogo
Landuma
Baga
Susu
Malinke
Baga
CONAKRY
Susu
Kolente

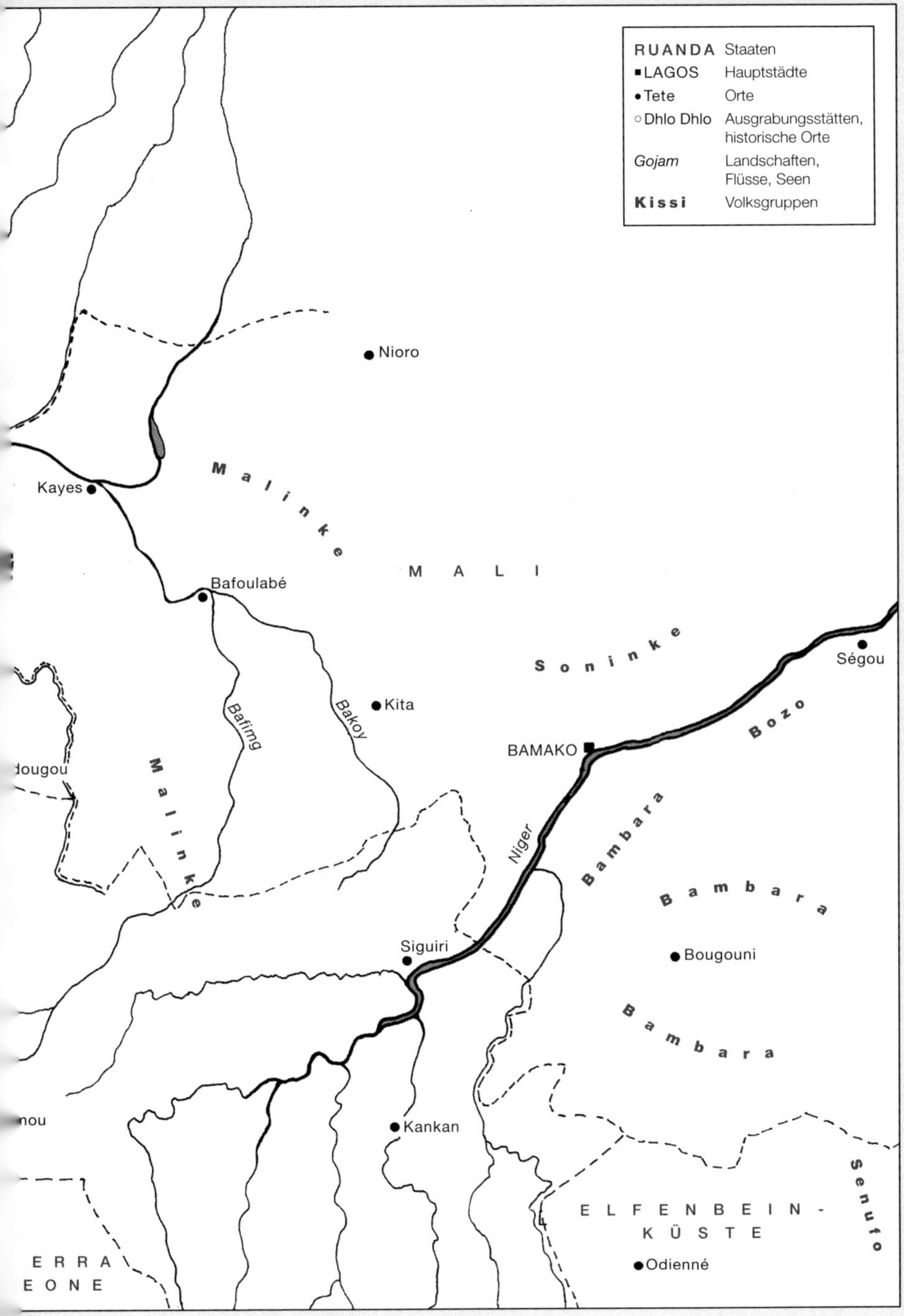
RUANDA Staaten
LAGOS Hauptstädte
Tete Orte
Dhlo Dhlo Ausgrabungsstätten, historische Orte
Gojam Landschaften, Flüsse, Seen
Kissi Volksgruppen
Nioro
Malinke
Kayes
MALI
Bafoulabé
Soninke
Ségou
Kita
Bakoy
Bafimg
Bozo
BAMAKO
Malinke
Bambara
Niger
Bambara
Siguiri
Bougouni
Bambara
Kankan
Senufo
ELFENBEIN-KÜSTE
Odienné

KARTEN

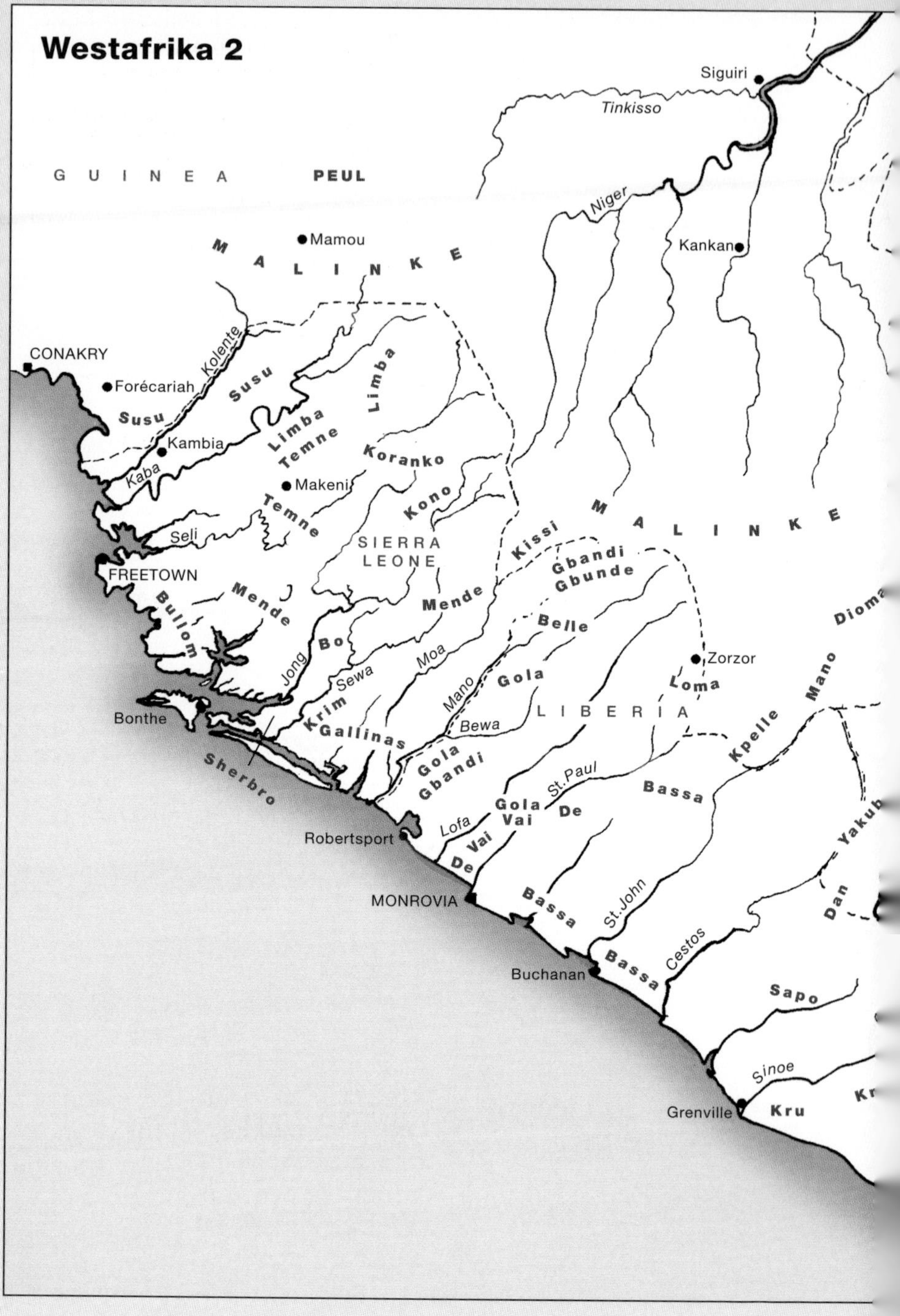
Westafrika 2
Siguiri
Tinkisso
GUINEA
PEUL
Niger
Mamou
MALINKE
Kankan
CONAKRY
Kolente
Forécariah
Susu
Susu
Limba
Kambia
Limba
Temne
Koranko
Kaba
Makeni
Kono
Temne
Seli
SIERRA LEONE
MALINKE
Kissi
Gbandi
Gbunde
FREETOWN
Bullom
Mende
Mende
Belle
Dioma
Jong
Bo
Moa
Zorzor
Sewa
Mano
Gola
Loma
Mano
Krim
Bewa
LIBERIA
Bonthe
Gallinas
Kpelle
Sherbro
Gola
Gbandi
St. Paul
Bassa
Gola
Vai
De
Lofa
Robertsport
Vai
De
Yakub
MONROVIA
Bassa
St. John
Dan
Bassa
Cestos
Buchanan
Sapo
Sinoe
Grenville
Kru

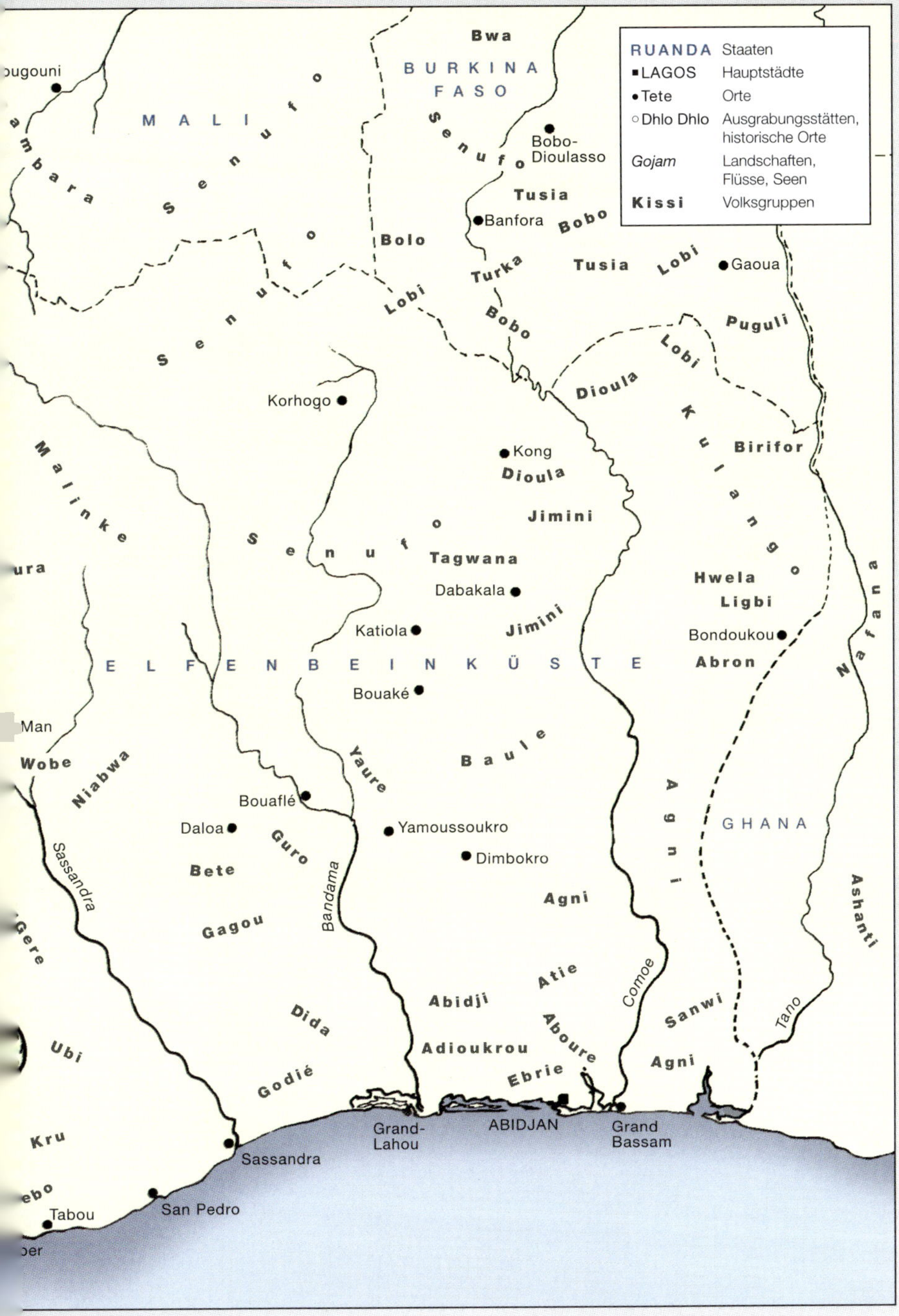
RUANDA Staaten
▪LAGOS Hauptstädte
• Tete Orte
○ Dhlo Dhlo Ausgrabungsstätten, historische Orte
Gojam Landschaften, Flüsse, Seen
Kissi Volksgruppen
MALI
BURKINA FASO
ELFENBEINKÜSTE
GHANA
Bwa
Senufo
Bambara
Bobo-Dioulasso
Tusia
Banfora
Bobo
Bolo
Turka
Lobi
Gaoua
Puguli
Dioula
Korhogo
Malinke
Kong
Birifor
Kulango
Jimini
Tagwana
Dabakala
Hwela
Ligbi
Katiola
Bondoukou
Abron
Nafana
Bouaké
Man
Wobe
Niabwa
Yaure
Baule
Bouaflé
Daloa
Guro
Yamoussoukro
Dimbokro
Agni
Bete
Sassandra
Bandama
Gagou
Ashanti
Atie
Comoe
Abidji
Sanwi
Dida
Aboure
Tano
Ubi
Adioukrou
Ebrie
Godié
Grand-Lahou
ABIDJAN
Grand Bassam
Kru
San Pedro
Tabou

KARTEN

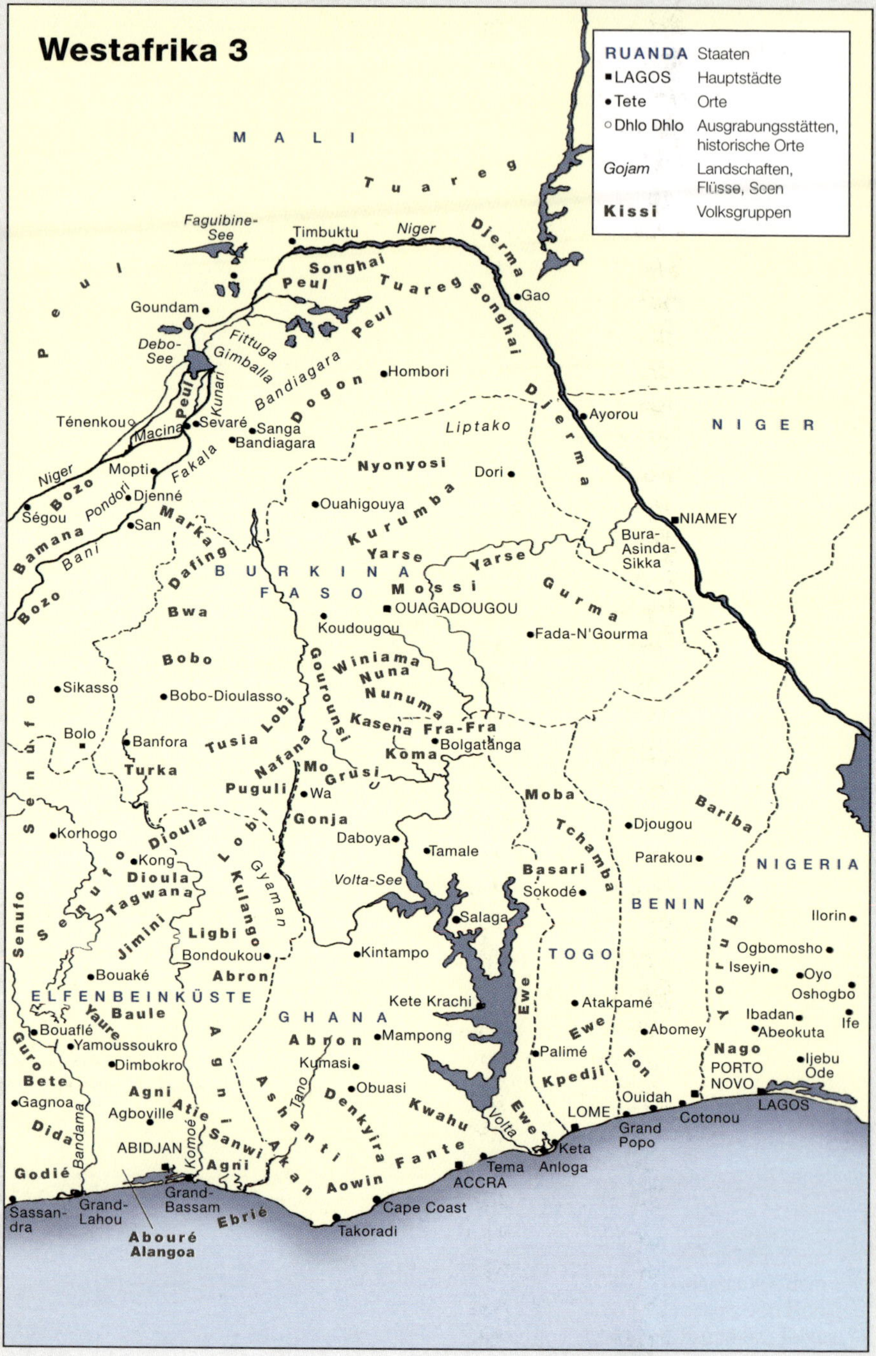
Westafrika 3
RUANDA Staaten
LAGOS Hauptstädte
Tete Orte
Dhlo Dhlo Ausgrabungsstätten, historische Orte
Gojam Landschaften, Flüsse, Seen
Kissi Volksgruppen
MALI
Tuareg
Faguibine-See
Timbuktu
Niger
Djerma
Songhai
Peul
Tuareg
Songhai
Gao
Goundam
Peul
Debo-See
Fittuga
Gimballa
Bandiagara
Dogon
Hombori
Peul
Kunari
Ténenkou
Macina
Sevaré
Sanga
Bandiagara
Liptako
Djerma
Ayorou
NIGER
Niger
Bozo
Mopti
Fakala
Nyonyosi
Dori
Pondori
Djenné
Ségou
San
Marka
Ouahigouya
Kurumba
NIAMEY
Bura-Asinda-Sikka
Bamana
Bani
Dafing
Yarse
Yarse
BURKINA FASO
Mossi
Gurma
Bozo
Bwa
OUAGADOUGOU
Koudougou
Fada-N'Gourma
Bobo
Winiama
Nuna
Nunuma
Gourounsi
Sikasso
Bobo-Dioulasso
Lobi
Kasena
Fra-Fra
Bolo
Banfora
Tusia
Bolgatanga
Koma
Senufo
Turka
Nafana
Mo
Grusi
Puguli
Wa
Moba
Bariba
Gonja
Korhogo
Dioula
Lobi
Daboya
Tchamba
Djougou
Kong
Tamale
Parakou
Dioula
Gyaman
Volta-See
Basari
NIGERIA
Senufo
Tagwana
Kulango
Sokodé
Senufo
Jimini
Ligbi
Salaga
BENIN
Ilorin
Yoruba
Bondoukou
Kintampo
TOGO
Ogbomosho
Iseyin
Oyo
Bouaké
Abron
Oshogbo
ELFENBEINKÜSTE
Kete Krachi
Ewe
Atakpamé
Baule
Yaure
GHANA
Ibadan
Ife
Bouaflé
Abron
Mampong
Ewe
Abomey
Abeokuta
Guro
Yamoussoukro
Palimé
Nago
Agni
Kumasi
Fon
Ijebu Ode
Dimbokro
Tano
PORTO NOVO
Bete
Obuasi
Kpedji
Agni
Ashanti
Denkyira
Kwahu
Ewe
Ouidah
Gagnoa
Atie
LOME
LAGOS
Agboville
Volta
Cotonou
Dida
Bandama
Komoé
Sanwi
Grand Popo
Akan
Keta
ABIDJAN
Fante
Anloga
Agni
Tema
Godié
Aowin
ACCRA
Sassandra
Grand-Lahou
Grand-Bassam
Cape Coast
Ebrié
Takoradi
Abouré
Alangoa

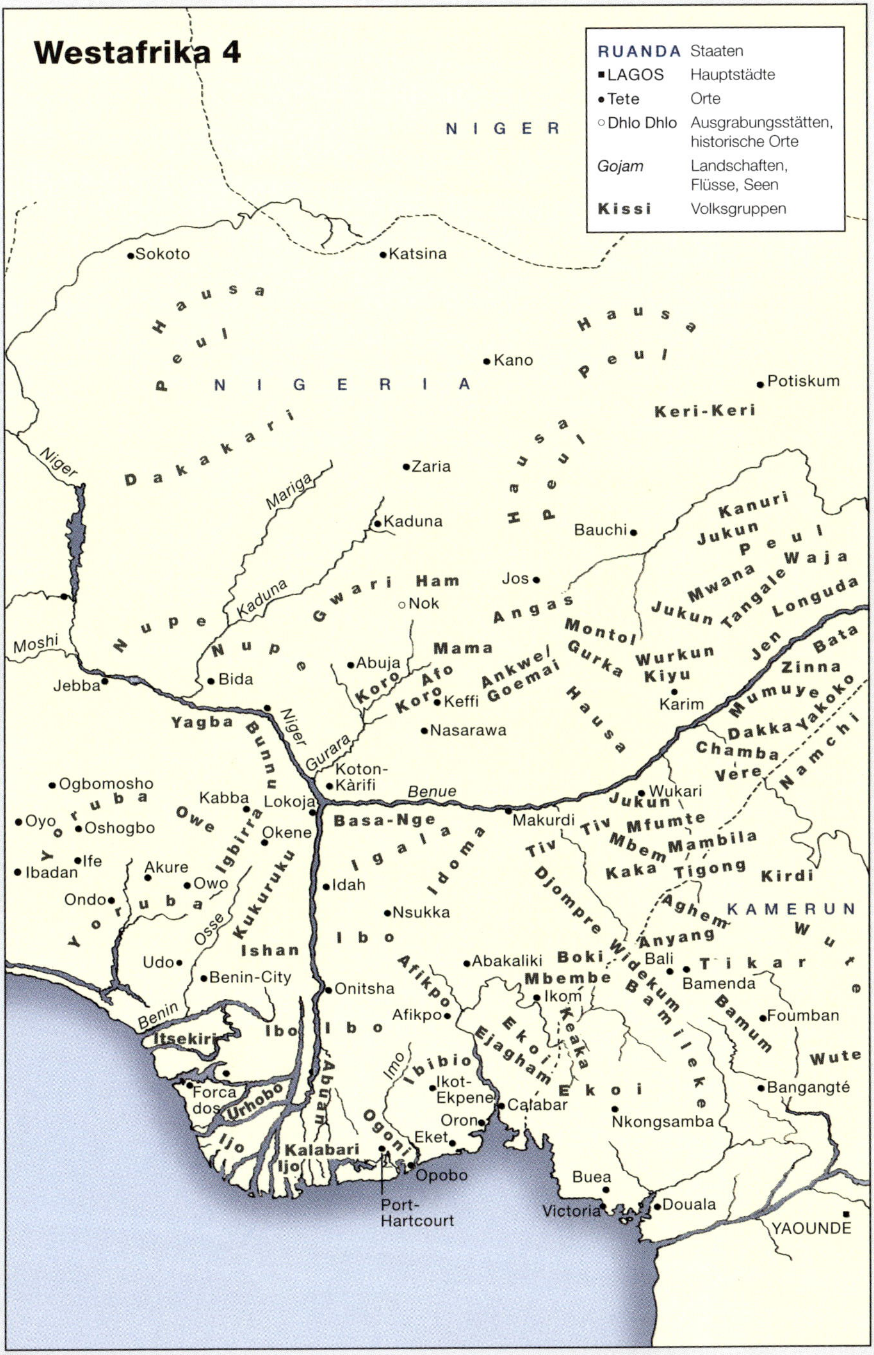
Westafrika 4
RUANDA Staaten
LAGOS Hauptstädte
Tete Orte
Dhlo Dhlo Ausgrabungsstätten, historische Orte
Gojam Landschaften, Flüsse, Seen
Kissi Volksgruppen
NIGER
NIGERIA
KAMERUN
Sokoto
Katsina
Kano
Potiskum
Zaria
Kaduna
Bauchi
Jos
Nok
Abuja
Bida
Jebba
Keffi
Nasarawa
Koton-Kàrifi
Lokoja
Kabba
Okene
Ogbomosho
Oyo
Oshogbo
Ife
Ibadan
Akure
Owo
Ondo
Idah
Nsukka
Makurdi
Wukari
Karim
Udo
Benin-City
Onitsha
Abakaliki
Afikpo
Ikom
Bali
Bamenda
Foumban
Bangangté
Ikot-Ekpene
Calabar
Oron
Eket
Opobo
Port-Hartcourt
Forcados
Nkongsamba
Buea
Victoria
Douala
YAOUNDE
Niger
Mariga
Kaduna
Moshi
Gurara
Benue
Osse
Benin
Imo
Hausa
Peul
Dakakari
Keri-Keri
Kanuri
Jukun
Waja
Mwana
Tangale
Longuda
Nupe
Gwari
Ham
Angas
Montol
Gurka
Wurkun
Kiyu
Jen
Bata
Zinna
Mumuye
Yakoko
Dakka
Chamba
Namchi
Vere
Mama
Koro
Afo
Ankwe/Goemai
Yagba
Bunnu
Yoruba
Owe
Igbirra
Kukuruku
Basa-Nge
Igala
Idoma
Tiv
Mfumte
Mbem
Mambila
Kaka
Tigong
Kirdi
Djompre
Aghem
Anyang
Wute
Ishan
Ibo
Afikpo
Boki
Mbembe
Widekum
Tikar
Bamileke
Bamum
Ekoi
Ejagham
Keaka
Ibibio
Itsekiri
Urhobo
Ijo
Abuan
Kalabari
Ogoni

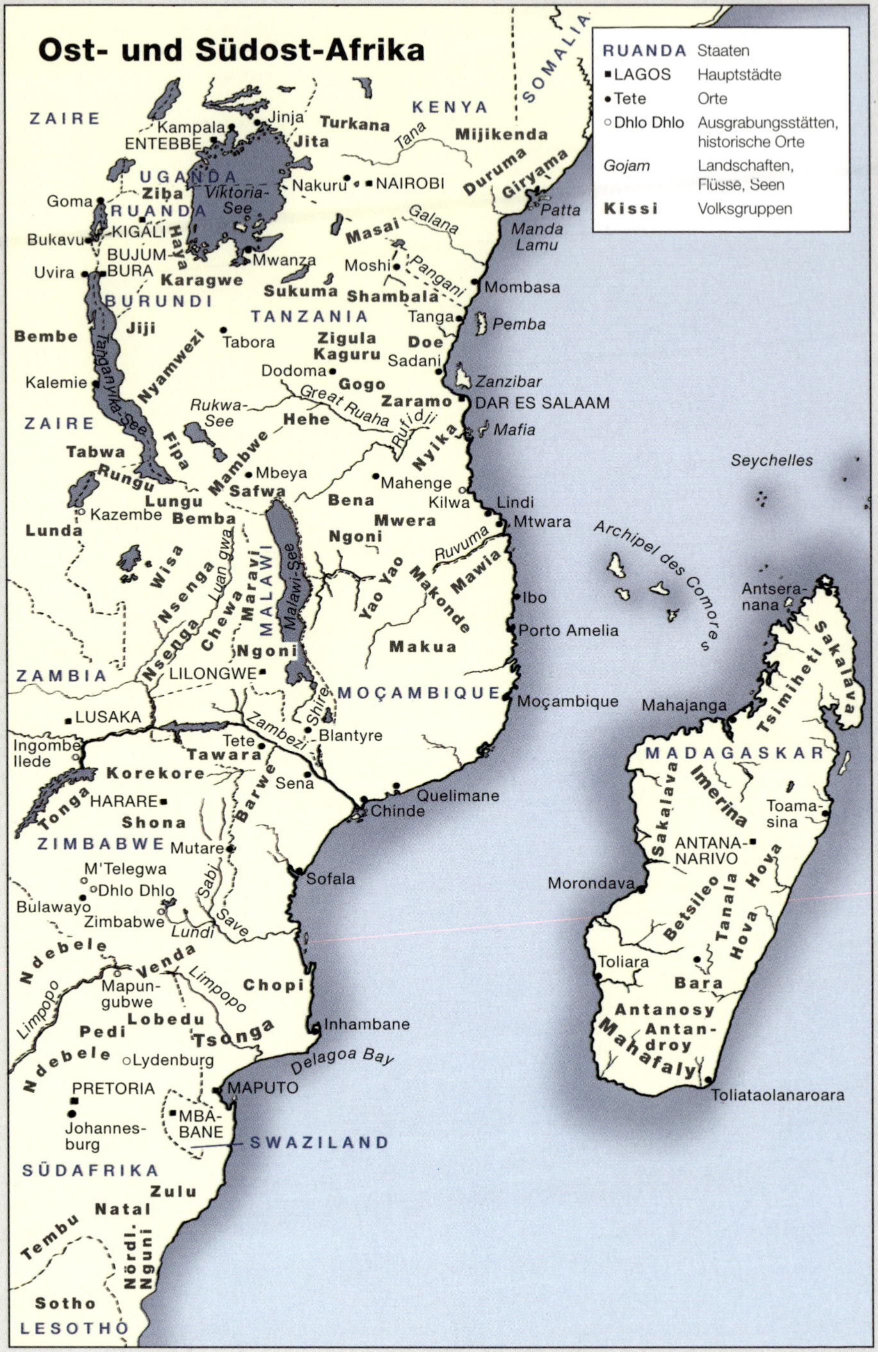
Ost- und Südost-Afrika
RUANDA Staaten
LAGOS Hauptstädte
Tete Orte
Dhlo Dhlo Ausgrabungsstätten, historische Orte
Gojam Landschaften, Flüsse, Seen
Kissi Volksgruppen
ZAIRE
UGANDA
RUANDA
KENYA
SOMALIA
TANZANIA
BURUNDI
ZAMBIA
MALAWI
MOÇAMBIQUE
ZIMBABWE
SÜDAFRIKA
SWAZILAND
LESOTHO
MADAGASKAR
Kampala
ENTEBBE
Jinja
Turkana
Jita
Tana
Mijikenda
Goma
Ziba
Viktoria-See
Nakuru
NAIROBI
Duruma
Giryama
Patta
Manda
Lamu
Bukavu
KIGALI
Haya
Masai
Galana
BUJUMBURA
Uvira
Mwanza
Moshi
Pangani
Karagwe
Mombasa
Sukuma
Shambala
Tanga
Pemba
Bembe
Jiji
Tabora
Zigula
Kaguru
Doe
Sadani
Tanganyika-See
Nyamwezi
Dodoma
Zanzibar
Kalemie
Gogo
Great Ruaha
Zaramo
DAR ES SALAAM
Rukwa-See
Hehe
Rufidji
Mafia
Tabwa
Fipa
Mambwe
Nyika
Seychelles
Rungu
Mbeya
Mahenge
Safwa
Kilwa
Lindi
Lungu
Bena
Kazembe
Bemba
Mtwara
Mwera
Lunda
Ngoni
Archipel des Comores
Ruvuma
Wisa
Luangwa
Malawi-See
Mawia
Yao Yao
Makonde
Antseranana
Nsenga
Maravi
Ibo
Chewa
Porto Amelia
Sakalava
Makua
Ngoni
Tsimiheti
LILONGWE
Moçambique
Mahajanga
Shire
LUSAKA
Zambezi
Blantyre
Ingombe llede
Tete
Tawara
Korekore
Barwe
Sena
Imerina
Quelimane
Tonga
HARARE
Chinde
Toamasina
Shona
Mutare
ANTANANARIVO
M'Telegwa
Dhlo Dhlo
Sabi
Sofala
Morondava
Bulawayo
Zimbabwe
Save
Betsileo
Tanala
Hova
Lundi
Ndebele
Venda
Toliara
Limpopo
Chopi
Mapungubwe
Bara
Lobedu
Pedi
Tsonga
Inhambane
Antanosy
Antandroy
Mahafaly
Ndebele
Lydenburg
Delagoa Bay
PRETORIA
MAPUTO
Toliataolanaroara
Johannesburg
MBABANE
Zulu
Natal
Tembu
Nördl. Nguni
Sotho

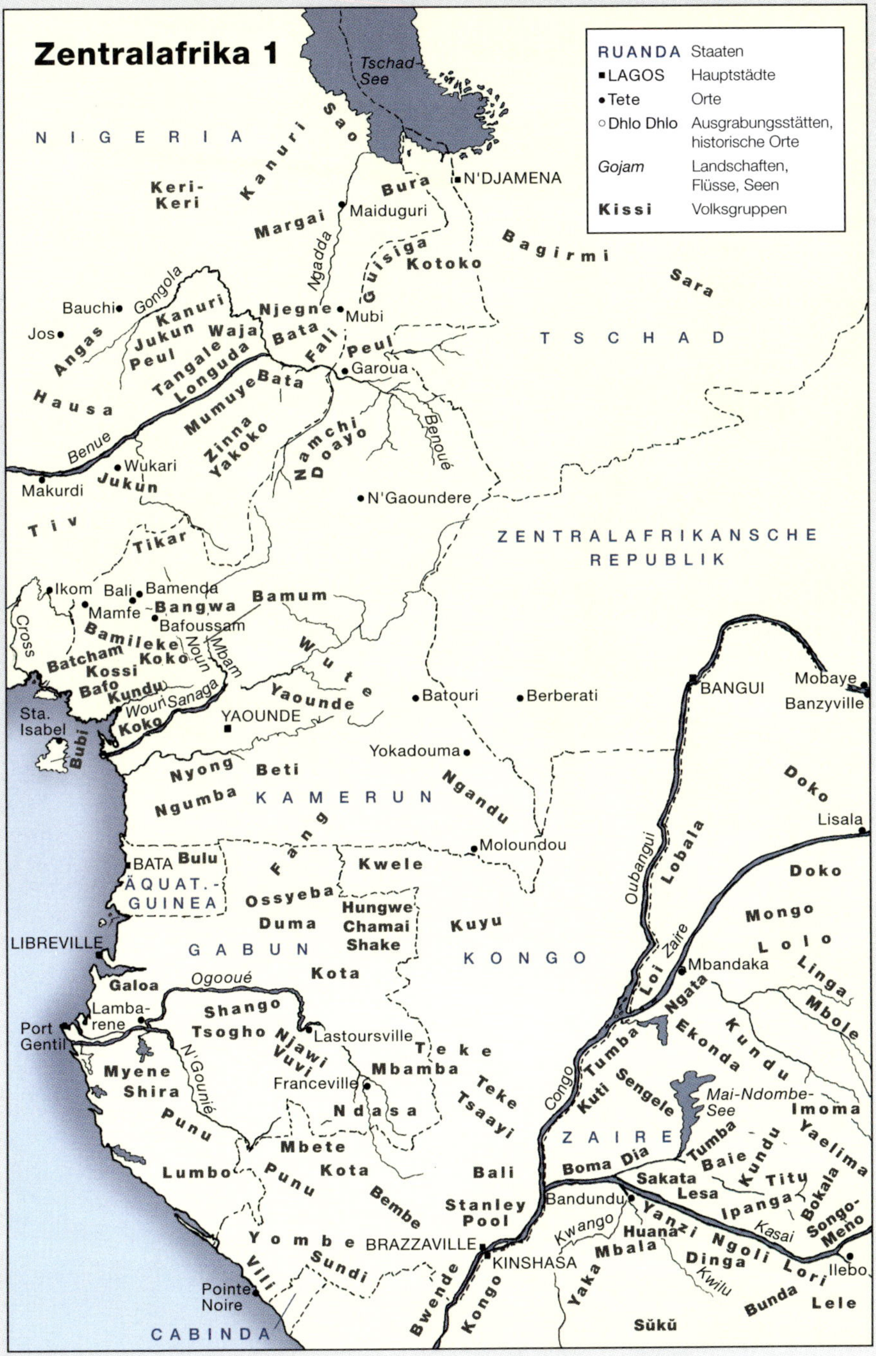
Zentralafrika 1
RUANDA Staaten
▪LAGOS Hauptstädte
•Tete Orte
○Dhlo Dhlo Ausgrabungsstätten, historische Orte
Gojam Landschaften, Flüsse, Seen
Kissi Volksgruppen
Tschad-See
NIGERIA
TSCHAD
ZENTRALAFRIKANSCHE REPUBLIK
KAMERUN
ÄQUAT.-GUINEA
GABUN
KONGO
ZAIRE
CABINDA
N'DJAMENA
YAOUNDE
BANGUI
BATA
LIBREVILLE
BRAZZAVILLE
KINSHASA
Maiduguri
Mubi
Garoua
Bauchi
Jos
Wukari
Makurdi
N'Gaoundere
Ikom
Bali
Bamenda
Mamfe
Bafoussam
Sta. Isabel
Batouri
Berberati
Yokadouma
Moloundou
Mobaye
Banzyville
Lisala
Mbandaka
Lambarene
Port Gentil
Lastoursville
Franceville
Bandundu
Ilebo
Pointe Noire
Kanuri
Sao
Keri-Keri
Bura
Margai
Ngadda
Guisiga
Kotoko
Bagirmi
Sara
Gongola
Kanuri
Jukun
Waja
Njegne
Angas
Peul
Tangale
Longuda
Bata
Fali
Peul
Hausa
Mumuye
Bata
Benue
Zinna
Yakoko
Namchi
Doayo
Benoué
Jukun
Tiv
Tikar
Bangwa
Bamum
Cross
Bamileke
Batcham
Koko
Noun
Mbam
Kossi
Bafo
Kundu
Wouri
Sanaga
Koko
Bubi
Wute
Yaounde
Nyong
Beti
Ngumba
Ngandu
Fang
Bulu
Kwele
Ossyeba
Duma
Hungwe
Chamai
Shake
Kuyu
Kota
Oubangui
Lobala
Doko
Doko
Mongo
Lolo
Linga
Mbole
Zaire
Loi
Ngata
Ekonda
Kundu
Galoa
Ogooué
Shango
Tsogho
Njawi
Vuvi
Teke
Mbamba
Myene
Shira
N'Gounié
Ndasa
Teke
Tsaayi
Congo
Tumba
Kuti
Sengele
Mai-Ndombe-See
Imoma
Yaelima
Punu
Mbete
Kota
Lumbo
Punu
Bali
Boma
Dia
Tumba
Baie
Kundu
Sakata
Lesa
Tity
Bembe
Stanley Pool
Ipanga
Bokala
Yombe
Kwango
Yanzi
Huana
Ngoli
Kasai
Songo-Meno
Vili
Sundi
Mbala
Dinga
Lori
Bwende
Kongo
Yaka
Kwilu
Bunda
Lele
Sũkũ

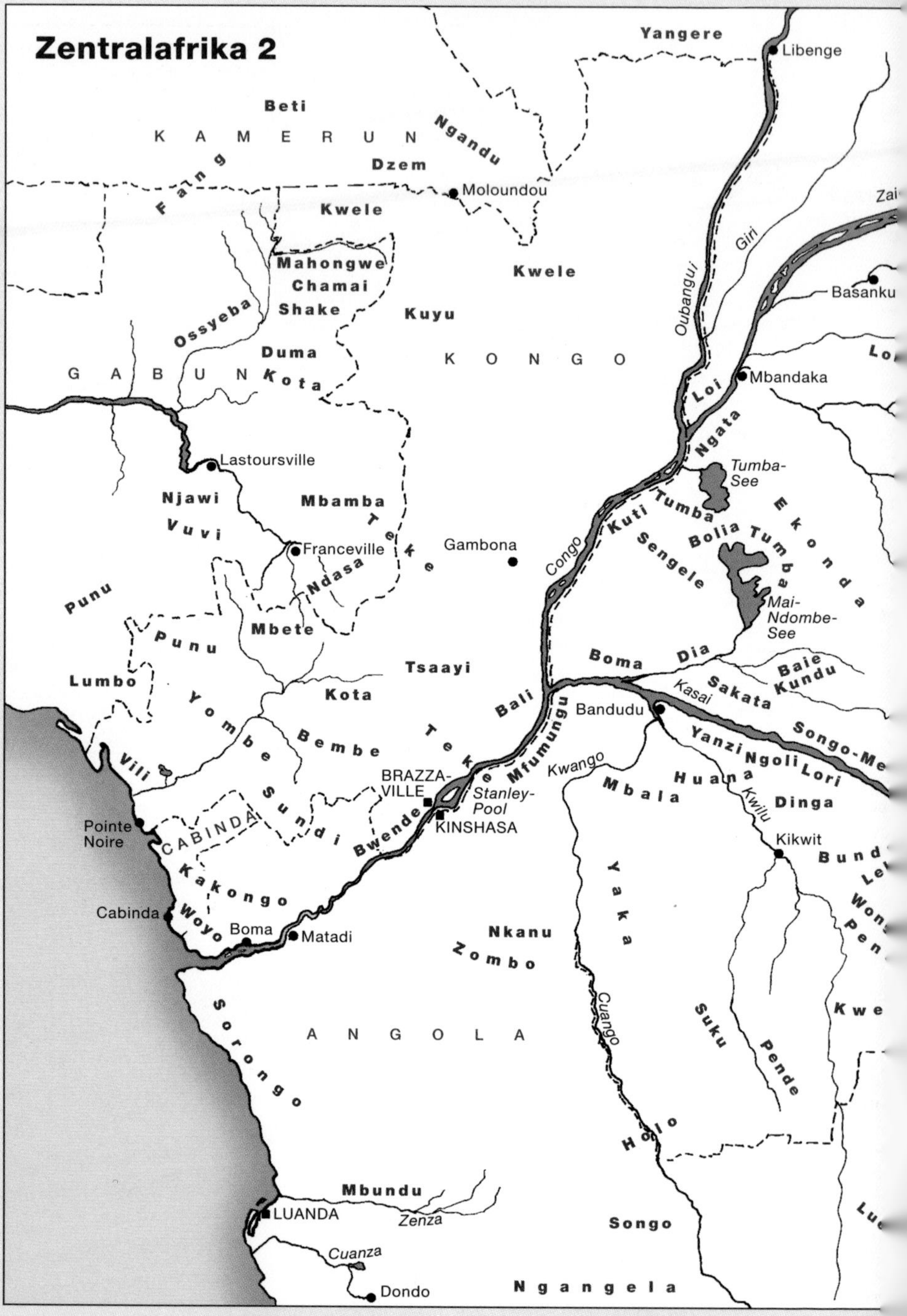
Zentralafrika 2
Yangere
Libenge
Beti
KAMERUN
Ngandu
Fang
Dzem
Moloundou
Kwele
Mahongwe
Chamai
Shake
Kwele
Kuyu
Basanku
Giri
Oubangui
Ossyeba
Duma
Kota
GABUN
KONGO
Mbandaka
Loi
Ngata
Lastoursville
Tumba-See
Njawi
Mbamba
Teke
Kuti
Tumba
Ekonda
Vuvi
Franceville
Gambona
Bolia
Tumba
Sengele
Congo
Ndasa
Punu
Mai-Ndombe-See
Mbete
Punu
Boma
Dia
Tsaayi
Lumbo
Kota
Yombe
Bali
Baie
Kundu
Kasai
Sakata
Bandudu
Bembe
Teke
Mfumungu
Songo-Me
Vili
Yanzi
Ngoli
Lori
Kwango
Huana
BRAZZAVILLE
Stanley-Pool
Mbala
Kwilu
Dinga
Sundi
CABINDA
KINSHASA
Pointe Noire
Bwende
Kikwit
Kakongo
Yaka
Cabinda
Woyo
Boma
Matadi
Nkanu
Zombo
Sorongo
Cuango
Suku
ANGOLA
Pende
Kwe
Holo
Mbundu
LUANDA
Zenza
Songo
Cuanza
Dondo
Ngangela

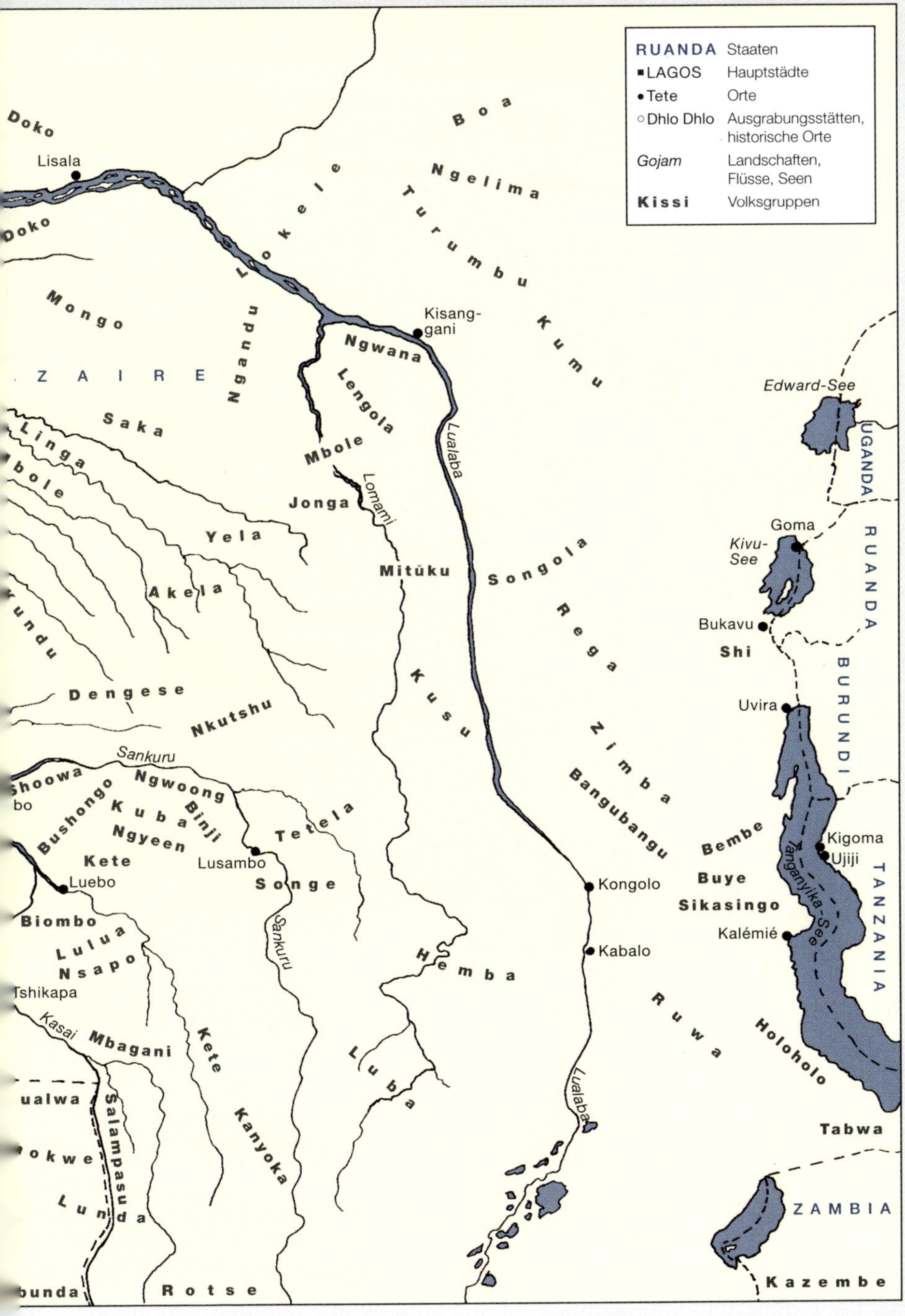
RUANDA Staaten
▪LAGOS Hauptstädte
• Tete Orte
○ Dhlo Dhlo Ausgrabungsstätten, historische Orte
Gojam Landschaften, Flüsse, Seen
Kissi Volksgruppen
Doko
Lisala
Doko
Boa
Ngelima
Turumbu
Lokele
Mongo
Ngandu
Kisangani
Ngwana
Kumu
ZAIRE
Lengola
Saka
Linga
Mbole
Lualaba
Edward-See
UGANDA
Jonga
Lomami
Yela
Goma
Kivu-See
RUANDA
Mituku
Songola
Akela
Bukavu
Rega
Shi
Kusu
Dengese
Nkutshu
Uvira
BURUNDI
Zimba
Sankuru
Shoowa
Ngwoong
Bushongo
Kuba
Binji
Bangubangu
Tetela
Ngyeen
Bembe
Kigoma
Ujiji
Kete
Lusambo
Luebo
Songe
Kongolo
Buye
Tanganyika-See
TANZANIA
Sikasingo
Biombo
Sankuru
Kalémié
Lulua
Nsapo
Hemba
Kabalo
Tshikapa
Kasai
Mbagani
Kete
Ruwa
Holoholo
Luba
Lualaba
Salampasu
Kanyoka
Tabwa
Lunda
ZAMBIA
Rotse
Kazembe

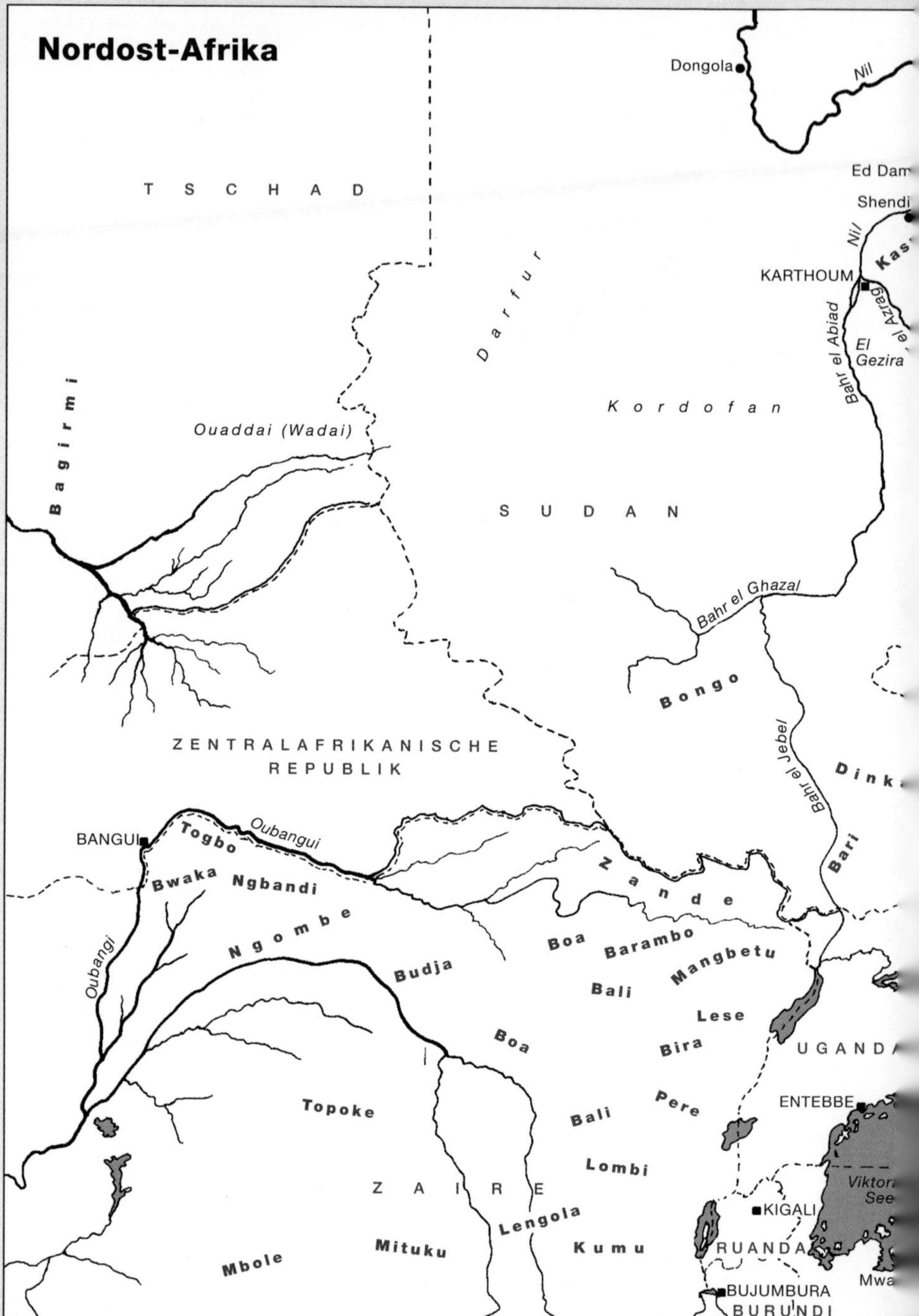
Nordost-Afrika
Dongola
Nil
Ed Dam
Shendi
TSCHAD
Nil
Kas
KARTHOUM
Bahr el Abiad
el Azraq
El Gezira
Darfur
Kordofan
Bagirmi
Ouaddai (Wadai)
SUDAN
Bahr el Ghazal
Bongo
Bahr el Jebel
Dink
ZENTRALAFRIKANISCHE REPUBLIK
BANGUI
Togbo
Oubangui
Bwaka
Ngbandi
Nande
Bari
Ngombe
Boa
Barambo
Mangbetu
Oubangi
Budja
Bali
Lese
Boa
Bira
UGANDA
Topoke
Pere
ENTEBBE
Bali
Lombi
Viktoria See
ZAIRE
KIGALI
Lengola
Mituku
Kumu
RUANDA
Mbole
Mwa
BUJUMBURA
BURUNDI

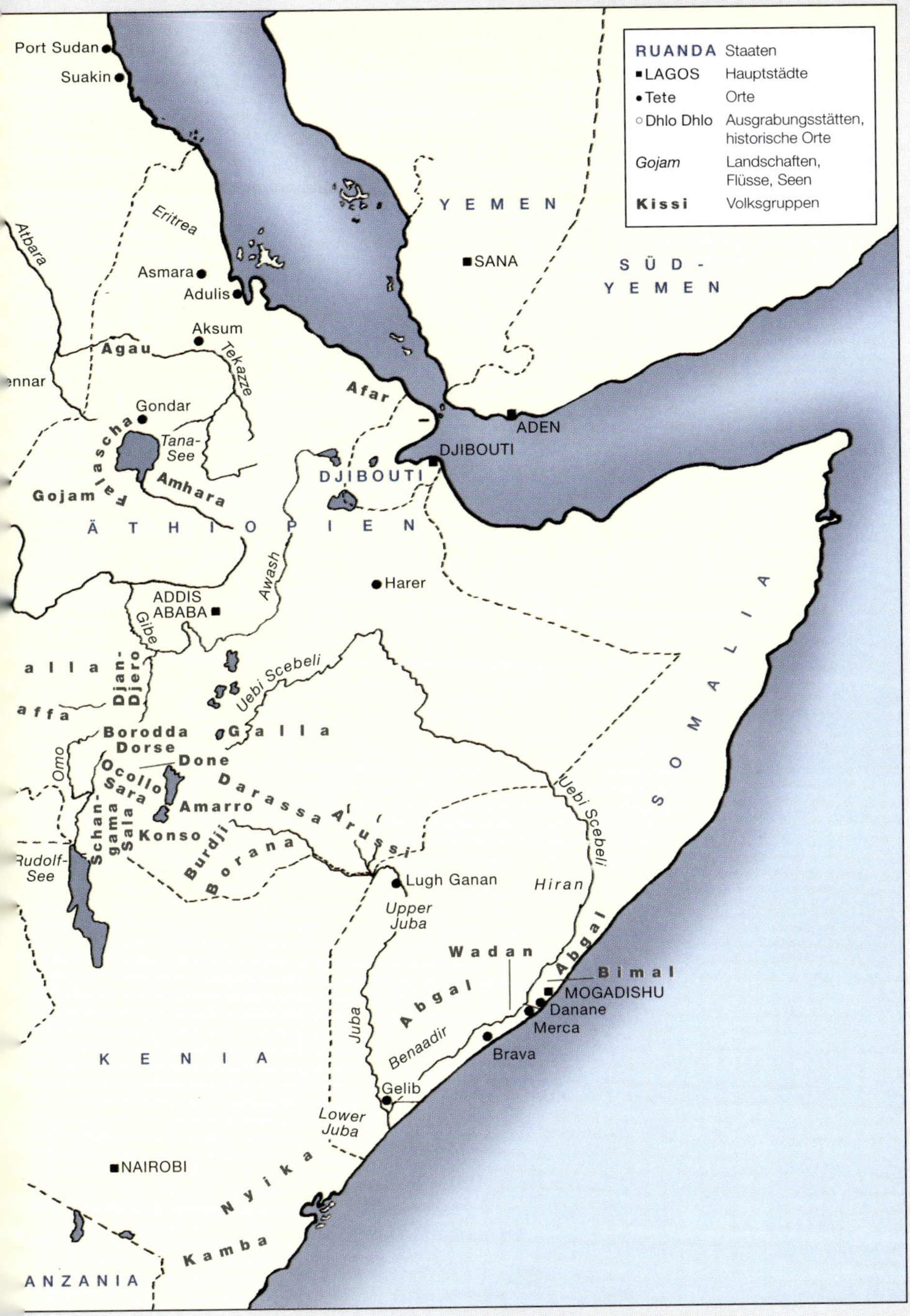
RUANDA Staaten
LAGOS Hauptstädte
Tete Orte
Dhlo Dhlo Ausgrabungsstätten, historische Orte
Gojam Landschaften, Flüsse, Seen
Kissi Volksgruppen
Port Sudan
Suakin
Eritrea
Atbara
Asmara
Adulis
Aksum
Agau
Tekazze
Gondar
Falascha
Tana-See
Amhara
Gojam
Afar
YEMEN
SANA
SÜD-YEMEN
ADEN
DJIBOUTI
ÄTHIOPIEN
Awash
Harer
ADDIS ABABA
Gibe
Djan-Djero
Uebi Scebeli
Galla
Borodda
Dorse
Done
Omo
Ocollo
Sara
Darassa
Amarro
Arussi
Schan-gama
Sala
Konso
Burdji
Borana
Rudolf-See
Lugh Ganan
Upper Juba
Hiran
SOMALIA
Wadan
Abgal
Bimal
MOGADISHU
Danane
Merca
Brava
Benaadir
Juba
Gelib
Lower Juba
KENIA
NAIROBI
Nyika
Kamba
ANZANIA

Abb. 225
Palmweingefäß aus Terrakotta, Mangbetu, 31 cm

ANHANG

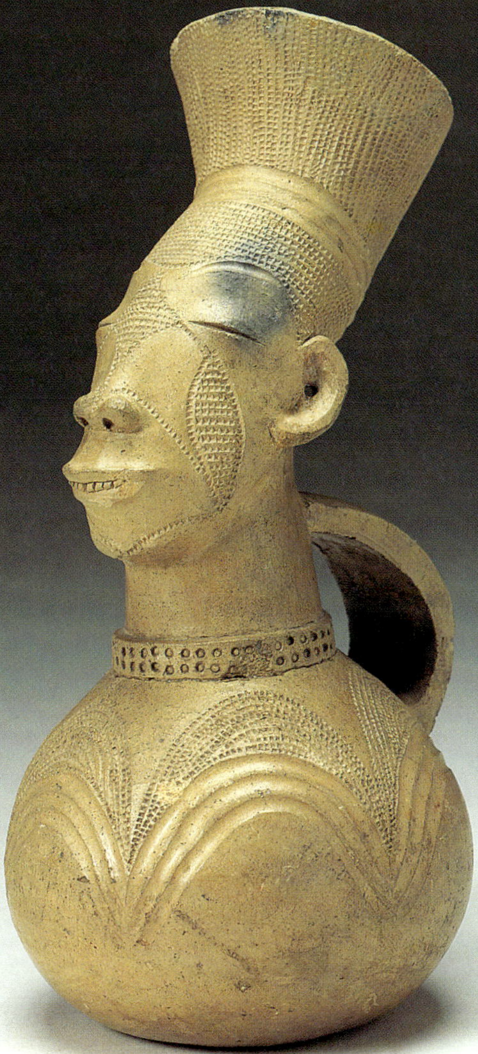

Glossar

Abrusbohne auch Paternostererbse *(Abrus precatorius)* genannt, wird bei vielen Ethnien als schmückendes Beiwerk für Masken und Figuren verwendet. Abrusbohnen enthalten den Giftstoff Abrin (aus ihm wird ein Heilmittel gegen Hornhauttrübung gewonnen), deshalb sollten Objekte mit solchem Schmuck für Kinder nicht erreichbar sein. Seit neuerer Zeit gibt es auch Halsketten aus oder mit Abrusbohnen; auch sie sind offenbar gefährlich, da das Gift angeblich durch den Hautschweiß vom Körper aufgenommen werden kann.

Ahnenfigur Meist aus Holz, gelgentlich auch aus Lehm oder Stein gefertigt, verkörpert sie den Ahnen; die Ahnenfigur ist nicht der Ahne, und er wohnt in der Regel auch nicht in ihr. Vor ihr oder an ihr werden Opfer dargebracht, und an sie wendet man sich, um Rat und Hilfe zu erbitten.

Auftragsarbeiten Als Auftragsarbeiten bezeichnet man Gegenstände, die nicht für einen bestimmten Kult hergestellt und in ihm verwendet, sondern von Außenstehenden in Auftrag gegeben wurden. Dabei handelt es sich meist um Stücke für einzelne Personen, die als Beleg- oder Erinnerungsstücke in Auftrag gegeben wurden und zumindest zunächst nicht für den Handel bestimmt waren. Als Auftragsarbeiten sind so z. B. bereits die frühen, sogenannten afro-portugiesischen → Elfenbeinarbeiten zu bezeichnen. In späterer Zeit waren es dann meist frühe Reisende, Seefahrer, Kaufleute, Missionare sowie schließlich Kolonialbeamte und Entwicklungshelfer, die Zeugnisse von ihren Expeditionen oder ihrer Tätigkeit mitbringen wollten und solche Gegenstände (die sie vielleicht in Funktion bei kultischen Handlungen sahen) zur Herstellung in Auftrag gaben. Die meisten Völkerkundemuseen und auch einige Privatsammlungen besitzen eine mehr oder weniger große Anzahl solcher Stücke, die häufig den Eindruck erwecken, als wären sie in neuester Zeit hergestellt worden. Trotzdem haben sie für den Ethnologen den Rang wichtiger Belegstücke, da sie häufig dokumentiert sind, d. h. ihr Ursprungsort, ihre ethnische Zuordnung ist damit bekannt.

Bronze hier als Oberbegriff verwendet bei allen, nicht eindeutig bestimmbaren Objekten (da die entsprechenden Daten oft nicht vorhanden sind), die aus Kupferlegierungen gegossen wurden. Die afrikanischen Gießer machen in der Regel auch keinen Unterschied zwischen Bronze und Messing (Gelbguß), jedoch zwischen Kupfer und dessen Legierungen.

Bronzearbeiten Das erste Auftreten von Bronzearbeiten läßt sich im Zweistromland etwa um die Zeit 3000 v.d.Z. datieren, in Indien etwa um 2000 und in Mitteleuropa etwa um 1800. Afrika erreichte die neue Technik etwa zwischen dem 8. und 6. Jahrhundert v.d.Z. Kunstgeschichtlich sind jedoch erst die Bronzen von Ife, dem Niger-Binnendelta, den Bronzewerkstätten am unteren Niger, Igbo-Ukwu und schließlich Benin von besonderer Bedeutung.

Dekorative afrikanische Kunst Sammelbegriff für Objekte, die weder für den Kult hergestellt, noch in ihm verwendet, sondern in der Regel für den Kunstmarkt gefertigt wurden. Dabei kann es sich entweder um Kopien und Fälschungen echter Kunstwerke oder aber um Phantasieprodukte handeln; diese enthalten dann häufig Stilelemente verschiedener Ethnien oder Kulturkreise und zeichnen sich oft durch Übergrößen aus. Im weiteren Sinne handelt es sich bei den Objekten dekorativer afrikanischer Kunst ebenfalls um sogenannte Auftragsarbeiten; im engeren Sinne jedoch sind sie für einen anonymen Kunstmarkt, gewissermaßen »auf Lager« für einen oder mehrere Händler angefertigt, während man unter Auftragsarbeiten in der Regel Stücke einordnet, die – häufig noch in der Kolonialzeit – von westlichen Einzelpersonen (meist Nicht-Händlern) als Beleg- oder Erinnerungsstücke in Auftrag gegeben wurden und zumindest zunächst nicht für den Handel bestimmt waren.

Eisenverarbeitung Die Geschichte der figurativen Eisenverarbeitung ist relativ schwach dokumentiert, obwohl die Belege für die früheste Eisenverhüttung und -verarbeitung in Schwarzafrika auf die ersten Jahrhunderte vor unserer Zeitrechnung zurückgehen. Wenn Eisen verarbeitet wurde, dann größtenteils für Waffen und Gebrauchsgegenstände. Rituell verwendetes Eisen ist mit Ausnahmen vor allem aus Nigeria und aus Mali, weniger aus Zaire (Kuba) und anderen Gebieten bekannt. Allerdings nimmt in fast allen afrikanischen Gesellschaften der Schmied eine Sonderstellung ein, die sich von Volksgruppe zu Volksgruppe oft sehr unterschiedlich manifestiert – er kann Objekt der Verehrung, des Mißtrauens und der Angst seiner Dorfgenossen sein. Diese weisen dem Schmied deshalb in der Regel auch ein eigenes Wohnviertel, meist am Rande des Dorfes, zu. Da er mit dem Feuer umgeht, besitzt er auch gewisse magische Kräfte und schnitzt bei einigen Volksgruppen deshalb auch selbst bestimmte rituelle Objekte, wie Masken oder Figuren aus Holz. Dabei erweist sich seine rein technische Funktion als Netzwerk von Beziehungen zwischen dem Sichtbaren und Unsichtbaren, zwischen den Lebenden und den Toten, und zwischen den Lebenden untereinander. Nicht von ungefähr sind deshalb die Frauen der Schmiede meist Töpferinnen – auch sie häufig Schöpferinnen ritueller Gegenstände bei vielen Gesellschaften.

Bei den Bambara stellt man die rituellen Eisen-Objekte, die der *Numu,* der Schmied, fertigt, auf Hausaltäre, verwendet sie als Vortivgaben, oder führt sie auch als persönliche Talismane mit.

Bei den Dogon rankt sich eine Reihe von Legenden um den Schmied, den siebten *Nommo,* und seine Rolle in der Mythologie, speziell seine Rolle bei der Erschaffung der Welt. Diese Legenden sind teilweise so widersprüchlich und inkonsistent wie die Mythologie der Dogon selbst.

Elfenbeinarbeiten Plastiken, Reliefs und kunstgewerbliche Arbeiten aus Elfenbein

In der vorgeschichtlichen Eiszeitkunst kommen Kleinkunstwerke aus Mammutelfenbein bereits in der ältesten Entwicklungsphase vor. Es handelt sich dabei um Tierfiguren und menschliche Statuetten, um Schmuckgegenstände (Anhänger) und Gravierungen auf Stoßzahnlamellen.

In Schwarzafrika gehen die ersten Nachweise auf verarbeitetes Elfenbein etwa auf das erste Jahrtausend zurück (Igbo Ukwu, Sao, möglicherweise Ife) und erreichen eine erste Blütezeit spätestens zwischen dem 16. und 19.

Jahrhundert (afro-portugiesisches Elfenbein, Benin). In Benin stand das Arbeiten mit Elfenbein streng unter der Kontrolle des *Oba* (Königs), für den wohl alle bedeutenden Elfenbeinarbeiten angefertigt wurden. Die Elfenbeinschnitzter *(Igbesanbhan)* waren in einer Zunft vereinigt und arbeiteten nach einem bestimmten Formenkanon, der sich jahrhundertelang auf gleicher künstlerischer Höhe hielt, während der Bronzeguß bereits Ende des 19. Jahrhunderts der künstlerischen Dekadenz verfiel. Die Entstehung der für die Ahnenaltäre reich beschnitzten Stoßzähne ist vermutlich in das 18. und 19. Jahrhundert zu datieren.

Auch in neuerer Zeit sind Elfenbeinarbeiten von kunstschaffenden Völkern Schwarzafrikas gefertigt worden, seltener in Savannen-, häufiger in Regenwaldgebieten. Olifante – als Trompeten gearbeitete Stoßzähne von Elefanten – sind in fast ganz Schwarzafrika verbreitet und werden teilweise gar nicht, teilweise an der Spitze oder am Mundstück beschnitzt, ganzflächig hauptsächlich als afro-portugiesisches Elfenbein, in neuerer Zeit für den Kunstmarkt. Zauber- und Kultfiguren sind u. a. von den Ethnien des Kameruner Graslandes, von einigen Gruppen des Kongobeckens und aus dem Maniema-Gebiet nachgewiesen. Masken kommen nur in Benin, bei den Rega und bei den Pende vor, jedoch meist nicht funktional verwendet, sondern als Prestigeobjekt (Benin) oder als kultisches Objekt (Amulett, Zeichen etc.)

Federarbeiten finden sich, im Unterschied zum einfachen Federschmuck, der praktisch in allen Kulturen verbreitet ist, vor allem in Regionen, die sich durch eine bunt gefiederte Vogelwelt auszeichnen, d. h. in tropischen und subtropischen Gebieten. Sie dienen als Rang- und Gruppenabzeichen, als Schmuck, Bekleidung, Geld und schließlich als Kultgerät. In Afrika werden Federarbeiten fast ausschließlich als Attribute für Masken verwendet oder – wie z. B im Kameruner Grasland – auch als Maskengewänder und als kronenartige Maskenaufsätze.

Fetisch Das Wort ist eine Ableitung des portugiesischen Ausdrucks »feitico«, der wiederum lateinischen Ursprungs ist und soviel wie »Objekt, von der Hand des Menschen gemacht« bedeutet – also eigentlich gleichbedeutend mit »Artefakt«. Im neueren Sprachgebrauch vermeidet man die – unbegründeterweise etwas negativ wertende – Formulierung und verwendet dafür das neutralere »Zauberfigur« (s. u.) oder »magische Figur« im Unterschied zu einer → Ahnenfigur.

Form verlorene, in Schwarzafrika traditionelle Art des Metallgusses (»Wachsausgießverfahren«, *à cire perdue*). Dabei wird das erforderliche Modell aus Bienenwachs hergestellt, bei Hohlgüssen über einem Tonkern. Danach umgibt man das Modell mit einem gewässerten Gemenge aus Ton und Pferdemist o.ä., wobei oben eine kleine Öffnung frei bleibt. Nach dem Trocknen wird das Wachs ausgeschmolzen, die Form mit der Öffnung nach oben aufgestellt und mit Bronze oder Gelbguß ausgegossen. Nach dem Erkalten zerschlägt man die Form, die nun »verloren« ist.

Fruchtbarkeitspuppen Solche Objekte werden von einer Vielzahl von Ethnien, u. a. von den Mossi in Burkina Faso, einigen Gruppen in Tansania und den Akan in Ghana hergestellt – allerdings in unterschiedlicher Konzeption. Mädchen und junge Frauen verwenden sie, um gesunde Kinder zu bekommen (bzw. um überhaupt fruchtbar zu sein); sie werden häufig im Gewand getragen, aber auch zu Hause aufbewahrt.

Goldgewichte → S. 130 f.

Opferpatina Da viele Objekte afrikanischer Kunst beopfert werden müssen (Ahnenfiguren, Zauberfiguren, bestimmte Masken), damit die dahinterstehende Kraft (Ahne, spirituelles Wesen) nicht erlischt bzw. sich nicht gegen den Opfernden wendet, entsteht an ihnen eine mehr oder weniger dicke Schicht einer Masse, die sich aus den Relikten der geopferten Substanzen zusammensetzt: Lebensmittel in flüssiger, breiiger Form, Tierblut etc.; entsprechend den ethnischen Gepflogenheiten variiert auch die Farbgebung von Beige-Grau bis Schwarz oder Rotbraun.

Schwarzafrika Das Gebiet südlich der Sahara, im Westen südlich des Senegal, im Osten etwa südlich der Staatsgrenze zwischen Ägypten und Sudan.

Voodoo *(Vaudou, Vodun)* afro-amerikanische, synkretistische Religion, die sich in Afrika vor allem entlang der Westküste ausgebreitet hat, in den USA vor allem in den Südstaaten neuerdings zunehmend Anhänger findet. Im

18. und 19. Jahrhundert nach Südamerika und in die Karibik verschleppte Yoruba-Sklaven entwickelten – zusammen mit den katholischen Heiligen, die sie zu ihren Göttern uminterpretierten sowie mit anderen Symbolen der katholischen Kirche, deren Glauben sie annehmen mußten – mit ihrem alten Yoruba-Pantheon eine neue Religionsgemeinschaft, die sich vor allem im brasilianischen Candomblé und in den *Vaudou*-Tempeln Haitis manifestierte. Nach Westafrika zurückgewanderte ehemalige Sklavenfamilien brachten den neuen Glauben mit und bildeten dort Zentren, die aber wiederum durch die im ehemaligen Mutterland nun angetroffenen neuen einheimischen Kulte einem neuen Synkretismus sowie importierten Religionen, z. B. Islam und Hinduismus, ausgesetzt waren.
In kunsthistorischer Sicht manifestiert sich der *Voodoo* vor allem in Figuren wie dem hinduistischen Affengott *Hanuman,* der *Mami Wata,* dem *hl. Lazarus* und anderen, wie sie teilweise von dem *Voodoo*-Bildhauer und -Priester, Agbagli Kossi, der 1992 verstarb, hergestellt wurden.

Lit.: Cabrera, 1975, 1979; Chesi, 1979, 1983

Westafrika Das Gebiet südlich der Sahara, das im Westen etwa vom Senegal bis zur Zaire-Mündung, im Süden entlang der Küste bis nach Gabun und im Osten vom Tschadsee in undefinierter Linie nach Süden verläuft.

Zauberfigur Bezeichnung der Völkerkunde für alle magischen Objekte, die künstlerisch ausgestaltet sind, im Unterschied zu Kult- und Ahnenfiguren, die gewöhnlich Wesen des Jenseits, also Ahnen, Geister oder Götter symbolisieren. Es gibt »gute« und »böse« Zauberfiguren; sie werden erst durch krafthaltige Stoffe oder Medizinen sowie durch bestimmte zauberische Praktiken, die nur der Zauberer, Priester oder Medizinmann selbst (oft zusammen mit dem Auftraggeber und meist durch Zauberspruch) vermitteln kann, wirksam.

Museen mit Beständen afrikanischer Kunst in Europa

Amsterdam
Koninklijk Instituut
voor de Tropen (Tropenmuseum)
Mauritskade 63
NL-1092 AD Amsterdam

Angoulême
Musée des Beaux-Arts
1,rue Friedland
F-16000 Angoulême

Basel
Museum für Völkerkunde und
Schweizerisches Museum für Volkskunde
Augustinergasse 2
Postfach 1048
CH-4001 Basel

Berg en Dal
NL - 6570 Berg en Dal

Berlin
Museum für Völkerkunde, Staatliche Museen Preußischer Kulturbesitz
Arnimallee 23-27
D-14195 Berlin

Bern
Bernisches Historisches Museum
Helvetiaplatz 5
CH-3000 Bern 6

Bordeaux
Université de Bordeaux
Musée d'Ethnographie
3, place de la Victoire
F-33076 Bordeaux Cedex

Braunschweig
Städtisches Museum Braunschweig
Am Löwenwall
Postfach 3309
D-38100 Braunschweig

Bremen
Übersee-Museum
Bahnhofsplatz 13
D-28195 Bremen

Cannes
Musée de la Castre
Le Suquet
F-06400 Cannes

Dresden
Museum für Völkerkunde
Japanisches Palais
D-01097 Dresden

Düsseldorf
Hetjens-Museum der Landeshauptstadt
Düsseldorf, Deutsches Keramikmuseum
Schulstr. 4
D-40200 Düsseldorf

Frankfurt am Main
Museum für Völkerkunde
Schaumainkai 29
D-60594 Frankfurt am Main

Genf
Musée d'Ethnographie de la Ville de
Genève
65-67, bd Carl-Vogt
CH-1204 Genève

Musée Barbier-Mueller
10, rue Jean-Calvin
CH-1204 Genève

Göttingen
Institut und Sammlung für Völkerkunde der
Universität Göttingen
Theaterplatz 15
D-37073 Göttingen

Hamburg
Museum für Völkerkunde
Binderstr. 14
D-20148 Hamburg

Hannover
Niedersächsisches Landesmuseum Hannover
Am Maschpark 5
D-30169 Hannover

Heidelberg
Völkerkunde-Museum der J. u. E. von Portheim-Stiftung
Hauptstr. 235, Palais Weimar
D-69117 Heidelberg

Köln
Rautenstrauch-Joest-Museum
Ubierring 45
D-50678 Köln

Leipzig
Museum für Völkerkunde zu Leipzig im Grassimuseum
Postfach 969
Täubchenweg 2
D-04009 Leipzig

London
Museum of Mankind
6 Burlington Gardens
GB-London W1X 2EX

Lyon
Musée Africain
150, cours Gambetta
F-69007 Lyon

Manchester
The Manchester Museum
The University
GB-Manchester M13 9PL

Mannheim
Reiß-Museum
Völkerkundliche Sammlungen
Zeughaus C 5
D-68030 Mannheim

Marseille
Musée d'Arts Africains,Océaniens, Amérindiens
Centre de la Vieille Charité
2, rue de la Charité
F-13002 Marseille

München
Staatliches Museum für Völkerkunde
Maximilianstr. 42
D-80538 München

Neuchâtel
Musée d'Ethnographie
4, rue Saint-Nicolas
CH-2006 Neuchâtel

Offenbach
Deutsches Ledermuseum
Deutsches Schuhmuseum
Frankfurter Str. 86
D-63067 Offenbach a.M.

Oxford
Pitt Rivers Museum
University of Oxford
South Parks Road
GB-Oxford OX1 3PP

Paris
Musée de l'Homme
Palais de Chaillot, Passy-Flügel,
1, place du Trocadéro
F-75116 Paris

Musée national des Arts d'Afrique et d'Océanie
293, avenue Daumesnil
F-75012 Paris

Musée Dapper
50, avenue Victor Hugo
F-75116 Paris

Rouen
Museum d'Histoire Naturelle
198 rue Beauvoisine
F-76000 Rouen

Schwaz
Haus der Völker
A-6930 Schwaz

Sheffield
City Museum and Mappin Art Gallery
Weston Park
GB-Sheffield S10 2TP

St. Augustin
Haus Völker und Kulturen
Arnold-Janssen-Str. 26
D-53754 St. Augustin

St. Etienne
Musée d'Art Moderne
La Terrasse
F-42000 St. Etienne

St. Ottilien
Missionsmuseum
D-86941 St. Ottilien

Stuttgart
Linden-Museum Stuttgart
Staatliches Museum für Völkerkunde
Hegelplatz 1
D-70174 Stuttgart

Tervuren
Koninklijk Museum voor
Midden-Afrika
B-3080 Tervuren

Turin
Museo Civico d'Arte Antica
Palazzo Madama
I-10122 Torino

Museo di Numismatica, Etnografia e Arti
Orientali
Via Accademia Albertina
I-10123Torino

Ulm
Ulmer Museum
Neue Straße 92
D-89073 Ulm

Vatikan
Museo Missionario Etnologico
I-00120 Città del Vaticano

Werl
Forum der Völker
Missionsmuseum der Franziskaner
Melsterstr.15
D-59455-Werl

Winterthur
Naturwissenschaftliche Sammlungen
Museumstr. 52
CH-8402 Winterthur

Wittenberg (Lutherstadt Wittenberg)
Museum für Völkerkunde Julius Riemer
D-06886-Lutherstadt Wittenberg

Zürich
Völkerkundemuseum der Universität
Zürich
Pelikanstr. 40
CH-8001 Zürich

Museum Rietberg
Gablerstr. 15
CH-8000 Zürich

Zug
Afrika Museum
St. Oswaldsgasse
CH-6300 Zug

Literaturverzeichnis

Abkürzungen:

AA = African Arts, UCLA, Los Angeles, USA

AAN = Arts d'Afrique Noire, Arnouville, Frankreich

Abiodun, Rowland, Drewal, Henry John; Pemberton III, John: 1991, *Yoruba – Kunst und Ästhetik in Nigeria,* hg. v. Lorenz Homberger, Zürich (Museum Rietberg)

Adamson, Joy: 1975, *The Peoples of Kenya,* London (Repr.)

Adedeji, Joel: 1969, *Traditional Yoruba Theatre,* in: AA II/1: 60–63

Adelman, Kenneth Lee: 1975, *The Art of the Yaka,* in: AA IX/1: 40–43

Adler, Peter; Barnard, Nicolas: 1992, *ASAFO! African Flags of the Fante,* London (Thames & Hudson)

African American Institute, The: 1981, *Ancient Treasures in Terra Cotta of Mali and Ghana,* New York

Agthe, Johanna: 1983, *Luba Hemba* (Afrika Sammlung 1), Frankfurt (Museum für Völkerkunde)

Aksum-Expedition: 1913, Deutsche Aksum Expedition, hg. von der Generalverwaltung der Königlichen Museen zu Berlin, Bd. 1–4, Berlin

1) Littmann, Enno: *Reisebericht der Expedition*

2) Krencker, Daniel: *Ältere Denkmäler Nordabessiniens*

3) Lüpke, Theodor von: *Profan- und Kultbauten Nordabessiniens*

4) Littmann, Enno: *Sabäische, griechische und altabessinische Inschriften*

Alexandre, P.; Binet, J.: 1958, *Le Groupe dit Pahouin* (Fang – Boulou – Beti), Paris (Presses Universitaires de France)

Allison, Philip: 1968a, *African Stone Sculpture,* London (Lund Humphries)

ders.: 1968b, *Cross River Monoliths,* Lagos (Department of Antiquities)

Amborn, Hermann: 1983, *Spuren der Eisenverarbeitung auf Fundplätzen der Nok-Kultu,* in: Eyo, Ekpo u. Willet, Frank: *Kunstschätze aus Alt-Nigeria,* Mainz (Philipp von Zabern): 170–173

Amrouche, Pierre; Thiam, Amadou, 1991, *Moba Togo,* Paris/Lome (Galerie Amrouche Bohbot Keeser/Galerie Thiam

Anderson, Martha G.; Mullen Kreamer, Christine: 1989, *Wild Spirits Strong Medicine,* New York (The Center for African Art)

Andersson, Efraim:1953, *Contribution à l'Ethnographie des Kuta I, Uppsala* (= Studia Ethnografica Uppsaliensia)

Anquandah, James: 1985, *Ethnoarchaeological Clues to Ghana's Great Past and – A Great Future?,* in: Monographs and Papers in African Archaeology, No. 2 (University of Ghana)

ders.: 1986a, *A New Art Province Discovered in Komaland,* Northern Ghana (= Proceedings of the Seventh Triennial Symposium on African Art), Washington (Museum of Cultural History)

ders.: 1986b, *Ethnoarchaeological Clues to Ghana's Great Past.* in: Universitas, Vol. 8, Legon: 113–130

ders.; Ham, Laurent van: 1985, *Discovering the Forgotten »Civilization« of Komaland,* Northern Ghana, Rockanje (Ghames Foundation)

Antiri, Janet Adwoa: 1976, *Akan Combs.* in: AA VIII/1: 32–35

Arbeitskreis für Internationale Wissenschaftskommunikation (Hg.): 1994, *Afrikanische*

Plastik. Konfrontation und Annäherung, Münster/Hamburg (LIT-Verlag) (= Göttinger Kulturwissenschaftliche Schriften: Ausstellungskataloge; Bd. 1.)
Arhin, Kwame (ed.): 1979, *A Profile of Brong Kyempim,* Legon (Institute of African Studies)
ders.: 1985, *Traditional Rule in Ghana. Past and Present,* Accra (Sedco Publishing)
Arman u. Camp, J.: 1980, *Fragments of the Sublime,* New York (Camp Associates)
Armstrong, Robert G., 1955, Peoples of the Niger-Benue Confluence, London (International African Institute)
Arnold, Bernd; Weidel, Sieglinde, 1980, Kamerun. *Die höfische Kunst des Graslandes,* Leipzig (Prisma) (= Die Schatzkammer, Bd. 33)
Association française d'action artistique:1989, *Art Makondé – tradition et modernité,* 1989, Paris
Atherton, John H.; Kalous, Milan: 1970, *Nomoli*, in: Journal of African History, XI, 3: 303–317
Awe, Bolane: 1975, *The Asude: Yoruba Jewelsmiths*, in: AA IX/1: 60–66, 92
Azais u. Chambard: 1931, *Cinq Années de Recherche Archaéologique en Ethiopie,* Paris

Bamert, Arnold: 1980, *Afrika – Stammeskunst in Urwald und Savanne,* Olten/Freiburg (Walter)
Barbier, Jean Paul (ed.): 1993, *Art of côte d'Ivoire*, Genf (Barbier-Mueller Museum)
Barbot, J.: 1732, *A Description of the Coasts of North and South Guinea,* London
Bascom, W. R.: 1961, Odu Ifa: The Order of the Figures of Ifa, in: Bulletin de l'IFAN, XXIII, Bd. 3–4: 676–682
Bassani, Ezio: 1989, *La grande sculture dell'Africa Nera,* Firenze (Artificio)
ders.; Fagg, William B.: 1988, *Africa and the Renaissance: Art in Ivory,* New York (The Center for African Art/Prestel)
ders.; Fagg,William B.: 1991, *One Hundred Notes on Nigerian Art from Christie's Catalogues 1974–1990* (= Quaderni Poro, No. 7), Milano (Carlo Monzino)
Bassing, Allen; Kyerematen, A.A.Y.: 1972, *The Enstoolment of an Asantehene*, in: AA V/3: 28–31, 62–63
ders.: 1973, *Grave Monuments of the Dakakari*, in: AA VI/4: 36–39
Bastin, Marie-Louise: 1968/69, *Arts of the Angolan People*, in: AA II/1, 2, 3, 4
dies.: 1969, *Masques et Sculptures Ngangela*, in: Baessler Archiv, XVII: 1–23
dies.: 1978, *Stauettes Tshokwe du héros civilisateur »tshibinda ilunga«,* Arnouville (Arts d'Afrique Noire)
dies.: 1982, *La Sculpture Tshokwe,* Meudon (A. & F. Chaffin)
dies.: 1984, *Introduction aux arts d'Afrique Noire,* Arnouville (Arts d'Afrique Noire)
Baumann, Hermann: 1940, *Völker und Kulturen Afrikas*, in: Baumann, H., Thurnwald, R.; Westermann, D. (Hg.), Völkerkunde von Afrika, Essen (Essener Verlagsanstalt).
Baumann, Oscar: 1890, *In Deutsch-Ostafrika während des Aufstandes,* Wien und Olmütz (E. Hölzel)
Bay, Edna G.: 1975, *Cyprien Tokudagba of Abomey,* in: AA VIII/4: 24–29, 83
Bedaux, R.: 1977, *tellem een bijdrage tot de geschiedenis van de Republiek Mali,* Berg en Dal (Afrika Museum)
Beier, Ulli: 1963b, *African Mud Sculpture, London* (Cambridge University Press)
ders.: 1991, *Yoruba – Das Überleben einer westafrikanischen Kultur,* Bamberg (Neue Residenz Bamberg)
Ben Amos, Paula, 1973, *Symbolism in Olokun Mud Art*, in: AA VI/4: 28–31, 95
dies.: 1980, *The Art of Benin,* London (Thames & Hudson)
dies.; Omoregie, Osarenren: 1969, *Ekpo Ritual in Avbiama Village,* in: AA II/4: 8–13, 79

dies.; Rubin, Arnold (ed.): 1983, *The Art of Power – The Power of Art. Studies in Benin Iconography,* Los Angeles (University of California)
Bent, J. Theodore: 1896, *The Ruined Cities of Mashonaland being a record of excavation and exploration in 1891,* London/New York/Bombay (Longmans, Green, and Co)
Berjonneau, Gérald; Sonnery, Jean-Louis: 1987, *Rediscovered Masterpieces of African Art,* Boulogne (Berjonneau/Sonnery/Fondation Dapper)
Bernardi, Bernardo; de Grunne, Bernard: 1990, *Terra d'Africa, Terra d'Archeologia,* Firenze (Alinari)
Bernatzik, Hugo Adolf: 1930, *Der dunkle Erdteil. Afrika,* Berlin (Atlantis)
ders.: 1933, *Geheimnisvolle Inseln Tropen-Afrikas,* Berlin (Deutsche Buchgemeinschaft)
ders.: 1939, *Die große Völkerkunde,* Bd. I, Leipzig (Bibliographisches Institut)
ders.: 1944, *Im Reich der Bidyogo,* 5. erw. Aufl. Adolf, Innsbruck (Kommissionsverlag)
ders.: 1960, *Im Reich der Bidjogo,* Einsiedeln
Bertaux, Pierre: 1966, *Afrika. Von der Vorgeschichte bis zu den Staaten der Gegenwart,* Frankfurt a. M., (= Fischer Weltgeschichte 32)
Bertho, J.: 1950, *Coiffures-Masques à Franges de Perles chez les Rois Yoruba et du Dahomey,* in: Notes Africaines, 47: 71–74
Bidder, Irmgard:1966, *Das Rätsel von Lalibela,* in: Merian 10/XIX: 52–55
Bieber, Friedrich J.: *1920, Kaffa, ein altkuschitisches Volkstum in Innerafrika,* Bd. I, Münster/Westf.(Aschendorffsche Verlagsbuchhdlg.), Bd. II, 1923, Wien (Verlag der »Anthropos«-Administration, St. Gabriel-Mödling)
Bieber, Otto: 1948, *Geheimnisvolles Kaffa*, Wien (Universum Verlagsges.)
Biebuyck, Daniel P.: 1972a, *Bembe Art,*in: AA V/3: 12–19, 75–84
ders.: 1972b, *The Kindi Aristocrats and Their Art among the Lega,* in: Fraser/Cole (eds.): 7–20
ders.: 1973a, *Lega Culture*, Berkeley/Los Angeles/London (University of California Press)
ders.: 1973b, *Nyanga Circumcision Masks and Costumes,* in: AA VI/2: 20–25, 86–92
ders.: 1974, *Mumbira: Musical Instrument of a Nyanga Initiation,* in: AA VII/4: 42–45, 63–65, 96
ders.: 1976, *Sculpture from the Eastern Zaire Forest Regions & Sculpture from the Eastern Zaire Forest Regions: Mbole, Yela and Pere,* in: AA IX/2: 8–15, 79–80 u. AA X/1: 54–61, 99 f.
ders.: 1981, *Statuary from the pre-Bembe hunters,* Tervuren (The Royal Museum of Central Africa)
ders.: 1986, *The Arts of Zaire,* Vol.II Eastern Zaire, Berkeley/Los Angeles/London (University of California Press)
Bienvenue en Haute Volta, 1972, Boulogne (Delroisse)
Birmingham Museum of Art (ed.): 1984, *Nigerian Sculpture – Bridges to Power,* Birmingham, Alabama (Birmingham Museum of Art)
Biss, Harold C. J.: 1901, *The Relief of Kumasi,* London (Methuen)
Bleakley, Robert: 1978, *African Masks,* London (Thames & Hudson)
Blesse,Giselher: 1989, *Art Makondé traditionel/Arte Makonde tradicional*, in: Art Makondé: 64–111
ders.: 1994, *Der Südosten Tanzanias – Die Kunst der Makonde und der benachbarten Völker,* in: Jahn (Hg.): 432–503
Blier, Suzanne Preston: 1974, *Beauty and the Beast,* in: Fraser/Douglas (eds.), *African Art as Philosophy,* 1974: 107–112
dies.: 1980, *Africa's Cross River,* New York (L. Kahan Gallery)

Blohm, Wilhelm: 1933, *Die Nyamwezi – Gesellschaft und Weltbild,* Hamburg (Friederichsen, De Gruyter & Co)
Bognolo, Daniela: 1993, *Devenir sculpteur chez les Lobi,* in: Lehuard (ed.): 87–93
Bolz, Ingeborg: 1966, *Zur Kunst in Gabun,* in: Ethnologica, NF 3, Köln (Brill): 85–221
Bordogna, Charles; Kahan, Leonard: 1989, *A Tanzanian Tradition,* Tenafly, N. J. (The African Art Museum)
Borgatti, Jean: 1969, *UCLA's Yoruba Doors,* in: AA III/1: 14–19
Born, Klaus: 1975, *Nordkongo und Gabun*, in: Baumann, Hermann (Hg.), Die Völker Afrikas und ihre traditionellen Kulturen (=Studien zur Kulturkunde 34), Wiesbaden
ders.: 1981, *Skulpturen aus Kamerun. Sammlung Thorbecke 1911/12* (= Bildhefte des städtischen Reiss-Museums Mannheim, völkerkundliche Sammlungen 2), Mannheim
Bosman, Guillaume: 1705, *Voyage de Guinée,* Utrecht (Antoine Schouten)
Boston, John Shipway: 1977, *Ikenga Figures Among the North-West Igbo and the Igala, London/Lagos* (Ethnographica/Fed. Dept. of Antiquities)
Bourgeois, Arthur P.: 1984, *Art of the Yaka and Suku,* Meudon (A. et F. Chaffin)
Bovill, E. W.: 1968, *The Golden Trade of the Moors,* London (OUP) (1st ed. 1958) Reprint London (OUP)
Bowdich, T. Edward: 1819 (3), *Mission from Cape Coast Castle to Ashantee, with a Statistical Account of that Kingdom, and Geographical Notices of Other Parts of the Interior of Africa,* London (John Murray)
Boyle, Frederick: 1874, *Through Fanteeland to Coomassie,* London (Chapman & Hall)
Bradbury, R. E.: 1957, *The Benin Kingdom and the Edo-Speaking Peoples of South-Western Nigeria,* London (International African Institute. Reprint with suppl. bibl. 1964 u. 1970)
ders.: 1973, *Benin Studies,* London/New York/Ibadan (International African Institute/ Oxford University Press)
Brain, Robert; Pollock, Adam: 1971, *Bangwa Funerary Sculpture,* London (Duckworth)
Bravmann, René A.: 1972, *The Diffusion of Ashanti Political Art,* in: Fraser/Cole (eds.):153–171
ders.: 1973, *Open Frontiers. The Mobility of Art in Black Africa,* Seattle/London (University of Washington Press)
ders.: 1979, *Gur and Manding Masquerades in Ghana,* in: AA XIII, No.1: 44–51
ders.: 1983, *African Islam,* Washington/London (Smithonian Institution Press/Ethnographica)
ders.: 1988, *Die Bewohner des Gebietes um Bonduku,* in: Schmalenbach, Werner (Hg.), Afrikanische Kunst, München (Prestel)
Brincard, Marie-Thérèse: 1981, *Ancient Treasures in Terra Cotta of Mali and Ghana,* New York (The Afro-American Institute)
dies.:1990, *Sounding Forms. African Musical Instruments,* New York (The American Federation of Arts)
Brokensha, David (ed.): 1972, *Akwapim Handbook, Accra-Tema* (Ghana Publishing Company)
Brottem, Bronwyn V.; Lang, Ann: 1973, *Zulu Beadwork,* in: AA VI/3: 8–13, 64, 83
Brown, Jean: 1972, *Traditional Sculpture in Kenya,* in: AA VI/1: 16–21
Bruce, James: 1791, *Voyage en Nubie et en Abyssinie entrepris pour découvrir les sources du Nil, pendant les années 1768, 1769, 1770, 1771, 1772 & 1773 par ... Traduit de l'Anglais, par M. Castera,* Paris (Hôtel de Thou)
Brus, René: 1975, *Ethiopian Crowns,* in: AA VIII/4: 8–13, 84
Bruyninx, Elze: 1993, *The Practice of Metal Application to African Masks,* in: Herreman/Petridis (ed.): 115–127

Bulmer, M. G.: 1970, *The Biology of Twinning in Man,* Oxford (Clarendon Press)
Burkert, Walter:1987, *Anthropologie des religiösen Opfers,* München (Carl Friedrich von Siemens Stiftung)
Burns, Vivian: 1974, *Travel to Heaven: Fantasy Coffins,* in: AA VII/2: 24–25
Burssens, H.: 1958, *Sculptures in Ngbandi style:* in: Kongo-Overzee, Antwerpen
ders.: 1962, Yanda-Beelden en mani-Sekte bij de Azande, Tervuren
Burt, Eugene C.: 1985, *East African Art, Seattle* (Seattle Art Museum)
Busia, 1951, *The Position of the Chief in the Modern Political System of Ashanti,* London/New York/Toronto (Oxford Univ. Press/The International African Institute)
Butler, W.F.: 1875, *Akim-Foo: The History of a Failure,* London (Sampson Low, Marston, Low, & Searle)
Buxton, David R.: 1968, *Äthiopische Architektur im Mittelalter*, in: Gerster: 51–60

Cabrera, Lydia: 1948, *Porqué Cuentos Negros de Cuba,* Havana
Calame-Griaule, Geneviève: 1968, *Dictionnaire Dogon: Dialecte toro,* Paris (C. Klincksieck)
Carroll, Kevin: 1981, *Headdress: »Owner of Combs« (EPA),* in: Vogel, Susan (ed.), For Spirits and Kings – African Art from the Tishman Collection, New York (Abrams/ The Metropolitan Museum): 120 f
Cassiers, Anne: 1971, *Ethiopian Pottery,* in: AA IV/3: 44–47
Castelli, Enrico: 1994, *Traditionelle Skulptur aus Zentral-Osttanzania,* in: Jahn (Hg.): 93–104
Catat, Louis: 1894, *Voyage à Madagascar,* Paris (Administration de l'Univers Illustré)
Cecchi, A.: 1888, *Fünf Jahre in Ostafrika,* Leipzig
Celenko, Theodore: 1983, *A Treasury of African Art from the Harrison Eiteljorg Collection. Forword by Roy Sieber With Commentaries by Harrison Eiteljorg,* Bloomington (Indiana University Press)
Center for African Art, The (ed):1987, *Perspectives: Angles on African Art,* New York (Abrams)
dass.: 1988, *ART/artifact. African Art in Anthropology Collections,* New York (The Center/Prestel)
Cerulli, E.: 1938, *Il linguaggio dei Giangero ed alcune lingue Sidama dell'Omo,* in: Studi Etiopici, III, Roma
Ceyssens, Rik: 1993, *Material and Formal Aspects of Copper Masks from the Upper Kasai,* in: Herreman/Petridis (eds.): 97–113
Chesi, Gert: 1980, *Susanne Wenger – Ein Leben mit den Göttern,* Schwaz (Perlinger)
Chilver, E. W.: 1964, *A Bamileke Community in Bali-Nyonga: a Note on the Bawok,* in: African Studies 23, 3/4: 121–127
Chojnacki, Stanislaw: 1973, *Äthiopische Malerei,* in: Institut für Auslandsbeziehungen (Hg.), *Religiöse Kunst Äthiopiens:* 34–65
Cipriani, L.: 1939, *Sul monorchidismo rituale dei Giangero*, in: Archivo per l'Antropologia e la Etnologia, LXIX, Firenze
Claerhout, Adriaan: 1976, *Two Kuba Wrought-Iron Figures,* in: AA IX/4: 60–64, 92
ders.: 1984, *Ancient Terracotta Statuary and Pottery from Djenné,* Mali, Antwerpen (Bank Brussel Lambert)
Clapperton, Hugh: 1829, *Journal of a Second Expedition into the Interior of Africa from the Bight of Benin to Soccatoo,* London (John Murray)
Clément, Pierre: 1948, *Le forgeron en Afrique Noire,* in: La Revue de Géographie Humaine et d'Ethnologie, No. 2: 35–58
Clifford, Lady, C. B. E.: 1919, *Our Days on the Gold Coast,* London (John Murray)

Coates, Ross: 1970, *The Carvers of Karamoja,* in: AA III/4: 75–76 (à propos)
ders.; Feldman, Bella T.: 1973, *New Cattle Sculpture of Uganda,*in: AA VII/1: 16–19, 89
Cole, Herbert M: 1969, *Mbari is Life/Mbari is Dance/Art as a Verb in Iboland*, in: AA II/No. 3 u. 4 and III/No. 1 resp.
ders.: 1972, *Ibo Art and Authority,* in: Fraser/Cole (eds.): 79–97
ders.: 1974, *Vital Arts in Northern Kenya,* in: AA VII/2: 12–23, 78
ders.: 1982, *Mbari – Art and Life among the Owerri Igbo*, Bloomington (Indiana University Press)
ders.: 1983, *Riders of Power in African Sculpture,* Los Angeles (Los Angeles County Museum of Art) (= Ethnic Art Series, Number 2)
ders.; Aniakor, Chike C: 1984, *Igbo Arts Community and Cosmos,* Los Angeles (Museum of Cultural History)
ders.: Ross, Doran H.: 1977, *The Arts of Ghana,* Los Angeles (University of California)
Colle, R.P.: 1913, *Les Baluba, par … avec une introduction de Cyr. van Overbergh,* Bruxelles (Albert de Wit/Institut International de Bibliographie)
Connah, Graham: 1975, *The Archaeology of Benin,* Oxford (Clarendon Press)
Cornet, Joseph: 1978, *A Survey of Zairian Art. The Bronson Collection,* Raleigh (North Carolina Museum of Art)
ders.; F. S. C.: 1975, *African Art and Authenticity*, in: AA IX/1: 52–55
ders.; F. S. C.: 1993, *Masks among the Kuba Peoples,* in: Herreman/Petridis (eds.): 129–143
Cory, H.: 1956, *African Figurines. Their Ceremonial Use in Puberty Rites in Tanganyika,* New York (Grove Press)
Coulon, Virginia: 1973, *Niominka Pirogue Ornaments,* in: AA VI/3: 26–31
Courtney-Clarke, Margaret: 1986, *Ndebele,* New York (Rizzoli)
dies.: 1990, African Canvas, New York (Rizzoli)
dies.: 1996, *Die Berber-Frauen. Kunst und Kultur in Nordafrika*, München (Frederking & Thaler)
Crane Coronel, Patricia: 1979, *Aowin Terracotta Sculpture,.* in: AA XIII/1: 28–35, 97 f.
Crossland, L. B.: 1976, *Excavations at the Nyarko and Dwinfour quarters of Begho – 1975,* in: Sankofa. The Legon Journal of Archaeological and Historical Studies, Vol. 2, Accra: 86f.
Crowley, Daniel J.: 1972, *Chokwe: Political Art in a Plebian Society,* in: Fraser/Cole (eds.): 21–39
Crownover, David: 1977, *The Art of Goldweights,* Philadelphia (University Museum)

Dagan, Esther A.: 1985, *Man at Rest*, Montreal (Galerie Amrad Art Africain)
dies.: 1988, *Tabourets. Asante. Stools*, Montreal (Galerie Amrad African Arts)
dies.: 1989, *Tradition in Transition,* Montréal (Galerie Amrad African Arts)
dies.: 1989, *Spirits without Boundaries,* Montreal (Galerie Amrad African Arts)
Dapper, Olf: 1670, *Umständliche und Eigentliche Beschreibung von Afrika,* Amsterdam (Moers)
Dark, Philip J.C.: 1960, *Benin Art,* London (Artia/Batchworth Press)
ders.: 1962, *The Art of Benin,* Chicago (Chicago Natural History Museum)
ders.: 1973, *Brass Casting in West Africa,* in: AA VI/4: 50–53, 94
ders.: 1982, *An Illustrated Catalogue of Benin Art,* Boston (G.K. Hall & Co)
Davies, O.: 1956, *Human Representation in Terracottas from the Gold Coast*, in: South African Journal of Science, 52/6: 147–151
Davis, Charles B.: 1981, *The Animal Motif in Bamana Art,* New Orleans, (The Davis Gallery)

de la Burde, Roger: 1972, *Ancestral Ram's Heads of the Edo-Speaking Peoples,* in: AA VI/1: 29–34, 88
ders.: 1973, *The Ijebu-Ekine Cult,* in: AA VII/1: 28–32, 92
de Maret, Pierre; Dery, Nicole; Murdoch, Cathy: 1973, *The Luba Shankadi Style,* in: AA VII/1: 8–15, 88
de Vere Allen, James: 1974, *Swahili Architecture in the Later Middle Ages,* in: AA VII/2: 42–47, 66–68, 83–84
Derrick, Jonathan: 1972, *Emmanuel Jegede: Artist from Ekiti,*in: AA VI/1: 42–43
Desplagnes, Louis: 1907, *Le plateau central nigérien,* Paris (Émile Larose)
Detzner, Hermann: 1923, *Im Lande des Dju-Dju. Reiseerlebnisse im östlichen Stromgebiet des Niger,* Berlin (August Scherl)
Dias, A. Jorge: 1961, *Portuguese Contribution to Cultural Anthropology,* Johannesburg
Dias, J.; Dias M.; Guerreiro, M.V.: 1964–1970, *Os Macondes de Mocambique,* Bde. 1–4, Lissabon
Dieterlen, Germaine: 1951, *Essai sur la religion Bambara,* Paris (Presses Universitaires de France)
dies.:1982, *Le titre d'honneur des Arou* (Dogon, Mali), Paris (Musée de l'Homme)
Dittmer, K.: 1967, *Bedeutung, Datierung und kulturhistorische Zusammenhänge der »prähistorischen« Steinfiguren aus Sierra Leone und Guinea,* in: Baessler Archiv 15: 183–238
Dobbelmann, Th. A. H. M.: 1976, *Der Ogboni-Geheimbund,* Berg en Dal (Afrika Museum)
Donner, Etta: 1939, *Hinterland Liberia,* London u. Glasgow (Blackie & Son)
Dorsinville, Roger; Meneghini, Mario: 1973, *The Bassa Mask – A stranger in the house,* in: ethnologische Zeitschrift Zürich I: 5–53
Dozon, Jean-Pierre: 1985, *La société bété,* Bondy/Paris (ORSTOM/KARTHALA)
Drewal, Henry John: 1974, *Efe: Voiced Power and Pageantry,* in: AA VII/2: 26–29, 58–66, 82
ders.: 1974, *Gelede Masquerade: Imagery and Motif,* in: AA VII/4: 8–19, 62–63, 95–96
ders.: 1977, *Traditional Art of the Nigerian Peoples – The Ratner Collection,* Washington (Museum of African Art)
ders.: 1980, *African Artistry – Technique and Aesthetics in Yoruba Sculpture,* Atlanta (The High Museum of Art)
ders.: 1989, *African Art. A Brief Guide to the Collection,* Cleveland (The Cleveland Museum of Art)
ders.; Drewal, Margaret Thompson: 1983, *Gelede,* Bloomington (Indiana University Press)
ders.; Pemberton III, John, with Rowland Abiodun: 1989, *Yoruba – Nine Centuries of African Art and Thought,* New York (The Center for African Art/Harry N. Abrams)
Drewal, Margaret Thompson; Drewal, Henry John: 1975, *Gelede Dance of the Western Yoruba,* in: AA VIII/2: 36–45, 78–79
Duchâteau, Armand:1989, *Benin – Kunst einer Königskultur. Die Benin-Sammlung des Museums für Völkerkunde Wien,* Paris/Zürich/Wien
Dugast, Idelette: 1949, *Inventaire Ethnique du Sud-Cameroun* (= Memoires de l'I.F.A.N., Série Populations 1) o. O.
Duperray, Anne-Marie: 1984, *Les Gourounsi de Haute-Volta,* Wiesbaden (Franz Steiner) (= Studien zur Kulturkunde, 72)
Dupré, Marie-Claude: 1981, *Art et histoire chez les Téké tsaayi du Congo,* in: Antologia di Belle Arti, NN 17–20: 105–128

dies.: 1988, *Le masque Kidumu maître de l'histoire tsaayi,* in: Canadian Journal of African Studies, Vol. 22, No. 1: 42–72
dies.: 1990, *Masque de danse ou cartes géopolitiques?,* in: Cahiers de Sciences Humaines, No. 26 (3): 447–471
dies.: 1991, *Colours in Kidumu Masks of the Teke Tsaayi,* in: Body and Space. Symbolic Models of Unity and Division in African Cosmology and Experience, ed. by Anita Jacobson-Widding, Uppsala (Almquist & Wiksell International), Stockholm

Egharevba, J. I.: 1960, *A Short History of Benin,* Ibadan (Ibadan University Press)
Eisenburger, Ineke: o. J., *The History of the Afrika Museum,* Berg en Dal (Afrika Museum)
Ellis, A. B.: 1894, *The Yoruba-Speaking Peoples of the Slave Coast of West Africa,* Reprint 1966, Oosterhout (Anthropological Publications)
Eluyemi, Omotoso: 1975, *New Terracotta Finds at Oko-Eso, Ife,* in: AA IX/1: 32–35, 92
Erhardt, Siegfried: 1966, *Was die Spaten enthüllen,* in: Merian 10/XIX: 82–86
Eyo, Ekpo: 1970, *1969 Excavations at Ile-Ife,* in: AA III/2: 44–47, 87
ders.: 1974, *Abua Masquerades,* in: AA VII/2: 52–55
ders.: 1977, *Two Thousand Years Nigerian Art,* Lagos (Federal Department of Antiquities)
ders.; Willett, Frank: 1983, *Kunstschätze aus Alt-Nigeria,* Mainz (Philipp von Zabern)
Ezra, Kate: 1988, *Art of the Dogon – Selections from the Lester Wunderman Collection,* New York (The Metropolitan Museum of Art)
dies.: 1992, *Royal Art of Benin. The Perls Collection,* New York (The Metropolitan Museum of Art)

Fagaly, William A.: 1989, *Shapes of Power, Belief and Celebration. African Art from New Orleans Collections,* New Orleans (New Orleans Museum of Art)
Fagg, Bernard: 1977, *Nok Terracottas,* Lagos/London (The Nigerian Museum/Ethnographica)
Fagg, William B.; List, Herbert: 1961, *Nigeria – 2000 Jahre Plastik,* München (Städtische Galerie)
dies.: 1963, *Bildwerke aus Nigeria,* London/München (Lund, Humphries & Co/Prestel)
Fagg, William B.: 1965, *Sculptures africaines*, Paris (fernand hazan)
ders.: 1970, *Miniature Wood Carvings of Africa,* Bath & New York
ders.: 1980, *Yoruba Beadwork,* New York (Rizzoli)
ders.; Pemberton III; Holcombe, Bryce: 1982, *Yoruba, Sculpture of West Africa,* New York (Alfred A. Knopf)
ders.: 1980, *Masques d'Afrique dans les collections du Musée Barbier-Mueller,* Genève (?) (Editions Fernand Nathan)
ders.: 1981, *African Majesty from Grassland and Forest,* Toronto (Musée des beaux arts de l'Ontario)
ders.; Elisofon, Eliot: 1958, *Die afrikanische Plastik*, New York (Praeger)
ders.; Picton, John: 1978/2, *The Potters Art in Africa,* London (British Museum) (1st ed.: 1970)
ders.; Underwood, Leon: 1949, *An Examination of the So-Called Olokun Head of Ife, Nigeria,* in: Man, 49
Falgayrettes, Christiane: 1987, *Ethiopia, Vestiges de Gloire,* Paris (Fondation Dapper)
Fardon, Richard: 1990, *Between God, The Dead and the Wild. Chamba Interpretations of Ritual and Religion,* Washington (Smithonian Institution Press)
Fasani, Leone (Hg.): 1979, *Die illustrierte Weltgeschichte der Archäologie,* München (Südwest)
Felix, Marc L.: 1987, *100 Peoples of Zaire and their Culture,* Brussel (Zaire Basin Art History Research Foundation)

ders.: 1989, *Maniema,* München (Fred Jahn)
ders.: 1990, *Mwana Hiti,* München (Fred Jahn)
ders.: 1992, *Ituri,* München (Fred Jahn)
ders.: 1994, *Die traditionelle Skulptur Tanzanias. Ein Überblick,* in: Jahn (Hg.): 37–74
Fernandes, Valentim: 1951, *Description de la Côte Occidentale d'Afrique* (Sénégal au Cap de Monte, Archipels) (1506–1510),
Fischer, Eberhard; Himmelheber, Hans: 1975, *Gold aus Westafrika/Das Gold in der Kunst Westafrikas,* Frankfurt/Zürich (Museum f. Völkerkunde/Museum Rietberg)
dies.: 1976, *Die Kunst der Dan,* Zürich (Museum Rietberg)
ders.; Homberger, Lorenz: 1985, *Die Kunst der Guro,* Elfenbeinküste, Zürich (Museum Rietberg)
ders; Himmelheber, Hans; Fröhlich, Max: 1981, *Das Gold in der Kunst Westafrikas,* Zürich
Fischer, Hans (Hg.): 1988/2, *Ethnologie. Einführung und Überblick,* Berlin (Dietrich Reimer) (1.Aufl. 1983)
Fischer, Heinrich: 1932, *Zur Geschichte des Vereins,* in: L. Jahresbericht/1931–1932, Museum für Länder- und Völkerkunde Linden-Museum, Stuttgart (Hg.), Stuttgart (Strecker und Schröder)
Fisseha, Girma; Raunig, Walter: 1985, *Mensch und Geschichte in Äthiopiens Volksmalerei,* Innsbruck
Flam, Jack D.: 1971, *The Symbolic Structure of Baluba Caryatid Stools,* in: AA IV/2: 54–59, 80
Förster, Till: 1987, *Glänzend wie Gold*, Berlin (Museum für Völkerkunde
ders.: 1988, *Die Kunst der Senufo*, Zürich (Museum Rietberg)
Fondation Dapper: 1989, *Objets Interdits,* Paris (Dapper)
Forbes, Frederick E.: 1851, *Dahomey and the Dahomans,* 2 Vol., London (Longman, Brown, Green, and Longmans)
Forde, Darryl; Jones, G. I.: 1950, *The Ibo and Ibibio-Speaking Peoples of Southeastern Nigeria,* New York (International African Institute)
Forde, Daryll: 1964, *Yakö Studies,* London
Forkl, Hermann: 1983, *Die Beziehungen der zentralsudanischen Reiche Bornu, Mandara und Bagirmi sowie der Kotoko-Staaten zu ihren südlichen Nachbarn unter besonderer Berücksichtigung des Sao-Problems,* München (Minerva Publikation) (= Münchner Ethnologische Abhandlungen)
Fortes, Meyer: 1945, *The Dynamics of Clanship among the Tallensi,* London (Oxford Univ. Press)
ders.: 1949, *The Web of Kinship among the Tallensi. The Second Part of an Analysis of the Social Structure of a Trans-Volta Tribe,* London (Oxford Univ. Press)
Foss, Perkins: 1973, *Festival of Ohworu at Evwreni,* in: AA VI/4: 20–27, 94
ders.: 1976, *The Sign of the Leopard: Beaded Art of Cameroon,* in: AA IX/2: 24–27
ders.: 1976, *Urhobo Statuary for Spirits and Ancestors,* in: AA IX/4: 12–23, 89
Fouquet, Roger: o. J., *Die Makonde und ihre Kunst,* Münsterschwarzach (Abtei Münsterschwarzach)
Fraser, Douglas: 1972, *The Symbols of Ashanti Kingship,* in: Fraser/Cole (eds.): 137–152
ders.: 1972b, *The Fish-Legged Figure in Benin and Yoruba Art,* in: Fraser/Cole (eds.): 261–294
ders.: 1975, *The Tsoede Bronzes and Owo Yoruba Art,* in: AA VIII/3: 30–35, 91
ders.; Cole, Herbert M. (eds.): 1972, *African Art and Leadership,* Madison/Milwaukee/London (The University of Wisconsin Press)
Freeman, R. Austin: 1898, *Travels and Life in Ashanti and Jaman,* Westminster (Archibald Constable & Co)

Freeman, Thomas Birch: 1968 (3), *Journal of Various Visits to The Kingdoms of Ashanti, Aku, and Dahomi in Western Africa,* London (Frank Cass) (Third Edition with an New Introduction by Harrison M. Wright)
Freyer, Bryna: 1987, *Royal Benin Art In the Collection of the National Museum of African Art,* Washington/London (Smithonian Institution Press)
Friedrich, Adolf: 1939, *Afrikanische Priestertümer,* Stuttgart (Strecker & Schröder) (= Studien zur Kulturkunde, Bd. 6)
Frobenius, Leo: 1912, *Und Afrika sprach* I, Berlin
ders.: 1924, *Volkserzählungen und Volksdichtungen aus dem Zentral-Sudan* (= Volksmärchen und Volksdichtungen Afrikas, Bd. IX), Jena (Eugen Diederichs): 75–77
Fröhlich, Max: 1979, *Gelbgiesser im Kameruner Grasland. Ein technologischer Bericht,* Zürich (Museum Rietberg)
Fröhlich, Willy: 1966, *Die Benin-Sammlung des Rautenstrauch-Joest-Museums in Köln* (= Ethnologica, NF, Bd. 3)
ders.: 1967, *Exotische Kunst im Rautenstrauch-Joest-Museum,* Köln (Rautenstrauch-Joest-Museum)
Fry, Jacqueline: 1974, *Robert Goldwater: in Memoriam,* in: AA VII/4: 70–71
Fry, Philip: 1970, *Essai sur la statuaire mumuye,* in: Objets et mondes, No. X, 1: 3–28
Fuller, Sir Francis: 1968 (2), *A Vanished Dynasty Ashanti,* London (Frank Cass) (Second Edition with an Introduction and Notes by W. E. F. Ward)
Fynn, J. K.: 1971, *Asante and Its Neighbours 1700 – 1807,* London (Longman Group/Northwestern Univ. Press)

Gado, Boubé: 1993, *Un »village des morts« à Bura en République du Niger. Un site méthodiquement fouillé fournit d'irremplacables informations,* in: Réunions des Musées Nationaux (ed.): 365–374
Gagern, Axel Frh. von: 1972, *Geleitwort,* in: Volprecht, 1972
ders; Koloss, Hans-Joachim; Lohse, Wulf: 1974, *Ostafrika – Figur und Ornament,* Hamburg/Stuttgart/Köln (Hamburgisches Museum für Völkerkunde/Linden-Museum/ Rautenstrauch-Joest-Museum)
Gallieni, Général: 1908, *Neuf ans à Madagascar,* Paris (Hachette).
Gallois Duquette, Danielle: 1976, *Informations sur les arts plastiques des bidyogo,* in: AAN 18: 26–43
dies.: 1983, *Dynamique de l'art Bidjogo* (Guinée-Bissau), Lisboa (Instituto de Investigaçao Científica Tropical)
Gamitto, A.C.P.: 1960, *King Kazembe and the Marave, Cheva, Bisa, Bemba, Lunda, and other Peoples of Southern Africa Being the Diary of the Portuguese Expedition to that Potentate in the Years 1831 and 1832,* 2 Vol., Lisboa (Junta de Investigacoes du Ultramar) (= Estudos de Ciências Políticas e Sociais, No. 42)
Ganay, Solange de:1941, *Les Devises des Dogons,* Paris (Institut d'Ethnology)
Gardi, Bernhard: 1986, *Zaire Masken Figuren. Führer durch das Museum für Völkerkunde und Schweizerische Museum für Volkskunde,* Basel (Museum f. Völkerkunde)
ders.: 1990, *Afrika,* in: Erziehungsdepartement des Kantons Basel-Stadt (Hg.), Museum für Völkerkunde und Schweizerisches Museum für Volkskunde Basel, Basel
Garlake, Peter S.: 1966, *The Early Islamic Architecture of the East African Coast,* London
Garrard, Timothy:1989, *Afrikanisches Gold,* München (Prestel)
ders.: 1979, *Akan Metal Arts,* in: African Arts, Vol.XIII, No.1: 36–43
ders.: 1980, *Akan Weights and the Gold Trade,* London/New York (Longman)
ders.: 1983a, *A Corpus of 15th to 17th Century Akan Brass-Castings,* in: Ross/Garrard (eds.): 30-53

ders.: 1983b, *Akan Pseudo-Weights of European Origin,* in: Ross/Garrard (eds.): 70–81
ders.: 1989, *Gold of Africa*, München (Prestel)
Gautier, R. P.: 1950, *Etude Historique sur les Mpongoues et tribus avoisinantes,* Brazzaville (A. E. F.)
Geary, Christraud: 1988, *Images from Bamum. German Colonial Photography at the Court of King Njoya,* Washington & London (National Museum of African Art/Smithonian Institution Press)
dies.: 1989, *Slit Gongs in the Cameroon Grassfields: Sights and Sounds of Beauty and Power,* in: Brincard, Sounding Forms, New York (The American Federation of Arts): 63–71
dies.: 1976, *We. Die Genese eines Häuptlingstums im Grasland von Kamerun,* Wiesbaden (Franz Steiner)
dies.; Njoya, Adamou Ndam: 1985, *Mandu Yenu,* München (Trickster)
Gebauer, Paul: 1971, *Architecture of Cameroon,* in: AA V/1: 40–49
ders.: 1972, *Cameroon Tobacco Pipes,* in: AA V/2: 28–35
ders.: 1979, *Art of Cameroon,* Portland, Or. (Portland Art Museum/Metropolitan Museum of Art)
Geluwe, Huguette van; Paradijs, T; Nauts, H.: 1984, *Mongo Cultuur,* Sint-Niklas (Gemeentekrediet)
Germann, Paul: 1910, *Das plastisch-figürliche Kunstgewerbe im Grasland von Kamerun,* in: Jahrbuch des städtischen Museums für Völkerkunde zu Leipzig, No. 4: 37
ders.: 1933, *Die Völkerstämme im Norden von Liberia,* Leipzig (Voigtländers Verlag)
Germer, Ernst: 1969, *Die Vorgeschichte der Gründung des Museums für Völkerkunde zu Leipzig 1868–1869,* in: Jahrbuch des Museums für Völkerkunde zu Leipzig, XXVI: 5–40
Gerster, Georg: 1968, *Kirchen im Fels,* mit Beiträgen von Leclant, Schneider, Hammerschmidt, Buxton und Leroy, Stuttgart (Kohlhammer)
Ghaidan, Usam I.:1971, *Swahili Art of Lamu,* in: AA V/1: 54–57, 84
ders.: 1973, *Swahili Plasterwork,* in: AA VI/2: 46–49
Ghana Museum & Monument Board, n. d., *Clay Figures Used in Funeral Ceremonies,* Accra (Accra Catholic Press)
Gidal, Nachum T.: 1971, *Goldweights of the Ashanti,* Jerusalem (The Israel Museum)
Gillon, Werner: 1979, *Collecting African Art,* New York (Rizzoli)
Glaze, Anita (ed.): 1990, *Aesthetics of the Sacred and the Cool – African Art from the Faletti Collection, Urbana-Champaign* (Krannert Art Museum and Kinkead Pavilion)
Glaze, Anita J.: 1975, *Woman Power and Art in a Senufo Village,* in: AA VIII/3: 24–29, 64–68, 90–91
dies.: 1981, *Art and Death in a Senufo Village,* Bloomington (Indiana University Press)
dies.: 1988, *Die Senufo,* in: Schmalenbach (Hg.), Afrikanische Kunst aus der Sammlung Barbier-Mueller, Genf, München (Prestel): 82–89
dies.: 1989, *Discoveries: African Art from the Smiley Collection, with the assistance of Maarten Van de Guchte, Urbana-Champaign* (Krannert Art Museum and Kinkead Pavilion)
Goldwater, Robert: 1974, *Senufo Sculpture from West Africa,* New York/Greenwich (Museum of Primitive Art/New York Graphic Society)
Gordon, Charles Alexander: 1874, *Life on the Gold Coast,* London (Baillière, Tindall, & Cox)
Graffenried, Charlotte von: 1992 (2), *Akan Goldgewichte im Bernischen Historischen Museum. Goldweights in the Berne Historical Museum,* Bern (Benteli)

Granville, Reginald K.; Roth, Felix N.; Roth, H. Ling: 1899, *Notes on the Jekris, Sobos and Ijos of the Warri District of the Niger Coast Protectorate,* in: Journal of the Anthropological Institute, Vol. XXVI–II, N. S. I.
Griaule, Marcel; Dieterlen, Germaine: 1986, *The Pale Fox,* Chino Valley, Arizona (Continuum Foundation)
Grimes, John R.: 1984, *The Tribal Style. Selections from the African Collection at the Peabody Museum of Salem,* Salem, Mass.
Grohs, Elisabeth: 1989, *A escultura makonde moderna/Art makondé contemporain,* in: Art Makondé: 144-209
Gros, Jules: 1884, *Voyages, Aventures et Captivité de J. Bonnat chez les Achantis,* Paris (Plon, Nourrit)
Grottanelli, Vinigi L.: 1975, *Discovery of a Masterpiece,* in AA VIII/4: 14–23, 83
ders.: 1968, *Somalia Wood Engraving,* in: AA I/3: 8–13, 72–73, 96
Grühl, Max: 1938, *Zum Kaisergott von Kaffa,* Berlin (Schlieffen)
Grunne de, Bernard: 1980, *Terres cuites anciennes de l'Ouest Africain,* Louvain-La-Neuve (Institut Supérieur d'Archéologie et d'Histoire d'Art)
ders.: 1982, *La statuaire en terre cuite du delta Intérieur du Niger au Mali,* München (Galerie Biedermann/Fred Jahn)
ders.: 1991, *Heroic riders and divine horses. An analysis of ancient Soninke and Dogon equestrian figures from the Inland Niger Delta region in Mali,* in: The Minneapolis Institute of Arts Bulletin, Vol. LXVI, 1983–86, Minneapolis, Minnesota (The Minneapolis Institute of Arts) : 78–96
Guilhem, M.; Hébert, R. P.: 1964, *Une »noblesse« héréditaire en pays Toussian: les devins,* in: Notes Africaines, No. 104: 97–106
Gusinde, M.: 1955, *Monorchie der Buschmänner als ontogenetische Spezialisation,* in: Lang, W. (Hg.), Von fremden Völkern und Kulturen, H. Plischke zum 65. Geburtstag

Haaf, E.: 1974, *Sika Amapa. Gold aus Afrika,* München (Karl Thiemig)
Haaf, Ernst; Zwernemann, Jürgen: 1971, *Krankheitsdarstellungen an afrikanischen Masken und Figuren*, in: Tribus, Nr. 20, Stuttgart (Linden-Museum für Völkerkunde): 35–62
dies.: 1975, *Geburt – Krankheit – Tod in der afrikanischen Kunst,* Stuttgart/New York (Schattauer)
Haberland, Eike: 1963, *Galla Südäthiopiens,* Stuttgart (Kohlhammer)
dies.: 1966, *Dreißig Völker und zehn Sprachen,* in: Merian 19/XIX: 68–73
dies.: 1988, *Gada-System*, in: Hirschberg (Hg.): 171
Hall, Wynard Montagu: 1939, *The Great Drama of Kumasi,* London (Putnam)
Hammerschmidt, Ernst: 1968, *Die äthiopisch-orthodoxe Kirche,* in: Gerster: 42-50
Hammersley Houlberg, Marilyn: 1973, *Ibeji Images of the Yoruba,* in: African Arts, Vol. VII, No. 1: 20–27.
dies.: 1976, *Collecting the Anthropology of African Art,* in: AA IX/3: 15-19, 91
Hancock Buxton, Mary: 1968, *Benin, Houston* (The Museum of Fine Arts)
Harter, Pierre: 1972, *Le Crane Humain en Afrique,* in: AAN 2: 4-11
ders.: 1986, *Arts Ancien du Cameroun , Arnouville* (Arts d'Afrique Noire)
Hartlmeier, Paul: 1953, *Amba Ras,* Frankfurt a.M. (Büchergilde Gutenberg)
Hartmann, J.: o. J., *Makonde-Volksleben und Rituale in Tansania,* unveröfftl. Manuskript, Universität Dar es Salaam. Zitiert in Blesse, 1994: 441
Hartwig, Gerald W.: 1969, *A historical perspective of Kerebe sculpturing – Tanzania,* in: Tribus, 18: 85–102
ders.: 1978, *Sculpture in East Africa,* in: AA XI/4: 62–65, 96

Haselberger, Herta: 1969a, *Bemerkungen zum Kunsthandwerk in der Republik Haute-Volta: Gourounsi und Altvölker des äußersten Südwestens,* in: Zeitschrift für Ethnologie Band 94, 2: 199-246
dies.: 1969b, *Kunstethnologie,* Wien & München (A. Schroll)
Hassert, Kurt: 1917, *Beiträge zur Landeskunde der Grashochländer Nordwest-Kameruns,* Berlin (Ernst Siegfried Mittler u. Sohn) (= Ergänzungsheft Nr. 13 der Mitt. aus den deutschen Schutzgebieten)
Hay, Sir John Dalrymple: 1874, *Ashanti and the Gold Coast: And What We Know of It,* London (Edward Stanford)
Head, Sydney W.: 1969, *A Conversation with Gebre Kristos Desta*, in: AA II/4: 20–25
Hébert, R.P.: 1961, *Esquisse de l'histoire du pays Toussian,* in: Bulletin de l'IFAN, Série B. XXIII, Dakar: 309–327
Hecht, Dorothea: 1964, *Afrikanische Masken,* in: Braunschweig (Museum), Berichte aus dem kulturellen Leben, 2/64: 25–30
dies.: 1968, *Katalog der afrikanischen Sammlung im Städtischen Museum Braunschweig* (= Braunschweiger Werkstücke, 37)
Heidmann, Pierre: 1937, *Les Industries du Tissage,* in: Revue de Madagascar (Tananarive), Janvier: 93–120
Heil, Axel; Schaedler, Karl-Ferdinand: 1987, *Yoruba,* Randegg (Titus Koch)
Helfritz, Hans: 1966, *Auf den Spuren der Königin von Saba,* in: Merian 10/XIX: 15–19
ders.: 1972, *Äthiopien – Kunst im Verborgenen*, Köln (M. DuMont Schauberg)
Helmholz, Robert C.: 1972, *Traditional Bijago Statuary,* in: AA VI/1: 52–57, 88
Henry, Joseph (Abbé): 1910, *L'Ame d'un peuple africain, les Bambara,* in: Bibliothèque Anthropos, Münster: 96–98
Herbert, Eugenia W.: 1984, *Red Gold. Copper Arts of Africa,* South Hadley, Mass. (Mount Holyoke College Art Museum)
Herreman, Frank: 1985, *De Wenteling om de aslijn – mumuye -beeldhouwwerken uit Nigeria,* Waasmunster
ders.; Petridis, Constantin (eds.), 1993, *Face of the Spirits. Masks from the Zaire Basin,* Antwerpen (Etnografisch Museum)
Hersak, Dunja: 1985, *Songye masks and figure sculpture,* London (Ethnographica)
Heymer,Kay; Gohr, Siegfried: 1990, *Afrikanische Skulptur – Die Erfindung der Figur,* Köln (Museum Ludwig)
Himmelheber, Hans, 1960: *Negerkunst und Negerkünstler,* Braunschweig (Klinkhardt & Biermann)
ders.: 1972, *Gold-Plated Objects of Baule Notables,* in: Fraser/Cole (eds.): 185–208
ders.: 1979, *Masken und Beschneidung,* Zürich (Museum Rietberg)
ders.: 1993, *Fotodokumente zur Kunst bei den Yaka, Pende, Tshokwe und Kuba, mit einem Vorwort von Eberhard Fischer und Clara-Mayer-Himmelheber,* Zürich (Museum Rietberg)
Hirschberg, Walter (Hg.): 1988, *Neues Wörterbuch der Völkerkunde,* Berlin (Dietrich Reimer)
ders.: 1988, *Ethnokunst,* in: Hirschberg (Hg.): 132f.
Holas, Bohumil: 1947, Danses masquées de la Basse-Côte, in: Études Guinéennes (Conakry) 1: 132f.
ders.: 1951, *Sur l'utilisation rituelle des statuettes funéraires au Royaume de Krinjabo,* in: Acta Tropica 8, 1: 1–17
ders.: 1952, *Les Masques Kono* (Haute-Guinée Francaise), Paris (Geuthner)
ders.: 1957, *Les Sénoufo* (y compris les Minianka), Paris (Presses Universitaires de France)
ders.: 1968, *L'image du monde Bété,* Paris (Presses Universitaires de France)
ders.: 1969, *Die Kunst der Elfenbeinküste,* Vevey (Musée des Beaux Arts)

ders.: 1975, *Image de la mère dans l'art ivoirien,* Abidjan/Dakar(Les Nouvelles Editions Africaines)
Holub, Emil: 1881, *Sieben Jahre in Süd-Afrika,* 2 Bde., Wien (Alfred Hölder)
Horton, Robin: 1965, *Kalabari Sculpture,* Lagos/Apapa (Dept. of Antiquities/Nigerian National Press Ltd.)
Hübner, I.; Eisenburger, I.: 1996, *Geest en Kracht. Vodun uit West-Afrika,* Berg en Dal (Afrika Museum)

Imperato, Pascal James: 1970, *The Dance of the Tyi Wara,* in: AA IV/1: 8–13, 71–80
ders.: 1971, *Contemporary Adapted Dances of the Dogon,* in: AA V/1: 28–33, 68–72, 84
ders.: 1972, *Door Locks of the Bamana of Mali,* in: AA V/3: 52–56, 84
ders.: 1975, *Bamana and Maninka Twin Figures,* in: AA VIII/4: 52–60, 83–84
ders.: 1978, *Dogon Cliff Dwellers,* New York (Kahan Gallery/African Arts)
Institut für Auslandsbeziehungen, 1973, Religiöse Kunst Äthiopiens, Stuttgart

Jäger, Otto A.: 1966a, *Kunst von hierarchischer Strenge,* in: Merian 10/XIX: 28, 94
ders.: 1966b, *Die Schlösser von Gondar,* in: Merian 10/XIX: 30–34
Jahn, Fred: 1980, *Colonne colon Kolo,* München (Jahn)
Jahn, Jens: 1983, *Einleitung,* in: Jahn, Jens (Hg.), *Colon – Das schwarze Bild vom weißen Mann,* München (Rogner & Bernhard)
ders. (Hg.): 1994, *Tanzania. Meisterwerke afrikanischer Skulptur,* Berlin/München (Haus der Kulturen der Welt/Städtische Galerie im Lenbachhaus/Kunstbau)
Jantzen, Hanni; Bertsch, Ludwig SJ (Hg.): 1993, *Doppel-Leben bei Zwillingsfiguren der Yoruba,* München (Hirmer)
Janzen, John M.; Kauenhoven-Janzen, Reinhild: 1975, *Pende Masks in Kauffman Museum,* in: AA VIII/4: 44–47
Jeffreys, M.D.W.: 1939, *Some Notes on the Ekoi,* in: Journal of the Royal Anthropological Institute, 69: 95–108
Jensen, Ad. E. (Hg.): 1936, *Im Lande des Gada,* Stuttgart (Strecker & Schröder)
ders. (Hg.): 1959, *Altvölker Süd-Äthiopiens,* Stuttgart (Kohlhammer)
ders.: 1959, *Tsamako,* in: Jensen (Hg.): 359–388
Jessen, O.: 1936, *Reisen und Forschungen in Angola,* Berlin (Dietrich Reimer)
Johnson, Barbara C.: 1986, *Four Dan Sculptors – Continuity and Change,* San Francisco (The Fine Arts Museum of San Francisco/University of Chicago Press)
Johnson, Samuel.: 1921, *The History of the Yorubas*, Lagos (C. S. S. Bookshops). Reprint London (Lowe & Brydone) – 1969
Jones, G. I.: 1973, *Sculpture of the Umuahia Area of Nigeria,* in: AA VI/4: 58–63, 96
ders.: 1984, *The art of Eastern Nigeria,* Cambridge (Cambridge University Press)
ders.: 1989, *Ibo Art,* Aylesbury (Shire Ethnography)
Jungwirth, Mechtildis: 1968, *Benin in den Jahren 1485–1700. Ein Geschichtsbild,* Wien (Notring)

Kaltenbrunner, Gert-Klaus: 1993, *Johannes ist sein Name. Priesterkönig, Gralshüter, Traumgestalt,* Asendorf (Die Graue Edition)
Kamer, Dolores u. Henri: *Akkan Fetish Gold,* Paris (Jean Paul Vibert)
Kamer, Helène: 1976, *Les »Duen-Fubara«,* Paris (Kamer)
dies.: 1980, *Masques »Eléphant« Igbo* Nigeria, Paris (Kamer)
Kamer, Henri: 1973, *Haute-Volta,* Paris (Henri Kamer)
Kamil, Murad: 1975, *Die äthiopischen Prozessions- und Anhängekreuze,* in: Ethnologische Zeitschrift Zürich, I: 69–108

Kan, Michael: 1977, *Detroit Collects African Art – A Brief History,* in: AA X/4: 24–31
Kaplan, Flora S.: 1981, *Images of Power – Art of the Royal Court of Benin,* New York (New York University)
Kecskési, Maria: 1976, in: Lommel, Andreas (Hg.), *Afrikanische Kunst,* München (Staatliches Museum f. Völkerkunde)
dies.: 1982, *Kunst aus dem alten Afrika,* Innsbruck (Pinguin) und Frankfurt (Umschau) (= Sammlungen aus dem Staatlichen Museum für Völkerkunde München, Band 2)
dies.: 1987, *African Masterpieces from Munich: The Staatliches Museum für Völkerkunde,* New York (The Center for African Art)
dies.: 1994, *Einleitung,* in: Jahn (Hg.): 17–24
Kennedy, Jean: 1968, *I Saw and I Was Happy: Festival at Oshogbo,* in: AA I/2: 8–16, 85
Kerchache, Jacques; Paudrat, Jean-Louis; Stéphan, Lucien: 1989, *Die Kunst des Schwarzen Afrika,* Freiburg/Basel/Wien (Herder)
Kippenberg, Hans G.: 1978, *Einleitung: Zur Kontroverse über das Verstehen fremden Denkens,* in: Kippenberg/Luchesi (Hg.): 9–51
ders.; Luchesi, Brigitte (Hg.): 1978, *Magie. Die sozialwissenschaftliche Kontroverse über das Verstehen fremden Denkens,* Frankfurt a. M. (Suhrkamp)
Kjersmeier, Carl: 1935, *Centres de Style de la Sculpture Nègre,* Bd. I–IV, Paris (Albert Morancé) & Copenhague (Illums Bog-Afdeling)
ders.: 1948, *Ashanti-Vaegtlodder,* Kopenhagen (Jul. Gjellerups Forlag))
Klages, Jürg: 1953, *Navrongo,* Zürich (Rotapfel)
Klever, Ulrich: 1975, *Bruckmann's Handbuch der afrikanischen Kunst,* München (Bruckmann)
Knoedler, M. u. Company (Art Galleries of):1935, *Bronzes and Ivories from the Old Kingdom of Benin,* New York (Knoedler)
Knops, P.: 1980, *Les anciens Senoufo 1923–1935,* Berg en Dal (Afrika Museum)
Kolb, Peter: 1719, *Caput bonae spei Hodiernum, das ist: Vollständige Beschreibung des Africanischen Vorgebürges der Guten Hoffnung,* Nürnberg (Peter Conrad Monath)
Koloß, Hans-Joachim: 1973, *Darstellungen des Menschen in afrikanischen Kulturen,* in: Württ. Kunstverein (Hg): 5–83
ders.: 1974, *Das figürliche Werk Ostafrikas,* in: Ostafrika – Figur und Ornament (= Kat. d. Sonderausst. in Hamburg, Köln u. Stuttgart)
ders.: 1977, *Kamerun. Könige – Feste – Masken. Ethnologische Forschungen im Grasland der Nordwest-Provinz von Kamerun,* Stuttgart
ders.: 1990, *Art of Central Africa,* New York (The Metropolitan Museum of Art/ Abrams)
Kooten, Toos van; Heuvel, Gerard van den (ed.): 1990, *Sculpture from Africa and Oceania,* Otterlo (Rijksmuseum Kröller-Müller)
Kreide-Damani, Ingrid: 1992, *Kunst-Ethnologie: zum Verständnis fremder Kunst,* Köln (DuMont)
Krieger, Kurt: 1965/69, *Westafrikanische Plastik I-III,* Berlin (Museum für Völkerkunde)
ders.: 1990, *Ostafrikanische Plastik,* Berlin (Museum für Völkerkunde)
Kröger, Franz: 1982, *Ancestor Worship among the Bulsa of Northern Ghana,* Hohenschäftlarn (Klaus Renner)
ders.: 1988, *Die Terrakotta-Funde des Koma-Gebietes (Nordghana),* in: Paideuma 34: 129–142
Kronenberg, Waltraud; Kronenberg, Andreas: 1981, *Die Bongo – Bauern und Jäger im Südsudan,* Wiesbaden (Franz Steiner) (= Studien zur Kulturkunde 58)

Labouret, Henri: 1931, *L'Habitation de l'Afrique Noire,* Paris
ders.: 1931a, *Les Tribus du Rameau Lobi,* Paris (Institut d'Ethnologie)
ders.: 1931b, *Afrique Occidentale et Equatoriale,* in: L'Habitation Indigène dans les Possessions Francaises, Paris (Société d'Editions Géographiques, Maritimes et Coloniales): 23–43 (= Extrait de »La Terre et la Vie«)
Laburthe-Tolra, Ph; Falgayrette-Leveau, Ch.: 1991, *Fang*, Paris (Musée Dapper)
Lafont, F.: 1938, *Le Gandoul et les Niominkas,* in: Bulletin du Comité d'Etudes Historiques et Scientifiques de l'A.O.F., Dakar XXI/3: 385–458
Lagercrantz, Sture: 1941, *Über willkommene und unwillkommene Zwillinge in Afrika,* in: Etnologiska Studier, No. 12–13, Göteborg (Walter Kaudern): 5–292
Lahaderne, Jean-Jacques: 1981, *Deneraux Akan,* Arnouville (Arts d'Afrique Noire)
Lamb, Venice: 1975, *West African Weaving,* London (Duckworth)
dies.; Holmes, Judy: 1980, *Nigerian Weaving,* Roxford, Hertingfordbury (H. A. & V.M.Lamb)
Lauber, Wolfgang: 1990, *Paläste und Gehöfte im Grasland von Kamerun,* Stuttgart (Karl Krämer)
Laubscher, Matthias: 1988, *Religionsethnologie,* in: Fischer (Hg.): 199–224
Laude, Jean: 1973, *African Art of the Dogon – The Myths of the Cliff Dwellers,* New York (Viking Press/The Brooklyn Museum)
Lavignotte, Henri: 1947, *L'Evur. Croyances des pahouins du Gabon,* Paris (Société des missions évangéliques)
Le Moal, Guy: 1980, *Les Bobo – nature et fonction des masques,* Paris (ORSTOM)
Leclant, Jean: 1968, *Archäologie der äthiopischen Frühgeschichte,* in: Gerster: 29–35
Lehuard, Raoul: 1977, *Les phemba du mayombe,* Arnouville (Arts d'Afrique Noire)
ders.: 1980*, Fétiches à clous du bas-zaire,* Arnouville (Arts d'Afrique Noire)
ders.: 1989, *Art Bakongo – les centres de style,* 2 Vol., Arnouville (Arts d'Afrique Noire)
ders. (ed.): 1990, *De L'Art Nègre à l'Art Africain, 1er Colloque Européen sur les Arts d'Afrique Noire,* Paris (Musée des Arts Africains & Océaniens) (Collection Arts d'Afrique Noire)
ders. (ed.): 1993, *Créer en Afrique*, 2e Colloque Européen sur les Arts d'Afrique Noire, Paris (Musée des Arts Africains & Océaniens) (Collection Arts d'Afrique Noire)
ders.: 1996, *Arts Batéké,* Arnouville (Arts d'Afrique Noire)
Leiris, Michel; Delange, Jacqueline: 1968, *Afrika – Die Kunst des schwarzen Erdteils,* München (Beck)
Leloup, Hélêne et al.: 1994, *Dogon Statuary,* Strasbourg (AMEZ)
Lem, F. H.: 1949, *Sudanese Sculpture,* Paris (Arts et Métiers Graphique)
Leroy, Jules: 1968, *Äthiopische Malerei im Mittelalter,* in: Gerster: 61–68
Leslau, Wolf: 1969, *Falasha Anthology,* New York (Schocken)
Leurquin u. Meurant: 1990a, *Tanzanie Méconnue I,* in: AAN 73: 13–20
dies.: 1990, *Tanzanie Méconnue II,* in: AAN 75: 37–44
Leuzinger, Elsy: 1960, *Wegleitung. Museum Rietberg Zürich,* Zürich (Museum Rietberg)
dies.: 1970, *Die Kunst von Schwarz-Afrika,* Zürich/Recklinghausen (Kunsthaus Zürich/ Aurel Bongers)
dies.: 1972/1976, *Die Kunst von Schwarz-Afrika,* Recklinghausen (Aurel Bongers)
dies.: 1978 (2), *Afrikanische Skulpturen,* Zürich (Museum Rietberg)
dies. et al.: 1978, *Kunst der Naturvölker,* Berlin (Propyläen) (= Propyläen Kunstgeschichte, Suppl. Bd. III)
Lewin, Thomas J.: 1978, *Asante Before the British. The Prempean Years, 1875–1900,* Lawrence (The Regents Press of Kansas)

Libby, Gary R.: 1986, *Forword,* in: Poynor: 2
Lincoln, Louise: 1986, *The Art of Collecting. Acquisitions at the Minneapolis Institute of Arts 1980–1985,* Minneapolis (The Minneapolis Institute of Arts)
Linschoten, Jan Huyghen van: 1596/1598, *Itinerario, voyage ofte Schipvaert ... Naer Oost ofte Portugaels Indien: Von allen Völckern/Insulen/Meerporten ... So von Portugal aus lengst dem Gestaden Aphrica bis in Ost Indien und zu dem Land China/ sampt anderen Inseln zu sehen seind,* Amsterdam/Frankfurt/M. (Cornelius Claesz/Gebrüder de Bry)
Lintig, Bettina von: 1994, *Die bildende Kunst der Bangwa,* Inauguraldiss., Universität München
Littlewood, M.: 1954, *Peoples of the Central Cameroons. II. The Bamum of the French Cameroons. III. The Bamileke of the French Cameroons,* in: Ethnographic Survey of Africa – Western Africa, Part IX, London 1954: 53–131
Lloyd, Alan: 1964, *The Drums of Kumasi. The Story of the Ashanti Wars,* London (Longmans Green & Co)
Lloyd, P.C.: 1960, *Sacred Kingships and Government among the Yoruba,* in: Africa XXX/3: 221–237
ders.: 1968, *Conflict Theory and Yoruba Kingdoms,* in: Lewis, I. M. (ed.), History and Social Anthropology, London: 25-61
Lohse, Wulf: 1980, *»Colonne, colon, kolo«,* in: Jahn, Fred (Hg.), Colonne Colon Kolo, München (Fred Jahn)
Lommel, Andreas (Hg.): 1976, *Afrikanische Kunst,* München (Staatliches Museum für Völkerkunde)
Lunsford, John: 1972, *Congo Sculpture in the Dallas Museum of Fine Arts,* in: AA V/4: 12–19, 88
Luschan, Felix von: 1919, *Die Altertümer von Benin,* Berlin und Leipzig (Staatliche Mussen zu Berlin). Reprint New York (Hacker) – 1968
Lystad, Robert A.: 1958, *The Ashanti: A Proud People,* New Brunswick NJ (Rutgers Univ. Press)

Maes, J.: 1939, *Statuettes »Phemba« dites »Maternités« du Bas-Congo,* in: Illustration Congolaise, No. 218, Nov.: 7569–7571
ders.; Peeraer, S.: 1936, *Symbolisme en Negerkunst bij de Baluba,* Brussels
Maggs, Tim; Davison, Patricia: 1981, *The Lydenburg Heads,* in: African Arts, Vol. XIV, no. 2: 28–33, 88
Mangin, Eugène: 1921, *Les Mossi,* Paris (Augustin Challamel)
Marfurt, Luitfried; Susini, Jean: 1966, *Pipes du Cameroun, Yaoundé* (= Recherches et Etudes Camerounaises, Numéro hors-série)
Marquart, Jos.: 1913, *Die Benin-Sammlung des Reichsmuseums für Völkerkunde in Leiden,* Leiden (Brill)
Martin, Friedl: 1893, *Afrikanische Skizzen,* München (Lindaur'sche Buchhandlung)
Mathew, David: *Ethiopia. The study of a polity 1540–1935,* London (Eyre & Spottiswoode)
Mato, Daniel: 1984, *Terrakotta-Figuren vom Niger und aus dem Niger-Binnendelta,* in: Stößel et al.: 22–30
Maurer, Evan M.: 1991, *The Intelligence of Forms. An Artist Collects African Art,* Minneapolis (The Minneapolis Institute of Arts)
ders.; Roberts, Allen F. (eds.): 1985, *Tabwa. The Rising of a New Moon: A Century of Tabwa Art,* Seattle (Univ. of Washington Press for The University of Michigan Museum of Art)
Mazonowicz, Douglas: 1968, *Prehistoric Rock Painting at Tassili,* in: AA II/1: 24, 74–75

McClusky, Pamela: 1984, *Praise Poems. The Catherine White Collection,* Seattle (Seattle Art Museum)
McCulloch, Merran: 1951, *The Southern Lunda and related Peoples* (Northern Rhodesia, Angola, Belgian Congo), London
dies.: 1954, *Tikar,* in: Ethnographic Survey of Africa. Western Africa, Part IX, Peoples of the Central Cameroons: 53–131, London (I.A.I.)
McKay, Roger: 1974, *Ethiopian Jewelry,* in: AA VII/4: 36–39
McLeod, M. D.: 1971, *Goldweights of Asante,* in: AA V/1: 8–15
ders.: 1981, *The Asante,* London (British Museum Publications Ltd)
McNaughton, Patrick R.: 1970, *The Throwing Knife in African History,* in: AA/2: 54–60, 89
ders.: 1988, *The Mande Blacksmiths. Knowledge, Power, and Art in West Africa,* Bloomington/Indianapolis (Indiana University Press)
Meauzé, Pierre: 1969, *Afrikanische Skulptur,* Herford (Bussesche Verlagshandlung)
Mellor, W. F.: 1938, *Bead Embroiders of Remo,* in: Nigeria (Ibadan), 14: 154–155
Meneghini, Mario: 1972, *The Bassa Mask,* in: AA VI/1: 44–48, 88
ders.: 1974, *The Grebo Mask,* in: AA VIII/1: 36–39, 87
Menzel, Brigitte: 1968, *Goldgewichte aus Ghana,* Berlin (Museum für Völkerkunde) (= Veröffentlichungen des Museums für Völkerkunde, Berlin N.F. 12, Abteilung Afrika III)
dies.: 1972, *Textilien aus Westafrika,* I–III, Berlin (Museum für Völkerkunde) (I u. II) u. 1973 (III) (= Veröffentlichungen des Museums für Völkerkunde Berlin, N.F. 26, Abteilung Afrika VII)
Merlo, Christian: 1975, *Statuettes of the Abiku Cult,* in: AA VIII/4: 30–35, 84
ders.: 1977, *Ibeji, Hohovi, Venani,* in: AAN 22: 16–22
Mestach, Willy: 1985, *Etudes Songye,* München (Galerie Jahn)
Metcalfe, G.E.: 1962, *Maclean of the Gold Coast. The Life and Times of George Maclean, 1801–1847,* London (OUP)
Meur, Charles: 1994, *Annäherung an die Maskenschnitzerei Tanzanias mit Ausnahme des Südostens,* in: Jahn (Hg.): 371–431
Meurant, Georges: 1992a, *Tanzanie méconnue III,* in: AAN 81: 25–32
ders.: 1992b, *Tanzanie méconnue IV,* in: AAN 84: 19–26
ders.: 1993, *La Sculpture Tanzanienne,* in: Lehuard (Hg.): 33–42
ders.: 1994, *Die Bildhauerkunst der Nyamwezi,* in: Jahn (Hg.): 217–293
Meyer, Laure: 1991, *Afrique Noire – Masques Sculpture Bijoux,* Paris (Terrail)
Meyer, Piet: 1981, *Kunst und Religion der Lobi,* Zürich (Museum Rietberg)
Meyerowitz, Eva L. R.: 1951, *The Sacred State of the Akan,* London (Faber and Faber Ltd.)
dies.: 1952, *Akan Traditions of Origin,* London (Faber and Faber Ltd.)
dies.: 1958, *The Akan of Ghana. Their Ancient Beliefs,* London (Faber and Faber Ltd.)
dies.: 1960, *The Divine Kingship in Ghana and Ancient Egypt,* London (Faber and Faber Ltd.)
dies.: 1962, *At the Court of an African King,* London (Faber and Faber Ltd.)
Mickelsen, Nancy R.: 1976, *Tuareg Jewelry,* in: AA IX/2: 16–19, 80
Migeod, F.W.H.: 1925, *Through British Cameroons,* London (Heath Cranton)
Mobolade, Timothy: 1971, *Ibeji Custom in Yorubaland,* in: AA IV/3: 14 f
Mohl, Max: 1977, *Meisterwerke der Makonde,* Heidelberg (Max Mohl)
Molet, L.: 1971, *Aspects de l'Organisation du Monde des Ngbandi.,* in: Journal de la Société des Africanistes, 1, Paris
Monod, Théodore: 1943, *Découverte archéologique à Djenné,* in: Notes Africaine, 20: 10

Monteil, Charles: 1971 (2), *Une cité soudanaise. Djenné, métropole du delta central du Niger,* Paris/London (Anthropos/International African Institute)
Moore, Eine: 1973, *Äthiopische Kreuze*, in: Institut für Auslandsbeziehungen (Hg.): 66–90
Mubitana, Kafungulwa: 1971, *Wiko Masquerades,* in: AA IV/3: 58–62
Müller, Karl: 1980, *Vorwort,* in: Thiel (Red.)
Müller, Wilhelm Johann: 1676, *Die Africanische Auf Der Guinesischen Gold-Cust gelegene Landschafft Fetu,* Hamburg (Zacharias Härtel)
Munamuhega, Ndambi: 1975, *Les Masques Pende,* Vol. II, Bandundu (ceeba publications)
Murdock,George Peter: 1959, *Africa – Its Peoples and Their Culture History,* New York/Toronto/London (McGraw-Hill)
Musée Barbier-Mueller (ed.): 1992, *Art of Côte d'Ivoire,* Genf (Musée Barbier-Mueller)
Musée Dapper (ed.): 1994, *Dogon,* Paris (Musée Dapper)
Musée d'Ethnographie: 1932, *Exposition de Bronzes et Ivoires du Royaume de Bénin,* Paris (Palais du Trocadéro)
dass.: 1973, *Arts Africains dans les collections Genèvoises,* Genève (Musée d'Ethnographie)
Musée de l'Homme: 1975, *Ethiopie d'aujourd'hui,* Paris (Musée de l'Homme)
Musée national des arts africains et océaniens: 1987, *Guide,* Paris (Réunions des musées nationaux)
Musées Nationaux: 1972, *Sculptures africaines dans les collections publiques françaises,* Paris (Editions des Musées Nationaux)
Museum voor Land- en Volkenkunde, Rotterdam, 1970, Uit Oerwoud en Savanne. Kunstschatten van het Nationaal Museum, Abidjan, Ivoorkust, Rotterdam (Museum …)
Musgrave, George C.: 1896, *To Kumassi with Scott*, London (Wightman & Co)
Myatt, Frederick: 1966, *The Golden Stool*, London (William Kimber)

Nadel, S.F.: 1954, *Nupe Religion,* London
ders.: 1962, *A Black Byzantium: The Kingdom of Nupe in Nigeria,* London (Oxford Univ. Press) Reprints (OUP) 1946–1969
Neaher, Nancy C.: 1976, *Igbo Metalsmiths among the Southern Edo,* in: AA IX/4: 46–49, 91
Nelson Preston, George: 1981, *Technique and Style in Akan Commemorative Terra Cottas,* in: Bricard, Ancient Treasures in Terra Cotta of Mali and Ghana, New York (The Afro-American Institute): 31–33
Nettleton, Anitra C. E.: 1986, *Catalogue. Standard Bank Foundation Collection of African Art (1979–1986),* Johannesburg (University of the Witwatersrand, Johannesburg Art Galleries)
Neyt, François: 1977, *La grande statuaire hemba du zaire,* Louvain-La-Neuve ((Institut Supérieur d'Archaeologie et d'Histoire d'Art)
ders.: 1979, *L'Art Eket – collection Azar,* Paris (Abeille)
ders.: 1981, *Arts traditionnels et histoire au zaire,* Bruxelles (Société d'Arts Primitifs/ F. Neyt)
ders.: 1993, *Luba, Paris* (Musée Dapper)
ders.; Désirant, Andrée: 1985, *The Arts of the Benue to the roots of tradition,* Tielt (Hawaiian Agronomics)
Ngakane, Lionel: 1970, *Dumile: A Profile,* in: AA III/2: 10–13
Niangoran-Bouah: 1984–88, *L'Univers Akan des poids à peser l'or/The Akan World of Gold Weights,* Paris

Nicklin, Keith: 1973, *The Ibibio Musical Pot,* in: AA VII/1: 50–55, 92
ders.: 1974, *Nigerian Skin Covered Masks,* in: AA VII/3: 8–15, 67—68, 92
ders.: 1977, *Guide to the National Museum Oron,* Lagos
ders.: 1979, Skin-Covered Masks of Cameroon, in: AA 12, 2: 54–59, 91
Nigeria Magazine: 1957a, *Efik Dances,* No. 53: 150–169
dass.: 1957b, *Inside Arochuku,* No. 53: 100–118
Nitecki, André: 1982, *Equal Measure for Kings and Commoners. Goldweights of the Akan,* Calgary (The Glenbow Museum)
Nooter, Nancy Ingram: 1994, *Ostafrikanische hochlehnige Hocker: Eine transkulturelle Tradition,* in: Jahn (Hg.): 294–349
Nooter Roberts, Mary u. Roberts Allen F.: 1996, *Memory. Luba Art and the Making of History,* New York/München (The Museum for African Art/Prestel)
Northern, Tamara: 1971, *The African Collection at the Museum of Primitive Art,* in: AA V/1: 20–27, 84
dies.: 1973, *Royal Art of Cameroon. The Art of the Bamenda-Tikar,* Hanover (Hopkins Center Art Galleries)
dies.: 1975, *The Sign of the Leopard – Beaded Art of Cameroon,* Storrs, Conn.
dies.: 1984, *The Art of Cameroon,* Washington (Smithonian Institution)
dies.: 1986, *With contributions by Valerie Franklin, Suzanne Muchnic, Jill Salmons, Expressions of Cameroon Art. The Franklin Collection,* Los Angeles (County Museum of Natural History)
Nsugbe, P. O.: 1961, *Oron Figures,* in: Nigeria Magazine No. 71: 356–365
Nunoo, Richard B.: 1974, *Canoe Decoration in Ghana,* in: AA VII/3: 32–35
Nylander, P. P. S.: 1969, *The frequency of twinning in a rural community in Western Nigeria,* in: Ann. Hum.Genet: 33, 41–44

Ogunba, O.: 1965: *The Agemo Cult in Ijebuland,* in: Nigeria (Ibadan), 86: 176–186
Ogunlusi, Jola:1969, *The Olosunta Festival,* in: AAIII/1: 52–55, 85
ders.: 1971, *Igumuko Festival,* in: AA IV/4: 60–61
Ogunwale, Titus A.: 1971, *Lamidi Fakeye: Nigerian Traditional Sculptor,* in: AA IV/2: 66–67
Ojo, G. J. A.: 1966, *Yoruba Culture,* London
Ojo, J. R. O.: 1973, *Ogboni Drums,* in: AA VI/3: 50–52, 84
ders.: 1975, *A Bronze Stool Collected in Ijebu Ode,* in: AA IX/1: 48–51, 92
Olbrechts, Frans M.: 1946, *Plastiek van Kongo,* Antwerpen (Standaard Boekhandel)
Onwuejeogwu, M.A.: 1973, *The Cultural Context of Antiquities in the Igbo Cultural Area,* in: AA African Notes: 52–56
Ottenberg, Simon: 1972a, *The House of Men,* in: AA V/4: 42–47, 85–87, 88
ders.: 1972b, *Humorous Masks and Serious Politics among Afikpo,* in: Fraser/Cole (eds.): 99–121
ders.: 1973, *Afikpo Masquerades: Audience and Performance,* in: AA VI/4: 32–35, 94
Overbergh, Cyr. van; Jonghe Ed. de: 1907, *Les Mayombe,* Bruxelles (Albert de Wit/ Institut International de Bibliographie)
dies.: 1909, *Les Mangbetu,* Bruxelles (Albert de Wit/Institut International de Bibliographie)

Palme, Heide:1977, *Spiegelfetische im Kongoraum und ihre Beziehung zu christlichen Reliquiaren,* Wien (= Wiener Ethnohistorische Blätter, Beiheft 5)
Pauli, Elisabeth: 1959, *Materielle Kultur der Baka und der anderen Ari-Stämme,* in: Jensen (Hg.): 87–105, 1li
Paulme, Denise: 1951, *A propos des Kuduo Ashanti,* in: L'art Nègre, Paris (No. spécial de la revue »Prèsence Africaine): à–166.

Peek, Philip M.: 1976, *Isoko Sacred Mud Sculpture,* in: AA IX/4: 34–39, 91
Peissi, P.: 1952, *Les masques blancs des tribus de l'ogoué,* in: L'Art Nègre, Paris (Présence Africaine)
Pélissier, P.: 1966, *Les Paysans du Sénégal,* Saint-Yrieix, Haute-Vienne
Pemberton, John III: 1975, *Eshu-Elegba: The Yoruba Trickster God,* in: AA IX/1: 20–27, 66–70, 90–92
Perrois, Louis: 1969, *Gabon. Culture et Techniques,* Libreville (Musée des Arts et Traditions)
ders.: 1972, *Statuaire fan gabon,* Paris (O.R.S.T.O.M)
ders.: 1979, *Arts du Gabon,* Arnouville (Arts d'Afrique Noire/O.R.S.T.O.M.)
ders.: 1985, *Ancestral art of gabon from the collections of the Barbier-Mueller Museum, Genève* (Musée Barbier-Mueller)
ders.: 1992, *Les chefs-d'œuvres de l'art gabonais au musée des arts et traditions de Libreville,* Libreville (Rotary Club de Libreville-Okoumé)
ders.: 1993, *Legs Pierre Harter. Les Rois Sculpteurs. Art et Pouvoir dans le Grassland Camerounais,* Paris (Réunions des musées nationaux)
ders.; Sierra Delage, Marta: 1991, *L'Art Fang – Guinée Équatoriale,* Paris (Aurore, Éditions d'art)
Phelps, Steven: 1976, *Art and Artefacts of the Pacific, Africa and the Americas. The James Hooper Collection,* London (Hutchinson)
Phillips, Tom: 1995, *Afrika. Die Kunst eines Kontinents,* München (Prestel)
Picket, Elliot: 1971, *The Animal Horn in African Art,* in: AA IV/4: 47–53, 80
Picton, John: 1974, *Masks and the Igbirra,* in: AA VII/2: 38–41
ders.; Mack, John: 1979, *African Textiles,* London (British Museum)
Pitt Rivers, Lieutenant-General Lane-Fox: 1900, *Antique Works of Art from Benin collected by …,* London (printed privately)
Plaschke, Dieter; Zirngibl, Manfred A.: 1992, *Afrikanische Schilde/African Shields,* München (Panterra)
Plass, Margaret Webster: 1967, *African Miniatures. The Goldweights of the Ashanti,* London (Humphries)
Polakoff, Claire: 1972, *Contemporary Shona Sculpture at the Musée Rodin, Paris,* in: AA V/3: 57–59
Portier, A; Poncetton, F.: 1930, *Les Arts Sauvages Afrique,* Paris (Albert Morancé)
Posnansky, Merrick: 1976, *New Radiocarbon dates from Ghana,* in: Sankofa, vol. 2, Legon (University of Ghana)
ders.: 1979, *Archaeological Aspects of the Brong-Ahafo Region,* in: Arhin (ed.): 22–35
Poynor, Robin: 1976, *Edo Influence on the Arts of Owo,* in: AA IX/4: 40–45, 90
ders.: 1986, *Power Concealed; Power Revealed. The Arts of Africa,* Daytona Beach, Florida (Museum of Arts and Science)
Preston, George Nelson: 1975, *Perseus and Medusa in Africa. Military Art in Fanteland 1834–1972,* in: AA VIII/3: 36–41, 68–71, 91–92
Price, David: 1979, *Who are the Tikar now?,* in: Paideuma. Studien zur Kulturkunde 25: 89–98, Wiesbaden
Prince, R.: 1961, *The Yoruba Image of the Witch,* in: The Journal of Mental Science, 107, 449: 795–805
Prussin, Labelle: 1968, *The Architecture of Islam in West Africa,* in: AA I/2: 32–35, 70–74
dies.: 1970, *Sudanese Architecture and the Manding,* in: AA III/4: 12–19, 64–67

Quinn, Frederick: 1971, *Abbia Stones,* in: AA IV/4: 30–34

Rachewiltz, Boris de: 1965, *Schwarzer Eros,* Stuttgart (Henry Goverts Verlag)
Raponda-Walker, André: 1962, *Rites et Croyances des Peuples du Gabon,* Paris (Présence Africaine)
Ratton, Charles: 1951, *L'or Fetiche,* in: Présence Africaine, No. 10–11, Paris: 135–155
ders.: 1975, *Fetish Gold,* Philadelphia (University Museum, Philadelphia)
Rattray, R. S.: 1927, *Religion and Art in Ashanti,* London (Oxford Univ. Press)
ders.: 1932, *The Tribes of the Ashanti Hinterland,* Oxford
Raunig, Walter:1975, *Zwei Ikonen aus der Äthiopien-Sammlung des Völkerkundemuseums der Universität Zürich,* in: Ethnologische Zeitschrift Zürich, I: 151–179
ders.: 1980/1981, *Vorwort,* in: Müller, Claudius C. (Hg.): 400 Jahre Sammeln und Reisen der Wittelsbacher, München (Hirmer)
Read, Charles Hercules; Dalton, Ormonde Maddock: 1899, *Antiquities from the City of Benin and from other Parts of West Africa in The British Museum,* London (British Museum et al.)
Reich, Hanns (Hg.): 1958, *Aethiopien,* München (Hanns Reich Verlag)
Reindorf, Carl Christian: 1895, *History of the Gold Coast and Asante,* Basel/London (Missionsbuchhdlg./Kegan Paul, Trench, Trübner & Co et al.)
Réunion des musées nationaux (ed.): 1993, *Vallées du Niger,* Paris
Richards, J.V. Olufemi: 1974, *The Sande Mask,* in: AA VII/2: 48–51
Rijn, van Guy (ed.); Leyten, Harrie M.: 1979, *Goldweights/Goudgewichten,* Amsterdam (Khepri van Rijn)
Ritzenthaler, Robert u. Pat: 1962, *Cameroons Village – An Ethnography of the Bafut,* Milwaukee (Milwaukee Public Museum)
Rivière, Marceau: 1975, *Les chefs-d'œvres africains des collections privées françaises,* Paris (Philbi)
Roache, Evelyne: 1974, *The Art of the IFE oracle,* in: AA VIII/1: 20–25, 87
Roache, L. E.: 1971, *Psychophysical Attributes of the Ogboni Edan,* in: AA IV/2: 48–53, 80
ders.: 1972, *The de la Burde Collection,* in: AA V/2: 62–67
Robbins, Warren M; Nooter, Nancy Ingram: 1989, *African Art in American Collections,* Washington (Smithonian Institution)
Roberts, Allen F.: 1994, *Formenverwandtschaft: Ästhetische Berührungspunkte zwischen Völkern West-Tanzanias und Südost-Zaires,* in: Jahn (Hg.): 350–370
Rood, Armistead P.: 1969, *Bété Masked Dance. A View from Within,* in: AA II/3: 36–43, 76
Roosens, Eugeen: 1967, *Images de la Mère et l'Enfant,* Paris/Louvain (Nauwelaerts/Béatrice-Nauwelaerts)
Rosen, Felix: 1907, *Eine deutsche Gesandtschaft in Abessinien,* Leipzig (Veit & Comp.)
Rosenwald, Jean B.: 1974, *Kuba King Figures,* in: AA VII/3: 26–31, 92
Ross, Doran H.: 1974, *Ghanaian Forowa,* in: AA VIII/1. 40–49, 88
ders.: 1979, *»Fighting with Art: Appliquéd Flags of the Fante Asafo«,* Los Angeles (= UCLA Museum of Cultural History Pamphlet Series, Vol. 1, No. 5)
ders.: 1983a, *Four Unusual Forowa in the Museum of Cultural History,* in: Ross/Garrard (eds.): 54–59
ders.: 1983b, *The Akan Double-Bladed Sword: A Case of Islamic Origins,* in: Ross/Garrard (eds.): 60–69
ders.: 1983c, *Catalogue,* in: Ross/Garrard (eds.): 97–104
ders.: 1992, *Elephant. The Animal and its Ivory in African Culture,* Los Angeles (Fowler Museum of Cultural History)
ders.; Garrard, Timothy (eds.): 1983, *Akan Transformations. Problems in Ghanaian History,* Los Angeles (Museum of Cultural History, UCLA, Monograph Series No. 21)

Roth, H. Ling: 1903, *Great Benin. Its Customs, Art and Horrors,* Halifax (F. King & Sons, Ltd)
Roy, Christopher D.: 1979, *African Sculpture: The Stanley Collection,* Iowa City (The University of Iowa Museum of Art)
ders.: 1983, *Die Dogon von Mali und Ober-Volta,* München (Fred & Jens Jahn)
ders.: 1985, *Art and life in Africa. Selections from the Stanley Collection,* Iowa City (The University of Iowa Museum of Art)
ders.: 1987, *Art of the Upper Volta Rivers,* Meudon (Chaffin)
ders.: 1992, *Art and Life in Africa – Selections from the Stanley Collection, Exhibitions of 1985 and 1992,* Iowa City (The University of Iowa Museum of Art)
Rubin, Arnold:1968, *Uta and Utumu: Kutep Mud Sculpture,* in: AA I/3: 18–20, 93
ders.: 1976, *Figurative Sculptures of the Niger River Delta,* Los Angeles (Gallery K/ Barry Kitnick)
ders.: 1984, *Picasso,* in: Rubin, William (Hg.): Primitivismus in der Kunst des zwanzigsten Jahrhunderts, München (Prestel): 249–353
Rudy, Suzanne: 1972, *Royal Sculpture in the Cameroon Grasslands,* in: Fraser/Cole (eds.): 123–135

Sachs, H.F. (Gallery of): 1941, *African Bronzes from Ifé and Benin,* New York (Sachs)
Sala, Benedetto: 1979, *Die Umweltverhältnisse im Quartär,* in: Fasani (ed.): 15–32
Salmons, Bill: 1979, *Mammy Wata. Wassergötter in Nigeria,* in: Berliner Festspiele (Hg.): 125–133
Salt, Henry: 1814, *A Voyage to Abyssinia, and Travels into the Interior of that Country … in the years 1809 and 1810,* London (F. C. and J. Rivington)
Samaltanos-Stenström, Katia: 1988, *Före Picasso,* Stockholm (Liljevalchs Konsthall)
Sarpong, Peter: 1974, *Ghana in Retrospect. Some Aspects of Ghanaian Culture,* Accra-Tema (Ghana Publishing Corporation)
Savani, M.: 1937, *Notes sur les populations Namchi,* in: Bulletin de la Société d'études Camerounaises, No. 2, Juillet: 15–42
Savary, Claude: 1978, *Sculptures Africaines d'un collectionneur de Genève,* Genève (Musée d'Ethnographie)
ders.: 1981, *L'Afrique,* in: Musée d'Ethnographie de Genève (ed.), Collections du Musée d'Ethnographie de Genève. Numéro spécial du Bulletin annuel, Genève
Schaedler, Karl-Ferdinand: 1973, *Afrikanische Kunst in deutschen Privatsammlungen,* München (Münchner Buchgewerbehaus)
ders.: 1975, *Afrikanische Kunst,* München (Heyne)
ders.: 1976, *Afrikanische Kunst/African Art,* München (Stadtsparkasse)
ders.: 1982, *Ekoi,* München (Jahn)
ders.: 1984a, *Zauber mit Bildern,* München (Panterra)
ders.: 1984b, *Ekoi* (engl. Ausgabe), München (Panterra)
ders.: 1985, *Keramik aus Schwarzafrika und Alt-Amerika,* Zürich (primart)
ders.: 1987, *Die Weberei in Afrika südlich der Sahara,* München (Panterra)
ders.: 1988, *Africana,* München (Battenberg)
ders.: 1989, *Afrika. Maske und Skulptur,* Olten (Historisches Museum)
ders.: 1990, *L'héritage culturel autochtone en pays étranger. A propos de la restitution des œuvres d'art,* in: Lehuard (ed.): 130–136
ders.: 1992, *Götter Geister Ahnen. Afrikanische Skulpturen in deutschen Privatsammlungen.* Mit Beiträgen von Jo-Anne Birnie-Danzker, München (Villa Stuck/ Klinkhardt & Biermann)
ders.: 1993, *L'artisan africain et le processus de sa qualification professionnelle,* in: Lehuard (ed.): 109–113

ders.: 1994a, *Lexikon Afrikanische Kunst und Kultur,* München (Klinkhardt & Biermann)
ders.: 1994, *Götter Geister Ahnen – Ergänzungskatalog zur Ausstellung im Museum für Völkerkunde in Wien,* München (Panterra)
Schebesta, Paul: 1934, *Vollblutneger und Halbzwerge. Forschungen unter Waldnegern und Halbpygmäen am Ituri in Belgisch Kongo,* Salzburg/Leipzig (Anton Pustet)
Schildkrout, Enid: 1988, *Art as Evidence: A Brief History of the American Museum of Natural History African Collection,* in: Center for African Art (ed.): 153–160
ders.; Keim, Curtis A.: 1990, *African Reflections. Art from Northeastern Zaire,* New York (The American Museum of Natural History)
Schlesier, Erhard: 1988, *Handwerk,* in: Hirschberg (Hg.): 201
Schmalenbach, Werner: 1953, *Die Kunst Afrikas,* Basel (Holbein)
ders.: (Hg.), 1988, *Afrikanische Kunst,* München (Prestel)
ders.: 1988, *Kraft und Maß. Zur Ästhetik der schwarzafrikanischen Kunst,* in: Schmalenbach (Hg.): 9–27
Schneider, Klaus: 1990, *Handwerk und materialisierte Kultur der Lobi in Burkina Faso,* Stuttgart (Franz Steiner) (= Studien zur Kulturkunde, 94)
Schneider, Roger: 1968, *Geschichte des christlichen Äthiopien,* in: Gerster: 36–41
Schüz, E.:1969, *Der problematische Ibis der Beninbronzen,* in: Tribus, 18: 73–84
Schweeger-Hefel, Annemarie: 1980, *Masken und Mythen – Sozialstrukturen der Nyonyosi und Sikomse in Obervolta,* Wien (Schendl)
dies.: 1981, *Steinskulpturen der Nyonyosi aus Ober-Volta,* München (Fred Jahn)
dies.; Staude, Wilhelm: 1972, *Die Kurumba von Lurum,* Wien (Schendl)
Schweinfurth, Georg: 1874, *Im Herzen von Afrika. Reisen und Entdeckungen im centralen Aequatorialafrika während der Jahre 1868 bis 1871,* 2 Bde., Leipzig/London (Brockhaus/Sampson Low and Searle)
Seattle, Art Museum (ed.): 1984, *Praise Poems. The Catherine White Collection,* Seattle (Seattle Art Museum)
Segy, Ladislas: 1955, *Shango Sculptures,* in: Acta Tropica, Sep. Vol. 12, Nr. 2: 135–173.
Seligmann, Charles Gabriel; Brenda, Z.: 1932, *Pagan Tribes of the Nilotic Sudan,* London.
Seligman, Thomas K.: 1974, *African Art at the de Young Museum,* in: AA VII/4: 20–23
Shaw, Thurstan: 1973, *The Igbo-Ukwu Bronzes,* in: AA VI/4:18-19
Sieber, J.: 1925, *Die Wute. Lebenshaltung, Kultur und religiöse Weltanschauung eines afrikanischen Volksstammes,* Berlin (Dietrich Reimer/Ernst Vohsen)
Sieber, Roy: 1961, *Sculpture of Northern Nigeria,* New York (The Museum of Primitive Art/University Publishers)
ders.: 1972, *Kwahu Terracottas, Oral Traditions, and Ghanaian History,* in: Fraser/Cole (eds.): 173–183
ders.; Rubin, Arnold: 1969, *Sculpture of Black Africa. The Paul Tishman Collection,* Los Angeles (Los Angeles County Museum of Art)
Siegmann, William C.; Perani, Judith: 1976, *Men's Masquerades of Sierra Leone and Liberia,* in: AA IX/3: 42–47, 92. – 1980 in: Ethnologische Zeitschrift Zuerich, No. 1, Bern/Frankfurt/Las Vegas (Peer Lang): 25–40
ders.: 1977, *Rock of the Ancestors,* Suakoko, Liberia (Cuttington University College)
Silverman, Raymond A.: 1983, *Akan Kuduo: Form and Function,* in: Ross/Garrard (eds.): 10–29
Siroto, Leon: 1968, *The Face of the Bwiti,* in: AA I/3: 22–27, 86–89, 96

ders.: 1972, *Gon: A Mask Used in Competition for Leadership among the BaKwele,* in: Fraser/Cole (eds.): 57–77
ders.: 1976, *African Spirit Images and Identities,* New York (Pace Gallery)
Skougstad, Norman: 1978, *Traditional Sculpture from Upper Volta,* New York (The Afro-American Institute)
Soarès, Paulo: 1989, *Meio século de transicao numa escola de escultura Africana/Un demi-siecle de transition dans une école de sculpture africaine,* in: Art Makondé: 112–143
Société des Expositions du Palais des Beaux Arts (ed.): 1988, *Utotombo. L'Art d'Afrique Noire dans les collections privées belges,* Bruxelles (Société)
Société Générale de Banque: 1977, *La Maternité dans les Arts Premiers,* Bruxelles.
Soderberg, Bertil: 1972, *Ornamentation of the Sansa,* in: AA V/4: 28–32, 88
Sousberghe, L. de: 1958, *L'Art Pende,* Gembloux (Imprimerie des Éditions J. Duculot).
Spini, Tito; Spini, Sandro: 1976, *Togu na,* Milano (Electa)
Standard Bank: 1982, *The Standard Bank Collection of African Art Permanent Display,* Johannesburg (Standard Bank)
Sternberg, Leo: 1930, *Der antike Zwillingskult im Lichte der Ethnologie,* in: Zeitschrift für Ethnologie, Jg. 61, 1929, Heft 1/3, Berlin (Springer): 152–200
Stevens, P.: 1978, *The Stone images of Esie,* Nigeria, Buffalo/New York
Stevens, Phillips jr.: 1973, *The Nupe Elo Masquerade,* in: AA VI/4: 40–43, 94
Stoll, Mareidi; Stoll, Gert: 1980, *ibedji – Zwillingsfiguren der Yoruba,* unter Mitarbeit von Ulrich Klever, München (Stoll & Stoll)
Stößel, Arnulf: 1984, *Afrikanische Keramik. Traditionelle Handwerkskunst südlich der Sahara.* Mit Beiträgen von B. Fagg, D. Mato, Th Shaw, G. Smolla, F. Willet. In Zusammenarbeit mit Maria Kecskési, München (Hirmer)
Straube, Helmut: 1963, *Westkuschitische Völker Südäthiopiens* (mit einem Beitrag von Schulz-Weidner), Stuttgart (Kohlhammer)
ders.: 1964, *Beiträge zur Sinndeutung der wichtigsten künstlichen Körperverstümmelungen in Afrika und zum Verständnis der Ornamentik der südäthiopischen Megalithdenkmäler,* in: Festschrift für Ad. E. Jensen, München (Karl Renner): 671–722
Stuhlmann, Franz: 1897, *Bericht über das deutsch-portugiesische Grenzgebiet am Ruwuma,* in: Mitteilungen aus den deutschen Schutzgebieten, 10
ders.: 1910, *Handwerk und Industrie in Ostafrika,* Hamburg (L. Friederichsen & Co)
Sweeeney, James Johnson: 1970, *African Sculpture,* New York/Princeton (Bollingen Foundation/Princeton University Press)
Sydow, Eckart von: 1932, *Zur Chronologie der Benin-Platten,* in: Museum für Länder- und Völkerkunde Linden-Museum Stuttgart, L. Jahresbericht/ 1931–1932, Stuttgart (Strecker und Schröder): 121–128
ders.: 1943, *Im Reiche gottähnlicher Herrscher. Streifzüge durch Westafrika,* Braunschweig (Gustav Wenzel & Sohn)
ders.: 1958, *Afrikanische Plastik. Hrsg. v. G. Kutscher,* Berlin/New York (Gebr. Mann/ Wittenborn)
Szalay, Miklós: 1975, *Die Afrika-Sammlung des Völkerkundemuseums der Universität Zürich,* in: Ethnologische Zeitschrift Zürich, I: 233–243
ders.: 1986, *Die Kunst Schwarzafrikas,* Zürich (Völkerkundemuseum der Universität Zürich)

Tagliaferri, Aldo:1989, *Stili del potere,* Milano (Electa)
ders.; Hammacher, Arno: 1974, *Die steinernen Ahnen,* Graz (Akademische Druck u. Verlagsanstalt)
Talbot, P. Amaury: 1932, *Tribes of the Niger Delta,* London (Cass)

Tardits, Claude: *Royal Gift of Bamum: A Pipe,* in: Art Tribal, Genève (Musée Barbier-Mueller): 47–62
Tessmann, Günter: 1913, *Die Pangwe,* Berlin (Ernst Wasmuth)
Thiel, Josef Franz: 1980, *Zur Problematik einer christlichen Kunst in Schwarzafrika,* in: Thiel (Red.): 34–43
ders.; Helf, Heinz, 1984, *Christliche Kunst in Afrika,* Berlin (Reimer)
Thompson, Robert Farris: 1970, *The Sign of the Divine King,* in: AA/III/3: 8–17, 74–80. Idem in: Fraser/Cole (eds.), 1972: 227–260
ders.:1971, *Sons of Thunder – Twin Images among the Oyo and other Yoruba Groups,* in: AA IV, No. 3: 8–13
ders.: 1974, *African Art in Motion. Icon and Act in the Collection of Catherine Coryton White,* Los Angeles/Berkeley/London (Univ. of California Press)
ders.: 1975, *Icons of the Mind. Yoruba Herbalism Arts in Atlantic Perspective,* in: AA VIII/3: 52–59, 89–90
ders.: 1976, *Black Gods and Kings – Yoruba Art at UCLA,* Bloomington/London (Indiana University Press)
ders.; Cornet, Joseph: 1981, *The Four Moments of the Sun: Kongo Art in Two Worlds, Washington* (National Gallery of Art)
Torday, E.: 1928, *The Influence of the Kingdom of Kongo on Central Africa,* in: Africa, I/1, London (Oxford Univ. Press): 157–169
ders.; Joyce, T. A.: 1910, *Notes éthnographiques sur les peuples communément appelés Bakuba, ainsi que sur les peuplades apparentées. Les Bushongo,* Bruxelles (= Annales du Musée du Congo Belge, Série IV, Tome II, Fasc. 1)
dies.: 1922, *Notes éthnographiques sur les populations habitant les Bassin du Kasai et du Kwango Oriental,* Bruxelles (= Annales du Musée du Congo Belge, Série IV, Tome II, Fasc. 1)
Tordoff, William: 1965, *Ashanti Under the Prempehs 1888–1935,* London (OUP)
Trebbin, Cornelius (Hg.): 1989, *5000 Jahre Gold und Keramik aus Afrika,* Köln (Heinrich-Barth-Verlag)
ders.: 1995, *biga. Kinderspielpuppe – oder im Kult geheiligte, symbolische Figur* in Burkina Faso, Köln (Heinrich-Barth-Gesellschaft)
Trost, Franz L.: 1986, *Bemerkungen zur religiösen Organisation der Tussian (Burkina Faso),* in: Archiv für Völkerkunde, 40: 99–114

Underwood, Leon: 1947, *Figures in Wood of West Africa,* London (John Tiranti)
ders.: 1948, *Masks of West Africa,* London (Alec Tiranti)

Van Croonenburg, J. B.: *levend verleden,* Berg en Dal (Afrika Museum)
Van Geluwe, Huguette: 1960, *Les Bali et les peuples apparentes,* (Ndaka, Mbo, Beke, Lika, Budu, Nyari), Tervuren
ders.; Paradijs, T.; Nauts, H.: 1984, *Mongo Cultuur,* Sint-Niklaas (Gemeentekrediet van Belgie)
Vandenhoute, Jan P.: 1989, *Poro and Mask – A Few Comments on Masks as agents of social conrol in Northeast Liberia by Dr. G. W. Harley,* Gent (= Working Papers in Ethnic Art, No. 4, ed. by Herman Burssens et. al.)
Vansina, Jan: 1972, *Ndop: Royal Statues among the Kuba,* in: Fraser/Cole (eds.): 41–55
Verger, P.: 1965, *Grandeur et décadence du culte d'iyami osoronga (ma mère la sorcière) chez les Yoruba,* in: Journal de la Société des Africanistes 35/1: 141–243.
Verger-Fèvre, Marie-Noel: 1988, *Katalogbeschreibungen.* In: Schmalenbach (Hg.): 112–120
Ville de Nîmes: 1986, *Masques d'Afrique,* Nîmes 1986 (Ville de Nîmes)

Vogel, Susan Mullin: 1977, *Baule Art as the Expression of a World View,* Ph. D. dissertation, New York University; printed in 1991 by University Microfilms international, Ann Arbor, Mich.
dies.: 1980, *Beauty in the Eyes of the Baule: Aesthetics and Cultural Values,* in: Working Papers in the Traditional Arts, 6, Philadelphia (Institute for the Study of Human Issues): passim
dies. (ed):1981, *For Spirits and Kings – African Art from the Tishman Collection,* New York (Abrams/The Metropolitan Museum)
Volakova, Zdenka: 1972, *Nkisi Figures of the Lower Kongo,* in: AA V/2: 52–59, 84
Volprecht, Klaus: 1972, *Sammlung Clausmeyer Afrika,* Köln (Kommissions-Verlag E. J. Brill GmbH)
Vömel, Galerie: 1988, *Akan Goldstaubgewichte. Eine Sammlung,* Düsseldorf (Galerie Vömel)
Vrydagh, André P.: 1977, *Makisi of Zambia,* in: AA X/4: 12–19, 88
ders.: 1990, *Sachihongo, un masque Mbunda et Mbalango d'Angola et de Zambie,* in: Lehuard (ed.): 49–57
ders.: 1993, *The Sachihongo or Huntsman. A Mbunda Mask,* in: Art Tribal, Genève (Musée Barbier-Mueller): 37–45

Wahlmann, Maude: 1979, *Asiru Olatunde,* in: Berliner Festspiele (ed.): 86-87
Walloschek, P. Arnold OSB, s. d., *Missions-Museum St. Ottilien* (Missionsprokura St. Ottilien)
Wardwell, Allen: 1986, *African Sculpture from the University Museum University of Pennsylvania,* Philadelphia (University of Pennsylvania Press).
Warin, François: 1989, *La statuaire Lobi: question de style,* in: Arts d'Afrique Noire, No. 69: 11–21
Warren, Dennis M.: 1975, *Bono Royal Regalia,* in: AA VIII/2: 16–21
ders.: 1976, *Bono Shrine Art,* in: AA IX/2: 28–34, 80
Webster, J. B; Boahen, A. A.: 1970, *History of West Africa, with a contribution by H. O. Idowu,* New York/Washington (Praeger)
Weeks, J.: 1909, *Anthropological Notes on the Bangala of the Upper Congo River,* in: J. A. I. 39, London
Wegner, Ulrich: 1984, *Afrikanische Saiteninstrumente,* Berlin (Museum für Völkerkunde)
Weickmann, Christoph: 1659, *Exotico Phylacium Weickmannianum oder Verzeichnis unterschiedlicher Thier/Vögel/Fisch/Meergewächs/Ertz- und Bergarten/Edlen und anderen Stain/außlandischem Holtz und Früchten/fremden und seltzamen Kleidern und Gewöhr …* Ulm
Weidholz, Alfred: 1943, *Bei den Bergheiden in Nordkamerun,* Wien (Ostmarken-Verlag)
Welsh, James: 1904, *A voyage to Benin beyond the countrey of Guinea made by Master James Welsh, who set forth in the yeere 1588,* in: The Principal Navigations Voages Traffiques and Discoveries of the English Nation, edited by R. Hackluyt, London
Wembah-Rashid, J. A. R.: 1971, *Isinyago and Midimu. Masked Dancers of Tanzania and Mozambique,* in: AA IV/2: 38–44
ders.: 1989, *A mascara e a tradicao da danca com mascaras/Le masque et la tradition de la danse masquée,* in: Art Makondé: 34–63
Wente-Lukas, Renate: 1977, *Die materielle Kultur der nicht-islamischen Ethnien von Nordkamerun und Nordostnigeria,* Wiesbaden (Franz Steiner) (= Studien zur Kulturkunde 43)
Werewere-Liking: o. J., *Statues Colons,* Paris (NEA-ARHIS)

Westerdijk, H.: 1975, *Ijzerwerk van Centraal-Afrika*, Rotterdam
Westermann, Diedrich: 1940, *Sprache und Erziehung,* in: Baumann, H.; Thurnwald, R.; Westermann, D. (Hg.), *Völkerkunde von Afrika,* Essen (Essener Verlagsanstalt)
Weule, Karl: 1908, *Wissenschaftliche Ergebnisse meiner ethnographischen Forschungsreise in den Südosten Deutsch-Ostafrikas,* Berlin
Wilks, Ivor: 1975, *Asante in the Nineteenth Century,* London (Cambridge Univ. Press)
Willcox, A.: 1983, *The Rock Art of South Africa,* Camden, N. J.
Willett, Frank: 1960, *Ife and Its Archaelogy,* in: Journal of African History, 1, 2: 231–248
ders.: 1967, *Ife in Nigerian Art,* in: AA I/1: 30–34, 78
ders.: 1972, *Ife, The Art of an Ancient Nigerian Aristocracy,* in: Fraser/Cole (eds.): 209–226
ders.: 1973, *The Benin Museum Collection,* in: AA VI/4: 8–17, 94
ders.; Connah, Graham: 1969, *Pottery Making in the Village of Use near Benin City, Nigeria,* in: Baessler-Archiv, NF XVII/1
Willey, Gordon R.: 1974, *Das alte Amerika,* Berlin (Ullstein) (= Propyläen Kunstgeschichte, 18)
Williams, D.: 1964, *The Iconology of the Yoruba Edan Ogboni,* in: Africa XXXIV: 139–165
Williams, Drid: 1968, *The Dance of the Bedu Moon,* in: AA II, no. 1: 18–21, 72
Witte, Hans: 1984, *ifa and eshu – iconography of order and disorder,* Soest (Kunsthandel Luttik)
ders.: 1988, *Earth and the Ancestors: Ogboni Iconography,* Amsterdam (Gallery Balolu).
Wittmer, Marcilene K.: 1977, *Cameroon, Art from the Collection of William and Robert Arnett, The Mint Museum,* Charlotte, North Carolina
dies.; Arnett, William: 1978, *Three Rivers of Nigeria,* Atlanta (The High Mueum of Art)
Wohlenberg, Hellmut: 1936, *Vorgeschichtliche Megalithen in Südabessinien,* in: Jensen: 448–483
Wolf, Siegfried: 1972, *Benin. Europäerdarstellungen der Hofkunst eines afrikanischen Reiches.* Aus dem Staatlichen Museum für Völkerkunde Dresden, Leipzig (Prisma)
Wolfe III, Ernie: 1986, *Vigango – Commemorative Sculpture of the Mijikenda of Kenya.* With essays by David Parkin and Roy Sieber, Williamstown, Mass. (Williams College Museum of Art)
Woodhouse, H. C.: 1969, *Rock Paintings of Southern Africa,* in: AA II/3: 44–49
Wuhrmann, A.: 1917, *Vier Jahre im Grasland von Kamerun,* Basel (Basler Missionsbuchhandlung)
Württembergischer Kunstverein Stuttgart (Hg.): 1973, *Bilder des Menschen in fremden Kulturen,* Stuttgart (Württ. Kunstverein Stuttgart/Linden-Museum)

Zahan, Dominique: 1974, *The Bambara,* Leiden (E. J. Brill)
ders.: 1980, *Antilopes du soleil,* Wien (Schendl)
Zwernemann, Jürgen: 1970, *A Short Survey on African Art in the Linden-Museum,* Stuttgart, in: AA III/2: 14–23, 90
ders.: 1986, *Leo Frobenius und das Hamburgische Museum für Völkerkunde,* in: Mitteilungen aus dem Museum für Völkerkunde, Hamburg, N.F., Bd. 16: 111–127

Vom Autor dieses Buches sind in chronologischer Reihenfolge folgende Titel über afrikanische Kunst und afrikanisches Handwerk erschienen:

Crafts, Small-scale Industries and Industrial Education in Tanzania (nur in Englisch lieferbar); München 1968

Afrikanische Kunst in deutschen Privatsammlungen (dt., engl., frz.), München 1973

Afrikanische Kunst, München 1975 (vergriffen)

Afrikanische Kunst/African Art, Katalog einer Ausstellung afrikanischer Kunst in München und Kempten (dt., engl.), München 1976

Ekoi, München 1982

Zauber mit Bildern, Das Zauberbild zwischen Hexerei, Magie und Religion, (auch in Engl.: »Magic with Images« und Franz.: »Magie à l'aide d'images« erhältlich), München 1984

Ekoi (engl., erw. Ausg. der dt. Fassung von 1982), München 1984

Keramik aus Schwarzafrika und Alt-Amerika (dt., engl., frz.), Zürich 1985

Die Weberei in Afrika südlich der Sahara, (auch in Engl.: »Weaving Africa South of the Sahara« und Franz.: »Le tissage en Afrique au sud du Sahara« erhältlich), München 1987

Africana, München 1988 (vergriffen)

Afrika. Maske und Skulptur, Katalog einer Ausstellung im Historischen Museum Olten, Olten 1989

Götter, Geister, Ahnen, (mit Beiträgen von Jo-Anne Birnie-Danzker, Katalog einer Ausstellung in München und Wien, München 1992

Götter, Geister, Ahnen, Ergänzungskatalog zur gleichnamigen Ausst. in Wien, München 1994

Lexikon afrikanische Kunst und Kultur, München 1994

Erde und Erz. 3000 Jahre afrikanische Kunst aus Terrakotta und Metall, München 1997

Bildnachweis

Titelseite

Oben links: Kple-kple-Maske, Baule, 39 cm; Privatslg.; Photo: D. Hinrichs

Oben rechts: Weibliche Figur, Ebrié oder Alangoa, 24 cm; Privatslg.; Photo: D. Hinrichs

Mitte links: Große Helmmaske mit vier Köpfen, zwei weißen und zwei schwarzen; Idoma, 41 cm; Privatslg.; Photo: D. Hinrichs

Mitte rechts: Gefäß aus rötliche geschlämmter Terrakotta mit aufmodelliertem Kopf, Luba, 35 cm; Privatslg.; Photo: D. Hinrichs

Unten links: Figur eines Vierbeiners aus rötlich geschlämmter Terrakotta; Kultur von Ténenkou, 12.-16. Jh., 42 cm; Privatslg.; Photo: D. Hinrichs

Unten rechts: In einer Schale sitzende weibliche Figur, Eisenring, Mbembe, 56 cm; Privatslg.; Photo: D. Hinrichs

Rückseite

Oben: Janusförmiger Terrakottakopf mit bräunlicher Engobe und kronenartiger Frisur; Akan, vermutlich Stil von Hemang-Twifo, 30 cm; Privatslg.; Photo: D. Hinrichs

Mitte: Großer Stützpfosten eines Männer-Versammlungshauses Obu, Ibo, 243 cm; Privatslg.; Photo: D. Hinrichs

Unten: Bronzekopf, Benin, 17./18. Jh., 34 cm; Privatslg (ehem. Slg. Bretschneider, München); Photo: D. Hinrichs

Abb. 1: Gesichtsmaske, Bamileke; Privatslg.; Photo: D. Hinrichs

Abb. 2: Gesichtsmaske, De, 22 cm; Privatslg.; Photo: D. Hinrichs

Abb. 3: »Diana's Vow«, Felsmalerei bei Rusape, Zimbabwe; Photo: K. F. Schaedler

Abb. 4: Reserve-Technik, *adire eleko*, auf Stoff, African Arts, Vol. IV/1: 25

Abb. 5: Kniende Figur aus ziegelrot geschlämmter Terrakotta, Djenné, 12.–16. Jh., L. 21,5 cm; Privatslg.; Photo: D. Hinrichs

Abb. 6: Fruchtbarkeitsfigur, Bidyogo, 71 cm; nach: Leuzinger, 1970: E 5

Abb. 7: Büffelkopfmaske, Bidyogo; Slg. F. Koenig; Photo: T. Ott

Abb. 8: Seelenbehälter, Bidyogo, 40 cm; nach: Museum f. Vkde., Wien, 1969

Abb. 9: Große Trommel, von einer Mutterfigur getragen, Baga, 112 cm; nach: Leiris/Delange, 1968: Nr. 325

Abb. 10: Schultermaske *nimba,* Baga, 118 cm; nach: Metropolitan Museum, 1969: 305

Abb. 11: *banda*-Maske, Nalu/Baga, 137 cm; Privatslg.; Photo: D. Hinrichs

Abb. 12: *mahan yafe,* Kissi, 26 cm; nach: Meauzé, 1969: 140

Abb. 13: Zwei *nomolisia,* Sierra Leone; Privatslg.; Photo: D. Hinrichs

Abb. 14: Sapi-portugiesisches Salzgefäß aus Elfenbein; nach: Fagg/Forman, 1959

Abb. 15: *minsereh*-Figur, Mende, 66 cm; Privatslg.; Photo: H. J. Lehmann

Abb. 16: Weibliche Figur mit Lendenschurz aus Stoff mit Fransen, Loma, 55 cm; Privatslg.; nach: Crédit Communal, 1977

Abb. 17: *sowei*-Maske der *Bundu*-Gesellschaft, Mende, 40 cm; Slg. Meneghini; Photo: P. Vandrasch

Abb. 18: *nyangbai*-Maske, Metallstreifen, Stoff, Loma, 54 cm; Privatslg.; Photo: Ketterer/Gruber

Abb. 19: Maske mit separat geschnitztem Unterkiefer, Bassa, 32 cm; Privatslg.; Photo: Ketterer/Gruber

Abb. 20: Maske mit runden, blechumrandeten Augen, Dan, 23 cm; Privatslg.; Photo: D. Hinrichs

Abb. 21: Hörnermaske mit Blechstreifen, Mano, 28,5 cm; Privatslg.; Photo: D. Hinrichs

Abb. 22: Maske mit stilisierten Hörnern, Grebo; nach: Meneghini, 1974

Abb. 23: Maske mit sechs Augenpaaren, Ubi, 42 cm; nach: Leuzinger, 1970

Abb. 24: Kru-Maske, 45 cm; Slg. Meneghini; Photo: P. Vandrasch

Abb. 25: Stehende weibliche Figur, Bete, 74 cm; Slg. L. Van de Velde

Abb. 26: Maske mit drei Zöpfen und Kamm, Guro; Privatslg.; Photo: D. Hinrichs
Abb. 27: Maske mit langgezogenem Gesicht und Spiegelfragmenten, Bambara, 46 cm; Privatslg.; Photo: D. Hinrichs
Abb. 28: Paar Antilopen-Tanzaufsätze *tjiwara*, Bambara, 71 u. 76 cm; Privatslg.; Photo: D. Hinrichs
Abb. 29: Große sitzende Mutterfigur, Bambara, 123 cm; nach: Metropolitan Museum, 1969
Abb. 30: Abstrakte Hörnermaske; Eisen, Abrusbohnen, Kaurischnecken, Malinke, 46 cm; Privatslg. (ehem. Slg. Pierre Harter, Paris); Photo: D.Hinrichs
Abb. 31: Kniende Figur mit Arm- und Halsschmuck aus teilweise stark versinterter Terrakotta mit weißlichem Überzug aus archäologischem Erdreich, Niger-Binnendelta, 64 cm.; Privatslg.; Photo: D. Hinrichs
Abb. 32: Stehende männliche Bronze-Skulptur, Niger-Binnendelta, 19,5 cm; Privatslg.; Photo: D. Hinrichs
Abb. 33: Vogelwesen aus rötlicher Terrakotta, vermutlich Djenné, 12.–16. Jh., 32 cm; möglicherweise Wandschmuck einer Kultstätte; Privatslg.; Photo: D. Hinrichs
Abb. 34: Kniende Figur aus ziegelrot geschlämmter Terrakotta mit gemustertem Lendenschurz, Djenné, 12.–16. Jh., 20 cm; Privatslg.; Photo: D. Hinrichs
Abb. 35: Kniende Figur eines Mischwesens aus rötlich geschlämmter Terrakotta mit Hals- u. Armschmuck; Kultur von Ténenkou, 12.–16. Jh.; Privatslg.; Photo: D. Hinrichs
Abb. 36: Figur eines Vierbeiners aus rötlich geschlämmter Terrakotta; Kultur von Ténenkou, 12.–16. Jh., 42 cm; Privatslg.; Photo: D. Hinrichs
Abb. 37: Reiterfigur aus beige geschlämmter Terrakotta, Kultur von Bankoni, 63 cm; Privatslg. Brüssel; Photo: H. Dubois
Abb. 38: Sitzende androgyne Figur mit männlichen und weiblichen Attributen (Köcher, Löffel etc.), Dogon, 69 cm; Privatslg. (ehem. Slgn. Miré, Louis Carré, Jacob Epstein); nach: Elisofon, 1958
Abb. 39: Ritualtrog, Dogon, L. 236 cm; nach: Metropolitan Museum, 1969
Abb. 40: *kanaga*-Maske, Dogon, 100 cm; Privatslg.; nach: Schaedler, 1973
Abb. 41: Stein von Ouré, Nyonyosi, 45 cm; Privatslg.; Photo: D. Hinrichs
Abb. 42: Gruppe von figurativen Urnen aus beige geschlämmter Terrakotta, Bura/Asinda-Sikka; Slg. Haus der Völker, Schwaz; Photo: G. Chesi
Abb. 43: *ntomo*-Maske, Marka, Eisenblech, 53 cm; Privatslg.; nach: Schaedler, 1973
Abb. 44: Maske, Dafing, 74 cm; Privatslg.; Photo: D. Hinrichs
Abb. 45: Brettmaske mit drei Figuren, Bwa, 94 cm; Privatslg.; Photo. D. Hinrichs
Abb. 46; Maske, die zwei Typen verbindet: *nwenkafuru* (Brettaufsatz) und *molo* (eigentliche Maske), Bobo, 120 cm; Privatslg.; Photo: D. Hinrichs
Abb. 47; Fruchtbarkeitspuppe, Mossi, 40,5 cm; Privatslg.; Photo: K.F. Schaedler
Abb. 48: Tiermaske mit Figuren, Winiama, 135 cm; Privatslg. (ehem. Slg. Wolf, Zürich); Photo: D. Hinrichs
Abb. 49: Antilopenmaske, vermutlich Nuna; Privatslg.; Photo: M. Manuzio
Abb. 50: *deble*-Statue, aus dem Dorf Lataha, Distrikt Korhogo, Senufo, 95 cm.; nach: Fagg, 1965
Abb. 51: *kpelié*-Maske, Senufo, 35 cm; Privatslg.; nach: Schaedler, 1973; Photo: H. J. Lehmann
Abb. 52: Hörnermaske; Abrusbohnen, Spiegel, Pflanzenfasern, Tusia; Privatslg.; Photo: D.Hinrichs
Abb. 53: Stehende weibliche Schutzfigur *bateba*, Lobi/Puguli; Privatslg.; Photo: M. Manuzio
Abb. 54: Zwei Ahnenfiguren, Dagara; Privatslg.; Photo: Ketterer/Gruber
Abb. 55: Kultlöffel und Stößel, vereinigt in einer Skulptur, Kulango, 28 cm; Privatslg.; Photo: D. Hinrichs
Abb. 56: Abstrakte Gesichtsmaske, Kulango, Ligbi, 27 cm; Privatslg.; Photo: G. Meister
Abb. 57: *bedu*-Maske, Nafana, 102 cm; Privatslg.; nach: The Museum of Primitive Art, 1962: 46
Abb. 58: Figur eines Würdenträgers, Terrakotta, Komaland, 29 cm; Privatslg.; Photo: D. Hinrichs

Abb. 59: Eisenfigur, Moba, 26 cm; Privatslg.; Photo: D. Hinrichs
Abb. 60: *blolo bian*-Figur, Baule,; Privatslg.; Photo: D. Hinrichs
Abb. 61: *kple-kple*-Maske, Baule, 39 cm; Privatslg.; Photo: D. Hinrichs
Abb. 62: Hörnermaske, Yaure, 36 cm; Privatslg.; Photo: D. Hinrichs
Abb. 63: Weibliche Figur (Detail), Godié; nach: Ministère, 1989
Abb. 64: Weibliche Figur, Ebrié oder Alangoa, 24 cm; Privatslg.; Photo: D.Hinrichs
Abb. 65: Stehende weibliche Figur, Atié, 33 cm; Privatslg.; Photo: K. F. Schaedler
Abb. 66: Gedenkkopf *mma* mit beigefarbener Engobe, punktförmigen Narbentatauierungen in drei Reihen an den Schläfen; Kopfputz in Form von modellierten Schneckengehäusen; Akan, Aowin, 24 cm; Privatslg. (ehem. Slg. Wolf, Zürich); Photo: D.Hinrichs
Abb. 67: Terrakottakopf mit schwarzer Engobe, Krinjabo, 20 cm; Privatslg. (ehem. Slg. Wolf, Zürich); Photo: D. Hinrichs
Abb. 68: Fruchtbarkeitspuppe *akua-ba*, Ashanti, 43 cm; Privatslg.; Photo: D. Hinrichs
Abb. 69: Stehende männliche Figur, Ashanti, 77,5 cm; Privatslg.; Photo: D. Hinrichs
Abb. 70: Hocker, Ashanti, 35 cm; Privatslg.; Photo: Ketterer
Abb. 71: Janusförmiger Terrakottakopf mit bräunlicher Engobe und kronenartiger Frisur; Akan, vermutlich Stil von Hemang-Twifo, 30 cm; Privatslg.; Photo: D. Hinrichs
Abb. 72: Goldgewicht aus Gelbguß in Gestalt eines Reiters; Akan, vermutlich Baule; Privatslg.; Photo: D. Hinrichs
Abb. 73: Männliche Figur aus schwärzlich geschlämmter Terrakotta, teilweise weiß und rot bemalt, Fante, 31 cm; Privatslg. (ehem. Slg. Wolf, Zürich); Photo: D. Hinrichs
Abb. 74: Terrakotta-Kopf und -Figur von einer Beopferungsstätte für die Ahnen, Ewe/Fon, 30 u. 55 cm; Privatslg.; Photo: D. Hinrichs
Abb. 75: *asen* aus Abomey (lks.) und Ouidah, Fon; Privatslg.; Photo: D.Hinrichs
Abb. 76: *voodoo*-Figur aus Lehm mit Kaurischnecken in den Augen und Beopferungsrelikten, Fon, 32 cm; Privatslg.; Photo: D. Hinrichs
Abb. 77: *bochio*-Figur, Fon, 188 cm; Privatslg.; Photo: B. P. Keiser
Abb. 78: Maske der *Gelede*-Gesellschaft, Yoruba, 33 cm; Slg. C. & R. Miehler; Photo: C. Miehler
Abb. 79: Zwei Zwillingsfiguren aus Igbomina, *ere ibedji;* Schmuckketten, Messingreifen, Yoruba, 27 u. 28 cm; Privatslg.; Photo: D. Hinrichs
Abb. 80: Schalenträgerin, Yoruba, 24,5 cm; Privatslg.; Photo: D. Hinrichs
Abb. 81: Paar *edan*-Stäbe aus Bronze für die *Ogboni*-Gesellschaft, Yoruba, 28 u. 29,5 cm; Privatslg (ehem. Slg. Dobbelmann); Photo: D. Hinrichs
Abb. 82: *onile*-Figur für die *Ogboni*-Gesellschaft, Bronze, Yoruba, 14,5 cm; Privatslg.; Photo: D. Hinrichs
Abb. 83: Ritualstab *oshe shango,* in Gestalt einer Adorantin mit dem Doppelaxt-Symbol auf dem Kopf und je einer Rassel *(shere)* in den Händen, Yoruba; Privatslg.; Photo: C. Miehler
Abb. 84: Orakelbrett *opon ifa* mit zwei Köpfen des *Eshu,* Yoruba, 39 × 27 cm; Privatslg.; Photo: D. Hinrichs
Abb. 85: Schale zum Aufbewahren von Palmnüssen *ajere ifa* für das *Ifa*-Orakel, Yoruba, 26 cm; Privatslg.; Photo: D. Hinrichs
Abb. 86: Großer Ritualtopf aus Terrakotta mit Frauen- u. Mutterfiguren sowie Krokodilen und Schlangen modelliert; Reste verschiedener Farben, Yoruba, 39 cm; Privatslg.; Photo: D. Hinrichs
Abb. 87: Kopf aus beige-rötlicher Terrakotta, Nok, 22 cm. Nach dem Ergebnis der Thermolumineszenz-Methode wurde der Kopf vor 2000 Jahren gebrannt.; Slg. C. & R.Miehler; Photo: C. Miehler
Abb. 88: Großer Kopf mit Bart, Terrakotta, Nok-Sokoto, Nigeria, 34,5 cm; Privatslg.; Photo: D. Hinrichs
Abb. 89: Terrakottakopf, Ife, 18 cm; er wurde 1910 von Leo Frobenius am Olokun-Hain gefunden.; nach: Willett, 1967
Abb. 90: Die einzige echte (funktionell) Maske aus Ife; sie gilt als Abbildung Obalufons II., der auch als Alayemore

bekannt ist; Bronze, 33 cm.; nach: Willett, 1967

Abb. 91: Bogenschütze von Jebba, Bronze, 92 cm; nach: Fagg, 1965

Abb. 92: Bronze-Kopf, 26,2 cm, 16./17.Jh., in Benin gefunden, zunächst den Bronzewerkstätten am unteren Niger, später als Arbeit der Ijebu-Yoruba vermutet.; Slg. G. Ortiz (ehem. Slgn. Webster (6366) u. Pitt Rivers); nach: Leuzinger, 1970

Abb. 93: Hintergrundpaneel für einen Ahnenaltar *urua,* Benin, 19./20. Jh., 310 × 40 × 9,5 cm; Museum f. Völkerkunde, Wien; Photo: D. Hinrichs

Abb. 94: Bronzeplatte, einen Hornbläser darstellend; Benin, 17.Jh., 45,5 × 20,5 cm; Privatslg. (ehem. Slgn. Nat. Museum Lagos, L. Bretschneider, München); Photo: R. Franke

Abb. 95: Bronzekopf, Benin, 17./18. Jh., 34 cm; Privatslg. (ehem. Slg. Bretschneider, München); Photo: D. Hinrichs

Abb. 96: Hüftmaske, Bronze, Benin, 16.–19. Jh., 15,7 cm; Privatslg.; Photo: D. Hinrichs

Abb. 97: *osamasinmi,* Owo, 49,5 cm; Privatslg., London; nach: Fagg/List, 1963

Abb. 98: Wahrsagestab *iroke* für das *Ifa*-Orakel aus Elfenbein, beschnitzt mit dem Kopf des *Eshu;* Owo, 37,5 cm; Privatslg. München; Photo: D. Hinrichs

Abb. 99: Speckstein-Figur, Esie, 70 cm; Esie, House of Images, Nigeria; nach: Fagg/List, 1963

Abb. 100: Verziertes Schneckengehäuse mit aufgesetztem Leopard; Bronze, Igbo-Ukwu, 19 cm; nach: Leuzinger, 1970

Abb. 101: Widderkopf *uhumwelao,* Bini, 35 cm; British Museum, London; nach: Fagg/List, 1963

Abb. 102: Elefantenmaske mit zwei separat geschnitzten Stoßzähnen und kurzem Rüssel; Korbgeflecht zum Tragen und Stoffreste, Ijo, 94 cm; Privatslg. München; Photo: D. Hinrichs

Abb. 103: Wassergeistmaske, Abuan, L. 61 cm; British Museum, London; nach: Fagg, 1965

Abb. 104: Großer Stützpfosten eines Männer-Versammlungshauses *Obu,* Ibo, 243 cm; Privatslg.; Photo: D. Hinrichs

Abb. 105: weibliche *alusi*-Figur, nördliche Ibo, 111 cm; Privatslg.; Photo: D. Hinrichs

Abb. 106: Sitzende weibliche Figur mit Gefäß aus beige-rötlicher Terrakotta, Ibo, 21,5 cm; Privatslg.; Photo: D. Hinrichs

Abb. 107: Maske des Elefantengeistes *egbodo enyi,* Ibo-Izzi, 63 cm; Privatslg.; Photo: D. Hinrichs

Abb. 108: Maske mit kammartiger Frisur, Igala; Privatslg.; Photo: D. Hinrichs

Abb. 109: Tanzaufsatz der *Ogrinya*-Gesellschaft; Idoma, 28 cm; Privatslg. München; Photo: D. Hinrichs

Abb. 110: Große Helmmaske mit vier Köpfen, zwei weißen und zwei schwarzen; Idoma, 41 cm; Privatslg. München; Photo: D. Hinrichs

Abb. 111: Tanzaufsatz *ungulali,* mit drei Köpfen, bunt bemalt, Idoma; Privatslg.; Photo: R. Kunitsch

Abb. 112: Tanzaufsatz; Holz, mit teilweise schwarz gefärbter Haut überzogen; turbanartiger Kopfputz mit vier Hörnern. Tragegestell aus Korbgeflecht, Ekoi, 50,5 cm.; Privatslg.; Photo: D. Hinrichs

Abb. 113: Figurative Töpfe, Cross-Fluß-Gebiet; Slg. Haus der Völker, Schwaz; Photo: G. Chesi

Abb. 114: *Akwanshi,* Cross-Fluß-Gebiet; Privatslg.; Photo: D. Hinrichs

Abb. 115: *mfon*-Maske mit Stirnband, Ibibio, 29 cm; Slg. C. & R. Miehler; Photo: C. Miehler

Abb. 116: Tanzaufsatz; männliche Figur mit Zylinder, Ibibio, 56 cm; Privatslg. München; Photo: D. Hinrichs

Abb. 117: Gesichtsmaske *ekpo,* 15 cm; Privatslg.; Photo: G. Meister

Abb. 118: In einer Schale sitzende weibliche Figur, Eisenring, Mbembe, 56 cm; Privatslg.; Photo: D. Hinrichs

Abb. 119: Männliche Pfostenfigur, Mbembe, 147 cm; Privatslg.; Photo: D. Hinrichs

Abb. 120: Ahnenfigur, Oron, 98,7 cm; British Museum, London; nach: Leiris/Delange, 1968

Abb. 121: Gedenkskulptur »Elefant«, Dakakari, 64 cm; Privatslg. München; Photo: D. Hinrichs

Abb. 122: Weibliche Gedenkskulptur, Dakakari, 45 cm; Privatslg.; Photo: D. Hinrichs

Abb. 123: Umschlagtuch für Frauen aus Baumwolle, mit Kamel- und Schlangenmotiven; Privatslg.; Photo: K. F. Schaedler
Abb. 124: Mutterfigur, Afo, 58 cm; Museum Horniman, London; nach: Meauzé, 1969
Abb. 125: Ritual-Trinkgefäß *gbene,* Jaba, 50 cm; Privatslg.; Photo: R. Braunmüller
Abb. 126: Magische Figur zum Heilen von Krankheiten, Montol, 37,5 cm; Slg. R. Wielgus; nach: Fagg, 1965
Abb. 127: Büffelmaske für den *Mangam*-Kult, L. 48,5 cm; Privatslg.; Photo: Ferrazzini
Abb. 128: Weibliche und männliche Figur, Jukun, 34 u. 88,9 cm; Museum f. Vkde., Berlin, bzw. British Museum, London; nach: v. Sydow, 1954, bzw. nach: Underwood, 1964
Abb. 129: Männliche *ihambe*-Figur, Kupferreif, 109 cm; Privatslg.; Photo: D. Hinrichs
Abb. 130: Seelengefäß, Terrakotta, Jen, 33,5 cm; Privatslg. (ehem. Slg. Wolf, Zürich); nach: Schaedler, 1973
Abb. 131: Kopf aus Terrakotta, Sao, 22 cm; Privatslg. (ehem. Slg. H. Wolf, Zürich); Photo: K. F. Schaedler
Abb. 132: Puppe, Bagirmi, 22 cm; Privatslg. (ehem. Slg. Ch. Ratton); nach: Fagg, 1965
Abb. 133: Stehende Figur, Mumuye; Privatslg.; Photo: Loudmer
Abb. 134: Weibliche Figur, Chamba, 51 cm; Slg. F. Koenig; Photo: T. Ott
Abb. 135: Figur, Mambila, 27 cm; Slg. D. Gretenkort; Photo: L. Schnepf
Abb. 136: Figurengefäß, Kaka oder Mambila; Privatslg.; Photo: D. Hinrichs
Abb. 137: Große Stülpmaske mit Eidechsenaufsatz, Bamileke, 86 cm; Musée national des Arts d' Afrique et d' Océanie, Paris (ehem. Slg. Pierre Harter); nach: Leuzinger, 1970
Abb. 138: Pfeifenkopf aus Terrakotta in Gestalt einer sitzenden Häuptlingsfigur, Bamum, 20 cm; Privatslg.; Photo: Christie`s
Abb. 139: Großes Terrakottagefäß mit drei Henkeln, Kameruner Grasland; Privatslg.; Photo: D. Hinrichs
Abb. 140: Gesichtsmaske, Bamileke; Privatslg.; Photo: D. Hinrichs
Abb. 141: Maske, Bafo, 31,5 cm; Museum für Völkerkunde, Berlin, erworben 1904 (III C 18875); nach: Fagg, 1965
Abb. 142: Große Figur, Kundu, 172 cm; Museum für Völkerkunde, Berlin (III C 10026) erworben 1899 von Conradt; nach: von Sydow, 1954
Abb. 143: Abstrakte Figur, Basa, 35 cm; Privatslg.; nach: Schaedler, 1973
Abb. 144: Hörnermaske, bunt bemalt, Duala, 97,2 cm; Linden-Museum, Stuttgart; nach: Meauzé, 1969
Abb. 145: Schlitztrommel, Yangere, L. 229 cm; Musée de l'Homme, Paris; nach: Fagg, 1965
Abb. 146: Kleiner *bieri* mit Rindenbüchse und Schädelrelikten, Fang, 38 cm (Figur: 22 cm); Privatslg. Olten (ehem. Slg. Missionsmuseum Mortain); Photo: H. Rubin
Abb. 147: *ngil*-Maske, Fang; nach: Wassing, 1969
Abb. 148: Reliquiarfigur *mbulu,* teilweise mit Messingblech und -lamellen beschlagen, Kota, 54,6 cm; Privatslg.; Photo: Sotheby Parke Bernet, 1980
Abb. 149: »Vogelkopfmesser« mit messingbeschlagenem Griff, Kota, 35 cm; Slg. M. Zirngibl, Passau
Abb. 150: »Weiße Maske des Ogooué«, den Punu zugeschrieben, 35 cm; Musée national des Arts d'Afrique et d'Océanie; nach: Meauzé
Abb. 151: Maske, Tsogho, 25 cm; Privatslg.; Photo: G. Kayser
Abb. 152: Männliche Figur, Bwaka, 170,5 cm; Privatslg.; Photo: B.-P. Keiser
Abb. 153: Prunkmesser mit eiserner Klinge und Elfenbeingriff, Zande, 39 cm; Slg. M. Zirngibl, Passau; nach: Zirngibl, 1983
Abb. 154: Weibliche Figur mit Schmuckbemalung, Mangbetu, 48,5 cm; Museum voor Midden-Afrika, Tervuren; nach: Leiris/Delange, 1968
Abb. 155: Maske, Bongo, 30 cm; Museum für Völkerkunde, Berlin (III A 774); nach: Krieger, 1990
Abb. 156: Grabfigur, *moira goh-gjih,* Bongo, 203 cm; nach: Musée d'Ethnographie, 1973
Abb. 157: Eisengeld in Speerform *liganda,* 170–175 cm; Privatslg.; Photo: D. Hinrichs
Abb. 158: Figur des Lilwa-Bundes, *okifa,*

Mbole, 44 cm; Privatslg.; Photo: D. Hinrichs

Abb. 159: Figur, Jonga, 52 cm; Slg. J. W. Mestach; nach: Maurer, 1991

Abb. 160: Trompete in abstrakter weiblicher Gestalt, *mulimu,* Pere oder Nande, 79,5 cm; Musée d'Ethnographie d'Anvers (AE. 56.24); nach: Wassing, 1969

Abb. 161: Elfenbeinfiguren der *Bwame*-Gesellschaft, Rega, 10–17 cm; Privatslg.; Photo: D. Hinrichs

Abb. 162: *ndunga*-Maske, Vili; nach: v. Sydow, 1954

Abb. 163: Mutterfigur *phemba,* Yombe; Privatslg.; Photo: R. Franke

Abb. 164: Zauberfigur (»Nagelfetisch«) *nkisi/nkonde,* Augen aus Porzellan, Eisenteile, Yombe, vermutlich aus dem Chiloango-Tal, 118 cm; Privatslg.; Photo: G. u. J. Schlottau

Abb. 165: Gefäß mit aufmodelliertem Männerkopf; Arbeit des Voania Muba, Woyo, 42 cm; Privatslg. (ehem. Slg. Wolf, Zürich); Photo: D. Hinrichs

Abb. 166: Anthropomorphe Trompeten, Bembe; Privatslg.; Photo: D. Blau

Abb. 167: Stoffpuppe *muzidi,* Stoff, verschiedene Materialien, Bembe, 54,5 cm; Privatslg.; Photo: B. P. Keiser

Abb. 168: Stoffpuppe *niombo,* Stoff, verschiedene Materialien, Bwembe, 63 cm; Privatslg.; Photo: B. P. Keiser

Abb. 169: *kidumu*-Maske, Teke-Tsaayi, 32 cm; Privatslg.; Photo: D. Hinrichs

Abb. 170: Männliche Figur *buti,* Teke, 67 cm; Privatslg.; Photo: B. P. Keiser

Abb. 171: Kleine Zauberfigur mit magischem Paket; Tierfell, Knochen, Schnecken u. a. Beiwerk. Zombo, 15,5 cm; Privatslg.; Photo: D. Hinrichs

Abb. 172: Helmmaske *hemba,* Suku, 48 cm; Privatslg. (ehem. Slg. E. Morlet); Photo: Ketterer/Cedrino

Abb. 173: Mutterfigur, Mbala, 32,5 cm; Museum voor Midden-Afrika, Tervuren; nach: Leiris/Delange, 1968

Abb. 174: Amulett aus Knochen, Huana, 8,4 cm; Museum Rietberg, Zürich; nach: Leuzinger, 1970

Abb. 175: Gesichtsmaske, Kwese; Slg. R. Kunitsch; Photo: R. Kunitsch

Abb. 176: Helmmaske *phumbu a mfumu,* Ost-Pende, 74,9 cm; Privatslg.; nach: Museum of African Art, 1971

Abb. 177: Helmmaske *giphogo* Ost-Pende, 27 cm; Rautenstrauch-Joest-Museum, Köln; nach: Fröhlich, 1967

Abb. 178: Maske *bwoom,* Holz, Kupfer- und Messingblech; 38 cm; Privatslg.; Photo: J. Magerstädt

Abb. 179: Raphia-Wickeltuch *ntshakabwiin*; Kuba-Bushoong, 144 × 70 cm; Privatslg.; Photo: K. F. Schaedler

Abb. 180: Wickeltuch in Dreieckspatchwork (Mittelteil) *ntshakishyeen*, Kuba-Bushoong, ca. 190 × 65 cm; Privatslg.; Photo: D. Hinrichs

Abb. 181: Raphia-Plüschgewebe, teilweise schwarz gefärbt, mit geometrischen Motiven, Kuba-Shoowa, 67 × 47 cm; Privatslg.; Photo: D. Hinrichs

Abb. 182: Chamäleon-Maske *pwoom itok,* Kuba-Ngeende; Slg. C. u. R. Miehler; Photo: M. Manuzio

Abb. 183: Trommel, Lele, 101 cm; Slg. C. u. R. Miehler; Photo: C. Miehler

Abb. 184: Königsfigur, Dengese, 68 cm; Slg. für Völkerkunde der Univ. Zürich; nach: Fagg, 1965

Abb. 185: Maske, vermutlich vom Typ *kibwabwabwa*, Mbagani, 31 cm; nach: Cornet, 1972

Abb. 186: Tetela-Maske, 43,2 cm; ehem. Slg. Catherine C. White; nach: Thompson, 1974

Abb. 187: Mutterfigur, Songe, 42 cm; Privatslg. (ehem. Slg. E. Morlet, Brüssel); Photo: D. Hinrichs.

Abb. 188: Zeremonialaxt mit 52 Köpfen und kupferummanteltem Griff, Songe, 53 cm; Slg. M. Zirngibl, Passau; Photo: G. Peda

Abb. 189: Anhängerfigürchen aus Elfenbein, Luba, 8,8 cm; Privatslg.; Photo: R. Braunmüller

Abb. 190: Bogenhalter, Luba; Privatslg.; Photo: D. Hinrichs

Abb. 191: Zeremonialaxt, *kibiki,* Eisen, Kupferumwicklung, 41 cm; Privatslg.; Photo: D. Hinrichs

Abb. 192: Gefäß aus rötlich geschlämmter

Terrakotta mit aufmodelliertem Kopf, Luba, 35 cm; Privatslg.; Photo: D. Hinrichs
Abb. 193: Karyatidenhocker; dem Meister von Buli zugeschrieben, Hemba, 58 cm; Privatslg.; Photo: Christie's
Abb. 194: Ahnenfigur, Buye, 79,4 cm; Privatslg.; nach: Meauzé, 1969
Abb. 195: *emangungu*-Maske, bei den *Butende bwa 'eluba*-Initiationsfeiern verwendet, Bembe, 23 cm; Privatslg. München; nach: Schaedler, 1976
Abb. 196: Männliche Figur mit Messer aus dem Schatz von König Kazembe, Tabwa; Museum of Natural History, Bulawayo; Photo: K.F. Schaedler
Abb. 197: Puppe, Bemba, 23 cm; nach: Krieger 1965: 249
Abb. 198: Mädchenmaske *pwo (mwana pwo),* 20,5 cm; Museu do Dundo; nach: Leiris/Delange, 1968
Abb. 199: Häuptlingshocker, Chokwe; Privatslg.; Photo: D. Hinrichs
Abb. 200: Maske; Metall, Pflanzenfasern , Luena, 31,5 cm; Privatslg. Brüssel
Abb. 201: Vortragekreuz, Messing, 35,5 cm; Privatslg.; Photo: K. F. Schaedler
Abb. 202: Grabdenkmal mit *kalatscha,* Konso, 174,2 cm; Privatslg.; Photo: B. P. Keiser
Abb. 203: Kleiner Terrakotta-Kopf, Falascha, 8 cm; Privatslg. (ehem. Slg. Wolf, Zürich); Photo: D. Hinrichs
Abb. 204: Männliche Figur, Dinka, 57 cm; nach: Leiris/Delange, 1968
Abb. 205: *kigango*-Grabpfosten, Giryama, Kenia, 145 cm; Privatslg.; Photo: B. P. Keiser
Abb. 206: Maske; Holz, Affenfell, Zähne, Ziba, 26 cm; Linden-Museum Stuttgart (14743); nach: Koloß, 1973
Abb. 207: Stierfigur aus Eisen, Karagwe, L. 24 cm; Linden-Museum Stuttgart (40487); nach: Leuzinger 1970
Abb. 208: Medizinhorn, mit einer Kopfskulptur verschlossen; Nyamwezi; Privatslg.; Photo: D. Hinrichs
Abb. 209: Figur, den Jita zugeschrieben; 52 cm; Linden-Museum Stuttgart (38934); nach: Meurant, 1994
Abb. 210: Weibliche Figur aus grauem Ton, Sukuma, 22,9 cm; Museum für Völkerkunde, Berlin (III E 5569); nach: Krieger, 1990
Abb. 211: Hockerfigur, Shambala, 61 cm; Slg. des Völkerkundemuseums der Universität Zürich; nach: Fagg, 1965
Abb. 212: Paar Tonfiguren, Zigula; Privatslg.; Photo: D. Hinrichs
Abb. 213: Große Maske, den Kwere zugeschrieben; 46 cm; Sammlung Felix; nach: Meur, 1994
Abb. 214: Hochlehniger Hocker, Doe, 111 cm; Slg. Fred Jahn, München; nach: Nooter, 1994
Abb. 215: Terrakotta-Helmmaske; echte Haare, Makonde; Privatslg.; Photo: D. Hinrichs
Abb. 216: Helmmaske, teilweise rötlich gefärbt; echte Haare, Makonde, 29 cm; Privatslg.; Photo: D. Hinrichs
Abb. 217: Gesichtsmaske, den Makua zugeschrieben; Privatslg.; Photo: D. Hinrichs
Abb. 218: Weibliche Figur, Rotse, 56,5 cm; British Museum, London; nach: Leiris/ Delange, 1968
Abb. 219: *sachihongo*-Maske der Mbunda, 51 cm; National-Museum von Sambia, Livingstone; nach: Fagg, 1965
Abb. 220: Great Zimbabwe, Turm und große Mauer; Photo: K. F. Schaedler, 1990
Abb. 221: Gruppe von Ndebele-Frauen, 1891; Photo: National Archives, Zimbabwe
Abb. 222: Maske, Tembu, 27cm; Privatslg. M. Berger; nach: Robbins/Nooter
Abb. 223: Figuratives Teilstück eines *aloala*-Grabpfostens, Madagaskar, 85 cm; Privatslg.; nach: Schaedler, 1976
Abb. 224: Tanzaufsatz *egungun,* Yoruba, 27 cm; Privatslg.; Photo: D. Hinrichs
Abb. 225: Palmweingefäß aus Terrakotta, Mangbetu, 31 cm; Privatslg. ehem. Slg. Wolf, Zürich; Photo: D. Hinrichs

Register

ANTIQUITÄTEN-BILDBÄNDE

Die unverzichtbaren Nachschlagewerke für Sammler und Liebhaber von Antiquitäten

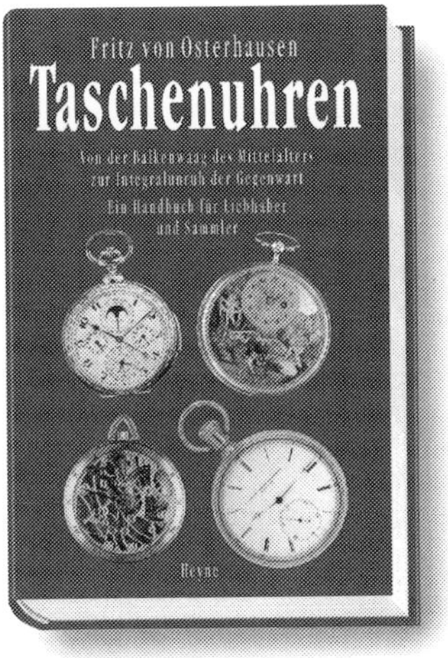

Fritz von Osterhausen
Taschenuhren

Von der Balkenwaag des Mittelalters zur Integralunruh der Gegenwart.
Ein Handbuch für Liebhaber und Sammler

Mit vielen Farbabbildungen
277 Seiten, gebunden
ISBN 3-453-13048-0

Taschenuhren sind kleine Kostbarkeiten und beliebte Sammelobjekte. Neben einem umfassenden Überblick über ihre Entwicklungsgeschichte enthält dieser Band ausführliche Informationen über ihre Technik und Funktionsweise sowie über die berühmtesten Uhrmacher.

HEYNE

HEYNE BÜCHER

»Für Sammler und Liebhaber«

Die Antiquitäten-Ratgeber im Heyne-Taschenbuch

Repräsentative Ausstattung
Reichhaltig illustriert
Kompetent und anschaulich

Gisbert L. Brunner
Armbanduhren
08/9323

Albrecht Bangert
Gabriele Fahr-Becker
Art Déco
08/9306

Botho G. Wagner
Blechspielzeug
08/9316

Andreas Lambrou
Füllfederhalter
08/9308

Erika Casparek-Türkkan
Kelims
Webteppiche aus dem Nahen und Mittleren Osten
08/9317

Vivienne Becker
Modeschmuck im Wandel der Zeit
Strass, Phantasieschmuck und Imitationen
08/9304

Renate Dolz
Porzellan
Von den Anfängen der Porzellankunst bis zum 20. Jahrhundert
08/9307

Walter Spiegl
Paperweights
Briefbeschwerer aus Glas von der klassischen Periode um 1850 bis in die Gegenwart
08/9322

Hannelore und Mathias Ernst
Puppen
Ein Überblick über die Entwicklungsgeschichte und die wichtigsten internationalen Marken
08/9309

Alice und Botho Wagner
Puppenstuben, Puppenhäuser
Küchen, Kaufläden und Zubehör aus zwei Jahrhunderten
08/9321

Karl zum Winkel
Silber
Von den Anfängen der Silberschmiedekunst bis zum 20. Jahrhundert
08/9318

Erika Casparek-Türkkan
Teddybären
Vom Kuscheltier zum begehrten Sammlerobjekt
08/9305

Heyne-Taschenbücher

ANTIQUITÄTEN-BILDBÄNDE

Die unverzichtbaren Nachschlagewerke für Sammler
und Liebhaber von Antiquitäten

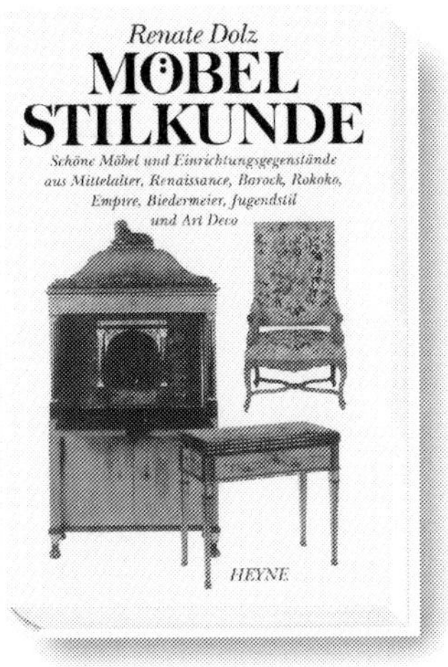

Renate Dolz
Möbelstilkunde

*Schöne Möbel und Einrichtungsgegenstände
aus Mittelalter, Renaissance, Barock, Rokoko, Empire,
Biedermeier, Jugendstil und Art Déco*

Mit vielen Farbabbildungen
336 Seiten, gebunden
ISBN 3-453-13046-4

Alte Möbel, die Zeugen unübertroffener Handwerkskunst vergangener Epochen, sind heute begehrter denn je. In diesem Standardwerk finden Sie einen Überblick über alle wichtigen Möbelstilepochen Europas mit ihren Formen und Typen, Materialien und Techniken.

HEYNE